"十二五"普通高等教育本科国家级规划教材

国家卫生和计划生育委员会"十二五"规划教材
全国高等医药教材建设研究会"十二五"规划教材

全国高等学校教材
供医学检验技术专业用

临床微生物学检验技术

主　编　刘运德　楼永良

副主编　王　辉　孙自镛　吴爱武

编　者（以姓氏笔画为序）

王　辉（北京大学医学部）　　　　　张晓延（山西医科大学汾阳学院）

王明永（新乡医学院）　　　　　　　陈　茶（广州中医药大学）

王海河（哈尔滨医科大学）　　　　　邵世和（江苏大学医学院）

申艳娜（天津医科大学）　　　　　　罗　红（大连医科大学）

刘　新（沈阳医学院）　　　　　　　单　斌（昆明医科大学）

刘文恩（中南大学湘雅医院）　　　　夏　云（重庆医科大学）

刘运德（天津医科大学）　　　　　　夏乾峰（海南医学院）

刘根焰（南京医科大学）　　　　　　徐元宏（安徽医科大学）

刘晓春（天津医科大学）　　　　　　陶传敏（四川大学华西临床医学院）

孙自镛（华中科技大学同济医学院）　楼永良（温州医科大学）

孙丽媛（北华大学医学检验学院）　　褚云卓（中国医科大学）

李　敏（上海交通大学医学院）　　　管俊昌（蚌埠医学院）

李　燕（成都中医药大学）　　　　　霍万学（内蒙古民族大学医学院）

李向阳（温州医科大学）　　　　　　鞠晓红（吉林医药学院）

杨维青（广东医学院）　　　　　　　魏　军（宁夏医科大学）

吴爱武（广州医科大学）

秘　书　申艳娜（兼）

人民卫生出版社

图书在版编目（CIP）数据

临床微生物学检验技术 / 刘运德，楼永良主编. —北京：
人民卫生出版社，2015

全国高等学校医学检验专业第六轮暨医学检验技术专业
第一轮规划教材

ISBN 978-7-117-20281-7

Ⅰ. ①临… Ⅱ. ①刘…②楼… Ⅲ. ①微生物学－医学
检验－医学院校－教材 Ⅳ. ①R446.5

中国版本图书馆 CIP 数据核字（2015）第 027949 号

| 人卫社官网 | www.pmph.com | 出版物查询，在线购书 |
| 人卫医学网 | www.ipmph.com | 医学考试辅导，医学数据库服务，医学教育资源，大众健康资讯 |

临床微生物学检验技术

主 编：刘运德 楼永良
出版发行：人民卫生出版社（中继线 010-59780011）
地 址：北京市朝阳区潘家园南里 19 号
邮 编：100021
E - mail：pmph @ pmph.com
购书热线：010-59787592 010-59787584 010-65264830
印 刷：北京盛通印刷股份有限公司
经 销：新华书店
开 本：850×1168 1/16 印张：27
字 数：724 千字
版 次：2015 年 3 月第 1 版 2025 年 2 月第 1 版第 20 次印刷
标准书号：ISBN 978-7-117-20281-7/R·20282
定 价：78.00 元

打击盗版举报电话：010-59787491 E-mail：WQ @ pmph.com
（凡属印装质量问题请与本社市场营销中心联系退换）

全国高等学校医学检验专业第六轮暨医学检验技术专业第一轮 规划教材 修订说明

我国高等医学检验教育始于20世纪80年代中期，经过近30年的发展，至今已有上百所院校开设了医学检验普通本科及高职本科专业。全国高等学校医学检验专业原卫生部规划教材自1989年首次出版以来，经过五轮教材的修订和25年全国广大院校实际教学的使用，对医学检验教育各个亚学科体系逐渐形成和发展起到积极的促进作用，极大地推动了我国高等医学检验教育的发展。

2012年，教育部颁布了新的《普通高等学校本科专业目录》，原有的五年制医学检验专业（归属临床医学与医学技术类，授予医学学士学位），统一调整为四年制医学检验技术专业（归属新单独设立的医学技术类，授予理学学士学位）。因此，医学检验专业的学科内涵发生了根本的转变，在培养过程中更加注重技术属性。

为了顺应医学教育综合改革的发展趋势，推动我国医学检验技术专业的发展和学科建设，针对四年制医学检验技术专业人才的培养目标和培养模式，贯彻四年制教育思想，体现适合四年制教学需求的课程体系建设，教育部高等学校教学指导委员会医学技术类专业教学指导委员会、全国高等医学院校医学检验专业校际协作理事会、全国高等医药教材建设研究会、人民卫生出版社在全国广泛调研的基础上，共同决定成立全国高等学校医学检验技术专业教学教材建设指导委员会，并根据教育部确定的四年制医学检验技术专业教学标准，启动全国高等学校医学检验专业第六轮暨医学检验技术专业第一轮规划教材的编写修订工作。

本轮教材的修订和编写特点如下：

1. 创新教材体系，促进学科发展 本套教材兼具医学检验专业第六轮教材修订与医学检验技术专业首轮教材编写的双重任务，成为切实推进医学检验高等教育学科发展方向、体现四年制课程体系与教学方法的改革成果、着力培养医学检验技术类人才的重要抓手与载体。教材的创新建设，在满足当前教学需求的同时，承担起推动整个学科发展的重要作用。

2. 明确培养目标，突出专业特色 为适应新一轮教育改革、国家经济发展和社会需要，医学检验技术专业的培养目标是旨在培养品德高尚、基础扎实、技能熟练、素质全面的德、智、体、美全面发展的应用型医学检验专门人才。因此，针对新的培养目标，本套教材的编写充分借鉴了国内外精品教材按检测项目、检测技术为主线的编写模式，充分体现本专业基本理论、基本知识和基本技能，在不遗漏重要知识点的基础上，摒弃既往教材编写中求多求全的痼疾，突出"医学检验技术专业"的学科特色。同时，通过创新编写模式与优化内容编排，加强对学生自主学习与创新能力、解决问题能力的培养。

3. 坚持编写原则, 确保教材质量 在整套教材编写的过程中, 始终坚持本科教材"三基、五性、三特定"的编写原则, 始终坚持科学整合课程、淡化学科意识、实现整体优化、注重系统科学、保证点面结合的编写理念, 以确保教材编写质量。同时, 为配合学制改革与学时压缩, 进一步精简教材字数, 突出重点, 强调理论与实际相结合。

4. 优化编写团队, 树立精品意识 技术类专业人才的培养, 既需要学校教师的理论讲授, 又需要临床一线专家的实践经验。因此, 本套教材在编写队伍的组建上, 不但从全国各高等院校遴选具有长期从事医学检验教学的一线教师, 同时还注意吸收医院检验科具有实践经验的临床专家参与编写, 在确保教材理论概念清晰的同时, 使内容更加贴近临床检验实践。

5. 完善配套教材, 提升数字出版 为满足教学资源的多样化, 实现教材系列化、立体化建设, 本轮理论教材均配有丰富的网络增值服务及配套的学习指导与习题集, 大部分核心课程还配有相应的实践指导, 方便教师教学与学生自主学习。

6. 加强版式设计, 提升阅读兴趣 本套教材通过设置丰富多样的编写模块, 大开本、双色排版方式, 以及便于记录随堂笔记的页边空白等, 在方便教学的同时提高学习效率、提升阅读体验。尤其是理论教材中的章前问题、章后小结, 实践指导中的自主创新性试验, 学习指导与习题集中的学习目标等, 将各专业知识融会贯通。

本套医学检验技术专业教材共有 10 种理论教材和 17 种配套教材。为满足教学需求, 本次将寄生虫学相关的检验技术并入《临床基础检验学技术》, 并增加《临床医学概要》。本套教材均为"十二五"普通高等教育本科国家级规划教材、国家卫生和计划生育委员会"十二五"规划教材, 并将于 2015 年春季陆续出版发行。希望全国广大院校在使用过程中能够多提供宝贵意见, 反馈使用信息, 以逐步修改和完善教材内容, 提高教材质量。

理论教材目录

序号	书名	主编		副主编		
1	临床生物化学检验技术	尹一兵	倪培华	刘新光	陈筱菲	徐克前　左云飞
2	临床微生物学检验技术	刘运德	楼永良	王　辉	孙自镛	吴爱武
3	临床免疫学检验技术	李金明	刘辉	邵启祥	王　辉	吴俊英
4	临床血液学检验技术	夏　薇	陈婷梅	王霄霞	岳保红	覃　西
5	临床分子生物学检验技术	吕建新	王晓春	周　钦	黄　彬	钱　晖
6	临床基础检验学技术	许文荣	林东红	李　山	郑　磊	丁　磊
7	临床输血学检验技术	胡丽华		王学锋	阎　石	
8	临床检验仪器与技术	樊绮诗	钱士匀	贺志安	郑峻松	郑　芳　姜晓峰
9	临床实验室管理	杨　惠	王成彬	潘世扬	李　艳	张莉萍
10	临床医学概要	陈尔真	刘成玉	府伟灵	李　艳	

实验指导目录

序号	书名	主编	副主编	
1	临床生物化学检验技术实验指导	倪培华	赵云冬	梅传忠
2	临床微生物学检验技术实验指导	楼永良	邵世和	张玉妥
3	临床免疫学检验技术实验指导	刘　辉		
4	临床血液学检验技术实验指导	陈婷梅		
5	临床分子生物学检验技术实验指导	王晓春	赵春艳	王志刚
6	临床基础检验学技术实验指导	林东红	刘成玉	吴晓蔓
7	临床输血学检验技术实验指导	胡丽华		

学习指导与习题集目录

序号	书名	主编	副主编	
1	临床生物化学检验技术学习指导与习题集	陈筱菲		
2	临床微生物学检验技术学习指导与习题集	吴爱武	罗　红	
3	临床免疫学检验技术学习指导与习题集	王　辉		
4	临床血液学检验技术学习指导与习题集	王霄霞		
5	临床分子生物学检验技术学习指导与习题集	钱　晖	郑　芳	
6	临床基础检验学技术学习指导与习题集	丁　磊		
7	临床输血学检验技术学习指导与习题集	张循善		
8	临床检验仪器与技术学习指导与习题集	郑　芳		
9	临床实验室管理学习指导与习题集	王成彬	杨　惠	李　艳
10	临床医学概要学习指导与习题集	刘成玉		

我国高等医学检验教育始于 20 世纪 80 年代初，至今已经走过了 30 个年头，步入而立之年。期间我国的医学检验教育事业得到了飞速发展，为我国医学检验领域培养了大批人才。

作为教育的基础，检验专业教材建设也从开始的协编、统编进入了规划编写的阶段。由全国高等医药教材建设研究会和人民卫生出版社主持编写的《临床微生物学检验》自 1988 年出版第 1 版、1997 年出版第 2 版、2003 年出版第 3 版、2007 年出版第 4 版和 2012 年出版第 5 版以来，教材体系与质量日臻完善，在我国医学检验教学和人才培养中发挥了重要作用。

2012 年教育部公布了新的"普通高等学校本科专业目录"，所设立的医学技术类，四年制，理学学位的"医学检验技术专业"，其专业属性和专业内涵也相应地发生了变化，突出了"检验技术"的属性。人才培养目标、课程体系、教学内容也相应进行了更新。因此，在原有五年制《临床微生物学检验》教材基础上进行与技术类专业相适应的新的四年制《临床微生物学检验技术》（第 1 版）教材的编写也呼之欲出。

在经历了 2014 年 5 月 18 日全国高等学校医学检验技术专业教学教材建设指导委员会专家的论证，5 月 31 日主编人会议的讨论后，7 月召开了全体编委会布置分工，并在 2014 年 9 月召开了全体编委会定稿会。在全国高等医药教材建设研究会和人民卫生出版社的支持下，在全体参编编委的共同努力下，在充分保证教材质量的前提下，高效率地完成了《临床微生物学检验技术》（第 1 版）教材和与之配套的《临床微生物学检验技术实验指导》《临床微生物学检验技术学习指导与习题集》全部编写工作。呈现在大家面前的是具有什么特点的教材呢，也许我们努力的成果可以给予初步答案。

这本教材以检验技术为主线，借鉴了原编写的五年制教材和许多国内外其他教材的经验，共分五篇三十八章，包括微生物检验基本技术、临床细菌学检验、临床真菌学检验、临床病毒学检验和临床标本的细菌学检验等内容。基本技术篇中强调了细菌非培养检验技术和细菌检验的自动化；临床细菌学检验篇中根据医学检验技术专业的培养目标，以夯实基础理论为原则，以培养实际操作能力为目的，充分体现"三基"的编写思路；临床标本的细菌学检验篇中联系其他篇章知识点，体现从标本采集、运送、验收、检验、报告与解释全过程的贯通。全书确立适于教师讲课和学生自学，乃至对学生毕业后临床工作有一定指导作用的适用范围。

编写风格和内容组织，按传统的篇、章、节排序，但在章前针对章重点内容提出几个问题，有助于学生带着问题去学习。章后有本章小结，便于教师总结重点和学生复习归纳。书后有中英文名词对照索引和参考文献，利于查询和扩展知识面。

在编写中，我们按照图文并茂，言简意赅，压缩篇幅的原则。在本书中有关形态学检查尽可能多地配用图片、照片，并配以简明扼要的文字解释；有关菌种和检验结果尽可能多地制作表格，方便比较和对照，菌属的菌种数目也做了必要更新；有关整体检验过程尽可能多地绘制检验程序插图，使之形象具体、生动活泼和易于理解。为了避免书稿中内容的重复，在临床细菌学检验中，我们特别强调了药敏试验的药物选择，而没有重复介绍基本技术中详细描述的药物敏感性试验的具体方法。针对某项检验的方法，以其动态变化来阐明其演变规律；针对临床标本检验，以报告与解释来突出试验结果的意义，使学生更容易理解，而不是去机械地记忆。我们还编写制作了相关网络资源学习内容，完善多媒体教学的组织形式，以丰富的教学资源，使课堂教学与课余自学有机地结合，探索教材建设形式多样的新模式。

《临床微生物学检验技术》（第 1 版）现已结稿付梓，即将与同行和同学们见面交流。尽管我们尽了最大努力，尽管我们试图继承、发展和创新。但鉴于原五年制教材惯性思维的影响和我们视野的局限，特别是本人编写能力的不足，首次尝试四年制检验技术教材可能仍会留有遗憾之处，望读者不吝惜批评指正。

最后，衷心感谢出版社的支持，专家们的帮助，全体编委们的努力。

刘运德

楼永良

2015 年 1 月

目　录

第一篇　微生物检验基本技术

第二篇　临床细菌学检验

第三篇 临床真菌学检验

第四篇　临床病毒学检验

第五篇　临床标本的细菌学检验

绪　论

　　临床微生物学检验技术是一门将实验室科学和临床医学相结合的学科，是研究病原微生物的生物学特性、致病性、微生物学检验和防治原则的学科，是医学检验专业重要的专业课程之一。它将医学微生物学基础理论与临床微生物学检验技术有机结合，并综合运用医学免疫学、临床医学、临床抗生素学等多学科知识，系统研究感染性疾病的病原体特征，旨在寻找快速、准确的感染性疾病病原学诊断策略与方法，为临床诊断、预防和治疗感染性疾病提供实验室依据。

　　在抗菌新药不断应用于临床的今天，感染性疾病的发病率和病死率仍居高不下。究其原因和感染性疾病的病原微生物种类、致病性及对抗菌药物的敏感性均发生了很大的变化有着密切的关系。伴随临床微生物学检验技术的进步，临床微生物学检验在感染性疾病诊治中，在医院感染监控工作中及临床细菌耐药监测研究等方面发挥着重要作用，已由以往单纯辅助临床诊断扩展到直接指导临床的合理用药和科学有效治疗。因此，系统学习临床微生物学检验知识，掌握相关的临床微生物学检验技术，及时准确地对临床标本做出病原学诊断和抗菌药物敏感性的报告，加强检验与临床的结合是临床微生物学检验发展所必需的，也是服务于临床和患者的直接体现。

一、微生物与医学微生物学

　　1. 微生物（microorganism）　是存在于自然界的一大群个体微小、结构简单、肉眼不能直接看到，必须借助光学显微镜或电子显微镜放大数百、数千甚至数万倍才能看到的微小生物。微生物除具有一般生物新陈代谢、生长繁殖和遗传变异等生命活动的共性外，还有其自身的特点：①多以独立生活的单细胞或细胞群体的形式存在，细胞无明显分化，一般都能自行进行其全部生命活动过程；②新陈代谢能力旺盛，生长繁殖速度快；③适应能力强，易变异；④种类多、分布广、数量大。

　　按照微生物有无细胞基本结构、分化程度和化学组成等不同，可将其分成三种类型，即原核细胞（prokaryocyte）型、真核细胞（eukaryocyte）型和非细胞型微生物。原核细胞型微生物只有原始的核物质（DNA），不具有膜界定的细胞核，亦无核仁，其遗传物质为环状裸露的双股 DNA。包括细菌、支原体、衣原体、立克次体、螺旋体和放线菌，由于支原体、衣原体等的结构和成分与细菌接近，故均被列入广义的细菌范畴。真核细胞型微生物细胞核分化程度高，有核膜和核仁，通过有丝分裂进行繁殖。胞浆内有多种完整的细胞器。属于这种类型的微生物有真菌、藻类等。非细胞型微生物是一类结构最简单的微生物，无细胞结构，由单一核酸（DNA 或 RNA）和（或）蛋白质组成；非细胞型微生物无产生能量的酶系统，只能在活细胞内生长增殖，病毒（virus）属于此类微生物。

　　2. 微生物学（microbiology）　是生命科学中的一门重要学科，是研究微生物的种类、生物学特性（形态、结构、生命活动规律、遗传变异等）及其与人类、动植物等相互关系的科学。研究的目的是要把对人类有益的微生物用于实际生产，对人类有害的微生物予以改造、控制和杀灭。

随着微生物学研究范围的日益扩大和深入,现代微生物学根据研究的侧重面不同又形成了许多分支。基础微生物学有微生物分类学、微生物生理学、微生物分子生物学、微生物生态学、细胞微生物学等;在应用领域中又分为普通微生物学、工业微生物学、农业微生物学、医学微生物学、兽医微生物学等。按研究对象,又可分为细菌学、病毒学、真菌学等。这些分支学科通过各自深入的研究,相互配合和促进,为微生物学全面、纵深发展创造了有利的条件。

3. 医学微生物学(medical microbiology)　是微生物学的一个分支,是一门基础医学学科。主要研究与医学有关的病原微生物的生物学特性、致病与免疫的机制、特异性诊断和防治方法等,以控制和消灭严重威胁人类生命的感染性疾病和与之有关的免疫性疾病,达到保障和提高人类健康水平的目的。

二、临床微生物学

临床微生物学(clinical microbiology)　属于医学微生物学的范畴,是为临床感染性疾病的诊断、治疗和预防提供科学依据的一个学科,故又名诊断微生物学(diagnostic microbiology)。临床微生物学重点关注:

(1)对感染性疾病病原体进行快速准确的检测和鉴定:感染性疾病是威胁人类健康的重大隐患,尤其是第三世界国家。引起感染性疾病的微生物种类日益复杂,常见病原微生物的危害不仅没有消除,而且许多菌株成为耐药菌,加之一些感染性强,传播速度快的新病原体的出现,往往造成世界性大流行,给临床感染性疾病的诊断和治疗带来极大困难。因此,对病原体进行快速准确的检测和鉴定是感染性疾病防治工作的首要问题。随着研究的广泛开展,病原体检验方法也从组织形态学水平深入到分子水平、基因水平。近年来随着病原微生物高通量检测技术和其他基因检测技术等的不断进步,样本需要量少、快速省时、无污染、诊断结果精确、自动化程度高的方法应用于临床。相信这些技术和方法必将在病原微生物的诊断方面起到越来越重要的作用。

(2)感染性疾病病原学特征的研究:自然界中绝大多数微生物对人类是有益无害的,而且有些是必需的,仅有少数是有害的。引起人类感染性疾病的病原体包括有毒力的病原微生物和无(或低)毒的条件致病菌。近年来一些以往认为是"正常的细菌"其致病性在不断增强,也由于机体免疫力下降,微生物寄居部位改变等因素引发感染性疾病,更有一些动物的致病微生物因变异而引起人类感染,所有这些病原微生物都需要我们对其的特性包括耐药性进行研究。

(3)指导合理使用抗生素:临床微生物工作者除完成由临床标本中检出病原体外,还应掌握抗菌治疗的相关知识,对检出的病原体进行抗菌药物敏感性分析,提出合理使用抗菌药物的建议。由于抗菌药物疗效会受到诸如人体内药物吸收、渗透、体内失活和其他因素的影响,同时也要考虑用药途径和病人状况(肾、肝功能和免疫状态)等不同。因此,临床微生物学工作者必须加强与临床医生的沟通,避免忽视病人情况盲目使用药物和单纯依据实验室结果选择药物和剂量的倾向,以便充分发挥抗菌药物的治疗作用,防止不恰当用药所造成的不良后果。

(4)对医院内感染进行监控:医院内感染是指在医院内获得的感染,包括患者在住院期间发生的感染和在医院内获得出院后发生的感染,其感染来源包括因插入性器械操作等引起的外源性感染和自身正常菌群所致的内源性感染。医务工作者在医院内获得的感染也属医院内感染。据世界卫生组织调查,医院内感染患病率为3%～20%。临床微生物学对于医院内感染特点、发生因素、实验室监测、控制措施等研究负有不可推卸的责任。在医院内感染中的微生物学检验和医院环境的微生物学调查、保证灭菌、消毒的质量、推动抗菌药物的合理使用，以及建设和执行医院的卫生制度和措施等方面起重要作用。

三、临床微生物学检验技术

临床微生物学检验技术是医学检验专业的核心主干课程之一，是医学检验专业必修的重要专业课，也是一门实践性和技术性非常强的课程。它综合了临床医学、病原生物学、免疫学、临床抗生素学和临床微生物学检验等多方面的知识和技能，侧重感染性疾病的病原体特征、感染性疾病快速、准确的病原学诊断策略与方法的研究，为临床诊断、治疗和预防提供科学依据。

1. 临床微生物学检验技术的基本任务　临床微生物学检验技术课程的学习应注重如何从临床标本中分离出病原微生物，并正确鉴定及快速发出检验报告。其基本任务是：

（1）研究标本的采集、运送、保存及处理等方法，提高病原微生物的检出率。

（2）选择各种感染性疾病病原体的最佳检验方法，探讨各种病原微生物的检验和鉴定程序。

（3）按照检验程序进行各种病原微生物的快速检测和抗微生物药物的敏感性试验。

（4）了解病原微生物在分类学上的特征，正确对其进行分类鉴定，特别要针对生物学特征相似的病原微生物加以鉴别，以便准确地进行种属鉴定。

（5）通过综合分析，对检验结果、实验方法进行全面评价。

（6）快速、准确和全面地进行结果报告和解释，以便指导临床治疗。

2. 临床微生物学检验技术的课程目标　临床微生物学检验技术主要讲授微生物检验基本技术和临床常见病原微生物的生物学特性、临床意义及其检验方法、细菌对抗菌药物的敏感试验、微生物检验的质量控制以及医院内感染等内容，培养学生独立思考、分析问题和解决问题的能力。

课程目标是：使学生通过本课程的学习，能正确、熟练掌握微生物检验的基本技术和基本技能，熟悉实验室的生物安全、实验室的全面质量控制，熟悉临床上常见病原微生物，特别是病原性细菌的生物学特性、临床意义及其鉴定方法，能对常见临床感染性标本进行快速、准确的病原学诊断，并进行抗菌药物的敏感性试验，正确分析检验结果，作出正确的检验报告。同时，本课程注重基本理论和新知识及新技能的结合；注重专门的技术训练及广泛知识面的统一；注重理论联系实际和应用能力的培养。

3. 临床微生物学检验技术的现状与发展　临床微生物学检验技术在临床医学和检验医学中均占有十分重要的地位。是临床医学、基础医学和预防医学相结合的交叉学科，随着相关学科的进展，该学科也得到了极为迅速的进步，同时我们必须认清本学科的现状和将要面临的挑战。

（1）规范化实验室的建立：规范化的临床微生物实验室应该在实验室生物安全、实验室管理、实验室标准化、自动化、网络化、安全化、质量控制、临床联系和人才梯队建设等诸多方面得到全面的提升。以保证检验方法的标准化和实验结果的准确性。

针对规范化实验室的建设，相关主管部门制定了规范和完善的一系列标准、原则、规范和规程，并随着临床微生物学检验及其相关学科的发展不断地更改和修订，由此可见，临床微生物实验室的标准化和规范化是临床微生物学检验始终关注的问题。

（2）临床微生物学检验技术的进步：病原微生物检验通常要进行培养、分离和鉴定，这是一个费时的过程，与临床及时有效病患治疗的要求极不相称。为了解决这一矛盾，急需研发检测病原微生物的自动化仪器设备，用以提高检测的速度和准确性。微生物学检验中的快速、微量和自动化诊断方法，经过多年的研究和不断改进已得到广泛应用，常规诊断已由系列的商品试剂盒成套供应代替自行配制的试剂，繁琐的手工操作已由全自动微生物鉴定/药敏系统、微生物数码分类鉴定系统、全自动血培养检测和分析系统以及微量、快速微生物鉴定系统所替代，大大加快了微生物学检验的时效性和准确性。

噬菌体裂解试验鉴定菌型，免疫荧光、放射核素和酶联免疫（ELISA）三大标记技术以及聚合酶链反应（PCR）等各种微生物学检验新技术也应用于临床。核酸杂交技术如常用的斑点杂交、原位杂交、DNA 印迹法和 RNA 印迹法已能定性、定量、特异、敏感和快速地诊断感染性疾病。PCR 技术则能将病毒或细菌等微生物中特异性 DNA 片段进行非细胞依赖性的体外迅速大量扩增，检测水平极大提高。

目前，微生物学检验中快速诊断方法发展较快，如针对微生物代谢产物的检测系统，在培养后 6～8 小时得出检测结果；针对微生物的特征核酸序列来进行诊断的技术免去了费时的病原微生物培养和分离；针对微生物的蛋白组成的质谱技术可在几分钟内做出鉴定结果，这些都是微生物检验革命性的进步。

（3）新现或再现的病原体：由于自然环境的改变、生物界的变异、生物界和自然环境之间的相互作用等原因，导致能够引起人类疾病的新的病原微生物可能随时产生。例如 2003 年的非典型肺炎、后来的甲型 H1N1、最近出现的 H7N9 禽流感和埃博拉出血热等。而再出现的传染病，如结核病、霍乱、登革热和鼠疫等，也面临病原体变异或是多重耐药的问题。这些新现和再现病原微生物引起的传染病常会引起突发公共卫生事件，引发严重的公共卫生问题甚至社会问题，必须高度重视和防范。对于这些病原微生物的及时发现与确诊是临床微生物学检验工作者的神圣职责，是人类有效防治新出现和再现感染性疾病的先决条件。

（4）致病菌的耐药性现象：近年来由于抗菌药物的大量使用也包括一定程度的滥用，致使致病菌在抗菌药物的遗传压力下发生各种耐药突变，在社区感染方面，肺炎链球菌对抗菌药物的耐药性已成为世界性问题。而在医院内感染致病菌中，耐甲氧西林金黄色葡萄球菌（methicillin-resistant *Staphylococcus aureus*，MRSA）已成为细菌多重耐药的典型。此外，耐万古霉素肠球菌（vancomycin resistant *Enterococci*，VRE）、产超广谱 β- 内酰胺酶和多重耐药的革兰阴性杆菌感染已成为临床常见的问题，甚至出现了对常用抗菌药物全部耐药的"泛耐药"革兰阴性杆菌。这些耐药菌的大量涌现，给有效控制感染带来了极大的困难。这就需要我们运用所掌握的病原微生物学检验的知识监测细菌的耐药性，分析耐药趋势和研究耐药机制，为抗菌药物的正确使用提供依据。

（5）细菌基因库的建立：由于分子生物学的快速发展及在临床微生物检验中的广泛使用，对细菌基因的分析也越来越透彻，必将能够建立各种细菌的完整的基因库。临床实验室人员能够利用细菌基因库的基因进行某些细菌的特性及耐药情况分析，探索其致病机制和与宿主的相互关系，发现更灵敏和更特异的病原分子标记物作为诊断和分类依据，检测耐药基因和致病基因，为临床筛选有效药物和开发诊断试剂与方法提供必要条件。

随着生命科学、分子生物学和计算机科学等的不断发展，微生物基因组计划正在广泛、有效地进行。人类在临床微生物学的领域已取得巨大成就，但距离控制和消灭传染病的目标还有很长的路要走。因此，要求临床与检验密切结合，应用现代化、自动化、智能化的检验仪器和标准化检验方法进行快速准确的结果报告，使感染性疾病的诊治方法得到提高，相信临床微生物学检验在未来会取得更大的进步。

（刘运德　董晓晖）

第一篇 微生物检验基本技术

第一章 细菌检验基本技术

通过本章学习,你将能回答以下问题:

1. 细菌不染色标本检查的常用方法有哪两种?有何诊断价值?
2. 细菌革兰染色的原理及临床意义是什么?细菌染色为何常用碱性染料?
3. 依据不同分类方式,细菌培养基可以分为哪些种类?
4. 细菌接种与分离的常用方法有哪些?
5. 何谓生化反应?细菌学检验的常用生化反应有哪些?原理是什么?
6. 相比于细菌分离培养技术,应用分子生物学技术进行细菌学检验有哪些优、缺点?
7. 自动血培养系统的基本原理是什么?
8. 自动化细菌鉴定药敏系统性能特点是什么?

细菌检验是利用细菌学基本知识和技术,结合临床实际,对患者标本进行检验。包括对感染病原菌的分离培养、病原菌代谢产物的检测及机体感染后免疫应答产物的检测等。临床细菌学检验不仅可以为感染性疾病提供快速、准确的病原学诊断、指导临床合理应用抗菌药物,而且可以监控医院内感染,进一步研究感染性疾病的病原体特征,不断提高诊断水平。

第一节 细菌形态学检查法

细菌形态学检查是细菌检验的重要方法之一,不仅可以为后续的进一步检验提供参考依据,更重要的是可以通过细菌形态学检查迅速了解标本中有无细菌及菌量的大致情况;对少数具有典型形态特征的细菌可以作出初步诊断,为临床选用抗菌药物治疗起到重要的提示作用。临床标本的细菌形态学检查方法主要包括染色标本和不染色标本的检查。

一、显微镜

细菌体积微小,必须借助显微镜放大后才能观察。细菌的一般形态结构可用光学显微镜观察,而细菌内部的超微结构则需用电子显微镜观察。

1. 普通光学显微镜 普通光学显微镜(light microscope)以可见光作为光源,波长0.4~0.7μm,最大分辨率0.2μm,约为波长的一半。人肉眼能分辨的最小距离是0.2mm,因此用油镜放大1000倍,0.2μm的微粒即被放大到肉眼可见的0.2mm。一般细菌都大于0.2μm,故可用普通光学显微镜进行观察。

2. 暗视野显微镜 暗视野显微镜(dark field microscope)是在普通光学显微镜上装暗视

野聚光器,使照明光线不直接进入物镜,只允许被标本反射和衍射的光线进入物镜,背景视野变暗,菌体发亮。观察时黑暗的背景中可见到发亮的菌体,明暗反差提高了观察效果,常用于不染色标本的动力及运动状况检查。

3. 荧光显微镜 荧光显微镜(fluorescence microscope)以高压汞灯作为光源,能发出280～600nm 波长的光线,主要在365～435nm 之间。根据使用荧光素的不同选择不同波长的光线作为激发光。因其波长比可见光短,故分辨率高于普通光学显微镜。细菌预先经相应的荧光素处理,然后置荧光显微镜下激发荧光,在暗色背景中可见到发荧光的菌体。用于观察细菌的结构及鉴别细菌。

4. 相差显微镜 相差显微镜(phase contrast microscope)是利用相差板的光栅作用,在普通光学显微镜基础上配制特殊相差板,采用特殊相差目镜制成。当光线透过标本时,标本不同部位因密度不同,引起光位相差异,相差板的光栅作用改变直射光的光位相和振幅,把光位相差异转为光强度差异,从而显示细菌不同部位的差异。多用于不染色活细菌的形态、内部结构及运动方式的观察。

5. 电子显微镜 电子显微镜(electron microscope)以电子流代替光源,其波长与可见光相差几万倍,因而分辨能力得到极大提高,能分辨 1nm 的微粒。目前使用的电子显微镜有透射电子显微镜(transmission electron microscope,TEM)和扫描电子显微镜(scanning electron microscope,SEM)两类。TEM 可用于观察细菌、病毒的超微结构;SEM 主要适合对细菌、病毒等表面结构及附件和三维立体图像的观察。电子显微镜观察须经特殊制片,无法观察活体微生物,因而在微生物学检验中不常使用。

二、不染色标本的检查

不染色标本一般用于观察细菌的动力及运动情况,但不能清楚地看到细菌的形态及结构特征。有动力的细菌在镜下呈活泼有方向性的运动,有明显位移;无动力的细菌则在原位颤动,呈不规则的布朗运动。常用的方法有压滴法和悬滴法,以普通光学显微镜观察,如用暗视野显微镜,效果更好。

在临床上,有时通过不染色标本的动力检查可对某些病原菌作出初步鉴定。如疑似霍乱患者,可取其米泔水样便,制成压滴或悬滴标本,高倍镜或暗视野下观察细菌动力,若见穿梭样运动的细菌,则同法再制备一标本片并加入 O1 群霍乱弧菌抗血清,若细菌的活跃运动现象消失,称之为制动试验阳性,可初步推断为"疑似 O1 群霍乱弧菌"。另外,螺旋体由于不易着色并有特征性的形态特点,亦可用不染色标本作暗视野显微镜观察。

三、染色标本的检查

细菌标本经染色后,不仅能清晰地看到细菌的形态、大小及排列方式,还可根据染色结果将细菌进行分类。染色标本与周围环境在颜色上形成鲜明对比,可在普通光学显微镜下进行观察。一般形态学检查均需染色。

(一)常用染料

用于细菌染色的染料,大部分是人工合成的含苯环的有机化合物,在其苯环上带有色基和助色基。色基赋予化合物颜色,助色基可增加色基与被染物的亲和力。助色基有的为碱性(如—NH$_2$),有的为酸性(如—OH),因此助色基的性质决定染料的酸碱性。常用染料一般均难溶于水,易溶于有机溶剂,实验室配制时通常制成盐类水溶液。

1. 碱性染料 常用的碱性染料有碱性亚甲蓝、结晶紫及碱性复红等,这些染料电离后色基带正电荷,易与带负电荷的被染物结合。多数细菌等电点(pI)在 2～5 之间,在中性、碱性以及弱酸性环境中都带负电荷,易被碱性染料着色,故细菌学检查中常用此类染料。

2. 酸性染料 常用的有伊红、酸性复红及刚果红等，这些染料电离后色基带负电荷，不易与细菌结合，不常用于细菌染色。必要时可降低菌液的pH，使细菌带正电荷，方可着色。

3. 中性染料 是碱性染料与酸性染料的复合物，如瑞氏染液中的伊红亚甲蓝、吉姆萨染液中的伊红天青等，可用于较特殊染色技术。

（二）常用的细菌染色法

根据所用染料是一种还是多种，细菌染色法分为单染色法和复染色法。单染色法是用一种染料染色，细菌涂片染成同一颜色，可观察到形态、大小及排列等特点，但不能显示细菌染色特性。复染色法是用两种或两种以上染料进行染色，将不同细菌或同一细菌的不同结构染成不同颜色。复染色法不仅可以观察细菌的形态结构，还可根据染色反应鉴别细菌，故又称鉴别染色法。临床常用的主要有革兰染色和抗酸染色。

1. 革兰染色（Gram staining） 本法是细菌学检验中最经典、最常用的染色方法，沿用至今已有百余年历史，是一种包括初染、媒染、脱色和复染的鉴别染色技术。通过此染色法，可将细菌分为革兰阳性（G^+）菌和革兰阴性（G^-）菌两大类，并可初步识别细菌，缩小范围，有助于进一步鉴定。有时结合细菌特殊形态结构及排列方式，对病原菌可做出初步鉴定。

革兰染色的原理至今尚未完全清楚，有以下几种学说：①细胞壁学说：G^+菌细胞壁结构较致密，肽聚糖层厚，脂质含量少，乙醇不易透入，G^-菌细胞壁结构较疏松，肽聚糖层少，脂质含量多，乙醇易渗入；②等电点学说：G^+菌的等电点低（pI 2～3），G^-菌等电点较高（pI 4～5），在相同pH条件下，G^+菌所带负电荷比G^-菌多，与带正电荷的结晶紫染料结合较牢固且不易脱色；③化学学说：G^+菌细胞内含有大量核糖核酸镁盐，可与结晶紫和碘牢固地结合成大分子复合物，不易被乙醇脱色，G^-菌细胞内含极少量的核糖核酸镁盐，吸附染料量少，形成的复合物分子也较小，故易被乙醇脱色。目前认为，细胞壁结构与化学组成上的差异是染色反应不同的主要原因。

革兰染色可用于菌落涂片和标本涂片。菌落涂片不仅可观察细菌的形态染色特点，更重要的是可以为后续选择合适的鉴定程序提供参考依据。另外，由于G^+菌和G^-菌细胞壁结构存在很大差异，对一些抗生素表现出不同的敏感性，且二者产生的致病物质及作用机制不同，因此革兰染色尚可为临床选择用药提供参考，帮助临床制定有针对性的治疗方案。在临床上除少数标本（如粪便、血液）外，绝大多数标本在分离培养前都要进行革兰染色。

2. 抗酸染色（acid-fast staining） 抗酸染色是细菌着色后不被盐酸乙醇脱色的染色方法，其中最具代表性的是萋-尼（Ziehl-Neelsen）染色法。经此法染色可将细菌分为抗酸性细菌和非抗酸性细菌两大类。由于临床上绝大多数细菌为非抗酸性细菌，所以抗酸染色不作为临床上常规的细菌检查项目，只针对性用于结核病、麻风病等疾病的细菌检查。疑似结核分枝杆菌感染的标本，经抗酸染色后在油镜下观察，根据所见结果报告"找到（或未找到）抗酸菌"，可作出初步鉴定。另外，若改变脱色剂，诺卡菌属亦可呈弱抗酸性。目前认为，抗酸染色性的差异可能与菌体中所含的分枝菌酸、脂类等成分有关。

3. 荧光染色（fluorescence staining） 荧光染色是用能够发荧光的物质对标本进行染色，在荧光显微镜下观察发荧光的细菌。此法具有敏感性强、效率高、结果易于观察等特点，故在临床细菌鉴定中有很大的应用价值。目前主要用于结核分枝杆菌、麻风分枝杆菌、白喉棒状杆菌及痢疾志贺菌等病原菌的检测。如痰标本涂片、固定后用荧光染料金胺O法（也称金胺O-罗丹明B法）染色，在荧光显微镜下可观察到呈金黄色荧光的菌体。

4. 负染色 是一种使标本的背景着色而细菌不着色的染色方法。常用染液有墨汁，也可用酸性染料如刚果红、水溶性苯胺黑等，因酸性染料带负电荷，故菌体不着色，只能使背景着色。实际工作中还可用墨汁负染色法配合单染色法（如吕氏亚甲蓝）检查细菌的荚膜，镜下可见黑色背景中蓝色菌体周围包绕一层无色透明的荚膜。

5. 特殊染色　细菌的特殊结构如芽胞、鞭毛及荚膜等和其他结构如细胞壁、核质及胞质颗粒等，用普通染色法均不易着色，必须用相应的特殊染色才能染上颜色。常用的特殊染色法有细胞壁染色、荚膜染色、芽胞染色、鞭毛染色及异染颗粒染色等。鞭毛染色后在显微镜下不仅可以观察到有无鞭毛，还可进一步观察到鞭毛的位置以及数量，在细菌鉴定，尤其是非发酵菌的鉴定中具有重要价值。荚膜染色用于有荚膜细菌的鉴定，如肺炎链球菌、流感嗜血杆菌、炭疽芽胞杆菌及产气荚膜梭菌等的鉴定。异染颗粒主要用于白喉棒状杆菌的鉴定，如疑为白喉棒状杆菌感染，进行涂片检查，除证实为革兰阳性典型棒状杆菌外，尚需用异染颗粒染色检查有无异染颗粒，若有方可初步报告"检出形似白喉棒状杆菌"，为临床早期诊断提供依据。

第二节　细菌的培养与分离技术

细菌的培养系用人工方法，提供细菌生长繁殖所需的营养和最适生长条件，如温度、湿度及气体环境等，使细菌迅速生长繁殖。细菌的分离技术是指将临床标本或其他培养物中存在的多种细菌通过一定方式使之分开，形成由一个细菌繁殖而来的肉眼可见的细菌集落，即菌落（colony），供鉴定、研究细菌用。细菌培养与分离技术的目的在于鉴定细菌的种类和保存菌种，为进一步确定细菌的致病性、药物敏感性提供依据。

一、培　养　基

培养基（culture medium）是用人工方法配制而成，适合微生物生长繁殖需要的混合营养基质。适宜的培养基不仅用于细菌的分离、纯化、传代及菌种保存等，还可用于研究细菌的生理、生化特性。因此，掌握培养基的制备技术及其原理，是进行细菌学检验的重要环节和必不可少的手段。

（一）培养基的主要成分及其作用

细菌的生长繁殖除需要一定的营养物质，如含氮化合物、糖类、盐类、类脂质及水外，有的还需加入特殊营养物质，如维生素的辅助生长因子或某些其他特殊因子；有的则需加入指示剂或抑制剂，以利于细菌的分离和鉴定。

1. 营养物质　营养物质提供细菌生长繁殖所需的能量、合成菌体的原料以及激活细菌酶的活性和调节渗透压等作用。细菌需要的营养物质主要有氮源、碳源、无机盐及生长因子。

（1）蛋白胨：是由动物或植物蛋白质经酶或酸碱分解而产生的中间产物，是培养基中最常用的成分之一，主要供给细菌氮源，合成菌体蛋白质、酶类等，另外还具有缓冲作用。由于蛋白质的来源和消化程度不同，因而制得的蛋白胨质量相差很大。按照生产原料的性质，蛋白胨可分为植物胨和动物胨两类。蛋白胨经喷雾干燥成粉末，吸水性较强，保存时应干燥密封，防止潮解结块。

（2）肉浸液：系用新鲜牛肉（去掉脂肪、肌膜及肌腱等）浸泡煮沸制成的肉汤。肉浸液中包括含氮和非含氮两类浸出物，还有一些生长因子。作为细菌生长所需要的氮源和碳源，由于加热后大部分蛋白质凝固，仅留少部分氨基酸和其他含氮物质，不能满足细菌生长需要，故在制作培养基时，一般需加 1%～2% 蛋白胨和 0.5% 的 NaCl。

（3）牛肉膏：又称牛肉浸膏，是肉浸液加热浓缩而得到的一种棕黄色至棕褐色的膏状物。其中不耐热的物质如糖类已被破坏，故营养价值不及肉浸液，但因无糖，可作为肠道细菌鉴别培养基的基础成分。

（4）糖（醇）类：含有细菌所需的碳源。制备培养基所应用的糖（醇）类很多，常用的糖类有单糖(如葡萄糖、阿拉伯糖等)、双糖(如乳糖、蔗糖等)、多糖(如菊糖、淀粉等);醇类有甘露醇、卫矛醇及侧金盏花醇等。在培养基中加入糖(醇)类物质,除提供细菌作为碳源和能源外,主要利用细菌对糖(醇)类利用能力的差异鉴别细菌。

(5)血液:血液除能增加培养基中蛋白质、多种氨基酸、糖类及无机盐等营养成分外,尚能提供辅酶、血红素等特殊生长因子。此外,还可以观察细菌的溶血现象。

(6)鸡蛋与动物血清:此二者虽非基本成分,但对某些营养要求高的细菌则是必需成分,如培养结核分枝杆菌的鸡蛋培养基和培养白喉棒状杆菌的吕氏血清斜面等。

(7)无机盐:细菌生长繁殖需要多种无机盐类,其需要浓度在 10^{-3}~10^{-4}mol/L 的元素为常用元素,其需要浓度在 10^{-6}~10^{-8}mol/L 的元素为微量元素。前者如磷、硫、钾、钠、镁、钙及铁等;后者如钴、锌、锰及铜等。

(8)生长因子:是一些细菌生长所必需而自身不能合成的物质。通常为有机化合物,包括 B 族维生素、某些氨基酸、嘌呤及嘧啶等。少数细菌还需要特殊的生长因子,如流感嗜血杆菌需要 X 因子和 V 因子。这些生长因子常存在于动物血清、酵母浸液、肝浸液及鸡蛋等中。因此,在培养营养要求高的细菌时,常加入上述物质,以满足其生长需要。

2. 水 水是良好的溶剂,细菌所需要的营养物质必须先溶于水,营养的吸收与代谢均需有水才能进行。制备培养基常用不含杂质的蒸馏水或离子交换水。

3. 凝固物质 即赋形剂。制备固体培养基时,必须加入凝固物质,如琼脂、明胶、卵白蛋白及血清等。理想的凝固物质应具有以下特性:①本身不被细菌利用;②在微生物生长温度范围内保持固体状态,凝固点的温度对微生物无害;③不因消毒灭菌而破坏,透明度好,黏着力强。目前认为最合适的凝固物质是琼脂。

(1)琼脂(agar):是从石花菜、紫菜及江蓠类海生植物中提取的一种胶体物质,其化学成分主要为胶体多糖类。具有在 100℃溶解,45℃以下时凝固的特性。琼脂本身无营养价值,仅作为培养基的赋形剂。

(2)明胶(gelatin):是由动物胶原组织(如皮、肌腱等)经煮沸熬制而成,主要含蛋白质。由于此类蛋白质缺乏必需氨基酸,故营养价值不大。明胶制成的培养基在 24℃以上溶解,20℃以下凝固,故不宜在 35~37℃环境中培养。因有些细菌可分解明胶使其液化,所以一般不用明胶作赋形剂,但可用于制备鉴别培养基,观察细菌对明胶有无液化作用。

4. 抑制剂 是一类能抑制或减少非检出菌生长而有利于检出菌生长的物质。抑制剂种类很多,如胆盐、煌绿、玫瑰红酸、亚硫酸钠、某些染料及多种抗生素等。不同培养基应根据需要选择合适的抑制剂。

5. 指示剂 为了观察和鉴别细菌是否分解利用糖类、氨基酸等物质,常在某些培养基中加入一定种类的指示剂。常用的酸碱指示剂有酚红、溴甲酚紫、溴麝香草酚蓝、中性红及甲基红等。在进行厌氧菌培养时,还需在培养环境中加入氧化还原指示剂,常用的有亚甲蓝和刃天青。

(二)培养基的分类

培养基的种类很多,一般按其用途及物理性状进行分类。

1. 按用途分类 分为基础培养基、营养培养基、选择培养基、鉴别培养基和特殊培养基。

(1)基础培养基(basic medium):含有细菌生长所需基本营养成分的培养基,常用的有肉浸液(俗称肉汤)、普通琼脂平板等。广泛用于细菌的检验,也是配制其他培养基的基础成分。

(2)营养培养基(nutrient medium):在基础培养基中加入血液、血清及生长因子等一些特殊成分,供营养要求较高和需要特殊生长因子的细菌生长繁殖的培养基,最常用的是血琼脂平板(blood agar plate,BAP)和巧克力色琼脂平板。

（3）选择培养基（selective medium）：在培养基中加入某些种类的抑制剂，抑制标本中非目的菌生长，选择性地促进目的菌生长的培养基。如 SS（Salmonella-Shigella）琼脂平板中的胆盐能抑制革兰阳性菌，枸橼酸钠和煌绿能抑制大肠埃希菌，从而有利于沙门菌和志贺菌的分离。选择培养基多为固体平板培养基。

（4）鉴别培养基（differential medium）：利用细菌分解糖类和蛋白质的能力不同及代谢产物的差异，在培养基中加入特定作用底物和指示剂，观察细菌生长过程中分解底物所释放的不同产物，通过指示剂的反应不同来鉴别细菌。例如糖发酵管、克氏双糖铁琼脂（KIA）等。也有一些培养基将选择和鉴别功能结合在一起，在选择的同时起一定的鉴别作用，如 SS 琼脂平板、伊红亚甲蓝（eosin-methylene-blue，EMB）琼脂平板、麦康凯（MacConkey，MAC）琼脂平板等。

（5）特殊培养基（special medium）：包括厌氧培养基、细菌 L 型培养基等。前者是培养专性厌氧菌的培养基，除含有合适的营养成分外，还加入还原剂以降低培养基的氧化还原电势，如疱肉培养基、巯乙醇酸盐培养基等，并在液体培养基表面加入凡士林或液状石蜡以隔绝空气。后者是针对细胞壁缺损的细菌 L 型，由于胞内渗透压较高，故必须采用高渗低琼脂培养基。

2. 按物理性状分类 可分为液体、固体和半固体培养基三种，其区分主要取决于培养基有无凝固剂及凝固剂的多少。

（1）液体培养基（liquid medium）：各营养成分按一定比例配制而成的水溶液或液体状态的培养基，肉汤是最常用的液体培养基。此类培养基常用于增菌培养，也可用于接种纯种细菌观察细菌生长现象。

（2）半固体培养基（semi-solid medium）：在液体培养基中加入 0.3%～0.5% 琼脂即为半固体培养基。多用于观察细菌的动力、保存菌种等，可根据细菌的营养要求加入特殊营养成分。

（3）固体培养基（solid medium）：在液体培养基中加入 1.5%～2.0% 琼脂则为固体培养基。如制成平板，多用于微生物的分离纯化、鉴定及药敏试验等；也可制成斜面或高层用于鉴定及菌种的短期保存。

此外，还可根据培养基的组成成分是否明确，将其分为合成培养基、天然培养基和半合成培养基。

（三）培养基的制备

不同培养基制备的过程不完全相同，但其制备程序基本相似，可分为调配、溶解、校正pH、分装、灭菌、质量检验及保存等步骤。

1. 调配 按培养基配方准确称取各成分的用量，混悬于装有定量蒸馏水的锥形瓶中，振摇混合。有些成分，如指示剂、抑制剂等应在校正 pH 后方可加入。

2. 溶解 将调配好的混合物加热使其完全溶解。如有琼脂成分，应注意防止外溢。溶解完毕，注意补足失去的水分。

3. 校正 pH 用 pH 比色计或精密 pH 试纸进行校正，一般将 pH 调至 7.2～7.6，亦有酸性或碱性培养基。培养基经高压灭菌后其 pH 可发生 0.1～0.2 的变动。如用 NaOH 校正，高压灭菌后 pH 下降 0.1～0.2；若用 Na_2CO_3 校正，高压灭菌后 pH 升高 0.1～0.2。商品干燥培养基一般已校正 pH，用时无需再校。

4. 分装 根据需要将培养基分装至不同容量的锥形瓶、试管等容器中。分装量不宜超过容器的 2/3，以免灭菌时外溢。

（1）液体培养基：分装量为试管长度的 1/4～1/3，灭菌后直立待用。

（2）半固体培养基：分装量约为试管长度的 1/3，灭菌后直立凝固待用。

（3）琼脂斜面：通常在溶解后分装于试管，加塞灭菌后趁热摆放成斜面，斜面长度约为试管长度的2/3。

（4）琼脂高层：分装量约为试管长度的1/3，灭菌后直立凝固待用。

（5）琼脂平板：培养基高压灭菌后冷却至50～60℃时，以无菌操作倾注于灭菌平皿内，水平旋转平板，待琼脂凝固后将平板翻转，置4℃冰箱保存备用。倾注培养基时，切勿将平皿盖全部打开，以免空气中的尘埃及细菌落入。新制成的平板表面有冷凝水，不利于细菌分离，故通常将平板置于35℃温箱30分钟左右，待平板表面干燥后使用。

5. 灭菌　不同成分、性质的培养基可采用不同的方法灭菌。

（1）高压蒸汽灭菌法：由耐热物质配制成的培养基（如普通琼脂）常用此法灭菌。通常在一个大气压下，当蒸汽压力达到103.4kPa时，温度可达121.3℃，维持15～20分钟即可杀死细菌的繁殖体和芽胞；含糖培养基以68.95kPa，10～15分钟为宜，以免破坏糖类物质。

（2）间歇蒸汽灭菌法：不耐高热的物质配制成的培养基，如糖类、明胶、血清、鸡蛋及牛乳等常用此法。将需灭菌物置于流动蒸汽灭菌器内，使温度达到80～100℃，维持15～30分钟，杀死其繁殖体，但芽胞尚有残存。取出后置35℃温箱过夜，使芽胞变成繁殖体，次日再蒸，如此连续三次，可达到灭菌目的。若有些物质不耐100℃，可将温度降至75～80℃，并适当延长加热时间，也可达到灭菌的目的。

（3）滤过除菌法：对高营养液态的不耐热培养基，如血清、细胞培养液等，可用滤过除菌。

（4）血清凝固器灭菌法：含有血清、鸡蛋的培养基可用血清凝固器进行间歇灭菌。

6. 质量检验　每批培养基制成后须经检验方可使用。质量检验包括两方面内容：①无菌试验：将灭菌后的培养基置35℃温箱培养过夜，判定是否灭菌合格；②效果检验：按不同的培养要求，接种相应菌种（符合要求的标准菌株），观察细菌的生长、菌落形态、色素、溶血及生化反应等特征，判断培养基是否符合要求。

7. 保存　制备好的培养基应注明名称、制作日期，存放于冷暗处或4℃冰箱，一般不超过七天，如用塑料袋密封，保存期可延长，但至多两周。

培养基校正pH后如有沉淀或混浊，需过滤澄清后方可使用。液体或半固体培养基常用滤纸过滤，固体培养基趁热以纱布过滤。

二、细菌的人工培养

细菌培养是一项专业性很强的技术。不仅要有坚实的细菌学理论基础，还要有熟练的操作技能和严格的无菌观念。

（一）无菌技术

无菌技术是指防止微生物进入物品或机体，同时防止待检物中可能存在的病原微生物污染周围环境及工作人员的规范化操作技术。无菌技术是保证细菌检验质量，防止污染和病原菌扩散的基础。微生物学工作者必须具有严格的无菌观念和掌握熟练的无菌操作技术。在进行无菌操作时应注意如下要点：

1. 无菌室在使用前用紫外线灯照射30分钟至1小时或用5%苯酚或5%来苏水喷雾消毒。

2. 所用物品均应在使用前严格进行灭菌，在使用过程中不得与未经灭菌的物品接触，如不慎接触应立即更换无菌物品。

3. 无菌试管或烧瓶在开盖前后，瓶（管）口应过火焰1～2次，以杀死可能附着管口或瓶口的细菌。开盖后的管口及瓶口应尽量靠近火焰，试管及烧瓶应尽量平放或斜放，切忌口部向上和长时间暴露于空气中。

4. 接种环（针）于每次使用前后，应彻底灭菌。

5. 倾注琼脂平板应在无菌室或超净工作台内进行，分离接种标本应在生物安全柜中进行，以防杂菌污染标本或标本中病原菌污染环境及物品。

6. 在使用无菌吸管时应用橡皮吸球轻轻吹吸，吸管上端应塞有棉花，切不可用口吹出液体。

（二）细菌的接种与分离方法

从临床标本中分离出病原菌并进行准确鉴定，除选择合适的培养基外，还要根据待检标本的类型、培养目的及所使用培养基的性状，采用不同的接种与分离方法。临床微生物实验室常用的接种与分离方法有如下几种：

1. 平板划线法 是细菌分离培养常用的一种方法。其目的是使标本或培养物中混杂的多种不同细菌分散生长，形成单个菌落。根据菌落的形态及特征，挑选单个菌落进行纯培养，为进一步对目的菌进行鉴定和研究提供条件。依据标本含菌量的多少，可以选择分区划线法和连续划线法两种方法。

2. 琼脂斜面接种法 该法主要用于纯种增菌及保存菌种。挑取单个菌落从斜面底部自下而上划一条直线，再从底部开始向上划曲线接种，尽可能密而均匀，或直接自下而上划曲线接种。

3. 液体接种法 用于肉汤、蛋白胨水及糖发酵管等液体培养基的接种。用接种环从平板上挑取单个菌落，倾斜液体培养管，先在接近液面的试管壁上研磨并蘸取少许液体与之调和（以试管直立后液体淹没培养物为准）。此接种法应避免接种环与液体过多接触，更不应在液体中搅拌，以免形成气溶胶，造成实验室污染。

4. 穿刺接种法 用于半固体培养基或双糖铁、明胶等具有高层的培养基接种，以保存菌种或观察细菌的动力和生化反应。方法是用接种针挑取细菌纯培养物，于半固体培养基的中心处向下垂直穿刺接种，直至试管底部上方 5mm 左右（不能穿至试管底），接种后的接种针沿原穿刺线退出；或在双糖铁琼脂斜面中心穿刺，沿原路退出，并用接种针在斜面划曲线。

5. 涂布接种法 本法常用于纸片药物敏感试验，也可用于细菌计数。用棉签蘸取适量菌液，于不同角度反复涂布于培养基上，使菌液均匀分布于琼脂表面，然后贴上药敏纸片培养。计数细菌时应取定量菌液用 L 型玻璃棒涂布。

6. 倾注平板法 本法用于兼性厌氧菌或厌氧菌的稀释定量培养和饮水、饮料、牛乳及尿液等标本的活菌计数。

（三）细菌的培养方法

常用细菌培养方法包括需氧（普通）培养法、二氧化碳培养法、微需氧培养法及厌氧培养法。为了提高检验的阳性率，同一标本常同时采用两种或三种不同的培养方法。

1. 需氧培养法 是指需氧菌或兼性厌氧菌在有氧条件下的培养，是临床细菌室最常用的培养方法。将已接种细菌的琼脂平板、斜面或液体培养基置于 35℃温箱培养 18～24 小时，一般细菌可在培养基上生长，但若标本中的细菌量少或是生长缓慢的细菌（如分枝杆菌），则需延长培养至 3～7 天，甚至 4～8 周后才能观察到生长迹象。

2. 二氧化碳培养法 有些细菌初次分离培养时需置 5%～10% CO_2 环境才能生长良好，如脑膜炎奈瑟菌、淋病奈瑟菌及布鲁菌等。常用以下方法供给 CO_2：

（1）二氧化碳培养箱：是一台特制的培养箱，能自动调节 CO_2 的含量和温度，使用较为方便。

（2）烛缸法：是一种简单易行的方法。取有盖磨口标本缸或玻璃干燥器，在盖及磨口处涂以凡士林。将接种细菌的培养基放入缸中，点燃蜡烛后放在缸内稍高于培养物的位置，加盖密封。随燃烧产生的 CO_2 增加，蜡烛自行熄灭，此时缸内 CO_2 浓度为 5%～10%。最后连同容器一起置于35℃温箱培养。

3. 微需氧培养法 有些微需氧菌,如空肠弯曲菌、幽门螺杆菌等,在大气中及绝对无氧环境中均不能生长,在含有 5%～6% O_2,5%～10% CO_2、85% N_2 左右的气体环境中才能生长。将标本接种至相应培养基中,置于上述气体环境中,放入 35℃温箱培养即为微需氧培养法。

4. 厌氧培养法 厌氧菌对氧敏感,培养需在低氧化还原电势的厌氧环境中进行。厌氧培养法可分为物理法、化学法和生物法。常用方法包括厌氧罐培养法、气袋法及厌氧手套箱法等。

(四)细菌的生长现象

1. 细菌在固体培养基上的生长现象 将标本或培养物划线接种到固体培养基表面后,经培养出现可见的菌落和菌苔。菌落是单个细菌在培养基上分裂繁殖而成的肉眼可见的细菌集落;菌苔是由众多菌落连接而成的细菌群落。菌落具有一定稳定性,是衡量菌种纯度和鉴定细菌的重要依据。观察方法一般可用肉眼进行观察,若菌落太小,可借助放大镜检查。

(1)细菌菌落的描述:大小(直径以 mm 计)、形状(露滴形、圆形、菜花形及不规则形等)、突起或扁平、凹陷、边缘(光滑、波形、锯齿形及卷发状等)、透明度(不透明、半透明及透明)、颜色、表面(光滑、粗糙)及黏度等。根据细菌菌落表面特征不同,可将菌落分为三型:①光滑型菌落(smooth colony,S 型菌落):菌落表面光滑、湿润及边缘整齐,新分离的细菌大多呈光滑型菌落;②粗糙型菌落(rough colony,R 型菌落):菌落表面粗糙、干燥、呈皱纹状或颗粒状,边缘大多不整齐。R 型菌落多为 S 型细菌变异失去菌体表面多糖或蛋白质形成。R 型细菌抗原不完整,毒力和抗吞噬能力都比 S 型细菌弱。但也有少数细菌新分离的毒力株就是 R 型,如炭疽芽胞杆菌、结核分枝杆菌等;③黏液型菌落(mucoid colony,M 型菌落):菌落黏稠、有光泽。多见于有厚荚膜或丰富黏液层的细菌,如肺炎克雷伯菌等。

(2)与鉴定细菌有关的菌落特征:如溶血现象、色素及特殊气味等。

2. 细菌在液体培养基中的生长现象 有三种生长现象:①混浊生长:大多数细菌在液体培养基中生长繁殖后呈现均匀混浊;②沉淀生长:少数呈链状排列的细菌,如链球菌、炭疽芽胞杆菌等呈沉淀生长;③表面生长:专性需氧菌一般呈表面生长,常形成菌膜。

3. 细菌在半固体培养基中的生长现象 半固体培养基琼脂含量少,有鞭毛的细菌在其中仍可以自由游动,除沿穿刺线生长外,在穿刺线两侧也可见羽毛状或云雾状混浊生长,为动力试验阳性。无鞭毛的细菌只能沿穿刺线呈明显的线状生长,穿刺线两边的培养基仍然澄清透明,为动力试验阴性。

(五)培养基的选择

临床标本送往实验室后,应立即接种到合适的培养基中。培养基的选择主要依据标本类型和可能存在的病原菌。如痰标本一般选用血琼脂平板、中国蓝 /MAC 琼脂平板,巧克力色琼脂平板。常用的培养基如下:

1. 血琼脂平板 适于各类细菌生长,若无特殊要求,一般细菌检验标本的分离都应接种此平板(粪便标本除外)。

2. 巧克力色琼脂平板 其中含有 V 因子和 X 因子,适于含有奈瑟菌属、嗜血杆菌属细菌标本的接种。

3. 肠道选择培养基 此类培养基含有不同种类的抑制剂及特定底物和指示剂,有利于目的菌的检出,在此类平板上菌落颜色不同,便于鉴定菌种。常用的有中国蓝琼脂平板、EMB 琼脂平板、MAC 琼脂平板及 SS 琼脂平板等。依据抑制剂抑制能力的强弱,选择培养基又分为强选择和弱选择培养基,临床使用强选择培养基时最好加种弱选择培养基以配对互补。

4. 血液增菌培养基　用于对血液、骨髓及无菌体液等标本进行增菌培养，以提高阳性检出率。

5. 碱性琼脂或 TCBS 琼脂　用于从粪便中分离霍乱弧菌及其他弧菌。

（鞠晓红）

第三节　细菌的生物化学鉴定技术

不同种类的细菌具有不同的酶系统，因而对底物的分解能力各异，其代谢产物也不尽相同。利用生物化学的方法直接或间接地测定细菌的代谢产物，从而鉴别细菌的反应称为细菌的生化反应（biochemical reaction）或生物化学试验（biochemical test）。在临床细菌检验工作中，除根据细菌的形态、染色、培养特性进行初步鉴定外，绝大多数从标本中新分离的未知细菌的属、种的鉴定都依靠生化试验、血清学试验和分子生物学试验。掌握各种生化反应的原理和应用是细菌鉴定的基础。

一、碳水化合物代谢试验

1. 糖（醇、苷）类发酵试验

（1）原理：由于不同细菌含有发酵不同糖（醇、苷）类的酶，故分解糖类的能力各不相同，产生的代谢产物亦随细菌种类而异，有的仅产酸，有的产酸产气。因此可利用细菌对糖类的分解特性鉴别细菌。

（2）培养基：在培养基中加入 0.5%～1% 糖类（单糖、双糖或多糖）、醇类（甘露醇、肌醇等）及苷类（水杨苷等）。培养基有液体、半固体、固体等几种类型。

（3）应用：是细菌生化试验中最主要和最基本的试验，特别是对肠杆菌科细菌的鉴定尤为重要。如大肠埃希菌可发酵葡萄糖及乳糖，沙门菌属只能发酵葡萄糖，不发酵乳糖；即使两种细菌均可发酵同一种糖类，所产生的代谢产物也不尽相同，如大肠埃希菌和志贺菌属均可发酵葡萄糖，但前者产酸、产气，而后者仅产酸。

2. 氧化 - 发酵试验（O-F 试验）

（1）原理：细菌在分解葡萄糖的过程中，必须有分子氧参加的称为氧化型。这类细菌通常是专性需氧菌，在无氧环境中不能分解葡萄糖。细菌在分解葡萄糖的过程中，可以进行无氧降解的称为发酵型，此类细菌无论在有氧或无氧的环境中都能分解葡萄糖，通常为兼性厌氧菌。不分解葡萄糖的称为产碱型。O-F 试验又称 Hugh-Leifson（HL）试验，利用此试验可区分细菌的代谢类型。

（2）培养基：Hugh-Leifson 培养基（含有酸碱指示剂）。

（3）应用：用于细菌种属间的鉴别。肠杆菌科细菌为发酵型，非发酵菌通常为氧化型或产碱型。也可用于葡萄球菌属与微球菌属间的鉴别，前者发酵葡萄糖，后者氧化葡萄糖。

3. β- 半乳糖苷酶试验（ONPG 试验）

（1）原理：有些细菌可产生 β- 半乳糖苷酶，可分解邻 - 硝基酚 -β-D- 半乳糖苷（O-nitrophenyl-β-D-galactopyranoside，ONPG）。ONPG 为无色，经 β- 半乳糖苷酶水解后，可生成黄色的邻 - 硝基酚（O-nitrophenol）。

（2）试剂：0.75mol/L ONPG 溶液，该溶液为无色，若变为黄色，应弃之。

（3）应用：主要用于迟缓发酵乳糖菌株的快速鉴定。具有半乳糖苷渗透酶（galactoside permease）和 β- 半乳糖苷酶两种酶的细菌可迅速分解乳糖。前者将乳糖送入细胞内，后者分解进入菌细胞的乳糖为葡萄糖和半乳糖。缺乏半乳糖苷渗透酶（或是其活性很弱）的细菌，即不能很快将乳糖运送到菌细胞内，通常需要几天时间乳糖才被分解称迟缓分解乳糖。

ONPG 与乳糖的分子结构相似,且分子较小,不需半乳糖苷渗透酶的运送就可进入菌细胞内,由菌细胞内的 β- 半乳糖苷酶将其分解为半乳糖和黄色的邻 - 硝基酚。采用 ONPG 试验,可将迟缓分解乳糖的细菌迅速取得阳性结果。迅速及迟缓分解乳糖的细菌 ONPG 试验阳性,如埃希菌属、枸橼酸杆菌属、克雷伯菌属等。不发酵乳糖的细菌如沙门菌属、变形杆菌属等均为阴性。

4. 七叶苷水解试验

(1)原理:某些细菌能水解七叶苷(七叶灵、七叶树苷、esculin 及 aesculin)生成葡萄糖和七叶素(七叶亭,6,7- 二羟基香豆素),后者与培养基中的二价铁离子或铅离子结合形成黑色化合物,使培养基呈现黑色。

(2)培养基:七叶苷培养基、胆汁七叶苷培养基。

(3)应用:主要用于鉴别 D 群链球菌与其他链球菌,如粪肠球菌七叶苷试验阳性,肺炎链球菌阴性。亦可用于革兰阴性杆菌的鉴定。克雷伯菌属、肠杆菌属和沙雷菌属能水解七叶苷。

5. 甲基红(MR)试验

(1)原理:细菌在代谢过程中分解葡萄糖产生丙酮酸,并进一步将丙酮酸代谢为乳酸、乙酸、甲酸等,使培养基的 pH 下降至 4.5 以下,加入甲基红指示剂即显红色,为甲基红试验阳性。若细菌分解葡萄糖产酸量少,或产生的酸进一步转化为其他物质如醇、酮、醛、气体和水,则培养基的酸碱度维持在 pH 6.2 以上,加入甲基红指示剂呈黄色,为甲基红试验阴性。

(2)培养基:葡萄糖蛋白胨水培养基。

(3)应用:主要用于大肠埃希菌和产气肠杆菌的鉴别,前者为阳性,后者为阴性。此外沙门菌属、志贺菌属、变形杆菌属、枸橼酸杆菌属等为阳性,肠杆菌属、哈夫尼亚菌属等为阴性。

6. V-P 试验

(1)原理:细菌在代谢过程中分解葡萄糖生成丙酮酸,并将丙酮酸脱羧生成乙酰甲基甲醇,乙酰甲基甲醇在碱性溶液中,被空气中的氧氧化为二乙酰(丁二酮),二乙酰可与培养基中的精氨酸所含的胍基结合,形成红色化合物,即 V-P 试验阳性。培养基中的胍基太少时,加入少量肌酸或肌酸酐等含胍基的化合物,可加速此反应。试验时加入 α- 萘酚能加速此反应。

(2)培养基:葡萄糖蛋白胨水培养基。

(3)应用:本试验常与甲基红试验联合应用。前者为阳性的细菌,后者多为阴性,反之亦如此。如大肠埃希菌、沙门菌属及志贺菌属等甲基红试验呈阳性反应,V-P 试验则呈阴性反应。相反,如沙雷菌属、阴沟肠杆菌等,V-P 试验阳性,而甲基红试验阴性。但需注意,某些细菌如奇异变形杆菌,35℃培养可产生甲基红试验和 V-P 试验同时阳性反应,后者常延迟出现。

二、蛋白质和氨基酸代谢试验

细菌分解蛋白质的酶类有两类,蛋白酶和肽酶。蛋白酶是胞外酶,能分解蛋白质为多肽或二肽,有时可形成少量氨基酸。肽酶主要是胞内酶,能水解肽类为游离氨基酸。不同细菌分解蛋白质的能力不同,可用于鉴别细菌。

1. 吲哚试验

(1)原理:有些细菌具有色氨酸酶,可分解蛋白胨中的色氨酸,生成吲哚(indole),吲哚与对二甲氨基苯甲醛作用,形成红色的玫瑰吲哚。

(2)培养基:蛋白胨水培养基。

(3)应用:主要用于肠杆菌科细菌的鉴定。有些细菌产生吲哚量少,需用乙醚或二甲苯提取后才能与试剂起反应。如黄杆菌。

2. 硫化氢试验

（1）原理：某些细菌能分解培养基中的胱氨酸、半胱氨酸等含硫氨基酸，生成硫化氢，与铅或亚铁离子生成黑色硫化物。

（2）培养基：醋酸铅培养基或克氏双糖铁或三糖铁琼脂培养基（KIA、TSI 琼脂）。

（3）应用：主要用于肠杆菌科的鉴别。肠杆菌科中沙门菌属、爱德华菌属、枸橼酸杆菌属、亚利桑那菌属和变形杆菌属细菌，绝大多数阳性，其他菌属阴性，但沙门菌属也有硫化氢阴性菌种。此外，腐败假单胞菌、口腔类杆菌和某些布鲁菌也阳性。

3. 尿素酶试验

（1）原理：某些细菌能产生尿素酶，分解尿素生成大量的氨，使培养基呈碱性，酚红指示剂亦随之变红。

（2）培养基：尿素培养基。

（3）应用：主要用于肠杆菌科中的变形杆菌属、摩根菌属和普罗威登菌属的鉴定。普通变形杆菌和奇异变形杆菌、摩根摩根菌和雷极普罗威登斯菌阳性，斯氏和产碱普罗威登菌阴性。此外，对于巴德菌属和假单胞菌属细菌的鉴定等也具有一定价值。

4. 苯丙氨酸脱氨酶试验

（1）原理：某些细菌可产生苯丙氨酸脱氨酶，使苯丙氨酸脱去氨基，形成苯丙酮酸和游离的氨，苯丙酮酸与三氯化铁试剂结合形成绿色化合物。若延长反应时间，会引起褪色。

（2）培养基：苯丙氨酸琼脂培养基。

（3）应用：本试验特异性较高，主要用于肠杆菌科细菌的鉴定。变形杆菌属、摩根菌属和普罗威登菌属细菌均阳性，肠杆菌科其他细菌均阴性。

5. 氨基酸脱羧酶试验

（1）原理：能产生氨基酸脱羧酶的细菌，可使氨基酸脱去羧基，生成胺和 CO_2。虽然不同细菌产生的脱羧酶种类各异，但氨基酸经脱羧后所产生的胺，均可使培养基变碱，指示剂变色。最常测定的氨基酸有三种：赖氨酸、鸟氨酸和精氨酸，分别可被脱羧成尸胺、腐胺和精胺。

（2）培养基：氨基酸脱羧酶培养基和氨基酸对照培养基。

（3）应用：沙门菌属中除伤寒和鸡沙门菌之外，其余沙门菌属的鸟氨酸和赖氨酸脱羧酶均阳性。志贺菌属中除宋内和鲍氏志贺菌外，其他志贺菌均阴性。对链球菌和弧菌科细菌的鉴定也有重要价值。

三、碳源利用试验

1. 枸橼酸盐利用试验

（1）原理：某些细菌利用铵盐作为唯一氮源，并能以枸橼酸盐作为唯一碳源时，可在枸橼酸盐培养基上生长分解枸橼酸钠，生成碳酸钠，使培养基变碱。

（2）培养基：枸橼酸盐培养基。

（3）应用：有助于肠杆菌科细菌的鉴定。枸橼酸杆菌、沙门菌属、克雷伯菌属、黏质和液化沙雷菌及某些变形杆菌阳性。埃希菌属、志贺菌属、爱德华菌属和耶尔森菌属均为阴性，此外，铜绿假单胞菌、洋葱假单胞菌和嗜水气单胞菌也能利用枸橼酸盐。

2. 丙二酸盐利用试验

（1）原理：细菌利用丙二酸盐作为唯一碳源时，能将丙二酸钠分解，生成碳酸钠，使培养基变碱。

（2）培养基：丙二酸盐培养基。

（3）应用：多用于肠杆菌科细菌的鉴别。克雷伯菌属和亚利桑那菌属阳性。枸橼酸杆菌属、肠杆菌属和哈夫尼亚菌属有不同反应型,其余菌属阴性。

3. 醋酸盐利用试验

(1)原理:细菌可利用铵盐作为唯一氮源,同时利用醋酸盐作为唯一碳源时,可在醋酸盐培养基上生长,生成碳酸钠,使培养基变为碱性。

(2)培养基:醋酸盐培养基。

(3)应用:肠杆菌科中埃希菌属为阳性,志贺菌属为阴性。铜绿假单胞菌、荧光假单胞菌及洋葱假单胞菌等也为阳性。

4. 马尿酸盐水解试验

(1)原理:具有马尿酸水解酶的细菌,可水解马尿酸为苯甲酸和甘氨酸。前者与三氯化铁试剂结合,形成苯甲酸铁沉淀。后者在茚三酮(强氧化剂)的作用下,经氧化脱氨基反应,生成氨、CO_2 和相应的醛,而茚三酮生成还原型茚三酮。反应过程中形成的氨和还原型茚三酮,与残留的茚三酮起反应,形成紫色化合物。

(2)培养基:马尿酸钠培养基。

(3)应用:主要用于链球菌的鉴定,B 群链球菌分解马尿酸钠,呈阳性,其余链球菌阴性。亦可用于弯曲菌的鉴定。

5. 乙酰胺利用试验

(1)原理:许多非发酵菌产生脱酰胺酶,可使乙酰胺经脱酰胺释放氨基,使培养基变碱。如果被检菌利用乙酰胺,根据指示剂的不同培养基发生阳性改变。如不生长,或稍有生长,培养基颜色不变为阴性。

(2)培养基:乙酰胺培养基。

(3)应用:主要用于非发酵菌的鉴定。铜绿假单胞菌、去硝化产碱杆菌(包括去硝化亚种和木糖氧化亚种)、食酸假单胞菌为阳性,其他非发酵菌大都为阴性。

四、呼吸酶类试验

1. 氧化酶试验

(1)原理:氧化酶(oxidase)也称细胞色素氧化酶(cytochrome C oxidase),是细胞色素呼吸酶系统的终末呼吸酶。具有氧化酶的细菌首先氧化细胞色素 C,然后氧化型细胞色素 C 再使对苯二胺氧化,生成有颜色的醌类化合物。使用盐酸二甲基对苯二胺时,产物呈紫红色;使用盐酸四甲基对苯二胺时,产物呈蓝色。

(2)试剂:1% 盐酸二甲基对苯二胺或 1% 盐酸四甲基对苯二胺。

(3)应用:主要用于肠杆菌科和非发酵菌的鉴定,前者多为阴性,弧菌科、非发酵菌多为阳性。此外奈瑟菌属、莫拉菌属也呈阳性。

2. 过氧化氢酶(触酶)试验

(1)原理:有些细菌具有过氧化氢酶,可把过氧化氢分解成水和新生态氧,进而形成分子氧出现气泡。

(2)试剂:3% 过氧化氢溶液。

(3)应用:主要用于革兰阳性球菌的初步鉴定。葡萄球菌属和微球菌属触酶试验阳性,链球菌属触酶试验阴性。金氏杆菌属细菌的触酶试验也阴性。

3. 硝酸盐还原试验

(1)原理:硝酸盐还原试验包括两个过程:一是在合成代谢过程中,硝酸盐还原为亚硝酸盐和氨,再由氨转化为氨基酸和细胞内其他含氮化合物;其次是在分解代谢过程中,硝酸盐或亚硝酸盐代替氧作为呼吸酶系统中的终末受氢体。硝酸盐还原的过程因细菌不同而异,大肠埃希菌等仅使硝酸盐还原为亚硝酸盐;假单胞菌等能使硝酸盐或亚硝酸盐还原为氮；有的细菌则可使其还原为亚硝酸盐和离子态的铵。硝酸盐还原试验系测定还原过程中所产生的亚硝酸。

（2）培养基：硝酸盐培养基。

（3）应用：本试验常用于细菌的鉴定。肠杆菌科细菌均能还原硝酸盐为亚硝酸盐，铜绿假单胞菌、嗜麦芽窄食单胞菌等可产生氮气。厌氧菌如韦荣球菌等也能还原硝酸盐为亚硝酸盐。

五、其他生化或鉴定细菌常用试验

1. 凝固酶试验

（1）原理：葡萄球菌可产生两种凝固酶。一是结合在细胞壁上的结合凝固酶，使血浆中的纤维蛋白原变成纤维蛋白而附着于细菌表面，发生凝集，玻片法可检测结合凝固酶。另一种是分泌至菌体外的游离凝固酶，类似凝血酶原物质，可被血浆中的协同因子激活变成凝血酶样物质，使纤维蛋白原变为纤维蛋白，从而导致血浆凝固，游离凝固酶可用试管法检出。

（2）试剂：兔血浆。

（3）应用：作为鉴定葡萄球菌致病性的重要指标。金黄色葡萄球菌产生凝固酶，使血浆凝固。而表皮及腐生葡萄球菌的凝固酶则阴性。

2. 卵磷脂酶试验

（1）原理：在钙离子存在的情况下，有些细菌产生的卵磷脂酶，即 α- 毒素，能迅速分解卵磷脂，生成甘油酯和水溶性磷酸胆碱。产生卵磷脂酶的细菌，培养 3 小时后，即在菌落周围形成乳白色混浊环，6 小时后可扩大至 5～6cm。

（2）培养基：1% 卵黄琼脂培养基。

（3）应用：主要用于厌氧菌的鉴定。蜡样芽胞杆菌、产气荚膜梭菌、诺维梭菌卵磷脂酶试验阳性，其他梭菌阴性。

3. DNA 酶试验

（1）原理：DNA 酶可使脱氧核糖核酸（DNA）长链水解成由几个单核苷酸组成的寡核苷酸链。DNA 长链可被酸沉淀，寡核苷酸链则可溶于酸。DNA 琼脂平板上加入盐酸后，具有DNA 酶的菌落周围会出现透明环。

（2）培养基：0.2% DNA 琼脂平板。

（3）应用：在阳性球菌中金黄色葡萄球菌产生 DNA 酶，在肠杆菌科中沙雷菌和变形杆菌可产生 DNA 酶。

4. 胆汁溶菌试验

（1）原理：胆汁或胆盐可溶解肺炎链球菌，可能由于胆汁或去氧胆酸钠降低了细菌细胞膜上的表面张力，或者是由于胆汁或去氧胆酸钠激活了细菌体内的自溶酶，使细菌的细胞膜破损或使菌体裂解，发生自溶。

（2）培养基：10% 去氧胆酸钠或纯牛胆汁。

（3）应用：主要用于肺炎链球菌和 α 链球菌的鉴别。前者阳性，后者阴性。

5. CAMP 试验（Christie Atkins & Munch-Peterson Test，CAMP）

（1）原理：B 群链球菌（无乳链球菌）产生一种 CAMP 因子，能促进葡萄球菌的 β- 溶素的溶血活性，在 B 群链球菌和葡萄球菌生长线交界处溶血力增加，出现箭头型透明溶血区。

（2）培养基：血琼脂平板。

（3）应用：主要用于鉴定 B 群链球菌（阳性），其他链球菌阴性。

6. 氢氧化钾拉丝试验

（1）原理：革兰阴性细菌的细胞壁容易在稀碱溶液中破裂，释放出未断裂的 DNA，导致菌悬液呈现黏性，用接种环搅拌后可拉出黏丝，而革兰阳性细菌在稀碱溶液中没有此种变化。

（2）试剂：40g/L氢氧化钾水溶液。

（3）应用：主要用于革兰阴性菌与易脱色的革兰阳性菌的鉴别。大多数革兰阴性菌如假单胞菌、无色杆菌、黄杆菌、产碱杆菌在5～10秒内出现阳性反应，不动杆菌、莫拉菌反应较慢，多在60秒内出现阳性；而革兰阳性菌在60秒以后仍为阴性。

7. 杆菌肽试验

（1）原理：A群链球菌对杆菌肽几乎100%敏感，而其他群链球菌绝大多数对杆菌肽耐药。

（2）培养基：血琼脂平板。

（3）应用：用于鉴别A群链球菌与其他链球菌。

8. 奥普托欣（Optochin）试验

（1）原理：Optochin可能是干扰肺炎链球菌的叶酸的生物合成，几乎所有的肺炎链球菌都对Optochin敏感，而其他链球菌则耐药。

（2）培养基：血琼脂平板。

（3）应用：用于肺炎链球菌与其他链球菌的鉴别。

9. O/129抑菌试验

（1）原理：O/129即二氨基二异丙基蝶啶，对弧菌属、邻单胞菌属细菌有抑制作用，而对气单胞菌则无抑制作用。

（2）培养基：碱性琼脂平板。

（3）应用：主要用于弧菌科的属间鉴别，弧菌属、邻单胞菌属细菌对O/129敏感，而气单胞菌属耐药。此外，发光杆菌属敏感，假单胞菌属耐药。

六、复合生化试验

1. 克氏双糖铁或三糖铁琼脂培养基试验

（1）原理：双糖铁（或三糖铁）培养基是以酚红做指示剂，含有葡萄糖和乳糖（蔗糖），其中葡萄糖含量仅为乳糖（蔗糖）十分之一的固体培养基。能发酵乳糖（和蔗糖）或同时发酵葡萄糖的细菌产酸量较大，使KIA（或TSI）的斜面和底层均呈黄色；只能发酵葡萄糖，而不发酵乳糖（和蔗糖）的细菌，产酸量较少，在最初培养的8～10小时也可使深层和斜面均呈黄色，连续培养18～24小时后，斜面部分的酸由于挥发、氧化和被细菌降解氨基酸所产生的胺类中和，斜面部分又恢复红色。底层由于处于缺氧状态，细菌分解氨基酸产生的酸一时不被氧化，依然呈黄色；如果发酵糖类产生气体，可在培养基中出现气泡或气体冲破琼脂的裂隙；有些细菌能分解培养基中的含硫氨基酸，产生的H_2S在酸性条件下遇铅或铁离子形成硫化铅或硫化亚铁，在底层形成黑色的沉淀物。

（2）培养基：KIA或TSI琼脂培养基。

（3）应用：主要用于肠杆菌科细菌的初步鉴定。

2. 动力-靛基质-尿素酶（motility-indole-urease，MIU）试验

（1）原理：MIU培养基是以酚红为指示剂的含色氨酸和尿素的半固体培养基。产生色氨酸酶的细菌降解色氨酸形成吲哚，加入吲哚试剂后，培养基上层变红；产生尿素酶的细菌能分解尿素产氨，使整个培养基变碱呈红色；有动力的细菌除沿穿刺线生长外，在穿刺线两侧也可见羽毛状或云雾状混浊生长。

（2）培养基：MIU培养基。

（3）应用：常用于肠杆菌科细菌的鉴定。

（申艳娜）

第四节 细菌非培养检验技术

细菌学检验除了细菌的直接分离培养与鉴定外,对于培养时间长或难以培养的细菌以及细菌毒素、耐药基因等,还可以通过非培养检验技术进行直接检测,快速、准确地作出病原学诊断。

一、免疫学检验技术

利用免疫学技术进行感染性疾病的病原学诊断,可以用已知的特异性抗体检测标本中的微生物抗原成分,或者用已知的微生物抗原检测患者血清中相应的特异性抗体及其效价的动态变化。检测抗原、抗体的免疫技术很多,本节介绍几种主要的方法。

(一)抗原检测

1. 凝集试验 感染早期血液、脑脊液等体液标本中可能存在细菌抗原成分,可以通过凝集反应进行检测,如脑膜炎奈瑟菌乳胶凝集试验,将脑膜炎奈瑟菌某些血清型的多价抗体吸附在聚苯乙烯颗粒上,检测患者血清或脑脊液标本中的抗原,阳性结果出现肉眼可见的乳胶颗粒凝集现象,有助于流行性脑脊髓膜炎快速诊断。

2. 免疫荧光技术 免疫荧光技术(immunofluorescence assay,IFA)是利用抗原和抗体的特异性反应与荧光示踪技术相结合的显微镜检查手段。既保持了血清学反应的高特异性,又极大地提高了检测的敏感性,常用的方法有直接法和间接法。

直接法将荧光物质标记已知抗体,制成荧光抗体,以此来浸染固定在玻片上的未知细菌,若为相应细菌,则两者发生特异性结合,在荧光显微镜下出现荧光,借此鉴定细菌。间接法是以荧光物质标记抗免疫球蛋白抗体(抗 Ig 抗体),先将已知抗体与待检标本充分反应,如果标本中有相应细菌,则形成抗原 - 抗体复合物,其中的抗体与随后加入的荧光标记抗 Ig 抗体进一步结合,在荧光显微镜下观察。间接法敏感性高于直接法,常用于检测链球菌、脑膜炎奈瑟菌、致病性大肠埃希菌、痢疾志贺菌、伤寒沙门菌等。

3. 酶联免疫吸附试验(enzyme linked immunosorbent assay,ELISA) 是临床细菌检验中应用较为广泛的免疫学技术,既可用于抗原、抗体检测,也可以检测细菌代谢产物,最小可测值为 ng 甚至 pg 水平。常用 ELISA 试验有间接法、双抗夹心法、竞争法和捕获法。ELISA 优点是价廉、快速简便、无需特殊设备,试剂多为商品化的试剂盒,比较稳定,可用机器判读结果,便于自动化和一次性检测大量标本。

除以上方法外,对流免疫电泳、免疫印迹试验、发光免疫技术等也用于临床标本中细菌的检验。

(二)抗体检测

病原体感染人体后可刺激机体免疫应答而产生特异性抗体,抗体产生量常随着病程延长而增多,因此可以用已知的微生物抗原成分检测患者血清中有无相应的抗体及其效价的动态变化,辅助诊断感染性疾病,以抗体效价明显高于正常人水平或患者恢复期抗体效价比急性期升高 4 倍以上才有意义。由于抗体主要存在于机体血清中,体外的抗原 - 抗体反应也称为血清学反应,如协助诊断肠热症的肥达试验以及协助诊断斑疹伤寒的外斐试验均为细菌感染的血清学诊断方法。

二、分子生物学检验技术

分子生物学技术的快速发展与完善,为微生物检验提供了一个新的途径,使诊断更加快速、简便和准确。

（一）核酸杂交技术

DNA 两条链之间依靠氢键将互补核苷酸连接起来，当 DNA 受热时，两条链之间的氢键打开，分解成两条核苷酸单链，此过程称为变性。在适当条件下，分开的两条单链又借碱基的互补性通过氢键恢复成双链，此过程称为复性。若来自两个不同个体的单链 DNA 相互结合成互补的 DNA 双链，这个过程则称为杂交。利用这一特性，将特定序列的 DNA 片段用酶、荧光物质或放射性核素标记作为探针，在一定条件下，探针与待测细菌中的 DNA 按碱基互补原则杂交，通过检测杂交信号鉴定标本中有无相应微生物的基因。该技术特异性强、敏感、简便、快速，已用于细菌毒素、耐药基因以及结核分枝杆菌、空肠弯曲菌、衣原体等检测。

（二）聚合酶链反应

聚合酶链反应（polymerase chain reaction，PCR）是一种模拟天然 DNA 复制过程的 DNA 体外扩增技术，又称无细胞分子克隆技术。应用这种技术可在数小时内将研究的基因或片段扩增百万倍，从微量的样品中获得足够的 DNA 供分析研究之用。PCR 技术敏感、简便、快速，特异性高，已成为细菌学研究的有力工具之一，只要选择合适的引物，所有细菌都可用 PCR 进行检测。但绝大多数细菌感染，通过细菌培养 3~4 天即可出具报告并明确药敏结果，此类病原体不推荐用 PCR 技术检测。对于目前传统培养方法需时长，敏感性太低，或者不能培养的病原体，适于应用 PCR 技术进行检测。如结核分枝杆菌培养需 2~5 周才出现可见菌落；麻风分枝杆菌迄今不能人工培养，麻风病的病原诊断依靠从组织活检中取材作抗酸染色镜检，阳性率很低；沙眼衣原体感染时常无特殊症状，而且常规培养颇为困难，不易得到及时诊治和预防控制。其他如军团菌、肺炎支原体、立克次体等，PCR 技术为此类病原体快速检测提供了新的手段。此外，PCR 技术在细菌的毒素基因如霍乱肠毒素、肠毒素型大肠埃希菌产生的 LT 和 ST 基因等、耐药基因检测及流行病学调查中也得到日益广泛的应用。

荧光定量 PCR 技术（Real-Time Fluorescent PCR Assay，RT-PCR）由 PCR 技术发展而来，克服了 PCR 技术易产生假阳性的不足，而且能准确定量。目前，RT-PCR 在血流感染致病菌检测方面不断研发新产品，有些试剂盒可在 6 小时内直接检测 25 种血流感染常见的致病菌和真菌，在 HBV、HCV、HIV 等病毒检测方面也有广泛应用，详见第三章病毒检验技术。

（三）生物芯片技术

生物芯片是近年来发展起来的一项新技术，通过微加工技术和微电子技术在固体芯片表面构建微型生物化学分析系统，可对基因、蛋白质、细胞及其他生物组分进行大信息量的检测分析。常用的生物芯片有基因芯片和蛋白质芯片。

1. 基因芯片 基因芯片也称 DNA 微阵列（DNA microarray），是将已知的核酸片段按特定的排列方式固定在硅片、玻片或塑料片表面，制成核酸探针，利用碱基互补原理，使其与待测 DNA 样品进行杂交反应，从而获得需要的生物学信息。一张芯片上可集成有成千上万密集排列的分子微阵列，能够在短时间内分析大量的生物分子，快速准确地获取样品中的生物信息。检测病原菌的芯片技术对靶基因的选择有两种策略：一种是选择细菌的核糖体基因（如 16S rRNA），另一种是选择细菌的"特异基因"。基因芯片也可用于病原微生物耐药基因的表达谱检测、突变分析等。目前，应用于阳性血培养物的商品化基因芯片有的可在 1 小时左右检测包括 mecA、vanA、vanB、kpc 耐药基因及革兰阴性菌、革兰阳性菌和酵母菌在内的 27 种病原菌。芯片技术为临床感染疾病的实验诊断提供了一个快速、灵敏、准确、高通量的检测平台。

2. 蛋白质芯片 蛋白质芯片（protein chips）是按特定排列方式，在经过特殊处理的硅片、玻片、塑料片等固相材料表面固定了许多蛋白质分子，这些蛋白质分子可以是抗原、抗体及配体等，可检测相应的抗体、抗原及蛋白质。

三、细菌毒素检验技术

（一）内毒素检验

内毒素是革兰阴性菌细胞壁的脂多糖，在菌体死亡裂解后释放出来，具有多种生物学效应，引起的败血症是导致患者死亡的主要原因。内毒素的测定，主要用于快速诊断病人是否发生革兰阴性细菌感染；检测注射用液和生物制品有无内毒素污染。

通常用鲎实验来检测内毒素，鲎是海洋中的大型节肢动物，其血液及淋巴液中有一种有核变形细胞，胞浆内有 20～30 个致密大颗粒，内含凝固酶原及凝固蛋白原。当内毒素与鲎变形细胞溶解物（鲎试剂）接触时，可激活凝固酶原，继而使可溶性的凝固蛋白原变成凝胶状态的凝固蛋白，使鲎试剂变成凝胶状态，据此检测内毒素，特异性高，灵敏度可达 0.005～0.0005μg/ml，2 小时内可得出结论，有利于早期诊断和治疗。

（二）外毒素检验

外毒素的检验主要用于鉴定待检菌、区分产毒株与非产毒株。

1. 体内毒力实验　细菌外毒素对机体的毒性作用可被相应抗毒素中和，若先给动物注射已知的抗毒素，然后再注射相应的外毒素，则动物不产生中毒症状，据此鉴定细菌是否产生与抗毒素相对应的外毒素。例如取两只小白鼠，一只腹腔注射破伤风抗毒素，30 分钟后于小白鼠后肢肌内注射破伤风外毒素；另一只直接于后肢肌内注射破伤风外毒素，仅注射外毒素的小白鼠表现出破伤风特征，而先注射抗毒素的小白鼠不出现症状。

2. 体外毒力试验　外毒素抗原性强，可刺激机体产生相应的抗体。在体外用已知的外毒素抗体与待测外毒素（抗原）进行抗原 - 抗体反应，从而鉴定细菌是否产生该种毒素，如测定白喉毒素的 Elek 平板毒力测定。

除上述方法外，细菌的外毒素还可以用 ELISA 法测定，如葡萄球菌肠毒素、肠毒素型大肠埃希菌 LT 及 ST 等的测定。

四、降钙素原检验技术

降钙素原（procalcitonin，PCT）是降钙素的前肽，由 116 个氨基酸组成，分子量为 13kD，是 11 号染色体上降钙素 I 基因（CALCI）的表达产物。在无感染状态下，甲状腺外的 CALCI 表达被抑制，主要局限于甲状腺和肺的神经内分泌细胞有一定程度的表达，因此正常人群血清 PCT 浓度极低（<0.1ng/ml），而细菌感染时可诱导全身各种组织细胞 CALCI 表达，导致 PCT 连续性释放，尤其是当严重感染时 PCT 水平大量升高，感染控制后血中 PCT 水平亦会随之下降，因此 PCT 可以作为细菌感染的标志物，在多种感染性疾病的早期快速诊断、病程监测、指导用药等方面发挥着重要作用。此外，在病毒感染时 PCT 始终不升高或轻度升高，PCT 也用以鉴别细菌性与病毒性感染。值得注意的是某些非感染因素如创伤、手术、急性呼吸窘迫综合征等也可导致 PCT 含量增加。

PCT 多采用免疫化学发光法进行定量检测，该方法采用胶体金免疫层析技术，胶体金标记的小鼠单克隆抗降钙素抗体和绵羊多克隆抗降钙素抗体与待检标本中的 PCT 结合，形成一个双抗体夹心的复合物，然后通过发光比色测定出 PCT 的浓度。该方法特异性强，无交叉反应，其检测最低限为 10ng/L，整个检测过程可以在 2 小时完成。还有一种半定量检测 PCT 的金标法，采用制备好的 PCT 检测卡，整个检测过程不超过 30 分钟，此法不依赖仪器，操作简便快速，适用于床旁检验。

五、动物实验

动物实验在微生物学诊断中主要用于病原菌的分离和鉴定、测定细菌的毒力、制备免疫血清以及建立致病菌的动物模型等。此外还可用动物血液、肌肉、脏器等配制细菌培养基,制备动物来源的细胞株。常用的动物有小鼠、大鼠、豚鼠、家兔和绵羊等。实验动物以体内微生物和寄生虫的控制程度可分为基础动物(conventional animal,CV)、清洁动物(clean animal,CL)、无特定病原体动物(specific pathogen free,SPF)和无菌动物(germ free GF)、悉生动物(gnotobiotic animals,GB)四个等级。基础动物饲养在开放系统中,微生物控制上要求不携带人畜共患病和动物烈性传染病病原,主要用于教学中。清洁动物又称最低限度疾病动物(minimal disease animal),该动物种群均来自剖宫产,除不携带基础动物排除的病原外,还不能携带对动物危害大或干扰实验结果的病原,如小鼠鼠痘病毒。无特定病原体动物不携带任何对动物和人有危害及干扰实验的病原,是国际标准的实验动物,适用于科研及疫苗生产。无菌动物来自剖宫产或无菌卵的孵化,体内外不能检出任何微生物,主要用于某些特殊研究。悉生动物与无菌动物属于一个级别,是给无菌动物引入某些已知微生物,如植入正常肠道菌群,用于肠道菌群相关研究的动物模型。

选择动物主要考虑动物对测试菌感染的敏感性、遗传种系特征、动物体内或体表微生物群特点以及实验动物的体重、年龄、性别和数量等。动物接种途径主要有皮内注射、皮下注射、肌内注射、腹腔注射、静脉注射及脑内注射。接种后应观察动物的食欲、神态、局部变化,必要时测量血压、体重及血液学指标。动物采血方法主要有心脏采血,采血量大,操作熟练时反复采血不引起动物死亡,常用于家兔和豚鼠;绵羊一般采取颈静脉采血;小白鼠、大白鼠可以尾部采血,也可以摘取眼球取血;家兔少量采血可采取耳缘静脉和耳中央动脉。

(罗 红)

第五节 细菌检验的自动化

近年来,随着物理、化学、分子生物学和计算机等领域先进技术的快速发展并向临床微生物学的渗透以及多学科的交叉互融,临床微生物检测逐渐向快速化、自动化方向发展,并且已经取得了许多突破性的进展,出现了许多自动化接种培养系统、自动化染色系统、微生物自动鉴定系统和药敏分析系统,以及全套的自动化系统。这些系统缩短了微生物检验的工作时间,提高了检验的阳性率和准确性,不仅在临床微生物检验中广泛应用,而且在微生物学的其他方面也被采用,是今后临床微生物学检验发展的方向和趋势。

本节将从微生物标本前处理系统及自动染色系统、自动血液培养系统、自动化细菌鉴定药敏系统、微生物医院内感染分析系统和微生物自动化检测系统的进展等五个方面进行介绍。

一、微生物标本前处理系统及自动染色系统

临床微生物标本接种质量的好坏是决定最终检测报告是否准确的基础。然而,微生物实验室一直面临着传统的手工接种标准化难且耗费人力的难题。近年来,随着全自动微生物样本处理系统的出现,使得微生物实验室工作繁琐、自动化程度低和标本溯源性差等问题得到了不同程度的改善。

(一)微生物标本前处理系统

应用工业化设计,通过计算机控制、条形码识别、轨道和机械臂的操作,完成微生物标本的接收、接种和培养的自动化。这种系统可以实现接种操作标准化,使其重复性更好、可比性更高;使用一次性接种器、吸头或自动进行接种环灭菌,避免了交叉污染;减少接触潜在致病性标本的机会,提高了安全性;提高工作效率,可接种各种临床常见标本,如痰、尿、粪便、无菌体液和拭子等,并且能够同时处理多份样本和多种培养基;标本定量接种,可进行菌落计数,平板菌落分布均匀。

（二）自动染色系统

1. 革兰染色仪 采用雾化喷嘴，对玻片上标本进行标准化染色，染色基本原理基于不同细胞壁对结晶紫的渗透性不同，将革兰阳性菌染成蓝紫色，将革兰阴性菌染成红色。性能特点：①全自动革兰染色系统采用雾化喷嘴，精确试剂用量，片间无交叉污染，高通量设计，几分钟内染色完成，每小时可处理百张涂片；②可根据涂片厚度、标本类型选择设定不同程度的脱色强度；③操作简单，设定程序完成后，涂片即干燥，可直接镜检；④全封闭系统，无需外接供水系统，减少接触潜在致病性标本的概率，提高安全性。

2. 抗酸染色仪 使用浸泡染色法，对涂有标本玻片进行抗酸染色或荧光染色，主要采用冷染法。性能特点：①操作简单，染色过程标准化，具有预设程序并支持程序自定义功能；②染色效率高，可同时染色多张玻片；③工作人员无需接触染液，活性炭过滤器可中和染色剂蒸汽；④提供化学固定，避免交叉污染；⑤自动排弃废液。

二、自动血液培养系统

传统的手工血培养需每天观察培养瓶的变化并进行盲目转种，既费时、费力，阳性率又不高。20 世纪 70 年代以后，出现了许多半自动化和全自动化的血培养检测和分析系统，使检测变成快速简单的自动化操作，缩短了工作时间，提高了阳性检出率。

（一）以检测导电性和电压为基础的血培养系统

细菌在生长代谢过程中，可产生电子、质子和各种带电荷的原子团，可通过检测培养基的导电性或电压判断有无微生物生长。

（二）应用测压原理的血培养系统

部分细菌在生长繁殖过程中，会吸收或产生少量气体。例如，多数需氧菌在胰酶消化大豆肉汤中生长时，首先消耗培养瓶中的氧气，表现为吸收气体；厌氧菌生长时最初仅产生气体（主要为 CO_2），无吸收气体现象。因此，可利用培养瓶内压力的改变判断微生物的生长状况。

（三）采用光电原理检测的血培养系统

微生物在生长代谢过程中会产生 CO_2，引起培养基 pH 及氧化还原电位改变，培养瓶中的某些代谢产物采用光电比色法检测，可以判断有无微生物生长。此法是目前国内外应用最广泛的自动血培养系统。

每个血培养瓶底部装置一个 CO_2 感受器，微生物在代谢过程中产生的 CO_2 与瓶底感受物质发生反应，产生的游离氢离子使感受器上的指示剂变色或被激发光源激发释放出特定波长的荧光，产生的光信号通过仪器内高灵敏的光电信号系统转化为电信号，由计算机分析判断有无微生物生长。

三、自动化细菌鉴定药敏系统

（一）自动微生物数码分类鉴定系统及自动化细菌药敏系统

无论是商品化的手工细菌/真菌鉴定系统还是自动微生物数码分类鉴定系统均采用微生物数值编码鉴定技术。给每种细菌的反应赋予一组数码，其阳性值按照"4、2、1 位置计数法"分别转换为 4、2、1 数，阴性值则为 0。每三个生化反应的加值，得到一个数字。15 个生化反应分为 5 组，从而得到 5 位数，此即为用于细菌鉴定的编码，再与已经建立的生化反应结果数据库对比，将数码转换成菌名，最终得到鉴定结果。自动药敏分析仪主要采用微量肉汤稀释法，通过自动化仪器进行判读。这些仪器自动化程度高，测试速度快：自动加样、定时扫描、自动分析、节省人力和减少误差等。快速荧光测试板最快 2～4 小时得到结果，绝大多数细菌 4～6 小时内得出结果，常规测试板的鉴定时间一般为 18 小时左右；功能范围大：鉴定细菌种类包括需氧菌、厌氧菌及真菌，总数可达 100～700 种不等，同时还可进行细菌的多种抗菌药物敏感性试验、最低抑菌浓度测定。测定卡的抗菌药物组合种类较多,便于临床选择应用;它们还具备质量控制与数据处理:使用一次性测试卡并设有内部质控系统,可避免由于洗刷不净而造成的人为误差,保证仪器的正常运转;可根据用户需要,自动完成对鉴定细菌及药敏结果的统计学报告。软件不断升级,检测能力和数据统计功能不断增强。

(二)质谱分析仪器

质谱分析仪器基于基质辅助激光解吸电离 / 飞行时间检测技术(Matrix-Assisted Laser Desorption/ Ionization Time of Flight Mass Spectrometry,MALDI-TOF)而建立的细菌鉴定系统。其原理是:微生物电离后,带电样本通过电场进入飞行时间检测器,离子依质荷比不同而分离,最终可以在飞行管的末端检测到每个离子的丰度,形成指纹图谱,通过软件对这些指纹图谱进行处理并和数据库中各种已知微生物的标准指纹图谱进行比对,从而完成对微生物的鉴定。

四、微生物医院内感染分析系统

近年来,随着分子生物学理论和技术的发展,并向临床微生物检验的渗透和应用,使得细菌鉴定、耐药基因的检测、分子流行病学的调查变得更加准确和快速。各种细菌基因分型技术在判定医院内感染的暴发、寻找感染源以及识别一些特殊的致病菌等方面发挥着重要的作用,现介绍一种新型的同源性分析 DiversiLab 系统。

DiversiLab 系统是基于 Repetitive-sequence-based PCR(REP-PCR)原理的一种新的分型方法,利用细菌基因组中广泛分布的小的、高度保守且重复的寡核苷酸序列为引物扩增DNA,并通过电泳条带比较分析,揭示基因组间的差异和判定细菌间的亲缘关系。可以在 4 小时内完成对样品的同源性自动化分析,可以得到树状图、凝胶图像、矩阵图等报告,已被广泛应用于鲍曼不动杆菌、金黄色葡萄球菌、铜绿假单胞菌、大肠埃希菌、分枝杆菌属、假丝酵母菌和曲霉菌等的分子流行病学研究。

五、微生物实验室信息化

临床微生物检验过程十分复杂,操作繁琐,检验周期长,在此过程中产生大量信息,信息内容与结构比较复杂,大多实验室都是手工记录,记录数据混乱且难以长期保存,查询困难,随着临床微生物检验自动化的发展,离不开实验室的信息化,即所谓的实验室信息系统(Laboratory Information Management System,LIS)。临床微生物 LIS 通过与微生物检验相关仪器连接,与医院信息系统(Hospital Information Management System,HIS)一并实现临床微生物室的无纸化,将检验过程中从接收接种标本相关信息、分纯鉴定菌落形态的描述再到药敏试验结果所产生的大量数据实现信息化,便于在线让临床医师随时查阅微生物检验状态,同时可导入 WHONET 软件,用于上报国家细菌耐药监测网,也便于进行细菌菌谱分布趋势及耐药率统计,供临床医师使用抗生素时参考。

六、微生物自动化检测系统的进展

临床检验很多专业都已实现全自动化即所谓流水线,临床微生物检验随着这几年的发展已经有全自动的分析仪器上市,自动化、机械化的操作流程能实现样本处理、接种、细菌培养以及细菌鉴定与药敏的标准化。最大程度地减少人为误差,以标准的实验流程提高检验质量,从而给临床提供准确可靠的检验报告。用机械替代人力劳动,减轻工作强度及压力造成的伤害,解放人力资源。从而将微生物室的工作重心转移到积极与临床沟通,帮助解决临床医师在判读微生物检验和药敏结果报告单时的困难。

(魏　军)

本章小结

　　细菌学检验技术主要包括形态学检查、细菌分离培养与鉴定及非培养检验,其中细菌的形态学检查、分离培养与鉴定是临床细菌学检验常用的极为重要的方法。

　　细菌形态学检查包括不染色标本和染色标本检查。不染色标本主要用于观察细菌的动力及运动情况。一般常用悬滴法和压滴法,以普通光学显微镜或暗视野显微镜观察。染色标本是临床应用最广泛的细菌形态学检查方法,常用的有革兰染色和抗酸染色,前者将细菌分为革兰阳性菌和革兰阴性菌,后者将细菌分为抗酸性细菌和非抗酸性细菌。因临床上绝大多数病原菌为非抗酸性细菌,故抗酸染色不作为临床常规的检查项目。细菌的形态学检查有助于对病原菌的初步识别和分类,为进一步作生化反应、血清学鉴定提供依据。

　　细菌的分离培养和鉴定能够对细菌感染做出明确的病原学诊断。掌握培养基的种类和选择培养基是细菌分离培养最基本的要求,学会选择并运用生化反应和血清学方法鉴定细菌,是学好临床细菌学的前提和基础。用于细菌分离培养和鉴定的培养基种类繁多,分类方法多样。一般按其用途分为基础、营养、选择、鉴别及特殊培养基五类;按其物理性状分为液体、固体及半固体三类。制备培养基的基本程序大致相似,包括调配、溶解、校正 pH、分装、灭菌、质量检验及保存等步骤。依据待检标本的性质、培养目的及所用培养基的种类,采用不同的接种方法;根据培养目的和细菌种类选用适宜的培养方法,常用的有普通培养、二氧化碳培养、微需氧培养及厌氧培养。

　　应用免疫学、分子生物学技术进行细菌学检验,为培养时间长、难培养或不能培养的细菌鉴定及耐药基因等检验提供了一个重要手段,使感染的诊断早期、快速、准确。细菌毒素检验和动物实验主要用于检验细菌的致病性及毒力等。PCT 作为细菌感染的标志物,有助于感染性疾病的早期快速诊断、病程监测、指导用药等。

　　随着物理、化学、分子生物学和计算机等领域先进技术的快速发展并向临床微生物学的渗透以及多学科的交叉互融,出现了许多自动化接种培养系统、自动化染色系统、微生物自动鉴定系统和药敏分析系统,以及全套的自动化系统。这些系统缩短了微生物检验的工作时间,提高了检验的阳性率和准确性,是今后临床微生物学检验发展的方向和趋势。

第二章
真菌检验基本技术

通过本章学习，你将能回答以下问题：

1. 真菌学实验的注意事项是什么？
2. 检测真菌有哪些常用的方法？
3. 常见真菌的染色方法是什么？如何操作？
4. 真菌培养的基本条件是什么？真菌培养方法有哪些？生长现象如何？
5. 常见真菌的鉴定试验有哪些？
6. 如何做真菌的药物敏感试验？

与细菌相比，真菌在致病性、传染性、传播途径及环境污染等方面有所不同，因此在做真菌学实验时要特别注意以下事项：

1. 因为孢子具有空气散播等特性，所以真菌的检验操作应在生物安全柜中进行。特别是粗球孢子菌、组织胞浆菌、皮炎芽生菌、新生隐球菌等的分离培养和鉴定操作必须在生物安全柜中进行。

2. 每天工作前后应对工作区域进行消毒。

3. 不可直接嗅闻培养基上培养物产生的气味。以免造成孢子散播感染。

4. 不可对组织胞浆菌、球孢子菌进行玻片培养，因为其孢子可在空气中散播。

第一节　真菌的形态学检查

真菌的检验方法包括标本直接镜检、染色镜检、分离培养、生化反应及免疫学试验等。其中以标本直接镜检和分离培养最为重要，其形态学检查主要是直接镜检和染色镜检。

一、直　接　镜　检

直接镜检就是从人（或动物）体内采取标本，制片，不需染色处理，置于显微镜下直接观察。直接镜检对真菌病的诊断较细菌更为重要。镜检若发现有真菌菌丝或孢子存在时可初步判定为真菌感染。但此方法大多不能确定真菌种类。如直接镜检阴性，也不可轻易否定真菌感染的可能性，有时需反复检查或做其他方法检查才可确诊。具体操作如下：

1. 标本制备　将少量标本置于载玻片上，加一滴标本处理液，覆盖盖玻片，如为毛发或皮屑等标本，可稍加温，但勿煮沸，压紧盖玻片，驱除气泡并吸去周围溢液后镜检。也可以用透明胶带直接贴于取材部位，数分钟后揭下，充分展平后直接贴置于加有标本处理液的载玻片上。在制片时根据不同的标本，滴加不同的标本处理液，以便使真菌菌丝和孢子结构更加清晰地显示出来。常用的标本处理液有：

（1）KOH 溶液：由于 KOH 溶液可促进角质蛋白的溶解，所以本液适于致密、不透明标本的检查，如毛发、指甲及鳞屑等。根据标本的质地不同，可选用不同的浓度，如皮屑可用10%，毛发可用 20%，必要时可在 10% 的 KOH 溶液中加入终浓度为 40% 的二甲基亚砜，以进一步促进角质的溶解。若标本需较长时间保存，可在 10% 的 KOH 溶液中加入 10% 甘油，使一般标本保存数周至数月。

（2）生理盐水：若观察真菌的出芽现象，可用生理盐水代替 KOH 溶液。将标本置于载玻片上，加生理盐水和盖玻片，在盖玻片四周用凡士林封固，防止水分蒸发，35℃培养 3～4小时后观察出芽现象。此外，脓汁、尿及粪便等标本，可滴加少量生理盐水后直接镜检。

（3）水合氯醛 - 苯酚 - 乳酸封固液：将水合氯醛 20g，纯苯酚 10g，纯乳酸 10ml，混合后加温溶解即可。此液消化力较强，只限于不透明标本的检查。

2. 显微镜检查　先用低倍镜（在弱光下）观察有无菌丝或孢子，再用高倍镜检查其特征。显微镜下可观察到真菌的菌丝和孢子（图 2-1）。由于真菌的折光性比细菌强，故在较暗的光线下能加以区别。因此观察时注意收缩光圈，降低光线亮度，保持在暗视野下进行。

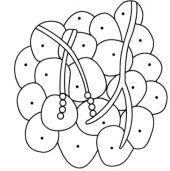

图 2-1　丝状真菌的菌丝和孢子

二、染色镜检

有些真菌标本需做染色后观察，标本经染色后检查可以更清楚地观察到真菌的形态和结构，还可提高阳性检出率。根据菌种和检验要求的不同而选用不同的染色方法。常用的真菌染色法如下：

1. 革兰染色　各种真菌均为革兰阳性，为深紫色。常用于酵母菌、假丝酵母菌、孢子丝菌及组织胞浆菌等染色。

2. 乳酸酚棉蓝染色　该法适用于各种真菌的直接检查、培养物涂片检查及小培养标本保存等。染色时，取标本少许置洁净载玻片上，滴加染液，加上盖玻片后镜检，真菌被染成蓝色。此片如需保存，盖玻片周围用特种胶封固。

3. 墨汁染色　用于检查有荚膜的真菌，如新生隐球菌（*Cryptococcus neoformans*）。先将优质墨汁（如印度墨汁，无颗粒或杂质）滴于载玻片上，再滴上待检标本，二者混合，加盖玻片镜检。采用墨汁染色后，背景染成黑色，菌体不着色，在黑色背景下可镜检到透亮菌体和宽厚荚膜，又称墨汁负染色。

4. 荧光染色　荧光染色通常有三种染色方法：直接涂片染色、培养物涂片染色及组织切片染色。常用的染色液是：0.1% 吖啶橙溶液 1ml，20% KOH 溶液 9ml，将吖啶橙溶液缓慢滴于 KOH 溶液中，临用时配制。

（1）直接涂片染色法：将标本（皮屑、甲屑及毛发等）置于载玻片上，滴加少量 0.1% 吖啶橙与 20% KOH 溶液，盖上盖玻片，亦可轻微加温，置荧光显微镜下观察荧光反应。阳性表示有真菌存在，但不能确定菌种。

（2）培养物涂片染色法：①丝状菌落：取少量标本置载玻片上，滴 0.1% 吖啶橙溶液少许，加上盖玻片，置荧光显微镜下观察；②酵母型菌落：在试管内加 2ml 0.1% 或 0.01% 吖啶橙溶液，与酵母菌混合 2～5 分钟，离心沉淀，弃去上清。加入生理盐水 5ml，混匀后再离心沉淀，弃去上清液。最后用 2ml 生理盐水将沉淀稀释成悬液，滴少许在玻片上，加盖玻片，置荧光显微镜下观察。

（3）组织切片染色法：先用铁苏木紫染色 5 分钟，使背景呈黑色；水洗 5 分钟后用 0.1%

吖啶橙染色 2 分钟，水洗后用 95% 乙醇脱水 1 分钟，再用无水乙醇脱水 2 次，每次 3 分钟；最后用二甲苯清洗 2 次后，用无荧光物质封片，镜检。结果见表 2-1。

表 2-1 常见深部真菌的荧光反应

菌种名称	荧光反应
白假丝酵母菌	黄绿色
新生隐球菌	红色
组织胞浆菌	红黄色
曲菌	绿色
皮炎芽生菌	黄绿色

5. 糖原染色 又称过碘酸 Schiff 染色（简称 PAS 或 PASH）。真菌细胞壁由纤维素和几丁质组成，含有多糖。过碘酸使糖氧化成醛，再与品红 - 亚硫酸结合，成为红色，故菌体均染成红色。组织内的糖原成分亦应染成红色，但是由于组织内的糖原经淀粉酶消化后已消失，因此不能被染成红色，此点作为两者的鉴别。该法为真菌染色最常用的方法之一，可用于标本直接涂片及组织病理切片染色检查。采用糖原染色后，真菌及组织内的多糖成分均为红色，核为蓝色，背景为淡绿色。

此外，还有瑞氏染色法，常用于组织或骨髓标本中组织胞浆菌和马尔尼菲青霉菌等真菌的检查。嗜银染色法（GMS 法），其基本原理与 PAS 染色法相同，本法用铬酸代替过碘酸，真菌被染呈黑色或黑褐色，菌丝内部为灰紫色，糖原、黏蛋白为淡红色。黏蛋白 - 卡红（MCS）染色法，用于新生隐球菌的鉴别，隐球菌细胞壁和荚膜染成红色，细胞核黑色，背景黄色；孢子丝菌和鼻孢子菌的胞壁被染成红色。

第二节 真菌的培养与鉴定技术

一、分 离 培 养

绝大多数真菌均可进行人工培养，为真菌的鉴定及临床确定真菌感染提供了重要依据。

（一）基本条件

1. 常用工具 除常用的平皿、试管及培养箱外，还需制作接种针、接种环和接种钩。

2. 培养基 真菌的营养要求不高，在一般细菌培养基上即可生长。最适 pH 4.0～6.0。在不同的培养基上真菌菌落形态变化很大，一般以在沙保弱培养基（Sabouraud medium）上的生长现象来描述真菌菌落的形态。

通常根据真菌对营养要求的差异及培养目的不同而选择不同的培养基。最常用的培养基见表 2-2。

表 2-2 常用真菌培养基及用途

培养基名称	培养基用途
沙保弱培养基	真菌的常规培养
放线菌酮 - 氯霉素琼脂	真菌的常规培养
玉米粉吐温 -80 琼脂	观察白假丝酵母菌的厚膜孢子
马铃薯葡萄糖琼脂	观察真菌菌落色素，用于鉴别
尿素琼脂	用生化反应鉴别真菌（红色癣菌和石膏样癣菌）
心脑浸液葡萄糖血琼脂	深部真菌培养

（二）培养方法

真菌培养方法有多种，根据需要选用合适的方法。

1. 试管培养法　是实验室中最常用的一种方法，一般用于菌种传代接种与保存。在大管径试管中装入培养基，制成斜面，将标本接种其中。此法使用方便、不易污染，但展示面积不够，不能完全显示菌落的全部。

2. 大培养法　用培养皿或大型培养瓶装入培养基，接种标本。培养后菌落较大，易于观察。该法容易污染，对球孢子菌、组织胞浆菌等传染性强的真菌培养不适合。

3. 小培养法　又称微量培养法，是观察真菌结构及生长发育的有效方法。小培养方法多种多样，主要如下：

（1）玻片培养：①取无菌"V"形玻璃棒放入无菌平皿内。②取无菌载玻片放在玻璃棒上。③制备 $1cm^2$ 马铃薯葡萄糖琼脂（PDA）于载玻片上。④于琼脂块的每一侧用接种针接种待检菌。⑤取烧灼后的盖玻片盖在琼脂块上。平皿内放少许无菌蒸馏水，加盖，于25～28℃培养（白假丝酵母菌培养24～48小时，而皮肤癣真菌培养1～7天）。⑥培养后，弃琼脂块于消毒液中，滴加乳酸酚棉蓝染液（LPCB）于载玻片上，再将取下的盖玻片置于载玻片上染色镜检。

（2）小型盖片直接培养法：按常规方法接种标本在试管或平板中。取无菌 11mm×11mm 大小的盖玻片，加盖 1 层薄培养基。将此盖玻片有培养基的面朝向接种处插入琼脂，在适当环境培养后，肉眼可见有菌生长时取出盖玻片，有菌面朝下直接覆盖在加有封固液的载玻片上，显微镜下观察。

（3）琼脂方块培养法：在无菌平皿中放入无菌的 U 型或 V 型玻璃棒（或其他支持物），加适量无菌水或含水棉球。取 1 片无菌载玻片放于玻璃棒上，从平板培养基上取 4～5mm 厚、8mm×8mm 大小的琼脂块置于载玻片上。在琼脂块的四周接种标本，然后加盖无菌盖玻片。在适宜环境中培养，肉眼发现有菌生长时提起盖玻片，移去琼脂块，将盖玻片直接放在载玻片上，显微镜观察。

（三）生长现象

真菌生长后主要观察菌落的以下方面：

1. 生长速度　菌落在7～10天内出现者，为快速生长；3周只有少许生长者为慢速生长。菌落生长的快慢与菌种、培养条件有关。

2. 菌落大小　以"mm"或"cm"记录菌落直径。菌落大小与菌种、生长速度、培养环境及培养时间长短有关。

3. 表面形态　菌落表面可为平滑、凸起或凹陷、皱褶等，有的菌落表面可出现沟纹，如脑回状、放射状或同心圆状。

4. 菌落性质　可分为酵母型、酵母样型和丝状菌落。酵母型菌落外观光滑、质地柔软、呈乳酪样，与细菌菌落相似，如隐球菌。酵母样型菌落与酵母型菌落相似，但形成假菌丝，伸入培养基中，如假丝酵母菌。丝状菌落是多细胞真菌的菌落形态，呈棉絮状、绒毛状或粉末状。根据菌种、菌落形态可鉴别菌落的性质。

5. 菌落颜色　随菌种不同可表现不同的菌落颜色。丝状菌落的表面和底层颜色不同。

6. 菌落边缘　有些菌种整齐如刀切，有些呈羽毛状，随菌种不同而异。

7. 菌落底部　有些菌落会陷入琼脂中，有时培养基甚至开裂。

二、鉴定试验

真菌的鉴定可采用以下试验进行：

1. 毛发穿孔试验　某些皮肤癣菌通过特殊的菌丝附属器—穿孔器官而使毛发穿孔，而另一些菌种不见此穿孔器官，借此鉴别某些菌种。穿孔试验阳性可使毛发有裂口或凹陷。试验阴性，不能使毛发穿孔。例如石膏样小孢子菌穿孔试验阳性，红色毛癣菌穿孔试验阴性。

2. 明胶液化试验 某些真菌具有明胶酶，可将明胶蛋白分解成小分子物质而导致其在低温下也不能凝固。主要用于鉴别着色真菌、链丝菌、放线菌及诺卡菌等。

3. 芽管形成试验 白假丝酵母菌在动物血清中孢子伸长，能形成芽管，但并非所有的假丝酵母菌都能形成芽管，借此鉴定酵母样真菌。试验要设阳性（白假丝酵母菌）和阴性对照（热带假丝酵母菌），并注意控制培养时间。

4. 厚膜孢子形成试验 玉米琼脂加 Tween-80 可以降低培养基表面张力，很适宜酵母样真菌的菌丝和芽生孢子的生长，白假丝酵母菌在此培养基上能产生厚膜孢子，借此可鉴定白假丝酵母菌。显微镜下看到假菌丝中隔部伴有成簇的圆形分生孢子，绝大部分菌株在菌丝顶端有 1 个或 2 个厚膜孢子。

5. 酚氧化酶试验 酚氧化酶能催化单酚羟基化为二酚，进一步将其氧化成醌，而醌在非酶促条件下自然氧化生成黑色素。此酶为新生隐球菌所特有，常用于新生隐球菌的鉴定，用已知新生隐球菌和浅白隐球菌分别做阳性和阴性对照。

6. 脲酶试验 某些真菌如石膏样癣菌、狗小孢子菌、新生隐球菌产生脲酶，可分解尿素产生大量的氨，氨可使培养基的 pH 升高，从而使酚红指示剂呈红色。

7. 糖同化或发酵试验 糖同化试验是检测真菌对糖类中碳源利用能力的一种极有价值的试验。其原理是某些真菌在不含碳源而仅含氮源的合成固体培养基上不生长。当培养基中加入该菌能利用的碳水化合物时，则该菌生长。一般对双糖类发酵的真菌，都能同化或利用糖类或碳源，主要用于鉴定酵母菌。

糖发酵试验是检测真菌最常用的生化试验，利用真菌对各种糖类、醇类及醇苷类的发酵能力，借以鉴定菌种。

此外真菌的鉴定试验还包括：牛乳分解试验，真菌对牛乳中的乳糖和酪蛋白有分解作用，可产生酸化、凝固、胨化、碱化等反应；氮源同化试验，原理同碳源同化试验，但需改用无氮源培养基，不加糖类而加硝酸钾，观察对硝酸钾的利用情况，用于酵母菌的鉴定；TZC试验，在葡萄糖蛋白胨琼脂内加入 0.05g/L 氯化三苯基四氮唑，白假丝酵母菌在此培养基上培养后不变色，其他假丝酵母菌培养后变为红色、深红色或紫色；另外，目前临床还常用商品化的显色培养基，快速鉴定白假丝酵母菌和其他假丝酵母菌。

三、药物敏感试验

真菌感染病例越来越多。抗真菌药物可有多种选择，而致病性真菌容易出现耐药，抗真菌药物敏感试验显得日趋重要，并成为指导临床医师用药的重要手段之一。

（一）临床常用抗真菌药物

抗真菌药物可按以下方法分类。

1. 根据化学结构分类 ①多烯类抗生素，如两性霉素 B、制霉菌素、曲古霉素等；②吡咯类，包括酮康唑、伊曲康唑、氟康唑、伏立康唑、克霉唑、益康唑等；③其他类，如氟胞嘧啶。

2. 根据作用机制分类 ①作用于真菌细胞膜，如两性霉素 B、制霉菌素、氟康唑、伊曲康唑、伏立康唑、酮康唑及克霉唑等；②作用于真菌细胞壁，如尼可霉素 Z，卡泊芬净及普拉米星等；③作用于真菌核酸干扰真菌 DNA 合成，如 5- 氟胞嘧啶（5-FC）等；④其他：大蒜新素及冰醋酸等。

（二）抗真菌药物敏感试验方法

抗真菌药物敏感试验的设计和操作如同抗细菌药物敏感试验，目的为：①提供两种以上有相当活性的、敏感的抗真菌药；②检测体内药物活性，预测治疗效果；③监控耐药性菌株的发生；④预期抗真菌药物的治疗效能和抗真菌药物新药研发。

目前，国内外广泛认可的抗真菌药物敏感试验标准化方法是美国临床实验室标准化协会（Clinical and Laboratory Standards Institute，CLSI）发布的最新方法。其推荐的抗真菌药物敏感试验方法主要有稀释法、纸片扩散法。

1. 稀释法 稀释法为定量试验，可以观察到能抑制真菌生长的最低药物浓度，即最小抑菌浓度（minimum inhibitory concentration，MIC）。按照美国临床实验室标准化委员会标准，抗真菌药物敏感试验主要推荐肉汤稀释法，包括常量稀释法和微量稀释法。检测的真菌主要包括酵母菌和丝状菌，前者感染率高于后者，下面介绍抗酵母菌的药物敏感试验。

（1）实验前准备

1）培养基：含谷氨酰胺和 pH 指示剂，不含碳酸氢钠的 RPMI 1640 为试验用培养基。用 5-FC 或吡咯类（azoles）对白色念珠菌或某些丝状菌药敏试验时用丙磺酸吗啉缓冲液（morpholinopropanesulfonic acid，MOPS）调整 pH 至 7.0。

2）药物原液配制：抗真菌药物来自制药厂，不能使用临床应用的静脉注射剂或口服片剂。药物原液浓度 10 倍于最高试验浓度，5-FC 粉剂、氟康唑等水溶性抗真菌药物用蒸馏水配制；多烯类等非水溶性药物用二甲基亚砜配制。配制时实际称量须根据各种药物生物活性加以校正。配制药物的原液应小量分装置于 −60℃ 贮存，开启后需当天使用。使用质控菌株以保证药物效能。

3）接种菌液制备检测：待检菌接种于沙保弱培养基 35℃培养 24 小时（假丝酵母菌）或 48 小时（新生隐球菌），至少传代两次，以保证纯种，挑取 5 个直径 1mm 菌落置于 5ml 生理盐水中，混匀在 530nm 波长分光光度计调整浓度相同于 0.5 麦氏比浊管透光度，为（1～5）×10^6CFU/ml，再以 RPMI 1640 培养基稀释成 1：2000，即（0.5～2.5）×10^3CFU/ml。

4）药液稀释：非水溶性抗真菌药物用 100% 非水溶性溶剂对倍稀释药物，浓度范围为原液浓度至实验终浓度的 100 倍（两性霉素，酮康唑等为 1600～3μg/ml），然后再以 RPMI 1640 培养基作 10 倍稀释（即 160～0.3μg/ml）作为试验时用量。水溶性抗真菌药物（5-FC 和氟康唑）直接用 RPMI 1640 培养基做对倍稀释，浓度范围为原液至 10 倍于试验最后浓度（640～1.2μg/ml）。

（2）常用方法

1）常量稀释法：将上述配制的系列稀释药液，每管（带螺帽）加入 0.1ml，再加入 0.9ml 含菌培养液，最终药物浓度为 16～0.03μg/ml（两性霉素 B、酮康唑）和 64～0.12μg/ml（5-FG 和氟康唑），细菌生长对照为 0.9ml 含菌培养液 +0.1ml 无药培养液，同时无菌、无药的培养基作阴性对照。35℃培养 46～50 小时（假丝酵母菌）或 70～74 小时（新生隐球菌）观察结果。

2）微量稀释法：将 4 种制备的试验用药用 RPMI 1640 培养基稀释成 32～0.06μg/ml（两性霉素 B、酮康唑）和 128～0.24μg/ml（5-Fc 和氟康唑），于 96 孔微量板中加入 0.1ml；再加入稀释 1000 倍终浓度为（1～5）×10^3CFU/ml 的菌液 0.1ml；同时设置对照。35℃培养，以细菌生长对照出现生长时间为判断结果时间。

（3）结果判断：观察各管（孔）生长情况。两性霉素 B 的 MIC 为抑制测试菌肉眼可见生长的最低药物浓度。5-FC 和吡咯类通常采用 80%MIC 判断标准。酵母菌试验结果解释见表 2-3。

（4）质量控制：采用标准菌株作为每次测定质控菌株，其 MIC 应落在预期值范围内，见表 2-4。

2. 纸片扩散法 真菌稀释法药物敏感试验相对费时费力，难以在临床实验室广泛开展。因此，CLSI 推出了纸片扩散法药敏试验。纸片扩散法为定性试验，可以将受试菌对药物的敏感性分为敏感、中度敏感及耐药，具体操作方法同抗细菌药物敏感试验纸片扩散法相似

表 2-3 假丝酵母菌体外敏感性试验结果解释标准

抗真菌药物	MIC（μg/ml）			
	敏感（S）	剂量依赖敏感（S-DD）	中介（I）	耐药（R）
氟康唑 [a, b]	≤8	16～32	—	≥64
伊曲康唑 [a]	≤0.125	0.25～0.5	—	≥1
氟胞嘧啶 [a]	≤4	—	8～16	≥32
两性霉素 B [c]	≤1	—	2	≥4
酮康唑 [c]	≤0.125	0.25～0.5	—	≥1
伏立康唑 [c]	≤1	—	—	—

注：a：为 CLSI 推荐标准；b：氟康唑解释标准不适用于克柔假丝酵母菌；c：为厂家标准

表 2-4 常用稀释法质控菌株 MIC 预期值范围（μg/ml）

菌种	多黏霉素 B	氟康唑	伊曲康唑	酮康唑	5-氟胞嘧啶
近平滑假丝酵母菌 ATCC 22019	0.12～1.0	2.0～8.0	0.06～0.25	0.06～0.25	0.12～0.5
克柔假丝酵母菌 ATCC 6258	0.5～2.0	16～64	0.12～0.5	0.12～0.5	4.0～16

（详见第四章细菌耐药性检测）。目前应用于临床的包括酵母菌纸片扩散法和非皮肤来源丝状真菌纸片扩散法。纸片扩散法具有方便、经济和快速的优点，适合在临床微生物实验室广泛开展。就结果准确性而言，酵母菌优于丝状真菌。由于丝状真菌纸片扩散法结果和标准 MIC 检测结果变异较大，因此有待进一步优化。

第三节 其他非培养检验技术

真菌的非培养检验技术主要有免疫学试验、分子生物学试验等，在此介绍免疫学检验技术、分子生物学检验技术及临床检测真菌感染常用的 G 试验和 GM 试验。

一、免疫学检验技术

真菌感染的诊断，主要取决于病原学诊断，但在某些情况下不能获得病原学证据，如急性组织胞浆菌病、曲霉型支气管炎等，需要依靠免疫学手段进行辅助诊断。与其他微生物相比，真菌产生抗体的速度慢、滴度低，易引起严重变态反应。

1. 皮肤试验 提取真菌抗原，进行皮内注射或斑贴试验，观察注射或试验部位有无红肿硬结出现。

2. 血清学测定 用胶乳凝集试验、酶联免疫试验、补体结合试验、荧光抗体试验及放射免疫试验测定血清中相应抗体的水平。

二、分子生物学检验技术

应用分子生物学技术检测组织标本中真菌的方法有 DNA 探针杂交、PCR 及脉冲场凝胶电泳分析（PFGE）等，这些诊断技术正在不断研究和改进。目前序列分析最常选用的目的片段是 rDNA 复合体，由于 18SrDNA 和 28SrDNA 序列相对保守，故多用于设计真菌通用引物，而 ITS1 和 ITS2 则多用于设计种特异性引物。目前应用于临床检测的目的片段有 18SrRNA、ITS、P450、5SrRNA、gp43 和 26SITS 等。

针对白假丝酵母菌、热带假丝酵母菌 rRNA 特异区段的探针用不同荧光物标记,在玻片上杂交后可在荧光显微镜下直接观察区别判定。

三、G 试验和 GM 试验

G 试验和 GM 试验是目前临床常用的早期诊断侵袭性真菌感染的方法。

1. G 试验 G 试验检测的是真菌的细胞壁成分 $(1,3)$-β-D- 葡聚糖。人体的吞噬细胞吞噬真菌后,能持续释放该物质,使血液及体液中含量增高。该试验可早期诊断多种临床常见的侵袭性真菌感染疾病(侵袭性念珠菌病、侵袭性曲霉菌病及肺孢子菌肺炎等),但不能用于检测隐球菌和接合菌感染。

2. GM 试验 GM 试验检测的是半乳甘露聚糖(galactomannan,GM)。半乳甘露聚糖是广泛存在于曲霉菌细胞壁的一种多糖,细胞壁表面菌丝生长时,半乳甘露聚糖从薄弱的菌丝顶端释放,是最早释放的抗原。该试验能够作为侵袭性曲霉菌感染的早期依据,是目前国际公认的曲霉菌诊断方法。

(王明永)

本章小结

与细菌相比,真菌试验要特别注意实验中生物安全防护问题。真菌的检验方法一般包括直接镜检、染色镜检、分离培养、生化反应及免疫学试验等。真菌的直接镜检就是从人(或动物)体内直接采取标本制片、显微镜下直接观察,标本不需染色处理,直接镜检对真菌病的诊断较细菌更为重要。真菌染色方法包括革兰染色、乳酸酚棉蓝染色、墨汁染色、荧光染色及糖原染色等。

绝大多数真菌均可进行人工培养,沙保弱培养基是真菌培养最为常用的培养基,培养方法包括试管法、大培养法和小培养法。真菌生长现象主要从生长速度、表面形态、菌落大小、性质、边缘、底部及颜色等这几个方面进行观察。除此之外,真菌鉴定还依靠毛发穿孔试验、明胶液化试验、芽管形成试验、厚膜孢子形成试验、酚氧化酶试验、脲酶试验及糖同化或发酵试验等。抗真菌药物敏感试验是指导临床医师用药的重要手段之一,分为定性试验和定量试验。菌体外常用的药物敏感试验方法主要有稀释法、纸片扩散法。稀释法为定量试验,可以观察到能抑制真菌生长的最低药物浓度。而纸片扩散法为定性试验,只可以将受试菌对药物的敏感性分为敏感、中度敏感及耐药。

目前,随着真菌检测技术的发展,其他非培养检验技术如免疫学检验技术和分子生物学检验技术已引入到真菌检测的应用范围。G 试验是早期诊断临床常见的侵袭性真菌感染疾病(侵袭性念珠菌病、侵袭性曲霉菌病及肺孢子菌肺炎等)的方法之一,GM 试验主要适用于侵袭性曲霉菌感染的早期诊断。

第三章

病毒检验基本技术

笔记

通过本章学习，你将能回答以下问题：

1. 病毒的形态学检查方法有哪些？
2. 实验室分离培养病毒的方法有哪些？
3. 病毒在培养细胞中增殖指标是什么？
4. 早期病毒感染的实验室快速诊断方法有哪些？
5. 病毒检测和细菌检测有何不同？

与细菌等其他微生物感染性疾病相比，病毒性疾病传染性强、传播迅速、流行广，特效药物少，导致持续性感染比较多见，故病毒性疾病在临床感染性疾病中占有十分重要的地位。而病毒又是无细胞结构的最小、最简单的微生物，必须在活细胞内才能显示其生命活性，为独立的微生物类型 - 非细胞型微生物，因此，病毒感染性疾病的诊断、治疗和预后监测不同于细菌等其他微生物，需要运用病毒特有的检验技术来研究病原特征，以便做出快速、准确的诊断，指导临床治疗，并为控制病毒性疾病的流行提供实验室依据。

病毒检验基本技术包括感染病毒的形态学检查、培养与鉴定、病毒蛋白和免疫应答产物抗体的免疫学检测技术，以及病毒核酸的分子生物学检测技术等。学习这些技术，将有助于全面理解和掌握临床病毒学检验内容，正确开展病毒感染性疾病的诊断、治疗和预后监测工作。

第一节　病毒的形态学检查

一、显微镜技术

由于病毒体积微小，一般介于 20～250nm 之间，因此，除大型病毒（200～300nm），如痘病毒在光学显微镜下勉强可见外，多数病毒需借助电子显微镜才能观察到。光学显微镜一般用于观察有些病毒在宿主细胞增殖后于细胞核内或细胞质内出现的包涵体（inclusion body），对病毒感染的诊断有一定价值。

包涵体的观察需要进行细胞染色。常用的染色液有吉姆萨和苏木精 - 伊红两种。一般是在细胞质中复制、装配的病毒（常见 RNA 病毒）产生质内包涵体，在细胞核中复制、装配的病毒（常见 DNA 病毒）产生核内包涵体。

（一）胞质内包涵体

狂犬病毒（rabies virus）、呼吸道合胞病毒（respiratory syncytial virus，RSV）感染后，包涵体常出现在细胞质内。①狂犬病毒在易感的动物体内增殖，可取大脑组织海马回部位作病

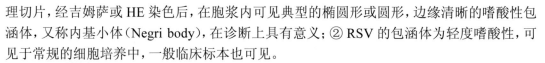

理切片，经吉姆萨或 HE 染色后，在胞浆内可见典型的椭圆形或圆形，边缘清晰的嗜酸性包涵体，又称内基小体（Negri body），在诊断上具有意义；② RSV 的包涵体为轻度嗜酸性，可见于常规的细胞培养中，一般临床标本也可见。

（二）胞核内包涵体

巨细胞病毒（cytomegalovirus，CMV）、单纯疱疹病毒（herpes simplex virus，HSV）、水痘 - 带状疱疹病毒（varicella-zoster virus，VZV）和腺病毒（adenovirus）等可产生核内包涵体。① CMV 感染的宿主细胞其细胞核周围绕有一轮（晕）的大型嗜酸性包涵体，被此病毒感染的先天性患儿，约 50% 尿沉渣中可检出明显的核内包涵体的巨细胞，同样巨细胞包涵体也可出现在泪液、唾液、乳汁中的细胞内；② HSV、VZV 感染细胞后在细胞核内均可出现嗜酸性包涵体和巨核细胞，两者之间难以借助包涵体鉴别；③腺病毒感染后在细胞核内形成嗜酸性包涵体，在早期感染后包涵体呈嗜酸性，逐渐成熟后变成嗜碱性，并充填于核内。

（三）胞质内和胞核内包涵体

麻疹病毒感染细胞后既可在胞质内又可在胞核内形成包涵体。在感染的前驱期，遍及全身淋巴组织内出现多达 100 个核的多核巨大细胞，在这些细胞中包涵体少见，但在黏膜上皮细胞，如呼吸道黏膜上皮细胞，受感染的细胞大多有包涵体。

二、电镜技术

电镜技术用于病毒性疾病的快速诊断，是现行的诊断疾病的重要方法之一。此外，电镜技术也是发现鉴定新的病毒以及研究病毒引起的组织和细胞病理变化等不可缺少的重要手段。电镜技术检查可分为以下两种：

（一）电镜直接检查

含有高浓度病毒颗粒（$\geq 10^7$ 颗粒 /ml）的样品，可直接在电镜下观察病毒颗粒大小、形态结构，以及在组织细胞中的位置。若要获取病毒形态学特征的准确信息，除了电镜本身的分辨率外，电镜观察的标本制作技术十分关键。

1. 负染色技术　由 Horne 和 Wildy 于 1959 年提出，是以重金属盐染液中的金属（钾或钠）原子作为电子染料，浸染病毒悬液标本，将密度较低的含病毒标本包绕而形成明显的图像反差，电子光束能通过低密度的病毒颗粒而不能通过金属背景，即背景发暗，而病毒颗粒发亮，从而凸显病毒的大小、形态和结构，故称为负染色技术。在病毒学检验和研究中，常用磷钨酸盐负染色技术。

负染色技术具有高度反差、分辨力高、操作简便、不要求高纯度的标本制备等优点，染色本身也不改变标本的生物活性，不因染色而造成标本变形，只需将标本粗提浓缩后直接滴到有膜铜网上，滴上染液，干后即可进行电镜观察。但本方法要求标本中病毒含量较高（$\geq 10^7$ 颗粒 /ml），而且病毒需要游离于组织液或细胞液中，被检的病毒最好有自身的形态特征，适用于腺病毒、轮状病毒、HAV、HBV、HSV 和 CMV 等检查。

2. 超薄切片电镜技术　超薄切片要求切下的组织非常薄，厚度在 10～100nm。如一个组织细胞经超薄切片可切成几十片甚至上百片，然后用电镜进行观察。超薄切片和一般病理切片的制作基本相似，即标本经过固定（锇酸或戊二醛固定），包埋，切片和染色（铀或铅复染）等一系列操作程序，但与一般病理切片相比，其操作要求更加严格。

超薄切片电镜技术可观察到组织细胞的超微结构和细胞中病毒颗粒及病毒在细胞内的生物合成和装配过程，还可观察到病毒的形态大小，排列特点以及由于病毒的作用引起细胞的超微病理变化，对分离的病毒鉴定有很大帮助。但该技术需具有特殊技能人员操作，而且制作周期较长，操作复杂，限制了其临床应用。

（二）免疫电镜

病毒是极微小的个体，直接电镜观察时如果标本中病毒浓度较低，病毒颗粒形态特点则较难确切辨认。为了提高辨认的准确性，可用免疫电镜技术（immunolectromicroscope，IEM）进行观察，即将病毒与特异性抗体结合，在电镜下即可清晰观察凝聚的病毒颗粒，从而提高病毒的检出率和特异性。利用本技术发现和鉴定了许多病毒，如 HAV、轮状病毒、脊髓灰质炎病毒以及乙型肝炎患者血清中的 HBsAg 等。

1. 抗原抗体作用的直接电镜观察 此方法简单，将病毒标本制成悬液，加入特异性抗体混匀，使标本中病毒颗粒凝集成团，再用电镜观察，可提高病毒检出率，比电镜直接检查法更特异、更敏感。如在脊髓灰质炎病毒的检查中，比直接电镜检查敏感 100 倍。但所用抗体效价必须高，抗原抗体比例要适合，标本中病毒颗粒需达到一定数量。

2. 酶标记或胶体金标记免疫电镜技术 酶标记是以酶为抗原抗体反应的标记物，与相应底物作用后形成不溶性产物，在电镜下形成电子散射力极强的终末产物。常用于免疫电镜标记的酶有：辣根过氧化物酶和碱性磷酸酶。胶体金标记是以胶体金作为抗原抗体示踪物，当胶体金的直径为 0.8nm 或 1.0nm 时，其穿透组织细胞能力增强而不影响观察结果。超小的胶体金经银增强系统处理后，分辨效果更佳，目前已被广泛应用于各种电镜检查。

第二节 病毒的培养与鉴定技术

病毒的分离培养是病毒病原学诊断的金标准，但方法复杂，要求严格且需时间较长，适用于病毒的实验室研究或流行病学调查。一般在下述情况进行病毒的分离培养与鉴定：①需对疾病进行病原学的鉴别诊断；②发现新的病毒性疾病或再发性病毒性疾病；③病程长且诊断困难的病人疑似病毒感染时，病毒的分离培养对诊治疾病有指导性意义；④监测病毒减毒活疫苗效果（如及时发现回复毒力的变异株等）；⑤病毒性疾病的流行病学调查；⑥病毒生物学特性的研究。

一、病毒的培养

病毒是严格细胞内寄生的微生物，必须以活细胞进行培养，故应根据病毒种类选择相应的细胞、鸡胚或敏感动物进行病毒的培养与鉴定。在做烈性病毒性传染病标本培养时，必须在生物安全实验室内，严格遵循无菌操作和生物安全防护原则。

（一）细胞培养

病毒与细胞间关系有严格的选择性，有的病毒可在多种细胞中增殖，有的细胞适用于多种病毒增殖，这取决于细胞对病毒的敏感性。

用于培养病毒的细胞有原代细胞、二倍体细胞和传代细胞系（表 3-1），由于其不同特性，往往应用于不同目的。

1. 原代细胞培养 新鲜的组织或器官，在胰蛋白酶作用下先制成单个细胞悬液，在充足的营养条件下，经 37℃数天培养后形成的单层细胞层，称原代细胞培养。原代细胞较好保有原有组织特性，对病毒最为敏感，常用于直接从标本中分离病毒，如原代猴肾细胞是培养正黏病毒、副黏病毒、肠道病毒和腺病毒的常用细胞，但制备较为复杂。

2. 二倍体细胞培养 原代细胞在体外分裂 50 代后仍保持染色体的二倍体特征，属正常细胞，称为二倍体细胞株。但这类细胞不能无限制的连续传代，多次传代后也会出现细胞老化，敏感性降低。常用的二倍体细胞有人胚肺、人胚肾、猴肾、地鼠肾细胞等，人类许多病毒易感，广泛用于病毒分离和疫苗制备。如人胚肺细胞 WI-38，可用于 VZV、腺病毒和巨细胞病毒的分离。

3. 传代细胞培养 来源于肿瘤细胞或二倍体细胞株传代过程中的变异细胞,具有瘤细胞特性,繁殖率高,可无限传代。常用人宫颈癌细胞(Hela)、传代地鼠肾细胞(BHK21)、人喉上皮癌细胞(Hep-2)、传代非洲绿猴肾细胞(Vero)等。由于源自肿瘤细胞,不宜用于疫苗的制备,但对很多病毒的敏感性高且稳定,可长期存活,生长旺盛,故常用于病毒的分离鉴定、病毒抗原的大量生产和抗病毒药物筛选研究。如可用 Hela 和 Vero 分离单纯疱疹病毒等。

表 3-1 常用于病毒培养的细胞

细胞种类	可分离病毒
原代细胞	
人胚肾、肺细胞	腺病毒、腮腺炎病毒
非洲绿猴肾细胞	HSV、RSV、VZV、腮腺炎病毒、风疹病毒
恒河猴、猕猴肾细胞	腮腺炎病毒、流感病毒、副流感病毒、鼻病毒、麻疹病毒、脊髓灰质炎病毒、ECHO、柯萨奇病毒 A 和 B 组
二倍体细胞株	
人胚肺 WI-38	腺病毒、CMV、VZV
传代细胞系	
人宫颈癌细胞(Hela)	RSV、腮腺炎病毒、冠状病毒、腺病毒
人喉上皮癌细胞(Hep-2)	腺病毒、RSV、HSV
非洲绿猴肾细胞(Vero)	HSV、麻疹病毒、RSV、副流感病毒、风疹病毒、轮状病毒

(二)鸡胚培养和动物接种

1. 鸡胚培养 具有广泛易感性,收获物中富含病毒,结果易判断,条件易控制,且来源充足,操作简单,适于病毒分离、疫苗生产、抗原大量制备、抗病毒药物研究等。流感病毒、疱疹病毒、痘病毒等均可用鸡胚分离(表 3-2)。一般采用 9~12 日龄鸡胚,按病毒种类选择接种部位:①羊膜腔接种:用于从临床材料(如患者咽漱液)初次分离流感病毒等,这种接种途径在羊水和尿囊液中均可收获病毒;②绒毛尿囊膜接种:用于痘病毒和单纯疱疹病毒的分离,这些病毒在绒毛尿囊膜上可形成肉眼可见的斑点状或痘疱状病灶,感染性病毒颗粒的数目可以通过产生的斑或痘数目来计算,因此该方法还可用于抗病毒血清滴定试验,即在有抗体存在的情况下,痘疱形成受到抑制;③尿囊腔接种:用于流感病毒、腮腺炎病毒和新城疫病毒的分离和传代培养,病毒可在内皮细胞中复制,复制的病毒被释放到尿囊液中,因此,尿囊液可收获大量病毒;④卵黄囊接种:用于某些嗜神经病毒培养。病毒主要在卵黄囊的内皮细胞生长,可分离流行性乙型脑炎病毒。

表 3-2 病毒在鸡胚内的增殖

病毒	胚龄(日)	接种途径	表现	收获材料
流感病毒	9~12	尿囊腔、羊膜腔	血凝	尿囊液、羊水
水痘病毒	10~13	绒毛尿囊膜	痘疱	绒毛尿囊膜
单纯疱疹病毒	10~13	绒毛尿囊膜	痘疱	绒毛尿囊膜
流行性腮腺炎病毒	9~12	尿囊腔、羊膜腔	血凝	尿囊液、羊水
流行性乙型脑炎病毒	6~8	卵黄囊	死亡	卵黄囊
新城疫病毒	9~11	绒毛尿囊膜、羊膜腔	死亡、血凝	绒毛尿囊膜

2. 动物接种 动物接种是病毒分离最早使用的方法,现逐渐被细胞培养所代替,但在某些病毒仍用此方法。常用动物为豚鼠、家兔、猴、小白鼠和大白鼠等。动物的选择应考虑

其对病毒的易感性、动物的健康状况、大小、性别和品系等。接种部位亦随病毒种类而异，可有脑内、鼻内、皮内、皮下、腹腔、静脉接种等。如用出生24～48小时内的乳鼠分离柯萨奇病毒，用小鼠脑内接种流行性乙型脑炎病毒、登革热病毒和出血热病毒。接种后，每日观察和记录动物发病情况，若动物濒临死亡，则在死亡前取病变组织继续传代与鉴定。

二、病毒的鉴定

（一）病毒在培养细胞中增殖的鉴定指标

1. 细胞病变 病毒在敏感细胞内增殖时可引起特有的细胞改变，称细胞病变效应（cytopathic effect，CPE），用光学显微镜即可观察到（图3-1），可作为病毒增殖的指标。常见的病变有：①细胞圆缩、分散、溶解，系肠道病毒、鼻病毒、披膜病毒、痘病毒等感染所致；②细胞融合成多核巨细胞，系疱疹病毒、副黏病毒、RSV感染迹象；③细胞肿胀、颗粒增多、病变细胞聚集成葡萄串状，提示腺病毒感染；④形成包涵体。狂犬病毒和CMV可致细胞质或核内出现嗜酸性或嗜碱性包涵体。经验丰富的实验人员可通过CPE的特征判断病毒的种类，甚至初步分型。

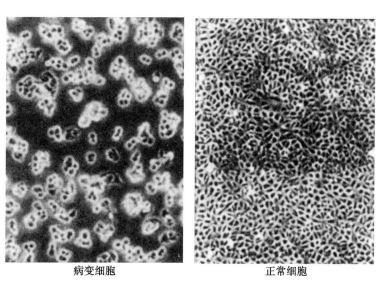

病变细胞　　　　　　　　　　正常细胞

图 3-1　病毒所致细胞病变

2. 红细胞吸附 带有血凝素刺突的病毒感染细胞后，细胞膜表面可出现血凝素（hemagglutinin，HA），能吸附鸡、豚鼠或猴红细胞，称红细胞吸附（hemadsorption），常用作病毒增殖的指标。如流感病毒能吸附和凝集鸡红细胞，新城疫病毒能吸附和凝集豚鼠红细胞，风疹病毒能吸附和凝集鸽子、绵羊红细胞。加入相应的血凝素抗体后，红细胞吸附现象被抑制，称为红细胞吸附抑制试验，可作为病毒鉴定的依据。

3. 干扰现象 某些病毒感染细胞后不出现CPE，但能干扰在其后感染同一细胞的另一病毒的增殖，从而阻抑后者所特有的CPE，称为干扰现象（viral interference）。因此，可用不能产生CPE的病毒干扰随后接种且可产生CPE的病毒，以检测病毒的存在。如某些型别的鼻病毒能干扰副流感病毒的感染和增殖，从而阻止后者感染的宿主细胞对红细胞的吸附现象，据此可进行初步鉴定。

4. 细胞代谢的改变 病毒感染细胞可使培养液的pH改变，说明细胞的代谢在病毒感染后发生了变化。这种培养环境的生化改变也可作为判断病毒增殖的指征。

（二）病毒感染性测定和病毒数量测定

对于已增殖的病毒，必须进行感染性和数量的测定。在单位体积中测定感染性病毒的数量称为滴定。常用的方法有：

1. 50% 组织细胞感染量测定 将待测病毒液进行 10 倍系列稀释，分别接种于单层细胞，经培养后观察 CPE 等病毒增殖指标，以感染 50% 细胞的最高病毒稀释度为判定终点，经统计学处理计算出 50% 组织细胞感染量（50% tissue culture infectious dose，TCID$_{50}$）。此方法是以 CPE 作指标，判断病毒的感染性和毒力。

2. 红细胞凝集试验 亦称血凝试验（red cell agglutination test）。将含有血凝素的病毒接种鸡胚或感染细胞后，收集其鸡胚羊膜腔液、尿囊液或细胞培养液，加入动物红细胞后可出现红细胞凝集。如将病毒悬液做不同稀释度，以血凝反应的最高稀释度作为血凝效价，可半定量检测病毒颗粒的含量。

3. 空斑形成试验 将适当稀释浓度的病毒液定量接种于敏感的单层细胞中，经一定时间培养后，覆盖薄层未凝固的琼脂于细胞上，待其凝固后继续培养，由于病毒的增殖使感染的单层细胞病变脱落，可形成肉眼可见的空斑，即空斑形成试验（plaque formation test）。一个空斑通常由一个感染病毒增殖所致，即一个空斑形成单位（plaque formatting unit，PFU），计数平板中空斑数可推算出样品中活病毒的数量，以 PFU/ml 表示。

4. 中和试验 病毒在细胞培养中被特异性抗体中和而失去感染性的一种试验。用已知的抗病毒血清与待测病毒悬液混合，在室温下作用一定时间后接种敏感细胞，经培养后观察 CPE 或红细胞吸附现象是否消失，如果特异性抗体能中和病毒，使之失去感染性，不出现 CPE 或红细胞吸附现象消失，则该病毒为特异性抗体的同型病毒，用于病毒分型鉴定具有特异性。如用不同浓度的病毒抗血清进行中和试验，还可根据抗体的效价对待测病毒液进行半定量检测。

第三节 病毒的非培养检验技术

病毒的分离培养技术由于操作复杂，要求严格且需时间较长，故不能广泛应用于临床快速诊断，而非培养检验技术如免疫学和分子生物学检测技术，由于发展迅速，能直接检测标本中的病毒成分（抗原、核酸）和特异抗体，可以实现病毒性疾病的早期诊断，在临床受到越来越广泛的应用，已成为临床病毒学检验的重要手段。

一、免疫学检验技术

（一）抗原检测

可采用免疫学标记技术直接检测标本中的病毒抗原进行早期诊断。目前常用免疫荧光技术、酶免疫组化法和 ELISA，以及免疫胶体金技术等。这些技术操作简单、特异性强、敏感性高。特别是用标记质量高的单克隆抗体可检测到 ng 至 pg 水平的抗原或半抗原。

1. 免疫荧光技术 常用标本有：冰冻切片、组织印片、病损部位刮片和离心沉淀的混悬细胞。以荧光显微镜观察细胞核和细胞质内的荧光，检测抗原在细胞内所处的位置，如流感病毒、腺病毒和疱疹病毒具有细胞核和细胞质内荧光，而 RSV、副流感病毒和腮腺炎病毒、肾综合征出血热病毒仅有胞浆荧光，麻疹病毒为多核巨细胞内荧光。

免疫荧光技术具有快速、实用的优点，要求标本中含有足够量的疑有病毒感染的完整细胞，或在组织细胞培养出现明显细胞病变前检查病毒抗原，以作为早期快速诊断。随着单克隆抗体的应用使免疫荧光技术的敏感性和特异性进一步提高，结果也更易判断。

2. 酶免疫组化技术 该法与 IFA 的原理相似，不同的是将荧光标记改为辣根过氧化物酶标记，常使用间接法。酶免疫组化法在检测病毒抗原上的优点是无需荧光显微镜，用普通光学显微镜或肉眼可观察反应，染色标本能长期保存，制剂可较长期应用，是一种较特异、快速、简便的方法,主要用于检测培养细胞中的病毒抗原和组织切片、印片细胞中的病毒抗原,较少用于临床病毒标本检测,原因是临床标本中可能存在的内源性过氧化物酶易产生非特异性染色,造成假阳性,其敏感性和特异性也不如免疫荧光技术。

3. ELISA 该法将病毒特异性抗体(或抗原)吸附到固相支持物(微孔板、试管、有孔小球)上,然后加入待测标本与"固相抗体"培养,再加入酶(如辣根过氧化物酶或碱性磷酸酶)标记的病毒特异性抗体(抗原)来检测病毒抗原(抗体)。病毒学实验室用 ELISA 可发现常规细胞培养难以增殖的病毒,如甲、乙、丙型肝炎病毒和轮状病毒。

4. 免疫胶体金技术 该法是用胶体金作标记物,胶体金在合适的条件下与病毒抗原或抗体形成稳定结合的标记物,但不影响被标记抗原(或抗体)的免疫活性,胶体金本身带有紫红色作为标志,可用肉眼直接观测结果。随着胶体金标记技术的不断改进,其敏感性大大提高,在临床病毒学检验中应用广泛,目前已有检测轮状病毒、流感病毒等病毒抗原的胶体金试剂盒应用于临床诊断。

5. 乳胶凝集试验 该法分试管法和玻片法,试管法可进行半定量测定,玻片法操作简单,多为定性测定。乳胶为人工合成的载体,性能稳定,均一性好,目前已成为常用的免疫技术,可用于测定轮状病毒、巨细胞病毒、乙肝病毒等。

6. 发光免疫技术 该法根据标记物的不同,主要有化学发光免疫分析和电化学发光免疫分析。检测时将化学发光物质或酶作为标记物直接标记在抗原或抗体上,经过抗原与抗体反应形成抗原 - 抗体免疫复合物,随后加入氧化剂或酶的发光底物,经反应形成激发态的中间体,发射光子释放能量,发光强度可以利用发光信号测量仪器进行检测。

发光免疫分析是一种灵敏度高、特异性强、检测快速及无放射危害的分析技术,临床应用已非常成熟,有取代放射免疫分析技术和酶联免疫分析技术而成为诊断市场上的主流产品的趋势。目前在病毒检测方面常用于检测甲、乙、丙型肝炎病毒、艾滋病病毒、SARS 冠状病毒及肠道 RNA 病毒抗原的检测。

(二)抗体检测

病毒抗体检验方法与前述病毒抗原的检验方法具有通用性,但需根据病毒种类、实验室条件进行选择。

1. IgM 特异抗体检测 感染机体后,特异性 IgM 抗体出现早,检测病毒 IgM 抗体可早期诊断病毒感染,如孕妇羊水中检测到 CMV 或风疹病毒 IgM 特异抗体,可早期诊断胎儿的先天性 CMV 或风疹病毒感染;测定 HAV 感染后产生的抗 HAV IgM 抗体可早期确诊甲型肝炎;抗 HBc 出现较早,常以抗 HBc IgM 作为 HBV 感染急性期的指标。IgM 抗体的测定有助于早期诊断,但感染机体产生 IgM 抗体有明显的个体差异。

IgM 抗体检测常用方法有 ELISA 和 IFA,且 ELISA 因无需荧光显微镜,操作简便快速,在临床使用更为广泛。ELISA 中又以 IgM 捕获法最为特异,已应用于多种病毒如风疹病毒、HAV、CMV、HSV、轮状病毒等的早期诊断。

2. IgG 特异抗体检测 IgG 抗体虽较 IgM 抗体出现晚,但对尚无病毒分离培养方法或难以分离培养的病毒仍具有辅助诊断价值,同时也是病毒流行病学调查的重要指标,并有助于了解个体既往感染。

IgG 抗体检测常用方法为 ELISA 间接法或捕获法,目前已广泛用于肝炎病毒、风疹病毒、CMV、HSV、EB 等 IgG 抗体或总抗体检测。随着技术不断发展,集特异的抗原抗体反应和灵敏的化学发光底物检测为一体的化学发光免疫测定法(chemiluminescence immunoassay,CLIA)也逐渐应用于临床病毒学检验中,在方法上提高了病毒抗体检测的灵敏度和特异性,且更快速、方便,已成为甲、乙、丙型肝炎病毒检测的临床常用方法。

二、分子生物学检验技术

随着分子生物学技术的不断发展和完善，其快速、简便、特异、敏感等特点为临床病毒性疾病提供了新的研究思路和检测手段，在对病毒感染个体病毒载量、分析病毒感染类型、检测病毒耐药基因等方面凸显优势，已被广泛应用于临床标本中的 HBV、HCV、HPV、HIV 的直接检测。

（一）核酸杂交技术

常用于病毒检测的核酸杂交技术有斑点杂交、原位杂交、DNA 印迹和 RNA 印迹。

1. 斑点杂交（dot blot hybridization） 将待测的 DNA 或 RNA 直接点样在杂交滤膜上，变性后与标记的探针核酸序列杂交，根据标记物的不同采用放射自显影或酶显色技术等检测杂交产物，可用于大多数病毒核酸和 PCR 产物的检测。

2. 原位杂交（in situ hybridization） 将病毒感染细胞固定后，在不破坏细胞结构的情况下，在细胞原位释放暴露出病毒的 DNA 或 RNA，加入标记的病毒特异核酸探针进行杂交。通过显色技术可直接观察病毒在细胞内位置和核酸数量。

3. DNA 印迹（southern blot）和 **RNA 印迹**（northern blot） 将标本中提取的病毒 DNA 或 RNA 用限制性内切酶切割后，在琼脂糖凝胶电泳中将病毒核酸按分子量大小分开，然后再将琼脂糖凝胶中的核酸条带电转移至硝酸纤维素膜或尼龙膜上，与标记的探针序列进行杂交，可以检测病毒的 DNA 或 RNA 中的特异序列。

（二）聚合酶链反应技术

1. PCR 技术 选择病毒的特异、保守片段作为靶基因，用设计的特异引物在 Taq 酶作用下扩增病毒特异序列，可对病毒感染进行诊断。或选择病毒的易变区，结合限制性片段长度多态性（RFLP）分析、变性梯度凝胶电泳（DGGE）或测序等技术可对病毒进行分型和突变的研究。对 RNA 病毒的 PCR 可采用反转录 PCR（Reverse transcription PCR，RT-PCR），即通过反转录酶将病毒 RNA 反转录为 cDNA 后再行 PCR。

2. 荧光定量 PCR 技术（fluorescence quantitative PCR，FQ-PCR） 其原理是在常规 PCR 中加入一个特异性荧光探针，该探针带有一个荧光发光分子和一个荧光淬灭分子，完整的探针在激光激发下，产生的荧光被淬灭分子完全吸收，则不发荧光。在 PCR 过程中，当 DNA 链延伸时，$5'\rightarrow3'$ 核酸外切酶作用于模板特异结合的荧光探针，荧光发光分子被从探针上切割下来，与淬灭分子分开，在激光激发下产生荧光，其强度与 PCR 产物量成正比。通过对反应体系中荧光信号的检测实现对 PCR 过程中产物量的实时监测，并根据参照系统较为精确地计算出 PCR 的初始模板量。FQ-PCR 能准确定量，灵敏度高，污染小，可对感染的个体进行动态监测病毒载量，在抗病毒疗效观察中尤为重要。

PCR 技术具有简便、快速、特异、敏感等许多优点，特别适宜难分离培养病毒的诊断，常用于各种肠道病毒、呼吸道病毒、肝炎病毒等的检测。

（三）基因芯片技术

利用病毒基因测序所获得的生物学信息，可将各种病毒的特异性序列制成探针，这样一次就可检测出多种病毒并能鉴定出病毒的亚型。如采用基因芯片技术可以在艾滋病患者出现抗体之前检测到艾滋病病毒，对该病的早期诊断具有重大意义。采用基因芯片技术对 HIV-1B 亚型中的反转录酶和蛋白酶基因的多态性分析，发现该亚型的病毒基因序列存在极大差异，其中蛋白酶的基因片段差异最大，在编码的 99 个氨基酸序列中，有 47.5% 存在明显突变，直接导致了病毒抗药性的不同。将 DNA 芯片技术用于 HIV-1 的测序分型及多态性分析的试剂盒也已问世。

基因芯片技术可一次性完成大规模、高通量样品 DNA 序列的检测，灵敏、准确，不仅避免了繁琐而费时的分离培养,而且无需等到抗体出现,在病毒(包括呼吸道的许多病毒、人乳头瘤病毒)检测方面运用广泛,尤其是在病毒分型检测,如流感病毒分型、乙型肝炎病毒基因分型、人乳头瘤病毒分型等方面具有良好的应用前景。

(四) 基因测序技术

第一代的测序技术是基于 Sanger 的双脱氧链终止法原理和荧光标记的荧光自动测序技术,将 DNA 测序带入自动化时代,使测序的效率和准确性大大提高,以焦磷酸测序技术为代表的第二代测序则使测序进入了高通量、低成本时代,并逐步应用于临床感染性疾病诊疗和科研中。目前,基于单分子 DNA 进行非 PCR 测序为主要特征的第三代测序已初现端倪,具有更加灵敏、精确、价廉、信息量大的优势,将更加适合于病原微生物基因水平的检测。

目前对已发现的病毒的全基因测序已基本完成,故可运用第二代或第三代测序技术将所检测的病毒进行特征性基因测序,并与基因库里的预先定义的病毒标准基因序列进行比对,从而可以迅速识别各类病毒,使诊断更为快速、准确。

随着病毒基因结构的阐明,各种病毒特征序列谱的获得,以及测序技术的不断改进,基因测序将在临床病毒性疾病诊疗上发挥更大作用。

(李　燕)

本章小结

病毒是无细胞结构的最小、最简单的微生物,其形态学检查法包括光学显微镜和电镜检查法。光学显微镜仅用于大型病毒颗粒(如痘病毒)和病毒包涵体检查,多数病毒需借助电子显微镜才能观察到其大小、形态和结构特征。电镜检查法分为电镜直接观察和免疫电镜检查法,后者因加入特异性抗体使标本中病毒颗粒凝集成团,因此比前者有更高的敏感性和特异性。

病毒也是严格细胞内寄生的微生物,必须以活细胞进行培养。病毒的分离培养方法包括细胞培养、鸡胚培养和动物接种,其中细胞培养为病毒分离培养最常用方法,可通过病毒在培养细胞中增殖指标:CPE、红细胞吸附、干扰现象、细胞代谢改变以及感染性指标:$TCID_{50}$、红细胞凝集、中和试验、空斑形成对病毒进行鉴定。

虽然病毒分离培养是病毒病原学诊断的金标准,但方法繁杂,要求条件严格及需时较长,因此不能广泛应用于临床诊断。近年来在传统的分离培养与鉴定技术沿革的同时,人们致力于建立病毒的非培养鉴定技术,如免疫学技术和分子生物学检测技术。免疫学技术可直接从标本中检测病毒抗原成分和 IgM 型特异抗体,分子生物学技术可直接检测病毒微量核酸,具有更加快速、敏感、特异的优点,并从简单的定性试验走向定量和定位分析,已成为快速诊断病毒性疾病的重要方法。随着微生物基因结构的阐明,分子生物学技术将逐渐在病毒感染性疾病的临床诊断、耐药分型、流行病学调查中显示出独特而强大的功能。

第四章
细菌耐药性检测

通过本章学习，你将能回答以下问题：

　　1. 抗菌药物的主要种类有哪几种？

　　2. 进行抗菌药物敏感试验的目的和意义是什么？

　　3. 抗菌药物敏感试验有哪些方法？

　　4. 敏感、耐药、中介、MIC、MBC、MIC_{50}、MIC_{90} 的定义是什么？

　　5. 联合用药可能出现哪几种结果？

　　6. 联合用药可能出现哪几种？

　　7. 碳青霉烯酶、耐甲氧西林金黄色葡萄球菌、万古霉素耐药肠球菌的检测方法和临床意义？

第一节　临床常用抗菌药物

一、β-内酰胺类

β-内酰胺类抗菌药物包括青霉素类、头孢菌素类、碳青霉烯类、头霉素类、单环类、β-内酰胺酶抑制剂的复合制剂等。

（一）青霉素类

青霉素类抗生素主要包括天然青霉素、耐青霉素酶青霉素、广谱青霉素、青霉素+β-内酰胺酶抑制剂。天然青霉素有青霉素 G、青霉素 V，作用于不产青霉素酶的 G^+ 菌、G^- 菌、厌氧菌。耐青霉素酶青霉素有甲氧西林、奈夫西林、苯唑西林、氯唑西林、双氯西林、氟氯西林，作用于产青霉素酶的葡萄球菌。广谱青霉素又分为氨基组青霉素、羧基组青霉素、脲基组青霉素。氨基组青霉素有氨苄西林、阿莫西林，作用于青霉素敏感的细菌、大部分大肠埃希菌、奇异变形杆菌、流感嗜血杆菌等革兰阴性杆菌；羧基组青霉素有羧苄西林、替卡西林，作用于产 β-内酰胺酶肠杆菌科细菌和假单胞菌，对克雷伯菌和肠球菌无效，可协同氨基糖苷类抗生素作用于肠球菌；脲基组青霉素有美洛西林、阿洛西林、哌拉西林，作用于产 β-内酰胺酶肠杆菌科细菌和假单胞菌。青霉素和 β-内酰胺类抗生素与青霉素结合蛋白结合，抑制细菌细胞壁合成。

（二）头孢菌素类

头孢菌素类根据发现的先后和抗菌作用将其命名为第一代、第二代、第三代、第四代头孢菌素。第一代头孢菌素有头孢噻啶、头孢噻吩、头孢氨苄、头孢唑啉、头孢拉定、头孢匹林（cefapirin）、头孢羟氨苄。第二代头孢菌素有头孢孟多、头孢呋辛、头孢尼西、头孢雷特、头孢克洛、头孢丙烯、氯碳头孢。第三代头孢菌素有头孢噻肟、头孢曲松、头孢他啶、头孢唑肟、头孢哌酮、头孢克肟、头孢布烯、头孢地尼、头孢泊肟。第四代头孢菌素有头孢匹罗（cefpirome）、头孢噻利（cefoselis）、头孢吡肟（cefepime）和头孢比罗（ceftobiprole）。第五代头孢菌素有头孢洛林（ceftaroline）。

抗菌效果：对于革兰阳性球菌：一代头孢菌素 > 二代头孢菌素 > 三代头孢菌素；对于革兰阴性杆菌：一代头孢菌素 < 二代头孢菌素 < 三代头孢菌素；四代头孢菌素对于革兰阳性球菌和革兰阴性杆菌几乎相同，并具有抗假单胞菌作用。五代头孢菌素头孢洛林对于包括耐甲氧西林金黄色葡萄球菌（MRSA）在内的革兰阳性菌具有强大的抗菌作用，同时保持了与最近几代头孢菌素相当的抗革兰阴性菌的活性。

头孢菌素作用机制在于其能与青霉素结合蛋白结合，发挥抑菌和杀菌效果，不同的头孢菌素结合不同的青霉素结合蛋白。

（三）其他 β- 内酰胺类

1. 单环类 单环 β- 内酰胺类抗生素主要有氨曲南和卡芦莫南。对 G^- 菌作用强，如脑膜炎奈瑟菌、淋病奈瑟菌、流感嗜血杆菌、铜绿假单胞菌。对 G^+ 和厌氧菌无作用。

2. 头霉素类 头霉素类（cephamycins）有头孢西丁、头孢替坦、头孢美唑。对革兰阳性菌有较好的抗菌活性，对厌氧菌有高度抗菌活性，但对非发酵菌无效。氧头孢烯类（oxacephems）具有第三代头孢菌素的特点，抗菌谱广，杀菌作用强，对产 β- 内酰胺酶的革兰阴性菌有很强的抗菌作用，对产酶的金黄色葡萄球菌也具有一定的抗菌活性。

3. 碳青霉烯类 碳青霉烯类除了嗜麦芽窄食单胞菌、耐甲氧西林葡萄球菌（MRS）、屎肠球菌和某些脆弱类杆菌耐药外，对几乎所有的由质粒或染色体介导的 β- 内酰胺酶稳定，因而是目前抗菌谱最广的抗菌药物，具有快速杀菌作用。包括亚胺培南、美罗培南、必阿培南、帕尼培南、多利培南。其作用特点和机制是：①具有良好穿透性；②与 PBP1、PBP2 结合，导致细菌细胞的溶解；③对质粒和染色体介导的 β- 内酰胺酶稳定。

4. β- 内酰胺酶抑制剂的复合制剂 与 β- 内酰胺类抗生素联用能增强后者的抗菌活性，有克拉维酸（clavulanic acid）、舒巴坦（sulbactam）和他唑巴坦（tazobactam）。

（1）克拉维酸：与青霉素类的复合制剂对产 β- 内酰胺酶（2a、2b、2c、2d、2e 型）的细菌有抑菌活性。

（2）舒巴坦：常与氨苄西林或头孢哌酮联合应用于肠道感染，可抑制由质粒或染色体介导 β- 内酰胺酶的细菌。对不动杆菌属的作用强。

（3）他唑巴坦：他唑巴坦抑酶作用范围广，几乎包括所有 β- 内酰胺酶。酶抑制作用优于克拉维酸和舒巴坦。

（4）复合制剂种类：加酶抑制剂的复合制剂用于治疗产 β- 内酰胺酶的革兰阴性和阳性细菌。包括：①氨苄西林 - 舒巴坦；②替卡西林 - 克拉维酸；③阿莫西林 - 克拉维酸；④哌拉西林 - 他唑巴坦；⑤头孢哌酮 - 舒巴坦。

二、氨基糖苷类

按其来源分为：①由链霉菌属发酵滤液提取获得，有链霉素、卡那霉素、妥布霉素、核糖霉素、巴龙霉素、新霉素；②由小单胞菌属发酵滤液中提取，有庆大霉素、阿司米星；③半合成氨基糖苷类，有阿米卡星、奈替米星、地贝卡星（dibekacin）等。氨基糖苷类抗生素对需氧革兰阴性杆菌有较强的抗菌活性，对阳性球菌有一定的抗菌活性。

氨基糖苷类抗菌药物作用机制为①依靠离子的吸附作用，吸附在菌体表面，造成膜的损伤；②和细菌核糖体 30S 小亚基发生不可逆结合，抑制 mRNA 的转录和蛋白质的合成，造成遗传密码的错读，产生无意义的蛋白质。

三、大环内酯类

目前国内常用的有红霉素、吉他霉素、麦迪霉素、乙酰螺旋霉素。新一代大环内酯类有克拉霉素、罗红霉素、地红霉素、氟红霉素、阿奇霉素、罗地霉素和醋酸麦迪霉素。对流感嗜血杆菌、军团菌、支原体、衣原体等具有强大抗菌作用。其作用特点和机制是：①可逆结合细菌核糖体 50S 大亚基的 23S 单位，抑制细菌蛋白质合成和肽链延伸；②肺部浓度较血清浓度高；③新一代大环内酯类具有免疫调节功能，能增强单核 - 巨噬细胞吞噬功能。

四、喹诺酮类

第一代喹诺酮类为窄谱抗生素，主要有奈啶酸，对革兰阳性球菌无作用，主要用于大肠埃希菌，且迅速出现耐药，已较少应用于临床。第二代喹诺酮类对革兰阴性和阳性细菌均有作用，比较这类药的抗菌活性强度依次为环丙沙星、氧氟沙星、罗美沙星、氟罗沙星、培氟沙星及诺氟沙星。第三代喹诺酮类主要包括司帕沙星、妥舒沙星、左氧氟沙星、加替沙星、格帕沙星及莫西沙星，对革兰阳性菌作用高于第二代的 4～8 倍，对厌氧菌亦有作用。喹诺酮类作用机制是：①通过外膜孔蛋白和磷脂渗透进入细菌细胞；②作用 DNA 旋转酶，干扰细菌 DNA 复制、修复和重组。

五、糖肽类和环脂肽类

糖肽类目前有万古霉素、替考拉宁。万古霉素和替考拉宁对革兰阳性球菌具有强大的活性，对 MRS 非常敏感。其作用机制是能与一个多个肽聚糖合成中间产物 D- 丙氨酰 -D- 丙氨酸末端形成复合物，阻断肽聚糖合成的转糖基酶、转肽基酶和 D-D 羧肽酶作用，从而阻止细胞壁合成。

达托霉素（daptomycin）为环脂肽类抗生素，它通过扰乱细胞膜对氨基酸的转运，从而阻碍细菌细胞壁肽聚糖的生物合成，改变细胞质膜的性质；另外，它还能通过破坏细菌的细胞膜，使其内容物外泄而达到杀菌的目的。

六、磺胺类和三甲氧苄氨嘧啶

磺胺类与对氨基苯甲酸化学结构相似，对氨基苯甲酸是细菌叶酸合成所需的重要因子，磺胺类完全抑制细菌对氨基苯甲酸转变成二氢叶酸。三甲氧苄氨嘧啶（TMP）是抑制二氢叶酸还原酶的一种嘧啶类似物，干扰叶酸代谢及其后的嘧啶合成和细菌的一碳单位代谢。因为 TMP 和磺胺在不同位点阻断细菌叶酸代谢途径，它们相互增加抗菌活性，对大多数病原体具有协同抗菌作用。TMP- 磺胺甲基异噁唑（TMP-SMX）的复合制剂，又称为复方甲基异噁唑，已证实治疗许多感染有效。

七、四环素类

四环素分为短效、中效和长效，短效四环素有：土霉素、四环素；中效四环素有：地美环素、美他环素；长效四环素有：多西环素、米诺环素。四环素为广谱抗生素，包括对革兰阳性菌和阴性菌，如部分葡萄球菌、链球菌、肺炎链球菌、大肠埃希菌等有一定的抗菌作用，对立克次体、支原体、螺旋体、阿米巴等敏感。其作用机制主要与细菌的 30S 核糖体亚单位结合，阻止肽链延伸，抑制蛋白质合成。临床上四环素类常作为衣原体、立克次体感染的首选药物。

替吉环素（tigecycline）是米诺环素的衍生物，是第一个应用于临床的新型甘氨酰环素类抗生素。替加环素抗菌谱广泛，覆盖革兰阳性菌、革兰阴性菌、厌氧菌和快生长的分枝杆菌。

八、林可霉素类

林可霉素类包括林可霉素和克林霉素。主要作用于革兰阳性球菌和白喉棒状杆菌、破伤风梭菌等革兰阳性杆菌。各种厌氧菌，特别对红霉素耐药的脆弱类杆菌对该药敏感。其作用机制是与细菌 50S 核蛋白体亚基结合，抑制蛋白合成，并可干扰肽酰基的转移，阻止肽链的延长。沙眼衣原体对本类抗生素敏感。克林霉素是治疗肺部厌氧菌感染、衣原体性传播性疾病的首选药物。

九、氯霉素类

氯霉素类抗生素包括氯霉素、甲砜霉素。其作用机制为作用细菌 70S 核糖体的 50S 亚基，使肽链延长受阻而抑制蛋白合成。氯霉素对许多革兰阳性菌和革兰阴性菌、支原体、衣原体和立克次体有抗菌活性。

第二节 抗菌药物敏感试验

抗菌药物敏感试验（antimicrobial susceptibility test，AST）的意义在于：①可预测抗菌治疗的效果；②指导抗菌药物的临床应用；③发现或提示细菌耐药机制的存在，能帮助临床医生选择合适的药物，避免产生或加重细菌的耐药；④监测细菌耐药性，分析耐药菌的变迁，掌握耐药菌感染的流行病学，以控制和预防耐药菌感染的发生和流行。

一、药敏试验的抗菌药物选择

临床微生物实验室在分离出病原体时，必须选择合适的抗菌药物和合适的方法进行药物敏感试验，抗菌药物的选择应遵循有关指南，并与医院内感染科、药事委员会和感染控制委员会的专家共同讨论决定。在我国主要参照美国临床和实验室标准协会（Clinical and Laboratory Standards Institute，CLSI）制定的抗菌药物选择原则。A 组，包括对特定菌群的常规试验并常规报告的药物；B 组，包括一些临床上重要的，特别是针对医院内感染的药物，也可用于常规试验，但只是选择性地报告；C 组，包括一些替代性或补充性的抗菌药物，在 A、B 组过敏或耐药时选用；U 组，仅用于治疗泌尿道感染的抗菌药物；O 组，对该组细菌有临床适应证但一般不允许常规试验并报告的药物。Inv 组：目前正在进行抗菌活性评估，还未被 FDA 批准。

药敏试验的折点遵照每年最新公布的 CLSI 标准进行。敏感（susceptible，S）指当使用常规推荐剂量的抗菌药物进行治疗时，该抗菌药在患者感染部位通常所能达到的浓度可抑制分离菌株的生长。中介（intermediate，I）有下列几种不同的含义：①抗菌药物的 MIC 接近血液和组织中通常可达到的浓度，分离株的临床应答率可能低于敏感菌株；②根据药代动力学资料分析，若某药在某些感染部位被生理性浓缩（如喹诺酮类和 β- 内酰胺类药物通常在尿中浓度较高），则中介意味着该药常规剂量治疗该部位的感染可能有效；若某药在高剂量使用时是安全的（如 β- 内酰胺类药物），则中介意味着高于常规剂量给药可能有效；③在判断药敏试验结果时，中介意味着一个缓冲区，以防止一些小的、不能控制的技术因素导致的结果解释偏差，特别对某些毒性范围（pharmaco toxicity margin）较窄的药物。耐药（resistant，R）指使用常规推荐剂量的抗菌药物治疗时，患者感染部位通常所能达到的药物浓度不能抑制菌株的生长；和（或）证明 MIC 或抑菌圈直径可能处于特殊的微生物耐药机制范围（如 β- 内酰胺酶），抗菌药物对菌株的疗效尚未得到临床治疗研究的可靠证实。2014 年，CLSI 首次在细菌药敏中提到剂量依赖性敏感（Susceptible-Dose Dependent，SDD）

这个概念。SDD 分类提示菌株敏感性依赖于病人使用药物的剂量。当药敏试验的结果是 SDD 时，为了达到临床疗效，采用的修正用药方案（例如高剂量、增加给药频率、两者兼有）达到的药物浓度比设定敏感折点所使用的用药方案所达到的药物浓度高。非敏感（non-susceptible，NS）指由于尚未发现或罕见耐药株出现，此分类用于只有敏感解释标准的分离株。当分离株的 MIC 值高于（或抑菌圈直径低于）敏感折点时，应报告为非敏感。但非敏感并不意味着菌株携带某种耐药机制。

临床微生物实验室应选择先进、方便的方法进行常规的抗菌药物敏感试验，常用的药敏方法包括纸片扩散法（disc diffusion test）、稀释法（dilution test）、E-test 法和自动化仪器法，稀释法包括宏量肉汤稀释法（macrodilution test）、微量肉汤稀释法（microdilution test）、琼脂稀释法（agar dilution test）。

二、稀 释 法

药敏试验折点可以用于定义菌株对抗菌药物的敏感性和耐药性。根据试验方法不同，折点可以用最低抑菌浓度（minimal inhibitory concentration，MIC）（mg/L 或 μg/ml）和抑菌圈直径（mm）表示。MIC 指抑制细菌可见生长的最低药物浓度。

目前，药敏试验折点一般有 3 种：微生物学折点、药代动力学 / 药效动力学（PK/PD）折点、临床折点。微生物学折点是用于区分野生株菌群和获得性或选择性耐药菌群的 MIC 值，此折点的数据来源是中至大样本量并足以描述野生株菌群的体外 MIC 数据，野生型菌株指不携带任何针对测试药物或与测试药物有相同作用机制的药物的获得性或选择性耐药的菌株；PK/PD 折点是通过药效学理论和能预测药物体内活性的药效学参数计算出的药物浓度，此数据来源于动物模型并通过数学或统计学方法推广至人体；临床折点用于区分预后良好的感染病原菌和治疗失败的感染病原菌，此折点来源于感染患者的前瞻性临床研究，通过比较不同 MIC 病原菌的临床预后得出，当判断结果为敏感时，临床或细菌学的有效率若能达到 80% 以上，则上述敏感折点即可作为最终确认的敏感折点。折点制定组织制定的折点综合考虑以上 3 种折点而得出。

目前，世界上折点制定组织有 CLSI、欧洲 EUCAST 等，我国还没有折点制定组织。设定折点需要 5 方面的数据：①大样本量菌株 MIC 分布和野生株的流行病学界值；②体外耐药标志，包括表型和耐药基因型；③动物实验和人体研究的 PK/PD 数据；④通过高质量前瞻性临床研究获得的病原菌 MIC 值与临床预后关系的数据；⑤给药剂量、途径、临床适应证和目标菌株。CLSI 新文件已经在折点旁边注明了给药方案。

（一）肉汤稀释法

1. 培养基 使用 Mueller-Hinton（M-H）肉汤，需氧菌、兼性厌氧菌在此培养基中生长良好。在该培养液中加入补充成分可支持流感嗜血杆菌、链球菌生长。培养基制备完毕后应校正 pH 为 7.2～7.4（25℃）。离子校正的 M-H 肉汤（Cation-adjusted Mueller-Hinton broth，CAMHB）为目前推荐的药敏试验培养液。

2. 药物稀释 药物原液的制备和稀释遵照 CLSI 的指南进行。

3. 菌种接种 配制 0.5 麦氏标准菌液，用肉汤（宏量稀释法）、蒸馏水或生理盐水（微量稀释法）稀释菌液，使最终菌液浓度（每管或每孔）为 5×10^5 CFU/ml，稀释菌液于 15 分钟内接种完毕，35℃培养 16～20 小时，当试验菌为嗜血杆菌属、链球菌属培养时间为 20～24 小时，葡萄球菌和肠球菌对苯唑西林和万古霉素的药敏试验应培养时间 24 小时。

4. 结果判断 读取试管内或小孔内的 MIC（μg/ml）。微量稀释法时，常借助于比浊计判别是否有细菌生长。有时根据需要测定最低杀菌浓度（minimal bactericidal concentration，MBC）：把无菌生长的试管（微孔）吸取 0.1ml 加到冷却至 50℃ M-H 琼脂混合倾注平板，同时以前述的稀释 1:1000（或 1:200）的原接种液作倾注平板，培养 48～72 小时后计数菌落数，即可得到抗菌药物的最小杀菌浓度。

5. 质量控制　对于常见需氧菌和兼性厌氧菌，M-H 琼脂，培养时间、环境、质控菌株同纸片扩散法。

（二）琼脂稀释法

琼脂稀释法是将药物混匀于琼脂培养基中，配制含不同浓度药物平板，使用多点接种器接种细菌，经培养后观察细菌生长情况，以抑制细菌生长的琼脂平板所含药物浓度测得 MIC。

1. 培养基　M-H 琼脂为一般细菌药敏试验的最佳培养基，调整 pH 在 7.2～7.4，pH 的过高或过低会影响药物效能。

2. 含药琼脂制备　将已稀释的抗菌药物按 1:9 加入在 45～50℃ 水浴中平衡融化 M-H 琼脂中，充分混和倾入平皿，琼脂厚度为 3～4mm。室温凝固后的平皿装入密闭塑料袋中，置 2～8℃，贮存日期为 5 天，对易降解药物如头孢克洛，在使用 48 小时之内制备平板，使用前应在室温中平衡，放于温箱中 30 分钟使琼脂表面干燥。

3. 细菌接种　将 0.5 麦氏标准（1.5×10^8CFU/ml）菌液稀释 10 倍，以多点接种器吸取（为 1～2μl）接种于琼脂表面，稀释的菌液于 15 分钟内接种完毕，使平皿接种菌量为 1×10^4CFU/点。接种后置 35℃ 培养 16～20 小时，特殊药物需要培养 24 小时。奈瑟菌属、链球菌属细菌置于 5% CO_2，幽门螺杆菌置微需氧环境中培养。

4. 结果判断　将平板置于暗色、无反光表面上判断试验终点，以抑制细菌生长的药物稀释度为终点浓度。

试验菌的结果报告可用 MIC（μg/ml）或对照 CLSI 标准用敏感（S）、中介（I）和耐药（R）报告。有时对于稀释法的批量试验，需要报告 MIC_{50}、MIC_{90}。MIC_{50} 是指抑制 50% 试验菌的最低药物浓度，MIC_{90} 是指抑制 90% 试验菌株的最低药物浓度，如检测头孢哌酮对 100 株大肠埃希菌的 MIC 8μg/ml 时，90 株大肠埃希菌可被抑制生长，此时头孢哌酮对大肠埃希菌的 MIC_{90} 是 8μg/ml。

三、纸片扩散法

又称 Kirby-Bauer（K-B）法，由于其在抗菌药物的选择上具有灵活性，且花费低廉，被 WHO 推荐为定性药敏试验的基本方法，得到广泛使用。

（一）实验原理

将含有定量抗菌药物的纸片贴在已接种测试菌的琼脂平板上，纸片中所含的药物吸收琼脂中水分溶解后不断向纸片周围扩散形成递减的梯度浓度，在纸片周围抑菌浓度范围内测试菌的生长被抑制，从而形成无菌生长的透明圈即为抑菌圈。抑菌圈的大小反映测试菌对测定药物的敏感程度，并与该药对测试菌的 MIC 呈负相关关系。

（二）培养基和抗菌药物纸片

1. 抗菌药物纸片　选择直径为 6.35mm，厚度 1mm，吸水量为 20μl 的专用药敏纸片，用逐片加样或浸泡方法使每片含药量达规定含量。含药纸片密封贮存 2～8℃ 或 -20℃ 无霜冷冻箱内保存，β- 内酰胺类药敏纸片应冷冻贮存，且不超过 1 周。使用前将贮存容器移至室温平衡 1～2 小时，避免开启贮存容器时产生冷凝水。

2. 培养基　水解酪蛋白（M-H）培养基是 CLSI 采用的兼性厌氧菌和需氧菌药敏试验标准培养基，pH 为 7.2～7.4，对那些营养要求高的细菌如流感嗜血杆菌、淋病奈瑟菌、链球菌等需加入补充物质。琼脂厚度为 4±0.5mm。配制琼脂平板当天使用或置塑料密封袋中 4℃ 保存，使用前应将平板置 35℃ 温箱培养 15 分钟，使其表面干燥。

（三）实验方法

实验菌株和标准菌株接种采用直接菌落法或细菌液体生长法。用 0.5 麦氏比浊管校正菌液浓度，校正后的菌液应在 15 分钟内接种完毕。接种步骤如下：①用无菌棉拭子蘸取菌液，在管内壁将多余菌液旋转挤去后，在琼脂表面均匀涂抹接种 3 次，每次旋转平板 60°，最后沿平板内缘涂抹 1 周；②平板置室温下干燥 3～5 分钟，用纸片分配器或无菌镊子将含药纸片紧贴于琼脂表面，各纸片中心相距 >24mm，纸片距平板内缘 >15mm，纸片贴上后不可再移动，因为抗菌药物会自动扩散到培养基内；③置 35℃ 培养箱 16～18 小时后阅读结果，对苯唑西林和万古霉素敏感等应培养 24 小时。

（四）结果判断和报告

用游标卡尺或直尺量取抑菌圈直径（抑菌圈的边缘应是无明显细菌生长的区域），先量取质控菌株的抑菌环直径，以判断质控是否合格；然后量取试验菌株的抑菌环直径。根据 CLSI 标准，对量取的抑菌圈直径作出"敏感""耐药"和"中介"的判断。

（五）质量控制

对于肠杆菌科细菌，M-H 琼脂，生长法或直接菌落悬液法，相当于 0.5 麦氏标准的细菌浓度，（35±2）℃，空气，16～18 小时观察结果，质控菌株推荐为大肠埃希菌 ATCC 25922，大肠埃希菌 ATCC 35218（为监控 β- 内酰胺酶 /β- 内酰胺抑制剂纸片用）；对于铜绿假单胞菌、不动杆菌等，质控菌株推荐为大肠埃希菌 ATCC 25922，铜绿假单胞菌 ATCC 27853，大肠埃希菌 ATCC 35218；对于葡萄球菌属细菌，16～18 小时观察结果，测苯唑西林、甲氧西林、萘夫西林和万古霉素需 24 小时，试验温度超过 35℃ 不能检测甲氧西林耐药葡萄球菌，推荐质控菌株为金黄色葡萄球菌 ATCC 25923，大肠埃希菌 ATCC 35218，纸片扩散法检测葡萄球菌对万古霉素的敏感性不可靠；对于肠球菌属细菌，16～18 小时观察结果，测万古霉素需 24 小时，推荐质控菌株为粪肠球菌 ATCC 29212；对于流感嗜血杆菌和副流感嗜血杆菌，推荐质控菌株为流感嗜血杆菌 ATCC 49247，流感嗜血杆菌 ATCC 49766，大肠埃希菌 ATCC 35218（测试阿莫西林 / 克拉维酸时）；对于肺炎链球菌和肺炎链球菌之外其他链球菌，培养基为 M-H 琼脂 +5% 羊血，（35±2）℃，5% CO_2，20～24 小时观察结果，推荐质控菌株为肺炎链球菌 ATCC 49619。

四、E-test 法

E-test 法（Epsilometer test）是一种结合稀释法和扩散法原理对抗生素药敏试验直接定量的药敏试验技术。

（一）原理

E 试条是一条 5mm×50mm 的无孔试剂载体，一面固定有一系列预先制备的，浓度呈连续指数增长稀释抗生素，另一面有读数和判别的刻度。抗菌药物的梯度可覆盖有 20 个 MIC 对倍稀释浓度的宽度范围，其斜率和浓度范围对判别有临床意义的 MIC 范围和折点具有较好的关联。

将 E 试条放在细菌接种过的琼脂平板上，经培养过夜，围绕试条明显可见椭圆形抑菌圈，其边缘与试条交点的刻度即为抗菌药物抑制细菌的最小抑菌浓度。

（二）培养基

需氧菌和兼性厌氧菌：M-H 琼脂；MRSA/MRSE：M-H 琼脂 +2% NaCl；肺炎链球菌：M-H 琼脂 +5% 脱纤维羊血；厌氧菌：布氏杆菌血琼脂；嗜血杆菌：HTM；淋病奈瑟菌：GC + 1% 添加剂。

（三）细菌接种

对于常见需氧菌和兼性厌氧菌，使用厚度为 4mm M-H 琼脂平板，用 0.5 麦氏标准的对数期菌液涂布,待琼脂平板完全干燥,用 E 试验加样器或镊子将试条放在已接种细菌的平板表面,试条全长应与琼脂平板紧密接触,试条 MIC 刻度面朝上,浓度最大处靠平板边缘。

(四)结果判断和报告

读取椭圆环与 E 试验试条的交界点值,即为 MIC。

五、联合药物敏感试验

(一)联合药物敏感试验意义

体外联合药敏试验的目的在于:①治疗混合性感染;②预防或推迟细菌耐药性的发生;③联合用药可以减少剂量以避免达到毒性剂量;④对某些耐药细菌引起的严重感染,联合用药比单一用药时效果更好。

抗菌药物联合用药可出现 4 种结果:①无关作用,两种药物联合作用的活性等于其单独活性;②拮抗作用,两种药物联合作用显著低于单独抗菌活性;③累加作用,两种药物联合作用时的活性等于两种单独抗菌活性之和;④协同作用,两种药物联合作用显著大于其单独作用的总和。

(二)联合抑菌试验

棋盘稀释法是目前临床实验室常用的定量方法,利用肉汤稀释法原理,首先分别测定拟联合的抗菌药物对检测菌的 MIC。根据所得 MIC,确定药物稀释度(一般为 6～8 个稀释度),药物最高浓度为其 MIC 的 2 倍,依次对倍稀释。两种药物的稀释分别在方阵的纵列和横列进行,这样在每管(孔)中可得到不同浓度组合的两种药物混合液。接种菌量为 5×10^5CFU/ml,35℃培养 18～24 小时后观察结果。计算部分抑菌浓度(fractional inhibitory concentration,FIC)指数。

FIC 指数＝A 药联合时的 MIC/A 药单测时 MIC＋B 药联合时的 MIC/B 药单测 MIC。判断标准:FIC 指数<0.5 为协同作用;0.5～1 为相加作用;1～2 为无关作用;>2 为拮抗作用。

第三节　细菌耐药机制

细菌耐药机制主要有四种:①产生一种或多种水解酶、钝化酶和修饰酶;②抗生素作用的靶位改变,包括青霉素结合蛋白位点、DNA 解旋酶、DNA 拓扑异构酶Ⅳ的改变等;③细菌膜的通透性下降,包括细菌生物被膜的形成和通道蛋白丢失;④细菌主动外排系统的过度表达。在上述耐药机制中,前两种耐药机制具有专一性,后两种耐药机制不具有专一性。

一、产生药物灭活酶

细菌可产生许多能引起药物灭活的酶,包括水解酶、钝化酶和修饰酶。

(一)水解酶

细菌产生水解酶引起药物灭活是一种重要的耐药机制,主要指 β- 内酰胺酶,包括广谱酶、超广谱酶 β- 内酰胺酶(ESBL)、金属酶、AmpC 酶等。β- 内酰胺酶的分类有结构(功能)分类和分子生物学分类,结构(功能)分类分为丝氨酸酶(A、C、D)和金属酶(B)。分子生物学分类主要是 Bush 分类。

在临床上以革兰阴性杆菌产生的 ESBL 最受重视。目前,碳青霉烯酶引起国际的广泛关注。鲍曼不动杆菌携带的碳青霉烯酶通常为 OXA 系列。铜绿假单胞菌可携带金属碳青霉烯酶,如 IMP、VIM 等。肠杆菌科细菌携带的碳青霉烯酶常见的有 KPC、IMP、VIM、NDM-1 等。

(二)钝化酶

氨基糖苷类钝化酶是细菌对氨基糖苷类产生耐药性的最重要原因,也属一种灭活酶,此外还有氯霉素乙酰转移酶、红霉素酯化酶等。当氨基糖苷类抗生素依赖电子转运通过细菌内膜而到达胞质中后，与核糖体 30S 亚基结合，但这种结合并不阻止起始复合物的形成，而是通过破坏控制翻译准确性的校读过程来干扰新生链的延长。而异常蛋白插入细胞膜后，又导致通透性改变，促进更多氨基糖苷类药物的转运。氨基糖苷类药物修饰酶通常由质粒和染色体所编码，同时与可移动遗传元件（整合子、转座子）也有关，质粒的交换和转座子的转座作用都有利于耐药基因掺入到敏感菌的遗传物质中去。

（三）修饰酶

氨基糖苷类药物修饰酶催化氨基糖苷药物氨基或羟基的共价修饰，使得氨基糖苷类药物与核糖体的结合减少，促进药物摄取 EDP-II 也被阻断，因而导致耐药。根据反应类型，氨基糖苷类药物修饰酶有 N- 乙酰转移酶、O- 核苷转移酶和 O- 磷酸转移酶。16S rRNA 甲基化酶是最近报道的由质粒介导的氨基糖苷类高水平耐药的又一机制。

二、药物作用靶位的改变

内酰胺类抗生素必须与细菌菌体膜蛋白 - 青霉素结合蛋白结合，才能发挥杀菌作用。根据细菌分子量的递减或泳动速度递增，将 PBP 分为 PBP1、PBP2、PBP3、PBP4、PBP5、PBP6 等。不同的抗生素和其相应的 PBP 结合，抑制细菌细胞壁生物合成，引起菌体的死亡，从而达到杀菌作用。如果某种抗生素作用的 PBP 发生改变，影响其结合的亲和力，就会造成耐药。喹诺酮类药物作用于靶位 DNA 解旋酶和拓扑异构酶Ⅳ，一方面通过对 DNA 解旋酶作用，使 DNA 断裂；另一方面形成喹诺酮类 -DNA- 拓扑异构酶三元复合物，它与复制叉碰撞转化为不可逆状态，启动了菌体的死亡。如果细菌 DNA 解旋酶和拓扑异构酶Ⅳ结构发生改变，与喹诺酮类药物不能有效结合，也会造成细菌的耐药。

三、外膜通透性的改变

细菌细胞膜是一种具有高度选择性的渗透性屏障，它控制着细胞内外的物质交流，大多数膜的渗透性屏障具有脂质双层结构，允许亲脂性的药物通过；在脂双层中镶嵌有通道蛋白，它是一种非特异性的，跨越细胞膜的水溶性扩散通道，一些 β- 内酰胺类抗生素很容易通过通道蛋白进入菌体内而发挥作用。已知亚胺培南通过 OprD2 通道蛋白进入菌体内，如 OprD2 通道蛋白丢失或减少，会造成细菌对亚胺培南耐药。

四、主动外排机制

主动外排（active drug efflux）又称外排泵系统（efflux pump system）。细菌的药物主动转运系统根据其超分子结构、机制和顺序的同源性等将其分为四类：第一类为主要易化（major facilitator，MF）家族；第二类为耐药小节分裂（resistance-nodulation-division，RND）家族；第三类为链霉素耐药或葡萄球菌多重耐药家族，它是由四种跨膜螺旋组成的小转运器；第四类为 ABC（ATP-binding cassette，ATP 结合盒）转运器。

第四节　细菌耐药检测

一、细菌耐药表型检测

临床重要的耐药细菌主要包括甲氧西林耐药金黄色葡萄球菌（methicillin-resistant *S. aureus*，MRSA）、万古霉素耐药的肠球菌（vancomycin resistant *Enterococcus*，VRE）、碳青霉烯类耐药肠杆菌科细菌（carbopenem resistant *enterobacteriaceae*，CRE）、产超广谱 β- 内酰胺酶的肠

杆菌科细菌、碳青霉烯类耐药不动杆菌（carbopenem resistant *A. baumannii*，CRAB）、青霉素耐药的肺炎链球菌（penicillin-resistant *Streptococcus pneumoniae*，PRSP）等。

（一）葡萄球菌耐药性检测

1. 青霉素耐药性和 β- 内酰胺酶检测　用无菌牙签挑取 16～20 小时的菌落或其细菌悬液涂抹头孢硝噻吩纸片，纸片由黄色变为红色为阳性，表示产生 β- 内酰胺酶。临床微生物需要检测 β- 内酰胺酶的菌株包括葡萄球菌、流感嗜血杆菌、卡他莫拉菌、淋病奈瑟菌、厌氧菌。

葡萄球菌可诱导 β- 内酰胺酶的检测：大部分葡萄球菌对青霉素耐药，如果青霉素对葡萄球菌的 MIC≤0.12μg/ml 或者抑菌圈直径≥29mm，应该对其进行可诱导 β- 内酰胺酶的检测。将待测细菌传代至 BAP 或 MHA 琼脂平皿上，在一、二区交界处贴苯唑西林或头孢西丁纸片，过夜培养，从抑菌圈边缘挑取菌落检测 β- 内酰胺酶，如果阳性，报告青霉素耐药。青霉素用于检测葡萄球菌对所有青霉素酶耐受的青霉素类的敏感性，例如阿莫西林、氨苄西林、阿洛西林、羧苄西林、美洛西林、哌拉西林和替卡西林。

CLSI 2012 年推荐采用青霉素纸片扩散法抑菌圈 - 边缘试验检测金黄色葡萄球菌是否产生 β- 内酰胺酶。抑菌圈边缘锐利或如同"绝壁"提示菌株产生 β- 内酰胺酶，抑菌圈边缘模糊或如同"海滩"提示菌株不产生 β- 内酰胺酶。如果一些实验室基于头孢硝噻吩检测金黄色葡萄球菌 β- 内酰胺酶，结果阴性时用青霉素纸片扩散法抑菌圈 - 边缘试验进一步确认。对于凝固酶阴性葡萄球菌，仅推荐基于头孢硝噻吩检测 β- 内酰胺酶。

2. 甲氧西林 / 苯唑西林耐药性检测　耐甲氧西林的金黄色葡萄球菌和耐甲氧西林的葡萄球菌（Methicillin-resistant *staphylococci*，MRS）多由 *mecA* 基因介导，其基因产物是低亲和力的 PBP2a。目前，采用苯唑西林和头孢西丁的药敏结果检测 MRSA 和 MRS。在 CoNS（除外表皮葡萄球菌）中由于苯唑西林纸片扩散法存在太多假"R"，所以被去除，应当用头孢西丁纸片法、苯唑西林或头孢西丁 MIC 法检测 *mecA* 介导的苯唑西林耐药（表 4-1）。凝固酶阴性葡萄球菌苯唑西林 MIC 结果报告策略见表 4-1 和图 4-1。如果两个药物被同时用于检测金黄色葡萄球菌且任一药物耐药，则该菌株须报告为苯唑西林耐药。菌株一旦检测为 MRSA，应该报告其他 β- 内酰胺类（除外抗 MRSA 的头孢菌素）都耐药或者不报告这些药物的药敏。

表 4-1　苯唑西林耐药葡萄球菌检验方法

	苯唑西林 MIC	头孢西丁 MIC	头孢西丁纸片扩散法	苯唑西林盐琼脂筛选试验
金黄色葡萄球菌	Yes	Yes	Yes	Yes
路登葡萄球菌	Yes	Yes	Yes	No
凝固酶阴性葡萄球菌（除外路登葡萄球菌）	Yes*	No	Yes	No

采用含 4% NaCl 和 6μg/ml 苯唑西林的 MHA 平皿可以用于筛选 MRSA。一些商品化的显色培养基也可用于 MRSA 的筛查。因为 MRSA 绝大多数菌株携带 *mecA* 基因，可以采用 PCR 扩增 *mecA*、*femB* 基因来检测 MRSA。采用乳胶凝集法检测 PBP2a 来检测 MRSA。

对于凝固酶阴性葡萄球菌（除外路登葡萄球菌），苯唑西林 MIC 在 0.5～2μg/ml 时，报告策略见图 4-1。

3. VISA 和 VRSA 检测　随着 MRSA 发生率的不断上升和临床上万古霉素的大量使用，万古霉素敏感性下降的金黄色葡萄球菌也开始出现，包括万古霉素中介耐药的金黄色葡萄球菌（Vancomycin-intermediate *S. aureus*，VISA）和万古霉素耐药的金黄色葡萄球菌（Vancomycin-resistant *S. aureus*，VRSA）。由于多数常规试验方法如万古霉素纸片扩散法无法有效区分

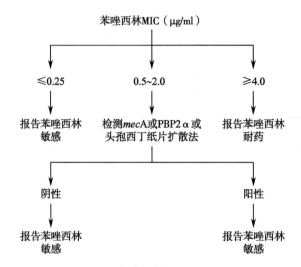

图 4-1　凝固酶阴性葡萄球菌*苯唑西林 MIC 结果报告策略
*无菌部位分离的可以引起感染的凝固酶阴性葡萄球菌（除外表皮葡萄球菌）

VISA 和 VSSA（万古霉素敏感金黄色葡萄球菌），2009 年 CLSI M100-S19 文件规定万古霉素纸片扩散法只能用于 VRSA 的辅助检测，任何万古霉素抑菌圈直径≥7mm 的葡萄球菌均不能报告该菌株对万古霉素敏感，必须通过万古霉素 MIC 测定进行确认。VISA 和 VRSA 的检验方法包括 BHI 万古霉素琼脂筛选法、稀释法和 E-test 法。

4. 诱导克林霉素耐药性检测　对大环内酯耐药的葡萄球菌可能对克林霉素耐药，通过 erm 基因编码的 23S rRNA 甲基化也称为 MLSB（大环内酯、林可霉素和 B 型链阳霉素）耐药，或只对大环内酯类耐药（由 msrA 基因编码的外排机制）。

（1）方法：M-H 平板或血平板，纸片相邻试验，对于葡萄球菌，距红霉素纸片（15μg/ 片）边缘 15～26mm 处放置克林霉素纸片（2μg/ 片）来进行检测；对于 β- 溶血链球菌，将克林霉素纸片（2μg/ 片）和红霉素纸片（15μg/ 片）贴在相邻的位置，纸片边缘相距 12mm。

（2）结果判读：35℃空气，16～24 小时培养后，克林霉素抑菌环不出现"截平"现象，应报告分离株对其敏感。邻近红霉素纸片侧克林霉素抑菌环出现"截平"现象（称为"D"抑菌环），提示存在可诱导的克林霉素耐药，应报告分离株对其耐药，在报告中应注明"通过诱导克林霉素耐药试验，推测此菌株对克林霉素耐药，克林霉素对某些病人可能仍有效"；若无"截平"现象，则应报告菌株对克林霉素敏感。诱导克林霉素耐药除了在葡萄球菌属中存在，在肺炎链球菌和 β- 溶血链球菌中也存在。检验方法除了 D 试验之外，还有微量肉汤稀释法，将红霉素和克林霉素放置在同一孔里。

（二）肠球菌耐药性检测

1. 万古霉素耐药性检测　万古霉素耐药的肠球菌的检验方法包括纸片扩散法、BHI 琼脂筛选法、E-test 法和显色培养基法等。用纸片扩散法检测 VRE，培养时间应为 24 小时，在测量抑菌圈直径的同时用透射光细心检视抑菌圈内纸片周围有否微小菌落或片状轻微生长，当万古霉素纸片抑菌圈直径小于或等于 14mm 和（或）抑菌圈内发现任何生长均为万古霉素耐药。对于中介的结果（15～16mm），需进一步测定 MIC，如 MIC 亦为中介（8～16mg/L），需观察试验菌的动力和色素产生，以区别获得性耐药肠球菌（具有耐药基因 vanA 和 vanB）和固有性中介水平耐药肠球菌（vanC），如鹑鸡肠球菌（动力阳性，不产色素）和铅黄肠球菌（动力阳性，产黄色素）。VRE 的 BHI 琼脂筛选法的具体方法及结果观察与筛查耐万古霉素金黄色葡萄球菌的方法完全一样。发现任何生长即提示中介或耐药，需进一步做

MIC 测定以确证。由于 VRE 菌株的感染治疗十分棘手，而且还存在将万古霉素耐药性传播到毒力更强细菌的危险，因此对 VRE 菌株的检出和预防相当重要。

2. 氨基糖苷类高水平耐药检测 氨基糖苷类高水平耐药（high-level aminoglycoside resistance，HLAR）的检验方法包括纸片扩散法、琼脂稀释法和微量肉汤稀释法。肠球菌对氨基糖苷类的耐药性有 2 种：中度耐药和高度耐药。中度耐药菌株（MIC 为 62～500μg/ml）系细胞壁屏障所致，此种细菌对青霉素或糖肽类与氨基糖苷类药物联合时敏感；HLAR 由于细菌产生质粒介导的氨基糖苷钝化酶 AAC（6′）-APH（2′），庆大霉素和链霉素对其的 MIC 分别为≥500μg/ml 和≥2000μg/ml。对青霉素或糖肽类与氨基糖苷类药物的联合呈现耐药。因此测定该菌对氨基糖苷类高剂量药物的敏感性对临床治疗具有重要意义。

（三）革兰阴性杆菌耐药性检测

产 β- 内酰胺酶是革兰阴性菌对 β- 内酰胺类最主要的耐药机制。根据 Ambler 的分子结构分类法将 β- 内酰胺酶分为 A、B、C、D 类酶（表 4-2）。4 类 β- 内酰胺酶灭活 β- 内酰胺类的速率不同。编码 β- 内酰胺酶的基因位于染色体或质粒上。采用新折点后不需要检测特异的 β- 内酰胺酶耐药机制，仅用于感染控制和流行病学调查。

表 4-2 β- 内酰胺酶分类

分类	活性部位	举例
A	对酶抑制剂敏感（极少数例外）	TEM-1、SHV-1、KPC、OXY 和大部分 ESBLs（包括 CTX-M）
B	金属 β- 内酰胺酶	金属酶：VIM、IMP、SPM、NDM
C	抑制剂耐药的 β- 内酰胺酶	AmpC
D	苯唑西林活性 β- 内酰胺酶，可能对酶抑制剂敏感	OXA（包括极少数 ESBL 和碳青霉烯酶表型）

1. 超广谱 β- 内酰胺酶检测 ESBLs 是指由质粒介导的能水解青霉素类、头孢菌素类和单环 β- 内酰胺类氨曲南的一类酶，主要是 A 和 D 类酶。ESBLs 不能水解头霉素和碳青霉烯类药物，能被克拉维酸、舒巴坦和他唑巴坦等 β- 内酰胺酶抑制剂所抑制。ESBLs 主要见于大肠埃希菌和肺炎克雷伯菌，此外也见于肠杆菌属、枸橼酸杆菌属、变形杆菌属、沙雷菌属等其他肠杆菌科细菌、不动杆菌、铜绿假单胞菌。

（1）纸片扩散法

初筛试验：按照常规标准纸片扩散法进行操作。结果判断：头孢泊肟抑菌圈直径≤17mm、头孢他啶≤22mm、氨曲南≤27mm、头孢噻肟≤27mm 和头孢曲松≤25mm，任何一种药物抑菌圈直径达到上述标准，提示菌株可能产 ESBLs。奇异变形杆菌 ESBLs 只使用头孢他啶、头孢噻肟和头孢泊肟 3 种药物纸片进行检测，其他 2 种药物纸片不适用。

确证试验：使用每片含 30μg 头孢他啶、头孢噻肟纸片和头孢他啶 / 克拉维酸（30μg/10μg）、头孢噻肟 / 克拉维酸（30μg/10μg）复合物纸片进行试验，当任何一种复合物纸片抑菌圈直径大于或等于其单独药敏纸片抑菌圈直径 5mm，可确证该菌株产 ESBLs。

（2）肉汤稀释法

初筛试验：按照常规标准肉汤稀释法进行操作。结果判断：头孢他啶、氨曲南、头孢曲松和头孢噻肟等任何一种药物对大肠埃希菌、肺炎克雷伯菌、产酸克雷伯菌的 MIC≥2μg/ml，头孢泊肟 MIC≥8μg/ml 提示菌株可能产 ESBLs。奇异变形杆菌使用下列标准：头孢他啶 MIC≥2μg/ml、头孢噻肟 MIC≥2μg/ml、头孢泊肟 MIC≥2μg/ml。确证试验：使用头孢他啶（0.25～128μg/ml）、头孢他啶 / 克拉维酸（0.25/4～128/4μg/ml）、头孢噻肟（0.25～64μg/ml）、头孢噻肟 / 克拉维酸（0.25/4～64/4μg/ml）进行试验，当与克拉维酸联合药物组的 MIC 小于或等于单独药物组 MIC 3 个倍比稀释度时（或比值≥8），可确证该菌株产 ESBLs。

此外，检测 ESBLs 的方法还有双纸片相邻试验（协同法）、三维试验、E-test 法和显色培养基法等。

2. 碳青霉烯酶检测 碳青霉烯酶可以定义为具有水解碳青霉烯类抗菌药物活性的 β- 内酰胺酶，主要分布于 β- 内酰胺酶 A、B、D 类中，可在不动杆菌、铜绿假单胞菌、肠杆菌科细菌中发现。根据水解机制中作用位点的不同可以将碳青霉烯酶分为两大类，一类称为金属碳青霉烯酶，这类酶以金属锌离子为活性作用位点，可以被 EDTA 抑制，属于 B 类 β- 内酰胺酶；另一类以丝氨酸（Ser）为酶的活性作用位点，可以被酶抑制剂克拉维酸和他唑巴坦所抑制，属于 A、D 类 β- 内酰胺酶。肠杆菌科细菌碳青霉烯酶的表型检验方法主要有以下 3 种：EDTA 协同试验（金属酶）、改良 Hodge 试验和 Carba NP 试验（carbapenemase Nordmann-Poirel test）。

EDTA 协同试验操作步骤如下：用 0.5 麦氏标准的待测菌悬液涂布 M-H 平板，贴亚胺培南（10μg）纸片，在距其 1cm 处贴一空白纸片，上面滴加 0.5mol/L 的 EDTA 溶液 4μl。35℃过夜培养，亚胺培南抑菌圈在靠近加 EDTA 纸片侧明显扩大者为产金属酶菌株。

改良 Hodge 试验操作步骤如下：使用无菌生理盐水将大肠埃希菌 ATCC 25922 菌悬液调至 0.5 麦氏标准，并进行 1∶10 稀释，将菌液接种在 M-H 琼脂平板上，干燥 3～10 分钟，在平板上中心贴厄他培南或美罗培南纸片，用 1μl 接种环挑取 3～5 个待测菌株并在平板上接种，接种时从平板中心纸片边缘向平板边缘划线，长度至少 20～25mm，（35±2）℃培养 16～20 小时，如果在被测菌株与大肠埃希菌 ATCC 25922 抑菌环交汇处大肠埃希菌生长增强，即产碳青霉烯酶。

（四）青霉素耐药肺炎链球菌检测

由于青霉素的纸片扩散法不能准确测试肺炎链球菌对青霉素的敏感性，只能用含 1μg 的苯唑西林纸片进行筛查。当肺炎链球菌对苯唑西林的抑菌圈直径≤19mm 时，需要进行青霉素 MIC 值测定，确认其为青霉素不敏感株以及鉴别其为青霉素中介耐药肺炎链球菌或青霉素耐药肺炎链球菌。目前通常采用 E-test 法检测青霉素对肺炎链球菌的 MIC。脑脊液分离的肺炎链球菌需要检测青霉素、头孢噻肟、头孢曲松或美罗培南的 MIC 值，也可以用 MIC 方法或纸片扩散法检测万古霉素敏感性。对于非脑膜炎分离菌株，青霉素 MIC≤0.06μg/ml 或苯唑西林抑菌圈直径≥20mm，可推测对如下 β- 内酰胺类敏感：氨苄西林（口服或静脉）、氨苄西林 / 舒巴坦、阿莫西林、阿莫西林 / 克拉维酸、头孢克洛、头孢地尼、头孢妥仑、头孢吡肟、头孢噻肟、头孢泊肟、头孢丙烯、头孢洛林、头孢唑肟、头孢曲松、头孢呋辛、多利培南、厄他培南、亚胺培南、洛拉卡比、美罗培南和青霉素（口服或静脉）。

（五）碳青霉烯类耐药鲍曼不动杆菌检测

鲍曼不动杆菌是我国院内感染的主要致病菌之一，具有强大的获得耐药性和克隆传播能力。碳青霉烯类耐药鲍曼不动杆菌主要由产生 OXA 酶和 MBL 酶介导，以 OXA 酶最常见。鲍曼不动杆菌具有与 MRSA 相似的特点：多重耐药；可在物体表面长期存在，如电脑键盘、枕头、窗帘和其他干燥物体表面等；以及广泛传播的趋势。不动杆菌对碳青霉烯类的耐药性在全球范围内显著上升，引起广泛关注。

二、细菌耐药基因型检测

耐药基因检测主要用于鉴别 MIC 处于临界点的细菌耐药机制的研究，早期提供临床感染和用药治疗信息，追踪病原微生物的来源，作为建立新的评价方法时的可靠方法。耐药基因检测的方法包括 PCR、多重 PCR、实时荧光 PCR、限制性片段长度多态性分析（PCR-RFLP）、单链构象多态性分析（PCR-SSCP）、基因芯片等分子生物学的方法。

（王　辉）

本章小结

抗菌药物主要有青霉素类、头孢菌素类、单环类、拉氧头孢类、碳青霉烯类、β- 内酰胺酶抑制剂、氨基糖苷类、喹诺酮类、大环内酯类、糖肽类、磺胺类等。青霉素类抗生素和 β- 内酰胺类抗生素和青霉素结合蛋白结合发挥作用；β- 内酰胺酶抑制剂有克拉维酸、舒巴坦、他唑巴坦，抑制细菌产生的 β- 内酰胺酶；氨基糖苷类抗生素造成菌体膜的损伤，抑制 mRNA 的转录和无意义的蛋白产生；喹诺酮类抗生素作用细菌 DNA 旋转酶，干扰细菌 DNA 复制、修复和重组；大环内酯类抗生素抑制细菌蛋白质的合成和肽链延伸；糖肽类抗生素破坏细胞壁肽聚糖骨架，阻止细胞壁合成；磺胺类抗生素竞争性与二氢叶酸合成酶结合，阻止氨基苯甲酸与二氢叶酸合成酶的结合，使细菌体内核酸合成的重要物质辅酶 F 钝化而导致细菌生长受到抑制。

抗菌药物的选择遵循美国 CLSI 推荐的选择方法；药敏试验主要有纸片扩散法、稀释法、E-test 法和自动化仪器法。纸片扩散法被 WHO 推荐为定性药敏试验的基本方法，通过此试验可以向临床报告对某一细菌的敏感、耐药；稀释法包括宏量肉汤稀释法、微量肉汤稀释法、琼脂稀释法，微量肉汤稀释法是自动化仪器广为采用的方法，通过此试验可以向临床报告对某一细菌的敏感、耐药，也可以报告对某一细菌的 MIC、MIC_{50}、MIC_{90}；抗生素梯度法是上述两种方法的结合，通过该法可以向临床报告对某一细菌的 MIC，也可以报告对某一细菌敏感、耐药。

细菌在抗菌药物的选择压力下必然产生耐药，其耐药机制有产生药物灭活酶、抗菌药物的靶位改变、细菌膜的通透性降低、细菌外排系统的过度表达。

实验室重要任务是细菌耐药表型的检测，β- 内酰胺酶检测推荐采用头孢硝噻吩纸片法，超广谱 β- 内酰胺酶检测对象是肺炎克雷伯菌、产酸克雷伯菌、大肠埃希菌和奇异变形杆菌，试验方法包括表型初筛和确证试验；碳青霉烯酶检测包括 EDTA 协同试验和改良 Hodge 试验等；耐甲氧西林葡萄球菌检测包括头孢西丁纸片法和苯唑西林琼脂稀释法等；氨基糖苷类高水平耐药的肠球菌有纸片法、液体稀释法和琼脂稀释法；万古霉素耐药的肠球菌有液体稀释法和琼脂稀释法。

第五章
医院内感染

通过本章学习,你将能回答以下问题:

1. 医院内感染的定义是什么? 如何分类?
2. 医院内感染暴发的病原学分析方法有哪些?
3. 医院内消毒灭菌的监测有哪些?
4. 医院内感染预防与控制措施有哪些?

第一节　医院内感染定义和分类

医院内感染是一种特殊的病原微生物感染形式,主要发生在医院活动区域内。医院内感染学科的发展不断系统化和完善化,本节主要介绍医院内感染的定义和分类。

一、医院内感染的定义

医院内感染(nosocomial infection, NI),又称医院获得性感染(hospital-acquired infection),广义上讲,是指任何人员在医院活动期间遭受病原体侵袭而引起的任何诊断明确的感染或疾病。狭义上讲,是指住院病人入院时不存在,且未处于潜伏期,而在住院期间遭受病原体侵袭引起的任何诊断明确的感染或疾病,不论受感染者在医院期间或是出院以后出现症状。

在医院范围内所获得的任何感染和疾病,其对象涵盖医院这一特定范围内和在医院时这一特定时间内的所有人员,包括住院患者、医务人员、探视者和陪护家属,但是由于就诊患者、探视者和陪护家属在医院里的时间短暂,而且感染因素较多,其感染常难于确定是否来自医院。正因为这种难确定性,医院内感染的对象狭义地讲主要为住院患者和医务人员。医院内感染的感染时间界定中不包括病人在入院前已开始或在入院时已处于潜伏期的感染,潜伏期不明的感染和发生于住院后和出院后48小时内者,应属医院内感染的范畴,除非流行病学和临床资料能说明此感染系在院外获得者。

二、医院内感染的分类

主要包括:①外源性感染:称为交叉感染,指患者被医院内存在的各种病原微生物侵袭而发生的感染。主要包括人与人接触的直接感染,以及通过物品、医院环境与人接触的间接感染;②内源性感染:又称为自身感染,是指患者被自身固有的病原微生物侵袭而发生的感染。在正常情况下患者对此类病原微生物有免疫,但在自身免疫力下降时即可导致感染。例如,晚期再生障碍性贫血、晚期白血病、晚期癌症等患者发生的感染,均属此类;③母婴感染:指在分娩过程中胎儿经过产道所发生的感染,如B群链球菌感染,为医院内感染。经胎盘、母婴血液传播的胎儿感染,如先天性梅毒、艾滋病和乙型肝炎等皆属院外感染。

第二节　医院内感染控制

医院内感染有其流行病学特征和病原学特点。医务人员手卫生、常用污水污物的消毒处理以及医院内感染监测是医院内感染管理与实施工作的重要组成部分。只有充分了解医院内感染的自身特征，才能科学有效地制定干预措施，达到不断降低医院内感染率的目的。

一、医院内感染的流行病学

医院内感染的流行病学是研究医院人群中医院内感染的分布及其影响分布的因素，为制定医院内感染的预防和控制措施提供科学依据。与社区感染的流行相比，其规律性相似，但又有着自身的规律和特点。

1. 医院内感染的传播　医院内感染的传播过程可分为 3 个环节，即感染源、传播途径和易感人群，其中任一环节被阻断，都可以避免医院内感染的发生。传染源可有患者、病原携带者，或环境储源等。传播途径包括接触、飞沫、空气、水、食物、生物媒介及医源性感染的传播。医院内通常免疫防御功能减低或者受损的易感人群发生医院内感染的可能性较高。

2. 医院内感染的暴发　医院内感染暴发是指在医疗机构或其科室的患者中，短时间内发生 3 例以上同种同源感染病例的现象。医院内感染暴发可分为可预防性和暂时仍难防止两大类。暴发大多为外源性感染，其中，多数属于可预防性感染。暴发时，病例数增加或终止所需时间可长可短，病例数相差较大，其波及范围无特异性，引起的病原菌可以是一种或者多种。医院内感染暴发具有特有的医源性因素的复杂性，它的暴发可能因为院内防护措施存在着某种或某些缺陷，或者某些未知原因。院感在监测的过程中可及时排除疫情出现，及时联合微生物实验室进行病原菌的检出和排除。

3. 医院内感染暴发的病原学分析　临床微生物学实验室需分离医院内感染病原体并通过病原体分型证实所分离的病原体是否具有同源性，从而为流行病学追踪感染过程与感染源提供线索。病原体分型技术包括表型技术（抗菌药物敏感性试验）、生物分型、特异性分型。良好的分型技术应具有分辨率高、重复性好、分型能力强的特点。

（1）表型技术：医院内感染监测常用到的是抗菌药物敏感性试验，即通过分析病原体对抗菌药物敏感性结果，初步判断菌株间的差异。主要包括纸片扩散法和稀释法。此技术分辨率低，通常可疑的菌株需进行进一步分型。检测细菌耐药性，分析耐药菌的变迁，掌握耐药菌感染的流行病学，以控制和预防耐药菌感染的发生和流行。

（2）生物分型：生物分型是通过微生物的生长、代谢特性进行分型。

（3）特异分型：检测病原体遗传物质、特异抗原结构及特异性噬菌体等进行分型，常用技术包括血清反应、噬菌体分型、细菌素分型、分子分型。

血清分型是经典的分型技术，如鉴别沙门菌等肠道细菌；肺炎链球菌、脑膜炎奈瑟菌、流感嗜血杆菌分型等。噬菌体分型技术是将分离细菌与标准噬菌体共同培养，观察溶菌状况，用于金黄色葡萄球菌、表皮葡萄球菌、伤寒沙门菌等细菌分型。细菌素是细菌产生的具有杀灭同种或近缘细菌作用的小分子蛋白质。检测菌产生的细菌素抑制标准指示菌生长，以此对检测菌进行分型。该技术是用于所有产生细菌素菌株的分型。现阶段，成功地用于铜绿假单胞菌和宋内志贺菌的分型。

分子分型技术可以通过分析微生物特征性 DNA（染色体、质粒或蛋白质）而越来越多地用于病原体分型，这类方法的分辨率高、重复性好、分型能力强。方法学有多种，近来主要以电泳法分离不同分子量的 DNA 片段。常用技术包括：脉冲场凝胶电泳技术、限制性片段长度多态性技术、随机引物扩增多态性 DNA、Southern 印迹杂交技术，以及扩增的限制性片段长度多态性技术、简单重复序列标记技术、染色体原位杂交技术等。质粒分析仅适用于携带不同质粒的菌株,且菌株间的差异性存在于质粒上。不同的革兰阴性杆菌可能通过结合获得相同的质粒。然而,质粒分析仍然用于绘制医院病原体抗菌药物耐药质粒传播图谱。

近十年出现的快速诊断技术,利用分子或免疫学方法能够快速、准确地检测病原体,然而,快速诊断技术可能出现假阳性,导致假暴发的错误结果,因此,应报告其阴性预测值。

二、医院内感染微生物学与合理使用抗菌药物

细菌、真菌、病毒、支原体及衣原体等都可导致医院内感染的发生。在不同地区的不同医院甚至同一医院的不同科室间,医院内感染的病原体存在一定差异。随着临床实验室诊断技术、抗感染药物种类、临床治疗方法的发展变化,医院内感染的病原体种类随之也发生改变。在抗菌药物发现和使用之前,以革兰阳性球菌为主,主要为金黄色葡萄球菌及化脓性链球菌,而现在革兰阴性杆菌的比例不断增加,革兰阳性菌的比例不断减少。

1. 细菌引起的医院内感染 在我国,医院内感染常发部位为下呼吸道、泌尿道、手术切口和胃肠道等。感染部位不同,感染的病原菌亦不同。呼吸道感染常见的病原菌包括铜绿假单胞菌、肺炎链球菌、金黄色葡萄球菌、流感嗜血杆菌和军团菌等,泌尿道感染常见的病原体包括大肠埃希菌、变形杆菌、肺炎克雷伯菌、肠球菌和葡萄球菌等,手术切口感染常见的病原体包括金黄色葡萄球菌、凝固酶阴性葡萄球菌、大肠埃希菌、粪肠球菌和铜绿假单胞菌等,胃肠道感染的主要病原体包括大肠埃希菌、志贺菌、沙门菌、空肠弯曲菌、副溶血弧菌和霍乱弧菌等。

2. 真菌引起的医院内感染 真菌为条件致病菌,正常情况下不会引起感染,而免疫功能低下或菌群失衡者可感染,为临床重要的病原菌。真菌在医院内感染中的发生率的不断增长,主要与临床广谱抗菌药物的不合理使用有关。医院内感染的真菌以白假丝酵母菌最为常见,其次为曲霉菌、新型隐球菌、隐孢子虫属和放线菌等。

3. 病毒引起的医院内感染 医院内感染的重要病原体,易在老年和儿童患者间传播。常见的医院内感染病毒包括流感病毒、麻疹病毒、风疹病毒、肝炎病毒和人类免疫缺陷病毒等。其中,乙型肝炎病毒、丙型肝炎病毒和人类免疫缺陷病毒主要通过输血传播,流感病毒、麻疹病毒、风疹病毒等只通过空气飞沫传播,轮状病毒、杯状病毒通过粪口途径传播导致腹泻。

4. 合理使用抗菌药物 抗菌药物合理应用,是指在患者具有明确临床指征的情况下,临床医师选用适宜的抗菌药物和适当的给药途径、给药剂量和治疗周期,从而有效的发挥抗菌药物的治疗与预防感染作用,达到杀灭致病菌、控制感染的目的,以及预防和减少各种不良反应。各级医院需加强和重视抗菌药物的临床应用管理,将抗菌药物临床应用管理作为医疗质量和医院管理的重要内容纳入日常工作安排,定期开展抗菌药物临床应用和评估。抗菌药物的滥用与医院内感染密切相关,一方面抗菌药对各种感染性疾病发挥了重要作用,另一方面抗菌药物应用不当,又加重了发生医院内感染的危险性。因此,合理使用抗菌药物,对于防治医院内感染至关重要。

三、医务人员手卫生

手卫生,是医务人员洗手、卫生手消毒和外科手消毒的总称。医务人员在接触患者前、进行清洁(无菌)操作前、接触体液后、接触患者后和接触患者周围环境后均要执行手卫生。卫生手清毒效果达标要求为监测的细菌菌落总数应≤10cfu/cm^2,外科手消毒效果达标要求为监测的细菌菌落总数应≤5cfu/cm^2。加对手腕的清洗,正确洗手方法可归纳为"七步洗手法"。具体如下:①掌心相对,手指并拢相互摩擦;②手心对手背沿指缝相互搓擦;③掌心相

对,双手交叉沿指缝相互摩擦;④双手指交锁,指背在对侧掌心;⑤一手握另一手大拇指旋转搓擦,交换进行;⑥指尖在对侧掌心前后擦洗;⑦手腕在掌中转动,两手互换。

四、医院污水、污物的消毒处理

1. 医院污水的处理 医院污水是指医院医疗活动中产生的含有病原体、重金属、消毒剂、有机溶剂、酸、碱以及放射性物质等的污水。这种污水不经处理直接排入河流,或用于灌溉,可严重污染环境和水源。当人们直接或间接接触这些污水,就可使人致病和引发传染病的暴发流行。

医院污水处理目的在于消毒,旨在杀灭医疗性污水中病原微生物,从而对环境不造成危害。污水处理步骤主要是净化和消毒,按照等级的不同可分为一级、二级和三级处理。净化即一级处理,旨在改善水质、除去悬浮物和部分微生物,为消毒创造条件。消毒即为二级处理,主要以化学消毒为主,除用生物氧化法除去污水中经一级处理后,剩余的可以生物分解的有机物以外,较多使用的是氯化消毒法和臭氧消毒法。三级处理是在二级处理之后,另外进行的一系列处理。进一步去除污水中的其他污染成分(如氮、磷、微细悬浮物、微量有机物和无机盐等)的工艺处理过程,经过三级处理的污水可达到饮用标准。

2. 医院污物的处理 医院污物,是指诊断、治疗和卫生过程中所产生的废弃物。医院污物通常可分为一般性、感染性和特殊废弃物三大类。①一般性废弃物,即为医疗人员、患者及就诊家属等人员的普通生活垃圾;②感染性废弃物,主要是病变人体组织、实验动物组织、患者血液、体液、分泌物、排泄物、废弃药物、废弃敷料、废弃一次性医疗用品、废弃试验器材、检验诊断性废弃物和废弃培养物等;③特殊废弃物,指含有放射性物质的废弃物。

医院污物的处理方法较多,但从大的方面分为焚烧处理和非焚烧处理,可焚烧类污物的处理,可直接进入焚烧炉处理,焚烧后灰渣可按普通垃圾处理,焚烧炉的位置应远离生活区;而对于非焚烧处理,主要有①加热处理,具体的方法有高温消化、太阳能处理及高温堆肥等;②化学处理技术,指在污物中投加化学剂,如漂白粉、液氯、氨水、石灰和苛性钠等杀灭污物中微生物的方法;③放射性处理技术;④微波高温处理技术;⑤加填埋热解技术;⑥等离子体高温技术等。

五、医院内感染预防与控制

1. 医院内感染管理与实施 医院应该成立感染管理委员会,认真贯彻医院内感染管理相关的法律法规及规范,制定符合本院预防和控制感染的规章制度、标准并定期监督实施。医院内感染管理部门主要由医务科、护理部、总务科、药剂科和检验科组成,并且制定管理专职人员、管理小组及管理科室人员的相关职责,成立医院内感染管理制度,比如感染培训制度、感染检测制度、暴发报告制度等。

医院内感染管理根据不同部门、不同科室合理实施。重点科室、重点部门应有具体规范的实施计划,如手术室医院内感染严格遵循无菌技术原则。重点科室如 ICU、产房、导管室、血液透析室、内镜室、口腔科、消毒供应中心、门诊、急诊、检验科和注射室等根据科室特点和感染管理要求具体实施。规范的实施是做好医院管理的重要保证,可以减少交叉感染,从而更好地保护患者和工作人员的健康。

2. 医院内感染监测 医院内感染监测是指对于发生在医院中所有患者和医务人员的医院内感染进行监测,并根据监测资料分析其分布规律和相关影响因素,向医院有关部门报告,实施相应措施,同时评价该措施的效果,进而改善,以期减少医院内感染的发生。医院内感染监测主要体现在消毒效果的监测。

（1）医疗用品卫生标准

1）进入人体无菌组织、器官或接触破损皮肤、黏膜的医疗用品：必须无菌。

2）接触黏膜的医疗用品：细菌菌落总数≤20cfu/g 或 100cm²，致病性微生物不得检出。

3）接触皮肤的医疗用品：细菌菌落总数≤200cfu/g 或 100cm²，致病性微生物不得检出。

4）使用中消毒剂：细菌菌落总数≤100cfu/ml，致病性微生物不得检出。

5）无菌器械保存液：必须无菌。

（2）消毒灭菌效果及环境卫生监测

1）消毒剂监测：使用中的消毒剂应每季度进行生物监测 1 次，其细菌含量必须≤100cfu/ml，不得检出致病性微生物；灭菌剂每月监测 1 次，不得检出任何微生物。

2）化学监测：应根据消毒、灭菌剂的性能定期监测，如含氯消毒剂、过氧乙酸等应每日监测；使用中的戊二醛应加强监测，常规监测每周不少于 1 次。用于内镜消毒或灭菌的戊二醛必须每日或使用前进行监测，并做好有关记录。

3）紫外线及空气消毒机消毒监测：使用紫外线灯管和空气消毒机消毒应进行日常监测、紫外线灯管照射强度监测和生物监测。日常监测包括灯管应用时间、累计照射时间和使用人签名；对新灯管和使用中灯管应进行照射强度监测，30W 普通石英新灯管的照射强度不得低于 $90\mu W/cm^2$，使用中灯管不得低于 $70\mu W/cm^2$，每半年监测一次；生物监测必要时进行，经消毒后的物品或空气中的自然菌应减少 90% 以上，人工染菌杀灭率应达到 99.90%。

4）消毒物品生物学监测：各种消毒后的内镜（如胃镜、肠镜、喉镜和气管镜等）及其消毒物品应每季度进行生物学监测，灭菌物品每月监测一次。其合格标准为：细菌总数≤20cfu/ 件，不能检出致病菌。凡穿破黏膜的内镜附件如活检钳、高频电刀、细胞刷、切开刀、导丝、碎石器、网篮、造影导管和异物钳等灭菌物品必须每月进行生物监测；不得检出任何微生物。血液透析系统消毒后透析出口液合格标准为细菌总数≤2000cfu/ml，不能检出致病菌，透析入口液≤200cfu/ml，不能检出致病菌。

5）环境卫生学监测：包括对空气、物体表面和医护人员手的监测。当怀疑医院内感染与环境卫生学因素有关时，应及时进行监测。空气消毒效果的微生物学监测时，Ⅰ类区域细菌总数≤10cfu/m³，Ⅱ类区域细菌总数≤200cfu/m³，Ⅲ类区域细菌总数≤500cfu/m³，并不能检测到金黄色葡萄球菌和溶血性链球菌。物体表面和医护人员手的微生物监测时，Ⅰ、Ⅱ类区域细菌总数≤5cfu/cm³，Ⅲ类区域细菌总数≤10cfu/cm³，Ⅳ类区域细菌总数≤15cfu/cm³，并不能检测出金黄色葡萄球菌、大肠埃希菌和铜绿假单胞菌。

3. 隔离预防与控制　隔离是指将处在传染期或可疑传染病人和病原携带者同其他病人分开，或将感染者置于不能传染给他人的条件下。因为医院内感染具有感染源多样、传播途径复杂和感染人群特殊的特点，这大大增加了医院内感染控制的难度，这就要求采取各种相应措施来隔离传染源，切断播散途径，对易感人群提前采取保护措施，以期阻止感染链的形成。其中，最高效、便捷的方法就是采取各种有效的隔离方法切断播散途径。

（魏　军）

本章小结

医院内感染作为新兴学科，包括了医院内感染常见细菌的流行病学、抗菌药物的合理使用、医务人员手卫生以及医院污水污物的消毒处理等各个组成部分。只有建立健全医院内感染监控体系，做好医院内感染的各项监测工作，强化医院内感染意识，加强医院内感染管理，才能更好地预防和控制医院内感染的发生。

通过本章学习,你将能回答以下问题:

1. 微生物标本采集的基本原则是什么?
2. 新批次试剂质量控制应满足哪些要求?
3. 微生物室内质量控制主要内容是什么?
4. 微生物学检验结果审核需要注意哪些方面?

质量保证(quality assurance,QA)是指有计划、系统地评估和监测患者整个诊疗过程的质量,以便及时发现问题,采取有效措施,提高服务质量。临床微生物学实验室(以下简称实验室)是以提供人类疾病诊断、管理、预防和治疗或健康评估的相关信息为目的,对来自人体的材料进行微生物学检验的实验室,也可提供微生物学检查的咨询性服务,包括结果解释和进一步适当检查的建议。微生物学检验是一个多步骤的综合分析过程,涉及微生物学检验所需的设备、试剂、环境、信息资源,以及人员、技术和专业知识等。从标本的采集到病原菌的镜检、培养、鉴定、抗菌药物敏感性试验,乃至最终的结果报告和解释,每一步都可能影响最终检测报告的质量。没有质量保证的检验结果不仅不能为临床诊疗提供准确可靠的信息,还可能会误导临床对疾病的诊断和治疗,给病人带来痛苦和损失。因此,为了不断提高微生物学检验的质量,有效控制分析过程中的各种影响因素,则需要对微生物学检验过程的前、中、后三个阶段进行全面的质量保证。

第一节　检验前质量保证

检验前过程(pre-examination processes),又叫分析前阶段(preanalytical phase),是按时间顺序自医生申请至分析检验启动的过程,包括检验申请、患者准备和识别、原始样品采集、运送和实验室内传递。

一、检　验　申　请

每一份标本都应有申请单或电子申请单,申请单的设计遵循国家、地区和当地的规定,包括足够的信息,以识别患者和申请者,以及相关的临床资料。

检验申请信息应该包括下述内容:①患者姓名、性别、出生日期、科室、床号及唯一标识(如登记号或住院号);②标本类型、来源和临床诊断;③申请的检验项目(如显微镜检查、培养等);④与患者相关的临床资料,如旅行史和接触史;⑤感染类型和(或)目标微生物及抗菌药物的使用情况;⑥标本采集和实验室接收标本的时间和日期。

二、标本采集与运送

标本的正确采集、转运和保存是保证微生物学检验结果准确的前提条件。标本采集工作涉及医生、护士、病人和其他工作人员，很难由实验室完全控制，是全面质量管理最薄弱的环节。所以实验室应采取制定标本采集手册、监控标本运送、制定不合格标本拒收标准等措施，来保证标本质量。

（一）制定标本采集手册

标本采集手册应包括：①患者准备；②检测项目名称（如血液和脑脊液培养等）；③不同部位标本的采集方法；④物品的准备；⑤最佳采集时间；⑥标本采集量；⑦标本运送要求；⑧延迟运送标本的贮藏方法（如冷藏尿液）；⑨安全运送标本的方法（如密封容器、无标本外漏）等。标本采集手册应方便标本采集和运送者取阅。

（二）患者准备

患者准备主要包括两个方面：①做好采集部位的清洁或消毒工作，防止定植菌的污染。如无菌中段尿的采集要做好外阴的清洗和消毒；痰液标本的采集要做好口腔的清洁；脓肿和血液标本的采集要做好皮肤或黏膜的消毒等；②病人应主动配合以便采集到有价值的标本，如咳痰时弯腰深咳嗽，以咳出深部痰液。

（三）标本采集

微生物标本采集原则：①最好是病程早期、急性期或症状典型时采集标本，并且最好在使用抗生素或下次使用抗生素之前。②采集的标本应无外源性污染。在采集血液、脑脊液、胸腔积液和关节液等无菌标本时，应注意对局部及周围皮肤的消毒，严格进行无菌操作。③采集的标本均应盛于无菌容器内。容器应经高压灭菌、煮沸、干热等物理方法灭菌，而不能用消毒剂或酸类处理。④标本采集量应适宜，过少可能会导致假阴性结果。⑤采集方法应恰当。根据目标菌的特性，采用相应的采集方法。如尿液标本，疑为厌氧菌感染时，应以无菌注射器从耻骨上缘行膀胱穿刺术抽取；若怀疑是需氧或兼性厌氧菌的感染，则直接采集中段尿。⑥有些标本还要注意采集时间。如怀疑伤寒沙门菌感染，在发病的第1～2周采集血液，在第3～4周采集大便和尿液，可以提高阳性检出率。

（四）标本运送

标本运送时应注意：①所有采集的标本均含有潜在的生物危害，应置于防渗漏，且相对密封的容器中保存和转运，防止送检过程中标本的漏洒；②采集的标本应尽快送检。常规微生物学检验从标本的采集到运送至实验室的时间应限制在2小时以内；③一些特殊的标本，如用于厌氧培养的标本，其检验结果与运送时间有关，采集后应在15～30分钟内送至实验室，如条件允许床旁接种效果最好；④疑似对温度敏感的淋病奈瑟菌、脑膜炎奈瑟菌和流感嗜血杆菌等感染的标本，应保温送检；⑤血液、脑脊液、生殖道、眼睛和内耳分泌物等标本不可冷藏。

（五）不合格标本

实验室应制定并执行不合格标本拒收标准，如：①缺乏正确标识的标本；②明显被污染的标本；③送检容器（非无菌容器）不合格的标本；④同一天申请做同一实验的重复送检标本（血培养除外）等。然而，如果是比较珍贵、无法再次采集的标本，应与申请医师联系说明情况，先进行标本处理，但需要对结果进行说明和记录。

第二节　检验中质量保证

微生物学检验结果的准确性除依赖于标本的质量、相关的临床资料外，还与人员、设备、试剂耗材及检验过程等因素有关。实验室应制定相应标准化操作规程,监控这些因素,及时发现错误并采取纠正措施,以保证检验结果的质量。

一、人　员

微生物检验是一项复杂的工作,工作人员应具备:①医学检验专业或相关专业的教育背景,且已取得相应的资质;②适当的理论和实践背景;③熟悉实验室操作规程、消毒灭菌及生物安全等相关知识。

实验室每年应对所有工作人员进行培训,培训内容包括临床微生物检验相关知识技能、质量管理体系、医疗咨询及生物安全等。当工作人员职责变更,或离岗 6 个月以上再上岗时应进行再培训和再考核,并记录存档。同时应制定人员能力评估的内容和方法,评估并记录工作人员进行微生物学检验的能力,评估合格后,方可上岗。实验室应每年进行工作人员的能力比对,比对项目至少应包括显微镜检查、培养结果判读、药敏试验抑菌圈测量和结果报告等,确保试验结果判读和报告的一致性。对新进员工,在最初 6 个月内应进行 2 次能力评估,并保存评估记录。

二、设　备

实验室设备包括基础设备和常用设备,所有设备均应制定标准化操作程序,定期维护、保养、监测并记录。新进设备或经搬运、维修后的设备应进行评估和性能验证,确保实验结果的准确性。

不同类型设备,所需定期监测的性能不同,如:①用于检测的温度依赖性设备(培养箱、水浴箱和加热块等),应使用量程适宜并经检定的温度计监测温度;②用于定量检测的移液管、微量滴定管或自动分配器应检查并记录其在使用区间内的准确性和重复性;③ CO_2 培养箱应监测箱内 CO_2 浓度;④厌氧系统(厌氧缸/罐/袋)应监测厌氧条件;⑤生物安全柜应监测柜内气流和过滤器;⑥高压灭菌器应监测灭菌效果等。实验室常用仪器设备的质量保证见表 6-1。

表 6-1　实验室常用仪器设备的质量保证

仪器设备名称	控制标准	允许范围	监控方法和频率
水浴箱	37℃	±1℃	每天观察记录温度
培养箱	35℃	±1℃	每天观察记录温度
二氧化碳培养箱			每天观察记录温度和二氧化碳浓度
温度	35℃	±1℃	
气体	5%～10%	<10%	
冰箱			每天观察记录温度
冷藏	4℃	±2℃	
冷冻	20℃	±5℃	
压力灭菌器	121℃	≥121℃	使用时观察并记录温度、压力,每月用嗜热芽胞杆菌或每次用化学方法测试灭菌效果一次

一些特殊设备,如自动化或半自动化鉴定系统和血培养系统的质量保证见表 6-2。

表 6-2 微生物自动化培养系统和鉴定系统的质量保证

仪器设备名称	质控菌株		监控方法	监控频率
血培养系统	金黄色葡萄球菌	ATCC 25923	选用相应质控菌株，用需氧和厌氧培养瓶进行验证	1. 仪器性能验证一年一次
	肺炎链球菌	ATCC 49619		
	大肠埃希菌	ATCC 25922		2. 培养瓶每批次质控
	流感嗜血杆菌	ATCC 49766		
	白色假丝酵母菌	ATCC 10231		
	产气荚膜梭菌	ATCC 13124		
鉴定药敏系统	肺炎链球菌	ATCC 49619	选用相应质控菌株，用各种鉴定卡和药敏卡进行验证	1. 仪器性能验证一年一次
	腐生葡萄球菌	ATCC BAA-750		
	阴沟肠杆菌	ATCC 700323		2. 卡片每批次质控
	嗜麦芽窄食单胞菌	ATCC 17666		
	流感嗜血杆菌	ATCC 9007		
	白色假丝酵母菌	ATCC 14053		

三、试剂和耗材

实验室应制定文件化程序用于试剂和耗材的接收、储存、验收和管理。当实验室不是接收单位时，还应核实接收点是否具备充分的储存和处理能力，以保证购买的物品不会损坏或变质。实验室应按制造商的说明储存收到的试剂和耗材。

（一）培养基

实验室使用的培养基都应具有：①良好的外观，即表面平滑、水分适宜、无污染、颜色和厚度适当；②明确的标识，包括生产日期（批号）、保质期、配方、质量控制和贮存条件等信息；③每批号产品应进行无菌试验和性能验证，如生长试验、生长抑制试验和生化反应等。

1. 无菌试验　新配制的培养基要按批号抽取一定数量的样品作无菌试验。对于灭菌后倾注的固体培养基，抽样后放培养箱培养 24~48 小时；灭菌后经无菌操作分装的液体培养基要全部放入培养箱内培养 24 小时；对于有些无需高压灭菌、只需煮沸消毒的选择性培养基要取部分琼脂，放入无菌肉汤管培养 24 小时；上述试验证实无细菌生长时才算合格。若有细菌生长，说明培养基制备过程中已受杂菌污染，除寻找原因外，不应再使用，同时做好记录。

2. 细菌生长试验　所有的培养基在使用前除了做无菌试验外还必须做细菌生长试验以确定培养基性能是否符合要求。用已知的标准菌株按照 CLSI 推荐的方法做质控，质控所需的标准菌株分两种：一种是已知的可在某种培养基上生长并产生阳性反应的菌株；另一种是用已知的不能在某种培养基上生长或产生阴性生化反应的菌株。实验室常用培养基、生化反应培养基及试验所用的质控菌株和预期结果见表 6-3 和表 6-4。

表 6-3 常用培养基的质控

培养基	培养条件	质控菌种	预期结果
血琼脂平板	有氧环境，24 小时	化脓链球菌（ATCC 19615）	生长，β- 溶血
		肺炎链球菌（ATCC 49619）	生长，α- 溶血
		金黄色葡萄球菌（ATCC 25923）	生长
		大肠埃希菌（ATCC 25922）	生长
巧克力色琼脂平板	CO_2，24 小时	流感嗜血杆菌（ATCC 9007）	生长

培养基	培养条件	质控菌种	预期结果
麦康凯平板	有氧环境,24 小时	大肠埃希菌(ATCC 25922)	生长,红色菌落
		鼠伤寒沙门菌(ATCC 14028)	生长,无色菌落
中国蓝平板	有氧环境,24 小时	大肠埃希菌(ATCC 25922)	生长,蓝色菌落
		宋内志贺菌(ATCC 25931)	生长,无色菌落
XLD	有氧环境,24 小时	鼠伤寒沙门菌(ATCC 14028)	生长,菌落中央黑色,周围粉红色
		大肠埃希菌(ATCC 25922)	生长,黄色菌落
SS 琼脂平板	有氧环境,24 小时	鼠伤寒沙门菌(ATCC 14028)	生长,无色菌落,中心黑色
		粪肠球菌(ATCC 29212)	生长被抑制
沙氏培养基	有氧环境,24 小时	白色假丝酵母菌(ATCC 10231)	生长
		大肠埃希菌(ATCC 25922)	部分或完全抑制

表 6-4 常用生化试验培养基及试验的质控

培养基	质控菌种	预期结果
赖氨酸脱羧酶	鼠伤寒沙门菌	阳性(深紫色、混浊)
	福氏志贺菌	阴性(黄色)
鸟氨酸脱羧酶	黏质沙雷菌	阳性(深紫色、混浊)
	肺炎克雷伯菌	阴性(黄色)
精氨酸双水解酶	阴沟肠杆菌	阳性(深紫色、混浊)
	奇异变形杆菌	阴性(黄色)
靛基质	大肠埃希菌	阳性(加试剂后呈红色)
	肺炎克雷伯菌	阴性
V-P 试验	肺炎克雷伯菌	阳性(加试剂后呈红色)
	大肠埃希菌	阴性
枸橼酸盐	肺炎克雷伯菌	阳性(蓝色)
	大肠埃希菌	阴性(绿色)
苯丙氨酸脱氨酶	奇异变形杆菌	阳性(加入试剂后呈绿色)
	大肠埃希菌	阴性
O-F 试验(葡萄糖)	铜绿假单胞菌(氧化型)	阳性(黄色)
	不动杆菌属(不利用)	阴性
硝酸盐还原	大肠埃希菌	阳性(加入试剂后呈红色)
	不动杆菌属	阴性
胆汁七叶苷	肠球菌属	阳性(黑色)
	非 D 群 α 链球菌	阴性
脱氧核糖核酸琼脂	黏质沙雷菌	阳性(粉红色)
	肠杆菌属	阴性(蓝色)
丙二酸盐	肺炎克雷伯菌	阳性(生长,蓝色)
	大肠埃希菌	阴性
半固体(动力)	奇异变形杆菌	阳性(穿刺线周围生长)
	肺炎克雷伯菌	阴性
β- 半乳糖苷酶试验	黏质沙雷菌	阳性(黄色)
	鼠伤寒沙门菌	阴性
三糖铁琼脂	弗劳地枸橼酸菌	产酸 / 产酸,H_2S
	福氏志贺菌	产碱 / 产酸
	铜绿假单胞菌	产碱 / 不反应

（二）其他试剂

实验室使用的生化试剂、染色液和抗血清等都应标记名称、浓度、储存条件、制备日期和有效期。若试剂启封，改变了有效期和储存条件，必须记录新的有效期。新批号和每一批次的试剂都应进行质控，确保试剂的质量。

1. 质控要求　新批号和每一批次试剂质量控制应符合如下要求：①使用前应通过直接分析参考物质、新旧批号平行实验或常规质控等方法进行验证，并记录；②生化试剂，如吲哚试剂，杆菌肽，Optochin，X、V、V+X 因子纸片等应使用阴性和阳性质控物质进行验证；③药敏试验纸片使用前应用标准菌株进行验证；④染色液（革兰染色和抗酸染色），应用已知阳性和阴性的质控菌株进行验证；⑤直接抗原检测试剂无论是否含内质控，应用阴性和阳性外质控进行验证。

临床常用生化试剂质量控制见表 6-5。

表 6-5　临床常用生化试剂质量控制

试剂名称	质控菌种	预期结果	
血浆凝固酶	金黄色葡萄球菌（ATCC 25923）	阳性	凝集
	表皮葡萄球菌（ATCC 12228）	阴性	不凝集
触酶	金黄色葡萄球菌（ATCC 25923）	阳性	立即产生气泡
	粪肠球菌（ATCC 29212）	阴性	无气泡
氧化酶	铜绿假单胞菌（ATCC 27853）	阳性	10～30 秒变紫
	大肠埃希菌（ATCC 25922）	阴性	不变色
β- 内酰胺酶	金黄色葡萄球菌（ATCC 29213）	阳性	变红
	金黄色葡萄球菌（ATCC 25923）	阴性	1 小时内不变色
奥普托辛	肺炎链球菌（ATCC 49619）	阳性	有生长抑制环
	粪肠球菌（ATCC 29212）	阴性	无生长抑制环
杆菌肽	化脓链球菌（ATCC 19615）	阳性	有生长抑制环
	粪肠球菌（ATCC 29212）	阴性	无生长抑制环
沙门菌属多价血清	鼠伤寒沙门菌（ATCC 14028）	阳性	凝集
	大肠埃希菌（ATCC 25922）	阴性	不凝集
志贺菌属多价血清	宋内志贺菌（ATCC 25931）	阳性	凝集
	大肠埃希菌（ATCC 25922）	阴性	不凝集
生长因子 V、X 和 V+X	流感嗜血杆菌（ATCC 10211）	阳性	V+X 因子周围生长

常用染色液的质量控制见表 6-6。

表 6-6　常用染色液的质量控制

染色	质控菌株	预期结果	
革兰染色	金黄色葡萄球菌（ATCC 25923）	阳性	紫色
	大肠埃希菌（ATCC 25922）	阴性	红色
抗酸染色	堪萨斯分枝杆菌（ATCC 12478）	阳性	红色
	大肠埃希菌（ATCC 25922）	阴性	蓝色

2. 质控物质　实验室应储存与诊断相配套的质控物质（含质控菌株），以供染色、鉴定、药敏试验，以及试剂和培养基质控使用。临床微生物学实验室的室内质控绝大部分需要用标准菌株或参考菌株来进行，这类菌株的特点是药敏反应稳定，且药敏结果处于众多流行株的中间位置。三级甲等医院的微生物学实验室必须备有相应的标准菌株。国内、外均有

专门提供标准菌株的机构,如美国国家典型菌种保藏中心(ATCC)、英国国家典型菌种保藏中心(NCTC)和中国医学细菌保藏管理中心(CMCC)等。如无来源于上述机构的菌株,也可使用上级业务部门保存的可溯源的质控菌株。

(三)耗材

微生物学实验室最常用的耗材,包括一次性无菌痰杯、咽拭子管、吸痰器、离心管、棉签、悬浮管和培养皿等。这些影响检验质量的耗材应在使用前抽检进行性能验证。

性能验证内容主要包括:①外观评估:表面光洁,无明显变形、擦痕、穿孔、杂质、油污等缺陷;②防渗漏测试:按使用量加入蒸馏水颠倒,无渗漏;③无菌试验:加入无菌肉汤置培养箱18～24小时,观察肉汤清亮、无沉淀和无絮状;④耐热试验:在培养皿中加入较高温度的水(80℃),不变形。以上验证全部合格后,方可使用。

四、检验过程

检验过程涉及检验方法的选择、检验程序的文件化和检验结果的质量保证等方面。

(一)检验方法的选择

微生物学检验方法必须统一,准确可靠。实验室应优先选用现行有效的国家、行业、地方和企业标准中规定的检验方法。如无标准方法,可从知名的相关技术组织或文献中选择合适的方法,并按相关程序对该方法进行验证、鉴定和审批,从而保证得到可接受的检测结果。所选择的检验方法和程序还应与所提供的服务相适宜,并且方便操作,例如:①所选的涂片、染色技术、培养基能从标本中识别、分离出相应的病原菌;②应明确伤口标本的处理程序,深部伤口感染应进行厌氧培养;③血培养应能分离需氧菌和厌氧菌;④脑脊液培养应能确保检出常见苛养菌(脑膜炎奈瑟菌、流感嗜血杆菌和单核细胞李斯特菌等)。

(二)检验程序文件化

每个实验室应制定自己切实可行的操作规程,并使其标准化、规范化。内容应涉及实验的所有方面,包括试剂的准备、操作方法、质量控制和生物安全等方面,均应以CLSI、国家卫生和计划生育委员会或权威机构的标准和操作步骤为准则。所有工作人员都应遵守操作规程的规定,新规程的制定和对现有规程的任何修改都必须符合临床和实验室工作的需要。

检验程序文件内容应包括:①检验目的;②检验程序的原理和方法;③性能验证;④样品类型(如:血浆、血清、尿液);⑤患者准备;⑥容器和添加剂类型;⑦所需的仪器和试剂;⑧程序性步骤;⑨质量控制程序;⑩干扰(如:脂血、溶血、黄疸、药物)和交叉反应;⑪生物参考区间;⑫警示或危急值;⑬实验室临床解释;⑭参考文献等。每个标准化操作程序可包括以上全部内容,也可包括部分内容,视具体情况而定。

(三)检验结果的质量保证

实验室应实施室内质量控制程序以保证检测结果的准确性和可靠性,同时参加室间质量控制评价,对实验室检验能力进行质量评价和能力验证。

1. 室内质量控制 实验室室内质量控制是指对影响检验质量的各环节、各因素制订计划和程序,并在其实施过程中进行连续评价和验证,对发现的问题及时处理并采取措施纠正。室内质量控制是实验室检验结果持续满足预期质量标准的保证。

实验室制定的内部质量控制程序应包括整个实验操作过程,质量控制应满足如下要求:①使用中的染色剂,至少每周用已知阴、阳性质控菌株检测染色程序;②触酶、凝固酶、氧化酶和β-内酰胺酶,实验当日应做阴性和阳性质控;③诊断性抗血清试剂,实验当日至少应做多价血清阴性和阳性质控;④实验室采用的抗菌药物敏感性试验方法应用标准菌株连续检测20天或30天,每一组药物超出参考范围的频率应小于1/20或3/30。也可采用替代质控方案,即连续 5 天,每天对每一组药物重复测定 3 次,每次单独制备接种物,15 个数据超出参考范围的结果应不超过 1 个,若失控结果为 2～3 个,则如前述,再进行 5 天,每天 3 次重复试验,30 个数据失控结果应不超过 3 个。此后,应每周使用标准菌株进行质控;⑤采用自动或半自动系统检测 MIC 时,应按照制造商的要求进行质控。

室内质控物质的检验方法、检测次数、操作者必须与患者标本一致。质控频率应遵循相关文件规定,或检测系统制造商的要求,并规范实施。缺乏合格的校准和质控物质的项目,应有程序验证患者结果的准确性。出现室内质控失控时,应及时采取纠正措施。经评估,室内结果在可接受范围时,才可向临床发送检测报告。

2. 实验室间质量评价　实验室应按要求参加相应的能力验证 / 室间质评,并应制定文件化程序,确保其有效实施。该程序应包括职责规定、参加说明,以及任何不同能力验证 / 室间质评活动的评价标准。值得注意的是,应将所有能力验证 / 室间质评的标本纳入常规工作,由从事常规检验工作的人员采用与患者标本相同的方法、检测次数进行检测,鉴定水平亦与患者标本一致。只有这样,能力验证 / 室间质评才能作为评价实验室质量的依据。满意的能力验证 / 室间质评结果提示实验室的人员、试剂、培养基、设备状态良好。

缺乏能力验证 / 室间质评的检验项目,应定期进行性能评估,方法为:①与参考实验室或其他实验室分割标本检测;②与本实验室建立的已获得证实的方法分割标本检测;③分析纯物质、地方数据库或临床证实资料等。定期评审性能评估结果,当出现"不可接受"的结果时,应尽快采取纠正措施并记录。

第三节　检验后质量保证

检验后过程(post-examination processes),也叫分析后阶段(post-analytical phase),指检验之后的过程,包括结果复核、临床材料保留和储存、样品(和废物)处置,以及检验结果的格式化、报告和记录留存等。

一、检验结果的审核与报告

微生物检验结果的质量和医学价值依赖于报告的准确性和及时性,应经与临床沟通建立检测(如体液涂片、抗酸杆菌涂片、培养)重要指标及其"警告 / 危急"范围、标本周转时间(turn around time,TAT)。标本周转时间尽可能从标本采集开始到结果用于患者诊疗。必要时,及时发送分级报告,如标本直接涂片或湿片直接镜检、培养皿的判读结果等。

发送患者结果前,评估室内质控结果在可接受范围内,最好在对检验结果进行系统性评审,评价其与已获得的患者相关临床信息的符合性。

当某些对患者处理具有重要意义的实验结果达到危急值时,立即通知临床医师或相关人员。操作者应熟悉其工作范围内的危急值项目、判断标准及处理程序。危急值报告记录包括日期、时间、报告者、报告接收者及检测结果。未及时通知相关人员的危急值应记录原因。

检验结果报告应清晰易懂,表述正确,内容包括:①清晰明确的检验标识;②实验室的名称;③患者的唯一性标识;④检验申请者姓名或其他唯一性标识;⑤标本采集日期和时间;⑥实验室接收标本时间;⑦报告日期和时间;⑧生物参考区间;⑨结果的解释;⑩检验者标识等。

当发现已发送检验报告存在错误时,应进行更改,记录改动日期、时间及责任人。经改动后,原内容应清晰可辨。已用于临床决策的检验结果的修改,应与原报告一同保存,并清楚标明其被修改。

检验申请单及标本检验过程应记录并保存至少 2 年。记录内容包括：①患者姓名或唯一标识；②标本采集的日期和时间；③实验室接收到标本的日期和时间；④检验项目；⑤申请者；⑥标本的处理过程；⑦检验者；⑧与临床的沟通内容；⑨结果等。

二、检验后标本的处理

微生物学实验室检测完成后的标本和培养物应密封保存在 2～8℃冰箱内，要有明确的标识，并做好记录。保存期过后的标本和培养物高压灭菌后按感染性废弃物处理。

（魏　军）

本章小结

实验室质量保证是微生物学实验室准确、及时地为感染性疾病的诊断、治疗和预防提供科学依据的根本保障，涉及检验前、检验中和检验后全部过程，以及影响检测结果的所有因素。实验室应将影响临床微生物学检测结果的所有环节以文件的形式明确规定，内容应符合相关标准，并需定期评审，及时更新，以保证其持续满足服务对象的要求。

第七章
实验室安全防护及菌种保存技术

> 通过本章学习,你将能回答以下问题:
>
> 1. 实验室生物安全水平分级?
> 2. 如何预防实验室相关感染的发生?
> 3. 实验操作中发生感染性或潜在感染性因子暴露时,如何处理?
> 4. 常用消毒灭菌技术有哪些?
> 5. 常用的菌种保存方法有哪些?

生物安全(biological safety)是指通过实验室建筑设计、安全防护设施和使用个体防护设备及严格遵从标准化的操作规程等保护措施(硬件)和管理措施(软件),避免各种有危害或潜在危害的生物因子对实验操作人员、环境或公众造成危害。

自 2003 年在经历了严重急性呼吸道综合征(severe acute respiratory syndrome,SARS)和高致病性禽流感暴发流行以来,人们已经感受到了微生物对人类的挑战,生物安全成为常规检验尤其是临床微生物检验工作中非常重要的一部分,因此,国家相关部门对临床微生物实验室的生物安全也越来越重视。临床微生物检验中,需接触大量来自临床患者的各类血液、体液和组织样本,这些样本均具有潜在的生物危害,实验室人员进行各种实验操作时就有可能接触到各种已知或未知的生物因子,存在较高的实验室感染风险。因此,加强临床微生物实验室安全管理以及增强实验室工作人员的生物安全意识和生物安全防护知识非常必要。

第一节　实验室安全防护

实验室生物安全(laboratory biosafety)是指保护工作人员避免接触实验室工作中的生物因子或病原体发生意外暴露的原则、技术和措施。研究显示,导致实验室相关感染最常见的原因除少数为明确的如被锐器刺伤、感染的实验动物咬伤等,此外大多数情况下均为不明原因导致的实验室感染,此类感染大多由生物因子气溶胶所引起,常见的生物因子有布鲁菌属、结核分枝杆菌、贝纳柯克斯体(Q 热病原体)、乙型肝炎病毒、伤寒沙门菌、土拉热弗朗西丝菌、皮炎芽生菌、委内瑞拉马脑炎病毒、鹦鹉热衣原体和球孢子菌等,在国内尤以布鲁菌属、结核分枝杆菌引起的实验室感染多见,其原因与微生物的危险等级及实验室的生物安全防护水平均有关。

一、实验室生物安全防护水平

(一)生物因子危险度等级

根据生物因子对个体和群体的危害程度,在《医学实验室安全应用指南》(CNAS-GL14:

2007)中将微生物的危险度等级划分为四类,即:①危险度 1 级:无或极低的个体和群体危险。通常对人和动物不致病。②危险度 2 级:个体危险中等,群体危险低。对人或动物致病,但不严重。实验室暴露可能引起严重感染。预防和治疗措施有效,传播危险性有限。③危险度 3 级:个体危险高,群体危险低。通常能引起人或动物严重疾病,但不发生传播,预防和治疗措施有效。④危险度 4 级:个体和群体危险度均高。通常能引起人和动物的严重疾病,容易发生直接或间接的传播,缺乏有效的预防和治疗措施。

(二)风险评估

风险评估(risk assessment)是实验室生物安全的核心,指评估风险的大小以及确定风险是否可接受的全过程。由于临床实验室的特殊环境不可避免地造成不同程度的生物污染,按照国家标准《实验室生物安全通用要求》(GB19489—2008)规定,需要进行实验室生物安全风险评估。通过开展风险评估分析实验室内危险源的来源、程度,从而确定实验室生物安全防护水平,持续进行危险识别和实施必要的防护控制措施,并指导制定科学的操作规程、管理制度和应急预案,减少工作人员暴露的危险,使环境污染降低到最低限度,从而减少各类危险的发生,保障整个实验室生物安全和社会公共卫生安全。

风险评估应考虑微生物的危险度等级、致病性、传播途径、易感性、潜伏期、剂量 - 效应(反应)关系和适宜宿主;暴露的潜在后果;自然感染途径、相关实验数据、流行病学资料等;实验室感染途径;所操作微生物的浓度和样本量;拟进行的实验室操作(如超声处理、离心等)、基因技术(可能扩大宿主范围或改变防治措施的有效性);当地预防或治疗方案和能力等。此外还应定期进行风险评估或对风险评估报告进行复审。

(三)实验室生物安全防护水平

根据所操作生物因子的危害程度和采取的防护措施以及实验室设计建筑构造、防护设施设备以及操作程序,将实验室生物安全防护水平(biosafety level,BSL)分为四级。一级防护水平最低,四级防护水平最高。分别以 BSL-1、BSL-2、BSL-3 和 BSL-4 表示实验室的相应生物安全防护水平。①一级生物安全水平(BSL-1)和二级生物安全水平(BSL-2)实验室均属基础实验室,分别处理危险度 1 级微生物和危险度 2 级微生物;②三级生物安全水平(BSL-3)实验室属防护实验室,为特殊的诊断、研究实验室,处理危险度 3 级微生物;③四级生物安全水平(BSL-4)实验室属最高防护实验室,供危险病原体研究,处理危险度 4 级微生物。随着实验室生物安全等级的升高,对实验室的生物安全设计与设施、安全设备和操作规程的要求更为严格。

二、实验室生物安全防护

实验室生物安全防护(biosafety protection for laboratories)是指在实验室环境下处理和保存生物危险因子的过程中采用的一系列防护措施,包括一级防护(隔离)和二级防护(屏障),其目的是确保实验室工作人员不受实验对象侵染及周围环境不受污染。一级防护即安全设备、个体防护装置和措施;二级防护即实验室的特殊设计和建设要求。

(一)生物安全基本设备

临床微生物实验室属于生物安全二级实验室,其基本设备应至少包括生物安全柜、高压灭菌器、紧急喷淋和洗眼装置等。

1. 生物安全柜　生物安全柜(biological safety cabinets,BSCs)是为处理原代培养物、菌毒株以及诊断性样本等具有已知或潜在感染性的实验材料时,避免操作者、实验室环境暴露于操作过程中可能产生的感染性气溶胶和溅出物而设计的。生物安全柜中的高效空气过滤器(high efficiency particulate air filter,HEPA)可以截留 99.97% 的直径为 0.3μm 的颗粒,而对于更大或者更小的颗粒则可以截留 99.99%。因此在临床微生物检验常规工作中,对于可能产生气溶胶的操作如样本接种、阳性瓶转种、菌株分纯、菌悬液调制和采血管开盖等，均应在生物安全柜内进行。生物安全柜必须由专业人员安装，安装前需选择合适的位置，不应置于实验室出入口、人员流动多的地点或过于狭小的空间。安装完成后需由专业人员定期进行校准、维护。

生物安全柜根据入口气流风速、排气方式和循环方式及生物安全防护水平的差异，分为三级（表7-1）：①Ⅰ级生物安全柜：可保护工作人员和环境而不保护样品。其气流原理和实验室通风橱基本相同，不同之处在于排气口安装有 HEPA 过滤器，气溶胶通过 HEPA，经实验室或建筑物排风系统排出，或直接排出建筑物。由于不能保护柜内产品，目前已较少使用。②Ⅱ级生物安全柜：二级生物安全柜是目前应用最为广泛的柜型。与Ⅰ级生物安全柜不同之处在于只让经 HEPA 过滤的（无菌的）空气流过工作台面，所有的二级生物安全柜都可提供对工作人员、环境和样本的保护。按照《中华人民共和国医药行业标准 YY0569—2005 生物安全柜》中的规定，二级生物安全柜可分为 4 个级别：A1 型、A2 型、B1 型和 B2 型，可用于操作危险度 2 级和 3 级微生物，穿正压防护服时可处理危险度 4 级微生物。③Ⅲ级生物安全柜：三级生物安全柜是为生物安全防护等级为 4 级的实验室而设计的，对操作者防护最好。柜体完全气密，所有接口"密封"，通过一个外置的专门排风系统来控制气流，使安全柜始终处于负压状态。工作人员须通过连接在柜体的手套进行操作，试验品通过双门的传递箱进出安全柜以确保不受污染，适用于高风险的生物试验，如进行 SARS、埃博拉病毒等相关实验。

表 7-1　Ⅰ级、Ⅱ级以及Ⅲ级生物安全柜之间的差异

生物安全	正面气流速度（m/s）	气流百分数（%）		排风系统
		新循环部分	排出部分	
Ⅰ级 [a]	0.36	0	100	硬管
Ⅱ级 A1 型	0.38~0.51	70	30	排到房间或套管连接处
外排风Ⅱ级 A2 型 [a]	0.51	70	30	排到房间或套管连接处
Ⅱ级 B1 型 [a]	0.51	30	70	硬管
Ⅱ级 B2 型 [a]	0.51	0	100	硬管
Ⅲ级 [a]	不适用	0	100	硬管

[a] 所有生物学污染的管道均为负压状态，或由负压的管道和压力通风系统围绕

2. 高压蒸汽灭菌器　高压蒸汽灭菌器是临床微生物实验室常规必备设备，是基于水的沸点随着蒸汽压力的升高而升高的原理设计的，具有高效的灭菌功能。临床微生物实验室产生的废弃的培养皿（基）、血培养瓶、临床样本等医疗垃圾均需进行高压灭菌，使其"无害化"后方可运出实验室，从而保证实验室工作人员及环境安全。高压灭菌器操作者须经专业机构的培训并取得压力容器上岗许可证，以确保使用时的安全。

3. 紧急喷淋及洗眼装置　实验室应有可供使用的紧急喷淋及洗眼装置，一般安装在使用苛性碱和腐蚀性化学品附近（30 米内）的地方，可对眼睛和身体进行紧急冲洗或者淋浴，主要是避免感染性物质或化学物质对人体造成进一步伤害。须定期测试喷淋装置以保证功能正常并冲掉管道内积水，保证紧急状况时的正常使用。

（二）个人防护装备

个人防护装备用于保护实验室工作人员免受气溶胶、喷溅物暴露和意外接种等的一种物理屏障。

1. 实验服　一般包括操作服、隔离衣和连体衣等。长袖、背面开口的隔离衣和连体衣的防护效果较一般操作服好，当可能发生喷溅时，使用塑料围裙或防水长罩服。

2. 面部防护用具　使用护目镜、安全眼镜和面罩等避免因实验物品飞溅对眼睛和面部造成的危害。

3. 手套　选择合适、具有防护作用的手套。微生物实验室需戴双层防护手套，先戴一次性塑料薄膜手套，再戴一次性乳胶或乙烯树脂手套。此外还应正确使用手套，确保有效遮盖、无漏损，最好覆盖实验服外衣袖，完全遮住手及腕部。需要注意的是，脱手套和离开实验区域时均应洗手，使用个人防护装备不能代替洗手，要严格遵守卫生部制定颁布的《医务人员手卫生规范》(WS/T313—2009)。

4. 鞋　实验室内应穿着舒适、防滑、防水、防腐蚀和不露脚趾的鞋，避免碰撞和喷溅暴露。

5. 呼吸防护用具　必要时穿戴面具、个人呼吸器和正压服等，以防止吸入气溶胶。

(三)安全操作规范、暴露和废弃物的处理

为避免或减少实验室相关感染意外的发生，制定标准化的实验操作技术、暴露的及时处理措施以及合理的感染性废弃物的处理和正确的感染性物质的运输等成为实验室生物安全操作技术至关重要内容。

1. 微生物实验室安全操作

（1）样本的微生物操作

1）样本采集：掌握临床微生物相关专业知识和样本采集操作技能，使用合格的微生物容器，穿戴合适的个人防护装备，严格按照样本采集的标准操作规程进行。

2）样本运送：所有样本应以防止污染工作人员、患者或环境的方式在医疗机构内运送。装样本的容器应坚固、无泄漏，且标识明确。容器直立于固定的架子，不可颠倒放置，放在专用转运箱等二级容器内进行运送，避免意外泄漏或溢出。申请单最好放在防水袋中，而非卷在容器外。

3）样本接收：样本应在实验室内专门的区域如传递仓内进行接收。

4）样本接种：所有样本应该在生物安全柜内开盖并进行接种，当样本容器有破碎或样本泄漏时，应与临床联系后将样本废弃而勿开启。

（2）微生物实验室的基本安全操作：所有样本、培养物和废弃物均应视为含有传染性生物因子而予以安全方式进行处理和处置。

1）预防接触性污染的安全操作：①处理样本时戴双层手套、口罩，必要时戴眼罩，操作完成后脱手套并洗手；②移液时使用移液辅助器，禁止用嘴吸移液器；③尽可能减少使用锐器，并尽量使用替代品；使用注射器抽吸血培养样本时避免造成锐器伤；④禁止用手对任何锐器剪、弯、折断和重新戴套，从注射器上取下针头时，禁止用手直接操作；⑤针头、玻璃和一次性手术刀片等锐器，应在使用后立即丢弃在锐器盒中。

2）预防气溶胶污染的安全操作：①所有可能产生气溶胶的操作，如采血管开盖、菌悬液配制、血培养转种和振荡混匀等均应在生物安全柜内进行，尽量减少气溶胶形成，并避免接种物洒落；②不能反复使用移液辅助器或移液管吹吸混合含有感染性物质的溶液，避免产生气溶胶；③采用电子加热器消毒接种环，严禁在生物安全柜内使用酒精灯等明火；④使用带安全罩的离心机进行样本离心，并在生物安全柜内开盖操作；⑤在可能产生气溶胶的大型分析仪器上方或可能产生有害气体和气溶胶的地方应使用局部通风防护，在操作小型仪器时使用定制的排气罩。

2. 暴露的处理　进行常规微生物实验操作时，当工作人员暴露于含有感染性或潜在感染性因子的样本、培养物时，应立即处理并及时上报。

（1）刺伤、切割伤或擦伤：受伤人员应立即脱下手套或防护服，清洗双手和受伤部位，使用适当的皮肤消毒剂，必要时进行医学处理。要记录受伤原因和相关的微生物，并保存完整的医疗记录。

（2）潜在感染性物质的食入：应及时进行医学处理，报告食入材料的鉴定和暴露细节，保留完整医疗记录。

（3）潜在危害性气溶胶释放：所有人员必须立即撤离现场，应立即通知实验室负责人和生物安全主管。应张贴"禁止进入"的标志。待气溶胶沉降（约 1 小时）后方可入内，清除污染时穿戴适当的防护装备。

（4）潜在感染性物质溢出：立即用吸附性纸巾覆盖，由外围向中心倾倒消毒剂待作用一定时间（约 30 分钟）后，用镊子等工具清理玻璃碎片，切勿直接用手，以免玻璃碎片刺入皮肤，再用消毒剂擦拭。所有操作均应戴手套。所有污染物品置于有标识的防渗漏袋高压灭菌后运出实验室。

（5）离心管破裂：非密闭离心杯内离心管破裂时，关闭电源，待气溶胶沉降约 30 分钟后开盖，若离心机停止时发现离心管破裂，立即盖上离心机，密闭约 30 分钟，用镊子等工具清除玻璃碎片后，戴结实的手套（如厚橡胶手套）清理、消毒离心机，并消毒其他未破损的带盖离心管外表面。封闭离心杯内离心管破裂时，可将离心杯拧松后放置于消毒剂中浸泡，其余操作同前。

3. 感染性废弃物的处理 感染性废弃物指丢弃的感染性或潜在感染性物品。废弃物处理首要原则是所有感染性材料必须在实验室内通过高压灭菌或消毒等方式清除污染后运出实验室。其目的是对参与丢弃者、公众和环境不造成危害或潜在危害。所有不再需要的样本、培养物和其他生物性材料应置于专门设计的、专用的和有标记的用于处置危险废弃物的容器内，废弃物容器的充满量不能超过其设计的容量。

有害气体、气溶胶、污水和废液应经适当的无害化处理后排放，应符合国家相关的要求。所有废弃物容器的颜色和危害标志均应符合通用标准。废弃物的清运及交接均应严格的记录，记录应妥善保管。

三、消 毒 灭 菌

消毒（disinfection）是指杀灭或清除传播媒介上的病原微生物，使之达到无害化的处理。灭菌（sterilization）是指杀灭或清除传播媒介上的所有微生物（包括芽胞），使之达到无菌程度。从某种意义上说，消毒灭菌是许多医疗实践的核心。根据消毒灭菌知识，结合需消毒、灭菌物品的性质选择适宜的消毒灭菌技术，是保障患者安全的重要环节。

（一）消毒灭菌技术

临床实验室生物安全防护工作中常用的消毒方式有三种，即化学消毒、热力灭菌和焚烧。具体工作中应根据具体情况来选择不同的消毒方式。

1. 化学消毒及用品 许多化学品可作为消毒剂，由于其数量与种类还在不断增加，因此，要根据具体的用途认真选择。消毒剂的作用时间因品种和生产商的不同而异。因此，所有消毒剂使用的推荐意见均必须遵守生产商的说明，实验室应提供消毒剂的配制方法，明确有效消毒剂浓度、配制日期和有效期，确保相关人员知晓。消毒剂的配制及使用均应有记录，记录应得到妥善保管。实验室地面、台面和仪器设备表面的常规消毒及此类区域被污染后的消毒灭菌均可使用化学消毒法。

2. 热力灭菌 压力饱和蒸汽灭菌是对实验材料进行灭菌的最有效和最可靠的热力灭菌方法之一。使用高压蒸汽灭菌，利用加热产生蒸汽，随着蒸汽压力不断增加，温度随之升高，能使微生物的蛋白质较快变性或凝固，作用可靠，操作简便。临床微生物实验室中的样本、培养皿、血培养瓶和采血管等在运出实验室前均可采用此法进行消毒灭菌。

3. 紫外线 紫外线波长在 250～280nm 范围内杀菌力最强，通过紫外线对细胞、细菌和病毒等微生物的照射,以破坏其 DNA 的结构,使构成微生物的蛋白质无法形成,令其立即死亡或者丧失繁殖能力,可用于物体表面的消毒。

4. 焚烧 在临床实验室生物安全防护工作中,焚烧环节一般由其他部门完成,也是医疗废弃物的终末环节,是一种非常有效的方法。经实验室去污染后的医疗废弃物均由专人运往指定的焚烧站进行最终的处理。

(二)消毒灭菌的效果评估

消毒灭菌效果评估时,监测消毒灭菌过程优于自消毒灭菌物品中分离微生物。过程控制通常是对消毒灭菌过程进行物理或化学监测。例如,通过指示胶带、化学指示卡和生物指示剂等监测压力灭菌器的灭菌温度和时间,如果符合要求,可以认为处理后物品不存在活的微生物。

第二节 菌种保存技术及管理

微生物在使用和传代过程中容易发生污染、变异,甚至死亡,因而常常造成菌种的衰退,并有可能使优良菌种丢失,菌种保存的目的就是使菌种被保存后不死亡、不变异、不被杂菌污染,并保持其优良性状,以利于常规工作、科研和流行病学调查等使用。菌种保存是运用物理、生物手段让菌种处于完全休眠状态,使其在长时间储存后仍能保持菌种原有生物特性和生命力的菌种储存的措施。菌种保存是一切微生物工作的基础。

一、菌种的分类

1. 标准菌株 主要用于临床微生物实验室仪器、培养基、染色液、试剂和诊断血清的室内质量控制,也可作为实验室教学和培训的示教材料。实验室必须长期保存一定种类和数量的标准菌株,以满足工作需要。

(1)标准菌株需具备的基本特性:①菌株的形态、生理、生化反应和血清学特性必须典型、并非常稳定。②菌株对药敏纸片产生的抑菌环直径或 MIC 值要在质控范围内,对测试纸片反应敏感。如肺炎链球菌 OP 药敏纸片质控试验的抑菌环直径≥14mm。③对测试项目反应敏感。如测试巧克力色琼脂平板的分离能力,选择的标准菌株流感嗜血杆菌或脑膜炎奈瑟菌应在测试平板上生长良好。

(2)标准菌株的来源:目前临床微生物实验室所用参考菌株主要来自美国典型菌种保存中心(ATCC)、英国国家典型菌种保存中心(NCTC)和中国普通微生物菌种保藏管理中心(CGMCC)。

2. 临床菌株 从临床各类样本中分离的菌株,根据需要可做短期或长期保存,以供后续分析和研究。

二、菌种保存的方法

微生物的特性之一即容易变异,因此,在菌种保存过程中,必须让微生物处于最不活跃或相对静止的代谢状态,才能使其在一定的时间内不发生变异而又保持生活能力且不被杂菌污染。低温、干燥和隔绝空气是使微生物代谢能力降低的重要因素,所以,菌种保存方法虽多,但都是根据这三个因素而设计的。

(一)菌种保存方法

1. 定期移植保存法 该法有斜面培养、液体培养和穿刺培养等,是最早使用而且现在依旧普遍采用的方法。保存菌种的试管应存放在 4～6℃冰箱内。该法简便易操作,无需借助特殊设备。缺点是耗时耗人,微生物形态特征和生理性状等有发生变异的危险,应有复份菌株来弥补这种现象。

2. 培养基直接保存法　为常用的一种短期保存方法，操作方便，缺点是易发生变异。营养要求不高的细菌，可用半固体保存方法，一般2～3个月转种一次，并检查菌株特性，如已出现改变，则需丢弃。特殊培养要求的细菌，如流感嗜血杆菌可接种巧克力琼脂斜面，密封后于4℃冰箱储存，每两星期转种一次。淋病奈瑟菌保存于巧克力琼脂，每天或每隔一天转种一次，不宜4℃保存，因易死亡。

3. 快速冷冻保存法　将纯培养细菌在液体培养基上增菌后，转种血平板后取数个新鲜菌落加入含小牛血清或脱纤维绵羊血的培养基内制成浓菌悬液，再放入无菌玻璃珠，将此瓶放入−30℃以下低温冰箱保存。需要时用无菌镊子取出1粒玻璃珠置增菌培养液中，增菌培养后即可获得新鲜菌种。用此方法，大部分细菌可保存6～12个月，甚至更长时间。

4. 载体保存法　是将微生物吸附在适当的载体上，如土壤、沙子、硅胶和滤纸上，而后进行干燥的保存法，例如滤纸保存法应用相当广泛。

5. 真空冷冻干燥保存法　是微生物实验室菌株保存的主要方法。先使微生物在极低温度（−70℃左右）下快速冷冻，然后在减压下利用升华现象除去水分（真空干燥）。该法保存的菌株能存活5～15年，且存活率高，变异率低。

（二）防止菌种变异的措施

防止菌种变异的措施主要有：①严格执行无菌操作技术，避免污染；②控制传代次数，尽可能减少传代和转种次数。可根据需要决定保留菌种的数量，如经常用于生化反应和药敏质控的标准菌种，在购买后初次转种时应大量留存。③用典型菌落传代并采用合适的培养基；④选择合理有效的菌种保存方法，妥善保存菌种，最好采用真空冷冻干燥法。

（三）菌种保存注意事项

菌种保存主要注意事项有：①避免用含有可发酵性糖的培养基、选择性培养基和药敏试验平板保存菌种，尽量使用对菌株生长无刺激的营养琼脂培养基；②避免培养菌干枯，所有试管要保持良好的密封性；③淋病奈瑟菌和脑膜炎奈瑟菌等对温度变化敏感的细菌，不能贮存于冰箱，但可用快速冷冻干燥法长期保存；④用于抗菌药物敏感试验的标准菌株，由保存状态取出后，不能连续使用1周以上，应定期传代，但一般不超过6次，必要时进行更换。

三、菌种保存管理

为加强可感染人类的高致病性病原微生物的管理，保障人体健康和公共安全，菌种、毒株的管理要严格按《中华人民共和国传染病防治法》《病原微生物实验室生物安全管理条例》《可感染人类的高致病性病原微生物菌种、毒株管理规定》等法律、法规的规定执行。

（一）菌种保存规则和制度

菌种应保存于安全的地方，所用冰箱等保存容器均应加锁，若要运输或携带必须置于金属罐内密封，由专人领取并做好登记。实验室应指定专人负责菌种的保存，双人双锁，确保菌种安全。保管人员变动时，必须严格交接手续。建立严格的使用登记制度：①所有菌种须按种类、来源、数量、购买日期一一登记入册；②使用时须使用者签字，外来人员使用时必须由主任审批；③实验菌种使用完毕须高压灭菌处理并做好销毁记录；④保存的菌种应于规定时间定期转种；⑤留取菌种的试管和干燥菌种的安瓿上应贴标签，写明编号，菌名及日期；⑥未经允许菌种不得外借，不得随便带出实验室；⑦菌种保存范围、转移和销毁等必须严格遵守国家卫生和计划生育委员会有关规定，实验室不定期检查，核实菌种使用和销毁情况。

（二）菌种保藏机构

目前世界上约有550个菌种保藏机构。其中著名的有ATCC和NCTC。其中建立于1925

年的 ATCC 是世界上最大的、保存微生物种类和数量最多的机构,保存病毒、衣原体、细菌、放线菌、酵母菌、真菌、藻类和原生动物 29 000 株典型菌(毒)株。

中国于 1979 年成立了 CGMCC,1995 年获得布达佩斯条约国际保藏中心的资格,是我国唯一同时提供一般菌种资源服务和专利生物材料保存的国家级保藏中心。

（魏　军）

本章小结

　　在常规微生物检验中,所有来自临床患者的样本均具有潜在的生物危害,在样本采集、运送、处理全过程中都可能发生意外暴露,导致实验室相关感染。这大多与实验室工作人员的现场操作、接触病原体和接触感染者等有关。通过制定严格的生物安全标准化操作规程,正确使用实验室仪器设备及做好个人防护,妥善处理感染性废弃物等方法,达到预防实验室工作人员、环境和公众暴露于实验过程中处理、储存的已知或未知潜在的感染性微生物的目的。

第八章
病原性球菌检验

通过本章学习,你将能回答以下问题:

1. 病原性球菌包括哪些主要的菌属?
2. 如何鉴别革兰阳性球菌?
3. 葡萄球菌属的主要致病菌是什么?如何鉴定?
4. 链球菌有哪些分类方法?如何鉴定?
5. 肺炎链球菌主要有哪些生物学特性?
6. 如何进行流行性脑脊髓膜炎的病原学诊断?
7. 如何鉴定淋病奈瑟菌?

病原性球菌为一类主要引起化脓性感染的球菌。其中革兰阳性球菌主要包括葡萄球菌属、链球菌属和肠球菌属,革兰阴性球菌包括奈瑟菌属和卡他莫拉菌等。

第一节 葡萄球菌属

葡萄球菌属(*Staphylococcus*)细菌是一群革兰阳性球菌,常排列成不规则的葡萄串状。分布于自然界、人的体表及与外界相通的腔道中,多不致病。主要致病菌为金黄色葡萄球菌,可定植于正常人体皮肤和鼻咽部,其中医务人员带菌率可高达70%以上,是医院内交叉感染的重要来源。

一、分 类

葡萄球菌属目前分为39个种、21个亚种。引起人类疾病的菌种主要有金黄色葡萄球菌(*S. aureus*)、表皮葡萄球菌(*S. epidermidis*)、头状葡萄球菌(*S. capitis*)、人葡萄球菌(*S. hominis*)等。此外,从人体标本中还能分离到溶血葡萄球菌(*S. haemolyticus*)、施氏葡萄球菌、沃氏葡萄球菌等(表8-1)。

根据能否产生凝固酶(coagulase),将葡萄球菌分为凝固酶阳性葡萄球菌(主要为金黄色葡萄球菌)和凝固酶阴性葡萄球菌(Coagulase negative staphylococcus,CNS)两类。

根据噬菌体分型,将金黄色葡萄球菌分成4~5群26型,还可利用质粒谱分型、血清学分型、抗生素分型和细菌DNA的RFLP或PFGE分型,以研究细菌的致病性、耐药性、流行病学特点及细菌鉴别等。葡萄球菌属细菌DNA G+C含量为30~39mol%。

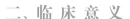

二、临 床 意 义

本属细菌以金黄色葡萄球菌致病力最强，可产生多种酶类，如血浆凝固酶、耐热核酸酶、透明质酸酶、脂酶等，还能产生多种毒素，如葡萄球菌溶素、杀白细胞素、肠毒素（enterotoxin）、表皮剥脱毒素、毒性休克综合征毒素-1（toxic shock syndrome toxin 1，TSST-1）等。

（1）酶：①凝固酶与葡萄球菌的致病力关系密切，凝固酶有两种，游离型凝固酶可分泌到菌体外，能被血浆中的协同因子激活为凝血酶样物质，将液态的纤维蛋白原转变为固态的纤维蛋白而使血浆凝固；结合型凝固酶（凝集因子）为纤维蛋白原受体，结合在菌体表面不释放，可直接与血浆中的纤维蛋白原交联，使之变成纤维蛋白，葡萄球菌凝集成块。纤维蛋白沉积于细菌表面，能阻止吞噬细胞的吞噬、消化，还能保护细菌免受血清中杀菌物质的破坏，故葡萄球菌的感染易于局限和形成血栓。②耐热核酸酶是由致病性葡萄球菌产生的耐热、且能降解 DNA 和 RNA 的酶。③脂酶能分解脂肪和油类，利于葡萄球菌入侵皮肤、皮下组织。

（2）毒素：①葡萄球菌溶素中对人致病的主要是 α 溶素，能溶解红细胞，损伤白细胞、血小板等。②杀白细胞素可破坏中性粒细胞、巨噬细胞，形成的脓栓可加重组织损伤。③30%～50% 临床分离的金黄色葡萄球菌可产生肠毒素，100℃ 30 分钟不被破坏，肠毒素与肠道神经细胞受体结合刺激呕吐中枢，引起以呕吐为主要症状的急性胃肠炎（食物中毒）。④表皮剥脱毒素又称表皮溶解毒素，可使新生儿、婴幼儿及免疫低下的成人表皮上层大片脱落。⑤毒性休克综合征毒素-1 能增强机体对内毒素的敏感性，机体出现多器官系统的功能紊乱或毒性休克综合征。

葡萄球菌可引起侵袭性疾病（化脓性感染），如疖、痈、肺炎、中耳炎、骨髓炎、败血症及脓毒血症等局部或全身感染；也可致食物中毒、烫伤样皮肤综合征（staphylococcal scalded skin syndrome，SSSS）（剥脱性皮炎）和毒性休克综合征等毒素性疾病。

凝固酶阴性葡萄球菌为人体皮肤黏膜的正常菌群，当机体免疫力低下或细菌异位，到达非正常寄居部位时可引起感染。近年来，凝固酶阴性葡萄球菌已成为医院内感染的主要病原菌。以表皮葡萄球菌为代表，可引起人工瓣膜性心内膜炎、泌尿道感染、中枢神经系统感染、术后或植入医疗器械感染及菌血症等。

三、生 物 学 特 性

葡萄球菌革兰染色阳性，球形或椭圆形，直径 0.5～1.5μm，呈葡萄串状排列（图 8-1）。无鞭毛、无芽胞，除少数菌株外一般不形成荚膜。

需氧或兼性厌氧，营养要求不高，最适生长温度 35℃，最适 pH 7.4，多数菌株耐盐性强。在普通琼脂平板上培养 18～24 小时，形成直径 2mm 左右、凸起、表面光滑、湿润、边缘整齐的菌落。不同的菌种可产生金黄色、白色或柠檬色等不同颜色的脂溶性色素。金黄色葡萄球菌在血琼脂平板上菌落呈金黄或黄色，菌落周围有明显的透明（β）溶血环（图 8-2）。在肉汤培养基中呈均匀混浊生长。

葡萄球菌属的表面抗原主要有葡萄球菌 A 蛋白（staphylococcal protein A，SPA）和多糖抗原两种。SPA 是金黄色葡萄球菌细胞壁上的表面蛋白，具有种属特异性。SPA 有抗吞噬作用，可与人类 IgG 的 Fc 段非特异性结合而不影响 Fab 段与相应抗原的特异性结合。常用含 SPA 的葡萄球菌作为载体，结合特异性抗体后，进行简易、快速的协同凝集试验（coagglutination assay），检测多种微生物抗原。

葡萄球菌抵抗力较强，耐干燥、耐盐，在 100～150g/L NaCl 培养基中能生长。对碱性染料敏感，1:10 万～1:20 万甲紫能抑制其生长。近年来由于抗生素的广泛应用，耐药菌株迅速增多,尤其是耐甲氧西林金黄色葡萄球菌(methicillin-resistant *S. aureus*,MRSA)已成为医院内感染最常见的致病菌,治疗困难,病死率高。

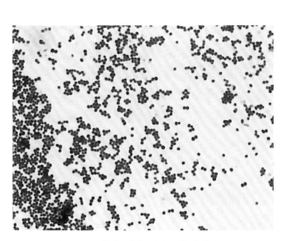

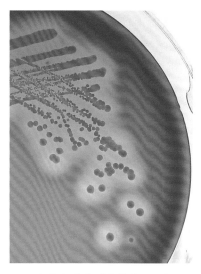

图 8-1 葡萄球菌形态(革兰染色)   图 8-2 金黄色葡萄球菌菌落(血琼脂平板)

四、微生物学检验

(一)检验程序

葡萄球菌属检验程序见图 8-3。

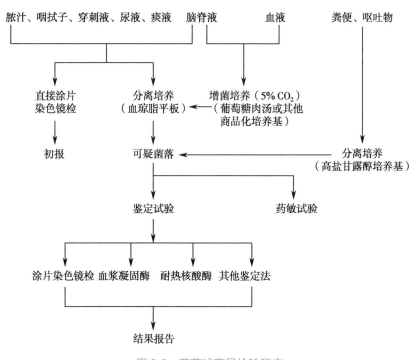

图 8-3 葡萄球菌属检验程序

(二)标本采集

根据感染部位不同,可采集脓液、创伤分泌物、穿刺液、血液、尿液、痰液、脑脊液及粪便等,采集标本时应避免病灶周围正常菌群的污染。

（三）标本直接检查

1. 显微镜检查 取无菌体液，如脑脊液直接涂片（也可离心取沉渣涂片），革兰染色镜检，若发现革兰阳性球菌，葡萄状排列，则有重要临床价值；其他体液标本，在查见细菌的同时，还伴有炎性细胞，则也有临床参考价值。应及时向临床初步报告"查见革兰阳性葡萄状排列球菌，疑为葡萄球菌"，并进一步分离培养和鉴定。

2. 抗原检测 乳胶凝集试验测定 SPA 及荚膜抗原。

3. 核酸检测 取新鲜粪便、含漱液、痰液及脑脊液等标本，检测 mecA 基因，鉴定 MRSA。

（四）分离培养和鉴定

1. 分离培养 血标本应先增菌培养，脓液、尿道分泌物及脑脊液沉淀物直接接种血琼脂平板，尿标本必要时作细菌菌落计数，粪便、呕吐物等含杂菌的标本应接种选择性培养基，如高盐甘露醇琼脂平板。

葡萄球菌在血琼脂平板培养过夜，形成直径 2mm 左右，圆形凸起、光滑，呈金黄色、白色或柠檬色的菌落。有的产生 β 溶血环。金黄色葡萄球菌的色素通常为金黄色或橙色；表皮葡萄球菌无色或白色；腐生葡萄球菌为白色或柠檬色。金黄色葡萄球菌耐高盐、分解甘露醇，故在高盐甘露醇平板上生长形成淡黄色菌落。

2. 鉴定 葡萄球菌为革兰阳性球菌，葡萄串状排列。营养要求不高，在普通琼脂平板上形成直径 2mm 左右，金黄色、白色或柠檬色、不透明的菌落。100～150g/L NaCl 培养基中能生长，触酶试验阳性，氧化酶试验阴性。

临床常见葡萄球菌的主要鉴别特征见表 8-1。

表 8-1 临床常见葡萄球菌的鉴别

菌种	菌落色素	凝固酶	凝集因子	耐热核酸酶	碱性磷酸酶	吡咯烷酮芳基酰胺酶	鸟氨酸脱羧酶	脲酶	β-半乳糖苷酶	3-羟基丁酮
金黄色葡萄球菌	+	+	+	+	+	−	−	d	−	+
表皮葡萄球菌	−	−	−	−	+	−	(d)	+	−	+
溶血葡萄球菌	d	−	−	−	+	−	−	−	−	+
路登葡萄球菌	d	−	(+)	−	+	+	+	d	−	+
施氏葡萄球菌	−	−	+	+	+	+	+	−	−	(+)
腐生葡萄球菌	d	−	−	−	−	−	−	+	+	+
中间葡萄球菌	−	+	d	+	+	−	+	+	+	−
猪葡萄球菌	−	d	−	+	+	−	−	d	−	−
沃氏葡萄球菌	d	−	−	−	−	−	−	+	−	+

菌种	新生霉素耐药	多黏菌素耐药	蕈糖	甘露醇	甘露糖	松二糖	木糖	纤维二糖	麦芽糖	蔗糖
金黄色葡萄球菌	−	+	+	+	+	+	−	−	+	+
表皮葡萄球菌	−	+	−	(+)	(d)	−	−	−	+	+
溶血葡萄球菌	−	−	+	d	−	(d)	−	−	+	+
路登葡萄球菌	−	d	+	−	−	(d)	−	−	+	+
施氏葡萄球菌	−	−	d	−	+	−	−	−	+	+
腐生葡萄球菌	+	+	+	d	−	−	−	−	+	+
中间葡萄球菌	−	+	+	(d)	+	d	−	−	(±)	+
猪葡萄球菌	−	+	+	+	+	−	−	−	+	+
沃氏葡萄球菌	−	+	+	−	−	(d)	−	−	(+)	+

注：+：≥90% 阳性；±：≥90% 弱阳性；−：≥90% 阴性；d：21%～79% 阳性；（）：延迟反应

（1）鉴定试验

1）血浆凝固酶试验：是鉴定致病性葡萄球菌的重要指标，有玻片法和试管法两种，该试验以 EDTA 抗凝兔血浆最佳。前者检测结合型凝固酶，后者检测游离型凝固酶。金黄色葡萄球菌、中间葡萄球菌为阳性。路登葡萄球菌产生结合型凝固酶，不分泌游离型凝固酶，故玻片法凝固酶试验阳性，试管法凝固酶试验阴性。

2）耐热核酸酶试验：是测定葡萄球菌有无致病性的重要指标之一。将待检菌过夜肉汤培养物置沸水浴中 15 分钟，取数滴，滴加于含甲苯胺蓝核酸琼脂、直径为 2～5mm 的小孔内，35℃培养，1 小时后观察结果。小孔周围蓝色琼脂变粉红色为阳性，不变色为阴性。金黄色葡萄球菌、施氏葡萄球菌、中间葡萄球菌及猪葡萄球菌阳性。

3）磷酸酶试验：将被检菌点种在含有硝基酚磷酸盐、pH 5.6～6.8 的 M-H 琼脂平板上，35℃过夜培养，菌落周围出现黄色为阳性。金黄色葡萄球菌、表皮葡萄球菌、施氏葡萄球菌、中间葡萄球菌及猪葡萄球菌阳性。

4）吡咯烷酮芳基酰胺酶试验：将被检菌 24 小时斜面培养物接种于含吡咯烷酮 β- 萘基酰胺（PYR）肉汤中，35℃培养 2 小时，加入 N、N- 二甲氧基肉桂醛试剂，2 分钟内产生桃红色为阳性。溶血葡萄球菌、路登葡萄球菌、施氏葡萄球菌及中间葡萄球菌阳性。

其他鉴定试验如鸟氨酸脱羧酶试验、尿素酶试验、新生霉素敏感试验及甘露醇分解试验等也可用于葡萄球菌的鉴定。

（2）肠毒素测定：经典方法是幼猫腹腔注射食物中毒患者的高盐肉汤培养物，4 小时内动物发生呕吐、腹泻、体温升高或死亡，提示有肠毒素存在的可能。现常用 ELISA 法或特异性核酸杂交、PCR 技术检测葡萄球菌肠毒素。

（3）鉴别试验：葡萄球菌属与微球菌属的鉴别：两者触酶试验均阳性，可用呋喃唑酮（100μg）纸片、氧化酶试验鉴别。葡萄球菌属对呋喃唑酮敏感、氧化酶试验阴性；微球菌属呋喃唑酮耐药、氧化酶试验阳性。

五、药敏试验的药物选择

根据 CLSI 2014 年抗生素敏感性试验执行标准（CLSI M100-S24）的推荐，葡萄球菌属药敏试验的药物选择见表 8-2。

表 8-2　葡萄球菌属药敏试验的药物选择

药物分组	药物名称
A 组	阿奇霉素或克拉霉素或红霉素、克林霉素、苯唑西林*、头孢西丁、青霉素、复方磺胺甲噁唑片
B 组	头孢洛林 h、达托霉素*、利奈唑胺、多西环素、米诺环素、四环素、万古霉素*、利福平
C 组	氯霉素、环丙沙星或左氧氟沙星或氧氟沙星、莫西沙星、庆大霉素
U 组	洛美沙星、诺氟沙星、呋喃妥因、磺胺异噁唑、甲氧苄啶

注：A 组：首选药物及常规试验报告的药物；B 组：与 A 组平行作药敏试验，但应选择性报告的药物；C 组：替代性或补充性药物；U 组（"泌尿道"）：为某些仅用于或首选治疗泌尿道感染的抗生素；h：头孢洛林仅对金黄色葡萄球菌包括耐甲氧西林金黄色葡萄球菌（MRSA）；*：仅用于 MIC 试验，纸片扩散法不可靠

苯唑西林耐药葡萄球菌，即使对青霉素类、β- 内酰胺 /β- 内酰胺酶抑制剂复合物、抗葡萄球菌头孢烯类（具有抗 -MRSA 活性头孢菌素除外）及碳青霉烯类药物体外呈现抗菌活性，但临床无效，故不应报告敏感。

用喹诺酮类药物治疗葡萄球菌感染时，常发生起初敏感的菌株在接受治疗后转为中介或耐药，其耐药性进展在治疗后 3～4 天即可出现，故治疗后若从患者体内分离出相同菌

株,应做药敏试验以确定是否耐药。此外,随着对金黄色葡萄球菌感染治疗的延长,万古霉素敏感株可能变为对万古霉素中介。

第二节 链 球 菌 属

链球菌属(*Streptococcus*)细菌种类繁多,广泛分布于自然界、人及动物肠道、泌尿生殖道和健康人鼻咽部,大多数不致病,为正常菌群。

一、分 类

链球菌属细菌的分类较为复杂,目前临床常见的分类方法主要有以下两种。

(一)血琼脂平板的溶血现象

1. 甲型溶血性链球菌(α-hemolytic streptococcus) 菌落周围有 1~2mm 宽的草绿色溶血环,其中的红细胞未完全溶解,为甲型溶血或 α 溶血。该类菌又称为草绿色链球菌,多为机会致病菌。

2. 乙型溶血性链球菌(β-hemolytic streptococcus) 菌落周围有 2~4mm 宽的透明、无色溶血环,其中的红细胞完全溶解,为乙型溶血或 β 溶血。该类菌又称为溶血性链球菌,致病性强。

3. 丙型链球菌(γ-streptococcus) 菌落周围无溶血环,该类菌又称为不溶血性或 γ 溶血性链球菌,一般不致病。

(二)抗原结构

Lancefield 根据链球菌细胞壁中多糖抗原(C 抗原)的不同,将链球菌分为 A~H、K~V 共 20 个群,血清群与溶血性无相关性,对人有致病性的主要是 A 群。

对临床分离的菌株可根据溶血、抗原分为:

1. β 溶血性链球菌(A、C、G 群)

(1)菌落直径大于 0.5mm 组:A 群的化脓性链球菌(*S. pyogenes*)、C 群、G 群的马链球菌(*S. equi*)和似马链球菌(*S. equisimilis*)。

(2)菌落直径小于 0.5mm 组:具 A、C、G 群抗原,统称米勒链球菌(*S. milleri*),主要分为 3 种,即咽喉炎链球菌、中间型链球菌和星座链球菌。除此之外,米勒链球菌还有 α 溶血和不溶血的细菌。

2. B 群 β 溶血性链球菌 又称无乳链球菌(*S. agalactiae*)。

3. 不溶血 D 群链球菌 牛链球菌(*S. bovis*)。

4. α 溶血性链球菌 包括肺炎链球菌(*S. pneumoniae*)和草绿色链球菌群(*viridans streptococci*)。

链球菌属细菌 DNA G+C 含量为 34~46mol%。

二、临 床 意 义

(一)A 群链球菌

A 群链球菌致病力强,其细胞壁成分,如 M 蛋白有致病性。M 蛋白能抗吞噬和抵抗吞噬细胞内的杀菌作用;M 蛋白与心肌、肾小球基底膜有共同抗原,可刺激机体产生特异性抗体,引起超敏反应性疾病。除此之外,A 群链球菌还能产生多种侵袭性胞外酶和外毒素。

1. 酶 ①透明质酸酶能分解细胞间质的透明质酸,细菌易于在组织中扩散。②链激酶又称链球菌溶纤维蛋白酶,能使血液中的纤维蛋白酶原转变为纤维蛋白酶,溶解血凝块,也利于细菌在组织中扩散。③链道酶又称链球菌 DNA 酶,能降解脓汁中黏稠的 DNA,使脓液变稀薄，促进细菌扩散。

2. 毒素 ①致热外毒素又称红疹毒素或猩红热毒素，是人类猩红热的主要致病物质。抗原性强，有 A、B、C 3 个血清型。②链球菌溶素可破坏红细胞、白细胞和血小板，A 群链球菌产生两种溶素。链球菌溶素 O（streptolysin O，SLO）为含有－SH 基的蛋白质，对氧敏感，遇氧时－SH 基被氧化为－S－S－基，失去溶血活性。SLO 抗原性强，可刺激机体产生抗体。85%～90% 的链球菌感染者，在感染后 2～3 周至病愈后数月至 1 年内可检出 SLO 抗体。活动性风湿病患者 SLO 抗体显著增高，效价常在 1∶400 以上，可作为链球菌新近感染的指标或风湿热及其活动性的辅助诊断。链球菌溶素 S（streptolysin S，SLS）对氧稳定，链球菌在血琼脂平板上的 β 溶血环即由其所致，SLS 无免疫原性。

A 群链球菌引起的疾病占人类链球菌感染的 90%，可引起化脓性感染，如急性呼吸道感染、产褥热、丹毒、软组织感染等；也可引起中毒性疾病，即猩红热；还与急性肾小球肾炎、风湿热等超敏反应性疾病有关。

（二）肺炎链球菌

荚膜是肺炎链球菌（*S. pneumoniae*）的重要致病物质，有抗吞噬作用。此外，肺炎链球菌溶素、神经氨酸酶等也与致病有关。当感染、营养不良及抵抗力下降等因素导致呼吸道异常或受损时易引起大叶性肺炎、支气管炎、胸膜炎、中耳炎和菌血症等。

（三）其他链球菌

B 群链球菌（*group B streptococcus*，GBS）常寄居于下呼吸道、泌尿生殖道和肠道，可经产道或呼吸道感染，引起新生儿败血症、脑膜炎及肺炎；草绿色链球菌（*viridans streptococcus*）是人体口腔、消化道和女性生殖道的正常菌群，通常不致病，偶尔引起亚急性细菌性心内膜炎、龋齿；猪链球菌病则是由 C、D、E、L 群链球菌引起，人通过接触病死猪感染。

三、生物学特性

链球菌革兰染色阳性，球形或椭圆形，直径 0.5～1.0μm，链状排列。链的长短与细菌的种类和生长环境有关，在液体培养基中形成的链较固体培养基上的链长（图 8-4）。无芽胞，无鞭毛。多数菌株在培养早期（2～4 小时）形成透明质酸的荚膜。

肺炎链球菌革兰染色阳性，直径 0.5～1.25μm，菌体呈矛头状、成双排列，宽端相对，尖端向外。在脓液、痰液及肺组织病变中亦可呈单个或短链状。无鞭毛、无芽胞，在机体内或含血清的培养基中可形成荚膜（图 8-5）。

链球菌营养要求较高，培养基中需加入血液或血清、葡萄糖、氨基酸及维生素等物质。多数菌株兼性厌氧，少数为专性厌氧，CO_2 可促进肺炎链球菌生长。最适生长温度 35℃，

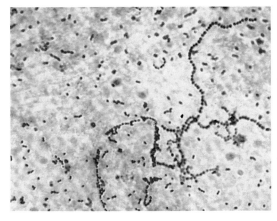

图 8-4　链球菌形态（革兰染色）

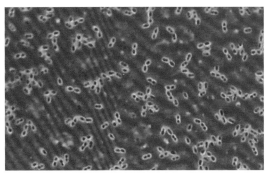

图 8-5　肺炎链球菌荚膜

最适 pH 7.4～7.6。在液体培养基中为絮状或颗粒状沉淀生长,易形成长链。在血琼脂平板上,培养 18～24 小时后可形成灰白色、圆形凸起、表面光滑的细小菌落。不同菌种菌落周围呈现不同类型的溶血环。如 β 溶血的 A、C、G 群菌落较大,直径大于 0.5mm,而米勒链球菌则小于 0.5mm;B 群链球菌菌落较大,溶血环较 A、C、G 群模糊,也有些 B 群链球菌无溶血环。D 群链球菌可呈 α 溶血或不溶血。

肺炎链球菌在血琼脂平板上形成灰白色、光滑、扁平的小菌落,菌落周围有草绿色溶血环。肺炎链球菌的荚膜多糖可使菌落呈黏液型。因产生自溶酶,48 小时后菌落中心凹陷,形成"脐窝状"(图 8-6)。

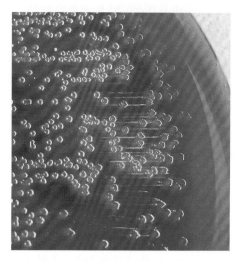

图 8-6 肺炎链球菌菌落(血平板)

链球菌主要有 3 种抗原,即多糖抗原、蛋白质抗原和核蛋白抗原。多糖抗原又称 C 抗原,位于细胞壁上,有群特异性。根据 C 抗原可将链球菌分为 20 个群;蛋白质抗原又称表面抗原,位于 C 抗原外层,具有型特异性,有 M、T、R、S 4 种。M 抗原与致病性有关,A 群链球菌根据 M 抗原的不同,分为 150 个型,B 群分为 4 个型,C 群分为 13 个型;核蛋白抗原又称 P 抗原,无特异性,为各种链球菌所共有,并与葡萄球菌有交叉。

肺炎链球菌根据荚膜多糖抗原的不同,分为 90 多个血清型,其中 20 多个型可引起疾病。肺炎链球菌的 C 多糖抗原有种特异性,为各型菌株所共有,可被宿主血清中的 C 反应蛋白(C reactive protein,CRP)沉淀。C 反应蛋白不是抗体,正常人血清中只含微量,但急性炎症时含量增高,故测定 CRP 对活动性风湿热等疾病的诊断有一定意义。

有荚膜的肺炎链球菌经人工培养后可发生菌落由光滑型向粗糙型的变异(S-R 变异),随着荚膜的消失,毒力亦随之减弱。将 R 型菌落的菌株接种动物或在血清肉汤中培养,则又可恢复为 S 型。

四、微生物学检验

(一)检验程序
链球菌属检验程序见图 8-7。

(二)标本采集
采集脓液、咽拭子、痰、脑脊液及血液等标本。检查 B 群溶血性链球菌时,在妊娠第 35～37 周,用无菌棉签采集阴道分泌物;风湿热患者采集血清作抗链球菌溶素 O 抗体的测定。

(三)标本直接检查
1. 显微镜检查 痰、脓液、脑脊液等直接涂片,革兰染色镜检,见革兰阳性球菌、链状

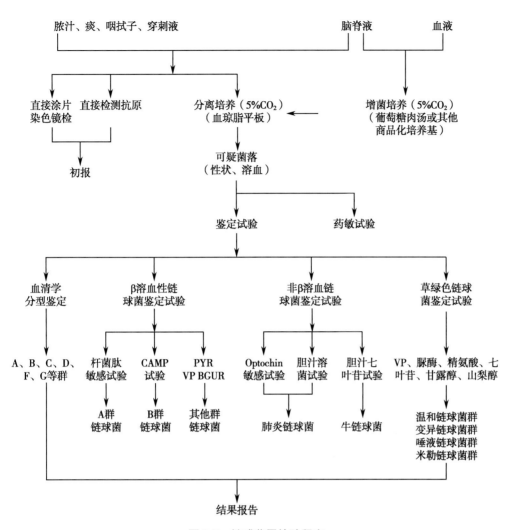

图 8-7 链球菌属检验程序

排列的形态特征可初报。如发现革兰阳性、矛头状双球菌,周围有较宽的透明区,经荚膜染色确认后可初报"疑似肺炎链球菌"。

2. 抗原检测 咽拭标本的 A 群链球菌、阴道分泌物的 B 群链球菌可检测抗原。荚膜肿胀试验可用于肺炎链球菌的快速诊断,将待检菌的纯培养液与肺炎链球菌诊断血清置于玻片上混匀,滴加碱性亚甲蓝染液,加盖玻片,油镜检查。如荚膜明显肿大,菌体周围有一无色、较宽的环状物(荚膜与抗体形成的复合物)时即为阳性。

(四)分离培养和鉴定

1. 分离培养 血液、脑脊液标本先接种肉汤培养基做增菌培养;阴道分泌物接种含多黏菌素(10μg/ml)和萘啶酸(15μg/ml)的选择性培养肉汤,培养 18～24 小时再作分离培养;痰液、脓液及咽拭标本直接接种血琼脂平板。采用羊血琼脂平板培养利于识别溶血特性和进一步鉴定。初代分离需置于 5% CO_2 环境,35℃培养 24 小时,观察菌落性状和溶血特性。

2. 鉴定 链球菌为革兰阳性球菌,链状排列。营养要求较高,在血琼脂平板上形成灰白色、圆形凸起的小菌落,菌株不同可呈现 α、β、γ 不同的溶血现象。肺炎链球菌为革兰阳性、矛头状双球菌,有荚膜。营养要求较高,在血琼脂平板上形成灰白色、光滑、扁平的细小菌落,有草绿色溶血环。48 小时后菌落呈"脐窝状"凹陷。触酶阴性,6.5% NaCl 不生长。

(1)β 溶血性链球菌鉴定

1)Lancefield 群特异性抗原鉴定:根据 Lancefield 分群要求提取菌落抗原,用相应的分群血清做凝集试验。与 B 群抗血清凝集的菌株,可直接确定为无乳链球菌;与 F 群抗血清凝集、且菌落直径小于 0.5mm,可确定为米勒链球菌;与 A、C、G 群抗血清凝集的菌株不能确定种类,还需根据菌落大小和生化反应进一步鉴定(表 8-3)。

表 8-3 β 溶血性链球菌鉴定

Lancefield 抗原群	菌落大小	菌种	PYR	VP	CAMP	BGUR
A	>0.5	化脓性链球菌	+	−	−	NA
A	<0.5	米勒链球菌	−	+	−	NA
B		无乳链球菌	−	NA	+	NA
C	>0.5	马链球菌	−	−	−	+
C	<0.5	米勒链球菌	−	+	−	−
F	<0.5	米勒链球菌	−	+	−	NA
G	>0.5	似马链球菌	−	−	−	+
G	<0.5	米勒链球菌	−	+	−	−
未分群	<0.5	米勒链球菌	−	+	−	NA

注:NA:无研究资料

2) PYR 试验:化脓性链球菌产生吡咯烷酮芳基酰胺酶,可水解吡咯烷酮 β- 萘基酰胺,加入 N、N- 二甲氧基肉桂醛试剂后产生桃红色为阳性。

3) 杆菌肽(bacitracin)敏感试验:为 A 群链球菌的筛选试验。A 群链球菌对 0.04U 杆菌肽药敏纸片几乎全部敏感,临床分离的菌株中有 5%~15% 非 A 群链球菌(B、C、G 群链球菌等)也敏感,而其他群链球菌大多为耐药。利用本试验可将 A 群链球菌与其他性状相近的细菌鉴别开,如猪链球菌、海豚链球菌等 PYR 阳性的 β 溶血性细菌及 A 群小菌落 β 溶血性链球菌(米勒链球菌)。

4) V-P 试验:可鉴别 A、C、G 群 β 溶血的大、小两种不同菌落(表 8-3)。

5) CAMP 试验:为无乳链球菌的初步鉴定试验。无乳链球菌能产生 CAMP 因子,可促进金黄色葡萄球菌的溶血能力,两菌交界处出现协同溶血作用为阳性。

6) B-D 葡萄糖醛酸酶试验(BGUR):C、G 群 β 溶血性链球菌大菌落为阳性,C、G 群 β 溶血性链球菌小菌落(米勒链球菌)为阴性(表 8-3)。

(2)非 β 溶血链球菌鉴定:部分非 β 溶血的 B 群链球菌可通过 CAMP 试验、血清学试验鉴定。α 溶血和不溶血的肺炎链球菌、草绿色链球菌及牛链球菌可通过生化特征进行鉴别,见表 8-4。

表 8-4 非 β 溶血链球菌鉴别

菌种	Optochin 敏感试验	胆汁溶菌试验	胆汁七叶苷试验
肺炎链球菌	S	+	−
草绿色链球菌	R	−	−
牛链球菌	R	−	+

注:S:敏感;R:耐药

(3)草绿色链球菌鉴定:草绿色链球菌属于人体正常菌群,一般不致病。目前借助常规方法鉴定到种有一定困难,通常将其鉴定到群。根据 16S rRNA 可分为温和链球菌群(*S. mitis* group)、米勒链球菌群(*S. miller* group)、变异链球菌群(*S. mutans* group)和唾液链球菌群(*S. sahvdus* group),各群鉴别特征见表 8-5。

表 8-5 草绿色链球菌鉴别

菌群	VP	脲酶	精氨酸	七叶苷	甘露醇	山梨醇
温和链球菌群	−	−	−	−	−	−
变异链球菌群	+	−	−	+	+	+
唾液链球菌群	+/−	+/−	−	+	−	−
米勒链球菌群	+	−	+	+/−	+/−	−

（4）鉴别试验

1）葡萄球菌属与链球菌属的鉴别：两者可用触酶试验鉴别，葡萄球菌属触酶阳性，链球菌属触酶阴性。

2）肺炎链球菌与草绿色链球菌的鉴别：肺炎链球菌和草绿色链球菌皆为 α 溶血，肺炎链球菌 Optochin 敏感试验阳性、胆汁溶菌试验阳性、多数菌株分解菊糖；草绿色链球菌 Optochin 敏感试验阴性、胆汁溶菌试验阴性、多数菌株不分解菊糖。

（五）抗链球菌溶素 O 抗体检测

抗链球菌溶素 O 试验常用于风湿热的辅助诊断，活动性风湿热患者的抗 O 抗体效价一般超过 400 单位。

五、药敏试验的药物选择

根据 CLSI M100-S24 推荐，β 溶血链球菌、肺炎链球菌及草绿色链球菌药敏试验的药物选择见表 8-6、表 8-7 及表 8-8。

表 8-6 β 溶血链球菌药敏试验的药物选择 *

药物分组	药物名称
A 组	红霉素、青霉素（苯唑西林纸片）、复方磺胺甲噁唑片
B 组	头孢吡肟或头孢噻肟或头孢曲松、万古霉素
C 组	头孢洛林、氯霉素、达托霉素 r、左氧氟沙星、氧氟沙星、利奈唑胺、喹奴普汀 - 达福普汀

注：*：β 溶血链球菌包括形成大菌落的 A 群、C 群或 G 群抗原的化脓性链球菌及具有 B 群（无乳链球菌）抗原的菌株，形成小菌落具有 A、C、F 或 G 抗原的 β 溶血菌株被划到草绿色链球菌群，且使用草绿色链球菌解释标准；r：分离于泌尿道菌株不报告达托霉素结果

表 8-7 肺炎链球菌药敏试验的药物选择

药物分组	药物名称
A 组	克林霉素、红霉素、青霉素或氨苄西林
B 组	头孢吡肟、头孢噻肟、头孢曲松、克林霉素、多西环素、吉米沙星、左氧氟沙星、莫西沙星、氧氟沙星、美罗培南、泰利霉素、四环素、万古霉素
C 组	阿莫西林、阿莫西林 - 克拉维酸、头孢呋辛、头孢洛林、氯霉素、厄他培南、亚胺培南、利奈唑胺、利福平 *

注：*：利福平不能单独用于抗菌治疗

表 8-8 草绿色链球菌药敏试验的药物选择

药物分组	药物名称
A 组	氨苄西林、青霉素
B 组	头孢吡肟、头孢噻肟、头孢曲松、万古霉素
C 组	氯霉素、克林霉素、红霉素、利奈唑胺

β溶血链球菌感染首选青霉素和氨苄西林。由于在β溶血链球菌中极少见非敏感株（青霉素 MICs＞0.12g/ml 和氨苄西林 MICs＞0.25g/ml），因此，临床使用经美国食品和药品管理局（FDA）批准的青霉素类和其他内酰胺类药物治疗β溶血链球菌感染时，实验室无需对这些药物做药敏试验。

为预防分娩期妇女 B 群链球菌感染，推荐使用青霉素或氨苄西林。尽管低危险性青霉素过敏者建议使用头孢唑啉，高危险青霉素过敏者建议使用克林霉素或红霉素，但对氨苄西林、青霉素和头孢唑啉敏感的 B 群链球菌，可对红霉素和克林霉素耐药。当从严重青霉素过敏的妊娠妇女分离到 B 群链球菌时，应测试红霉素和克林霉素（包括诱导型克林霉素耐药），但仅报告克林霉素结果。

从脑脊液中分离的肺炎链球菌，可用 MIC 检测并常规报告青霉素和头孢噻肟或头孢曲松或美罗培南的试验结果，也可用 MIC 试验或纸片法测试对万古霉素的敏感性。从其他部位分离的肺炎链球菌株，用苯唑西林纸片筛选试验检测。

第三节　肠　球　菌　属

肠球菌广泛分布于自然界，是人、动物肠道的正常菌群，也可栖居于女性生殖道，为医院内感染的重要病原菌。

一、分　　类

肠球菌原归于链球菌属，与 D 群链球菌血清型一致，后种系分类法证实粪肠球菌（E. faecalis）、屎肠球菌（E. faecium）不同于链球菌属的细菌，1984 年将其命名为肠球菌属（Enterococcus）。现肠球菌分为 5 群 38 个种，临床分离的肠球菌多属于第 2 群。肠球菌属细菌 DNA G＋C 含量为 37～45mol%。

二、临　床　意　义

肠球菌具有黏附素、溶细胞素等致病因子，可增强其在肠道外的侵袭力，引起肠道外感染，如尿路感染、腹腔感染、盆腔感染、菌血症及心内膜炎等。肠球菌是重要的医院内感染病原菌，常发生于有严重基础疾患的老年人、长期住院接受抗生素治疗的免疫功能低下患者。近年来不断上升的肠球菌感染率和广泛使用抗生素出现的耐药性有关。

三、生物学特性

肠球菌为革兰阳性球菌，单个、成对或短链状排列，琼脂平板上生长的细菌呈球杆状，液体培养基中呈卵圆形、链状排列。无芽胞，无荚膜，个别菌种有稀疏鞭毛。

兼性厌氧，最适生长温度 35℃，大多数菌株在 10℃ 和 45℃ 均能生长。肠球菌在血琼脂平板上形成灰白色、圆形、表面光滑的菌落，α 溶血或不溶血。粪肠球菌的某些菌株在马血、兔血琼脂平板上出现 β 溶血。耐高盐、耐高碱，在含 65g/L NaCl 培养基或 pH 9.6 肉汤中能生长，在 40% 胆汁培养基中能分解七叶苷。

四、微生物学检验

（一）检验程序
肠球菌属检验程序见图 8-8。
（二）标本采集
采集尿液、血液及脓性分泌物等。

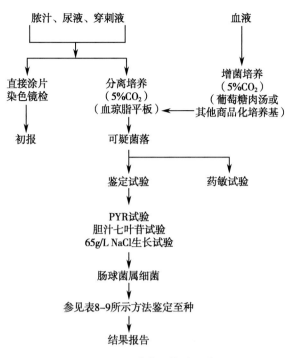

图 8-8 肠球菌属检验程序

（三）直接显微镜检查

尿液及脓液等直接涂片，革兰染色镜检；血液标本增菌培养后涂片，革兰染色镜检。可见单个、成双或短链状排列的卵圆形、革兰阳性球菌。

（四）分离培养和鉴定

1. 分离培养 血液标本先增菌培养，脓汁、尿标本直接接种血琼脂平板。若标本含革兰阴性杆菌，可接种选择鉴别培养基，如叠氮胆汁七叶苷琼脂、哥伦比亚多黏菌素 - 萘啶酸琼脂（CAN）、苯乙醇琼脂（PEA）。在叠氮胆汁七叶苷琼脂上肠球菌分解七叶苷，形成黑色菌落。

2. 鉴定 肠球菌为革兰阳性球菌，成对或短链状排列。菌落光滑、灰白色、圆形凸起，可呈现不同的溶血现象。触酶阴性，PYR 阳性，胆汁七叶苷阳性，65g/L NaCl 中生长，含 D 群链球菌抗原。

根据肠球菌对甘露醇、山梨醇和精氨酸的代谢不同分为 5 群，再通过其他试验进行群内种间鉴定。临床常见肠球菌的主要鉴定特征见表 8-9。

肠球菌与其他兼性厌氧、触酶阴性革兰阳性球菌的鉴别见表 8-10。

表 8-9 肠球菌属种间鉴定

菌种	甘露醇	山梨糖	精氨酸	阿拉伯糖	山梨醇	棉子糖	亚硝酸盐	动力	色素	蔗糖	丙酮酸盐
第 1 群											
鸟肠球菌	+	+	−	+	+	−	−	−	−	+	+
恶臭肠球菌	+	+	−	−	+	+	−	−	−	+	+
棉子糖肠球菌	+	+	−	+	+	+	−	−	−	+	+
假鸟肠球菌	+	+	−	+	+	−	−	−	−	+	+
解糖肠球菌	+	+	−	+	+	+	−	−	−	+	−

续表

菌种	甘露醇	山梨糖	精氨酸	阿拉伯糖	山梨醇	棉子糖	亚硝酸盐	动力	色素	蔗糖	丙酮酸盐
第2群											
粪肠球菌	+	-	+	-	+	+	+	+	-	+	+
屎肠球菌	+	-	+	+	∨	∨	-	-	-	+	-
铅黄肠球菌	+	-	+	+	∨	∨	-	+	+	+	∨
孟氏肠球菌	+	-	+	+	∨	+	-	-	+	+	-
鸡肠球菌	+	-	+	+	∨	+	-	-	-	+	-
第3群											
坚韧肠球菌	-	-	+	-	-	-	-	-	-	-	-
希氏肠球菌	-	-	-	-	-	∨	-	-	-	+	-
殊异肠球菌	-	-	+	-	-	+	-	-	-	+	+
第4群											
硫磺肠球菌	-	-	-	-	-	+	-	-	+	+	-
盲肠球菌	-	-	-	-	-	+	-	-	-	+	+
第5群											
鸽肠球菌	+	-	-	-	-	-	-	-	-	+	-
黄色肠球菌	+	-	-	-	+	-	-	+	-	+	-

注：∨：不定

表 8-10　肠球菌与其他触酶阴性、兼性厌氧革兰阳性球菌的鉴别

菌属	分解葡萄糖产气	65g/L NaCl	胆汁七叶苷	PYR	万古霉素	生长温度 10℃	生长温度 45℃
肠球菌属	-	+	+	+	S	+	+
链球菌属	-	-	-	-*	S	-	∨
乳球菌属	-	∨	+	+	S	+	∨
明串珠菌属	+	∨	∨	-	R	+	∨

注：*：化脓性链球菌、海豚链球菌、猪链球菌 PYR 阳性，其余菌种为阴性

五、药敏试验的药物选择

根据 CLSI M100-S24 的推荐，肠球菌属药敏试验的药物选择见表 8-11。

表 8-11　肠球菌属药敏试验的药物选择

药物分组	药物名称
A 组	氨苄西林、青霉素
B 组	达托霉素*、利奈唑胺、万古霉素
C 组	庆大霉素（仅用于筛选高水平耐药株）、链霉素（仅用于筛选高水平耐药株）
U 组	环丙沙星、左氧氟沙星、诺氟沙星、呋喃妥因、四环素

注：*：仅用于 MIC 试验，纸片扩散法不可靠

肠球菌的耐药分为天然耐药和获得性耐药，对一般剂量或中剂量氨基糖苷类耐药和对万古霉素低度耐药常是先天性耐药。屎肠球菌比粪肠球菌更易产生耐药性，耐万古霉素肠球菌（vancomycin resistant enterococci，VRE）常导致难治性感染。

对青霉素敏感、非产 β- 内酰胺酶的肠球菌，可报告对氨苄西林、阿莫西林、氨苄西林 / 舒

巴坦、阿莫西林／克拉维酸、哌拉西林、哌拉西林／他唑巴坦敏感，而对氨苄西林敏感的肠球菌不能推测其对青霉素敏感。若需青霉素药敏试验结果，则必须对青霉素进行测试。即使氨基糖苷类（高浓度除外）、头孢菌素类、克林霉素和复方磺胺甲噁唑片对肠球菌体外呈现抗菌活性，但临床无效，故不应报告敏感。

第四节 奈瑟菌属和卡他莫拉菌

奈瑟菌属中淋病奈瑟菌和脑膜炎奈瑟菌可使人致病，其余均为腐生菌，是鼻、咽喉和口腔黏膜的正常菌群。目前对卡他莫拉菌归属于莫拉菌属或布兰汉菌属尚未定论，因其形态学及氧化酶反应与奈瑟菌属相似，故在此与奈瑟菌属一并介绍。

一、分　类

奈瑟菌属（*Neisseria*）包括淋病奈瑟菌（*N. gonorrhoeae*）、脑膜炎奈瑟菌（*N. meningitidis*）、解乳糖奈瑟菌（*N. lactamica*）、干燥奈瑟菌（*N. sicca*）、浅黄奈瑟菌（*N. subflava*）、金黄奈瑟菌（*N. flavescens*）、黏膜奈瑟菌（*N. mucosa*）、灰色奈瑟菌（*N. cinerea*）、延长奈瑟菌（*N. elongata*）及多糖奈瑟菌（*N. polysaccharea*）等。奈瑟菌属细菌 DNA G＋C 含量为 46～54mol%。

二、临床意义

脑膜炎奈瑟菌的主要致病物质是荚膜、菌毛和脂寡糖。脂寡糖作用于小血管和毛细血管，引起坏死、出血、微循环障碍。严重败血症时造成 DIC 及中毒性休克。脑膜炎奈瑟菌寄居于鼻咽部，流行期间正常人群带菌率高达 70% 以上。感染者以 5 岁以下儿童为主，6 个月至 2 岁儿童发病率最高。经飞沫传播，引起流行性脑脊髓膜炎。

淋病奈瑟菌的致病物质包括外膜蛋白、菌毛、IgA1 蛋白酶及脂寡糖。成人淋病主要通过性接触感染，也可经污染的毛巾、衣裤、被褥等感染。初期为尿道炎、宫颈炎，男性可进展为前列腺炎、附睾炎等，女性引起前庭大腺炎、盆腔炎等。新生儿经产道感染致淋菌性结膜炎。

卡他莫拉菌（*M. catarrhalis*）又称为卡他布兰汉菌，是最常见的与人类感染有关的莫拉菌。一般不致病，当机体免疫力低下时引起与呼吸道有关的感染，如中耳炎、鼻窦炎及慢性阻塞性肺炎等。

三、生物学特性

奈瑟菌为革兰阴性双球菌，直径 0.6～0.8μm，呈肾形或咖啡豆形，凹面相对。人工培养后可呈卵圆形或球形，排列不规则，单个、成双或四个相连等。在患者脑脊液、脓液标本中常位于中性粒细胞内，慢性淋病患者的淋病奈瑟菌多分布于细胞外（图 8-9）。无芽胞，无鞭毛，新分离株多有荚膜和菌毛。

卡他莫拉菌为革兰阴性双球菌，形态似奈瑟菌，有时革兰染色不易脱色。无芽胞、无荚膜、无鞭毛。

脑膜炎奈瑟菌和淋病奈瑟菌营养要求高，培养基中需添加血液或血清等才能生长。最适生长温度 35℃，低于 30℃不生长，最适 pH 7.4～7.6。专性需氧，初次分离须供给 5%～7% CO_2，高湿度环境可促进生长。对冷、热、干燥及消毒剂敏感，故标本应保温、保湿、快速送检。脑膜炎奈瑟菌在血琼脂平板或巧克力色琼脂平板上 35℃培养 18～24 小时，形成直径 1～2mm，圆形凸起、光滑湿润、边缘整齐、透明的露珠状菌落；血琼脂平板上不溶血。能产生自溶酶，培养 24 小时后可自溶。淋病奈瑟菌在巧克力色琼脂平板上，35℃培养 24～48 小时，形成圆形凸起、灰白色、不透明，直径 0.5～1.0mm 的光滑型菌落。根据菌落大小、色泽将淋病奈瑟菌的菌落分为 T1～T5 五种类型，新分离菌株为 T1、T2 型，菌落小；人工传代培养后，菌落可增大或呈颗粒状，即 T3、T4 和 T5 型。菌落有自溶性，不易保存。也可将淋病奈瑟菌接种选择培养基，如添加万古霉素、多黏菌素等抑菌剂的 Modified Thayer-Martin（MTM）。

卡他莫拉菌营养要求不高，在血琼脂平板或巧克力色琼脂平板上生长更佳，最适温度 35℃，22℃ 也能生长良好。血琼脂平板 35℃ 培养 24 小时，形成直径 1～3mm，圆形凸起、光滑、灰白色、不透明的菌落。继续培养则菌落表面干燥、坚硬，菌落可随接种环的推动而在培养基表面整体移动。不易乳化，在生理盐水中自凝。

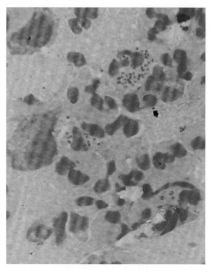

图 8-9 淋病患者标本直接染色镜检

根据脑膜炎奈瑟菌的荚膜多糖群特异性抗原将其分为 A、B、C、D、H、I、K、X、Y、Z、29E、W135 及 L 等 13 个血清群，对人致病的主要是 A、B、C 群，我国 95% 以上为 A 群，其中 C 群的致病力最强。

四、微生物学检验

（一）检验程序

脑膜炎奈瑟菌检验程序见图 8-10、淋病奈瑟菌检验程序见图 8-11。

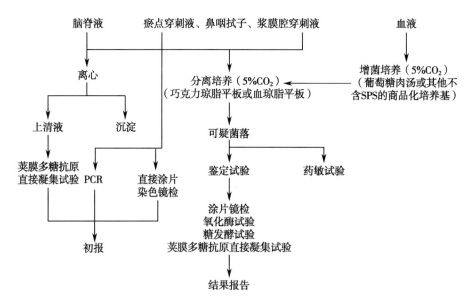

图 8-10 脑膜炎奈瑟菌检验程序

（二）标本采集

1. 脑膜炎奈瑟菌　菌血症期取血液，有出血点或瘀斑者取瘀斑渗出液，出现脑膜刺激症状时取脑脊液，上呼吸道感染、带菌者取鼻咽分泌物等。标本采集后立即送检，或用预温培养基进行床边接种后立即置 35℃ 培养。脑脊液标本接种巧克力色琼脂平板或血琼脂平板；咽拭子、鼻咽拭子接种选择培养基，如改良的 Thayer-Martin（MTM）；血液标本先在增菌培养基中增菌培养，再转种巧克力色琼脂平板或血琼脂平板。标本运送过程中注意保温。

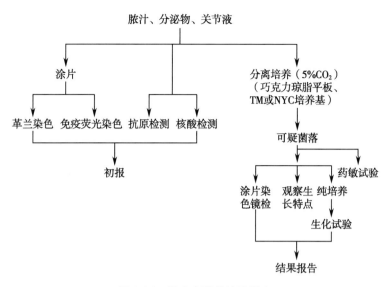

图 8-11 淋病奈瑟菌检验程序

2. 淋病奈瑟菌 用无菌拭子伸入阴道后穹隆或宫颈内 1cm 处,停留 10～15 秒,蘸取阴道、宫颈分泌物。采集尿道分泌物时,应弃去前段脓性分泌物,留取后段作为标本。直肠肛拭标本应弃去第一根污染拭子,用第二根拭子蘸取的分泌物。结膜炎的新生患儿应取眼结膜分泌物。标本采集后立即送检,接种选择培养基,如 Modified Thayer-Martin(MTM)、Martin-Lewis(ML)、New York City(NYC)。

3. 卡他莫拉菌 中耳炎、鼻窦炎患者穿刺抽取标本,呼吸道感染者采集合格痰标本或支气管灌洗液。

(三)标本直接检查

1. 显微镜检查

(1)脑膜炎奈瑟菌:脑脊液直接或离心后取沉淀物涂片,皮肤瘀点取渗出液涂片,革兰染色镜检。如在白细胞内、外见革兰阴性双球菌,可报告"检出革兰阴性双球菌,疑似脑膜炎奈瑟菌",有助于流行性脑脊髓膜炎的早期诊断。

(2)淋病奈瑟菌:脓性分泌物涂片,革兰染色镜检。在男性尿道分泌物、新生儿眼结膜分泌物标本中见中性粒细胞内、外较多的革兰阴性双球菌时,可报告"检出革兰阴性双球菌,疑似淋病奈瑟菌"。女性阴道、直肠有许多正常菌群寄居,当女性宫颈或直肠拭子标本涂片,见胞内、胞外大量革兰阴性双球菌时,必须用培养结果加以证实。

(3)卡他莫拉菌:痰标本涂片,革兰染色镜检,见多个中性粒细胞、柱状上皮细胞及大量直径为 0.5～1.5μm 的革兰阴性双球菌,应怀疑卡他莫拉菌感染。

2. 抗原检测 疑为流行性脑脊髓膜炎患者的标本常做乳胶凝集试验,包括脑膜炎奈瑟菌 A、C、Y、W125 血清型的多价抗体和血清型 B 抗体,测定结果应结合涂片及培养结果。若抗原检测阳性,则可做出快速、推测性诊断。

3. 核酸检测 检测淋病奈瑟菌靶片段的基因有隐蔽性质粒、染色体基因探针、抗淋病奈瑟菌胞嘧啶 DNA 甲基转移酶基因、透明蛋白(opa)基因、菌毛 DNA 探针、rRNA 基因探针和 porA 基因,可用基因探针杂交、核酸扩增等方法进行检测。

(四)分离培养和鉴定

1. 分离培养

(1)脑膜炎奈瑟菌:血液或脑脊液标本先经血清肉汤培养基增菌后,再接种巧克力色琼脂平板或血琼脂平板,5% CO_2 培养。

（2）淋病奈瑟菌：细菌培养仍是目前世界卫生组织推荐的筛选淋病患者唯一可靠的方法。标本应接种于预温的巧克力色琼脂平板，5%～7% CO_2 培养。为提高阳性率，常采用含有万古霉素、多黏菌素及制霉菌素等多种抗菌药物的选择性培养基（MTM、ML）。

（3）卡他莫拉菌：痰标本接种普通琼脂平板或血琼脂平板、巧克力色琼脂平板，35℃培养。

2. 鉴定

（1）奈瑟菌为革兰阴性双球菌，肾形或咖啡豆状，常位于中性粒细胞内外。初次分离需要 5%～7% CO_2，在巧克力色琼脂平板上，脑膜炎奈瑟菌形成圆形凸起、透明的露珠状菌落；淋病奈瑟菌形成圆形凸起、灰白色菌落。氧化酶试验和触酶试验均阳性。脑膜炎奈瑟菌分解葡萄糖、麦芽糖，产酸不产气，分型血清可确定血清型别；淋病奈瑟菌只分解葡萄糖，产酸不产气，其他糖类阴性。淋病奈瑟菌目前常采用核酸杂交技术或核酸扩增技术进行快速诊断和流行病学调查，也可做协同凝集试验、直接免疫荧光试验。

（2）卡他莫拉菌为革兰阴性双球菌，在血琼脂平板上形成圆凸、光滑、灰白色的菌落。继续培养则菌落干燥、坚硬，可随接种环推动而在培养基上移动。氧化酶试验和触酶试验阳性，不分解糖类，还原硝酸盐，DNA 酶阳性。三丁酸甘油酯水解试验可鉴别卡他莫拉菌和奈瑟菌，卡他莫拉菌含丁酸脂酶，能水解 4- 甲基伞形酮丁酸盐形成 4- 甲基伞形酮，在紫外线下呈现蓝色荧光即为阳性；奈瑟菌无此酶，三丁酸甘油酯水解试验阴性。

临床常见奈瑟菌及卡他莫拉菌的主要鉴别特征见表 8-12。

表 8-12　临床常见奈瑟菌及卡他莫拉菌的鉴定

| 菌种 | 巧克力色琼脂平板上的菌落形态 | 生长试验 | | | 氧化分解产酸 | | | | | 硝酸盐还原 | 多糖合成 | DNA酶 |
		MTM ML NYC 培养基	巧克力琼脂或血琼脂（22℃）	营养琼脂（35℃）	葡萄糖	麦芽糖	乳糖	蔗糖	果糖			
脑膜炎奈瑟菌	灰褐色，半透明，光滑，1～2mm	+	−	∨	+	+	−	−	−	−	−	−
淋病奈瑟菌	灰褐色，半透明，光滑，0.5～1mm	+	−	−	+	−	−	−	−	−	−	−
解乳糖奈瑟菌	灰褐色，半透明，光滑，1～2mm	+	∨	+	+	+	+	−	−	−	−	−
灰色奈瑟菌	灰褐色，半透明，光滑，1～2mm	∨	−	+	−	−	−	−	−	−	−	−
多糖奈瑟菌	灰褐色，半透明，光滑，1～2mm	∨	−	+	+	−	−	−	−	−	+	−
浅黄奈瑟菌	绿黄色，不透明，光滑或粗糙，1～3mm	∨	+	+	+	+	−	∨	∨	−	∨	−
干燥奈瑟菌	白色，不透明，干燥，皱褶，1～3mm	−	+	+	+	+	−	+	+	−	+	−
黏膜奈瑟菌	绿黄色，光滑，1～3mm	−	+	+	+	+	−	+	+	+	+	−
金黄奈瑟菌	黄色，不透明，光滑，1～2mm	−	+	+	−	−	−	−	−	−	+	−
延长奈瑟菌	灰褐色，半透明，光滑，反光，1～2mm	−	+	+	−	−	−	−	−	−	−	−
卡他莫拉菌	浅红棕色，不透明，干燥，1～3mm	∨	+	+	−	−	−	−	−	+	−	+

注：MTM: Modified Thayer-Martin 培养基；ML: Martin-Lewis 培养基；NYC: New York City 培养基，均为淋病奈瑟菌的选择性培养基

五、药敏试验的药物选择

根据CLSI M100-S24的推荐,淋病奈瑟菌药敏试验的药物选择见表8-13。

表8-13 淋病奈瑟菌药敏试验的药物选择

药物分组	药物名称
A组	头孢曲松、头孢克肟、环丙沙星、四环素
C组	大观霉素

引起下呼吸道感染的卡他莫拉菌既往对青霉素敏感,近年来报告耐药菌株日渐增多。卡他莫拉菌可产生诱导型 β- 内酰胺酶,故实验室需对其检测 β- 内酰胺酶。

（刘晓春）

本章小结

病原性球菌为一类主要引起化脓性感染的球菌。其中革兰阳性球菌主要包括葡萄球菌属、链球菌属和肠球菌属,革兰阴性球菌包括奈瑟菌属和卡他莫拉菌等。

葡萄球菌属中引起人类疾病的重要菌种有金黄色葡萄球菌、表皮葡萄球菌等。临床上常以是否产生凝固酶将葡萄球菌分为凝固酶阳性葡萄球菌和凝固酶阴性葡萄球菌。葡萄球菌属细菌营养要求不高,根据形态学特点、菌落特点、生化反应及相关毒素和酶的检测进行鉴定。其中耐甲氧西林葡萄球菌是医院内感染的重要病原菌,对多种抗生素耐药。链球菌属以 A 群链球菌致病力最强,鉴定主要依据细菌在血琼脂平板上的溶血现象、Lancefield 抗原血清分型及生化反应。肠球菌属细菌是医院内感染的重要病原菌,临床标本中以粪肠球菌分离率最高,肠球菌对抗菌药物的耐药分为天然耐药和获得性耐药。奈瑟菌属中仅脑膜炎奈瑟菌和淋病奈瑟菌对人致病,其营养要求特殊,初次分离需要 5%～7% 的二氧化碳。抵抗力弱,培养基需要保温保湿,床边接种。脑膜炎奈瑟菌根据形态特点、生化反应和血清学凝集进行鉴定,淋病奈瑟菌通过分离培养、形态特点和生化反应鉴定。

第九章
肠杆菌科检验

第一节 概 述

肠杆菌科(Enterobacteriaceae)细菌是一大群形态、生物学特性相似,需氧或兼性厌氧的革兰阴性杆菌;广泛分布在自然界中,可栖居在人和动物的肠道内,多数是人肠道的正常菌群,也可存在于水、土壤或腐败的物质上,多数为条件致病菌,少数为致病菌。

一、分 类

肠杆菌科隶属于细菌域,变形菌门,γ- 变形菌纲,肠杆菌目。目前与医学有关的肠杆菌科菌属主要有 33 个。临床常见的菌属主要包括以下 15 个菌属:埃希菌属(*Escherichia*)、克雷伯菌属(*Klebsiella*)、肠杆菌属(*Enterobacter*)、枸橼酸杆菌属(*Citrobacter*)、沙雷菌属(*Serratia*)、沙门菌属(*Salmonella*)、志贺菌属(*Shigella*)、爱德华菌属(*Edwardsiella*)、耶尔森菌属(*Yersinia*)、哈夫尼亚菌属(*Hafnia*)、摩根菌属(*Morganella*)、泛菌属(*Pantoea*)、邻单胞菌属(*Plesiomonas*)、变形杆菌属(*Proteus*)及普罗威登斯菌属(*Providencia*)。DNA G+C 含量为 39～59mol%。

二、临 床 意 义

肠杆菌科细菌是临床最常见的病原菌,是泌尿道、呼吸道、肠道、腹腔和盆腔等感染的常见病原菌,也是慢性阻塞性肺气肿(COPD)急性加重、支气管扩张急性加重、脓胸、纵隔炎的主要病原菌之一。其中埃希菌属、志贺菌属、沙门菌属、耶尔森菌属细菌常引起人的腹泻或肠道感染;克雷伯菌属、枸橼酸杆菌属、肠杆菌属、沙雷菌属、变形杆菌属、泛菌属、普罗威登菌属和摩根菌属是与医院内感染相关的条件致病菌。

除志贺菌外,多数肠杆菌科细菌均可引起肠道外感染,如大肠埃希菌等细菌可引起泌尿道、呼吸道、伤口和中枢神经系统等感染,且往往为获得性的感染。鼠疫耶尔森菌可引起自然疫源烈性传染病鼠疫,为我国甲类传染病的病原菌,伤寒沙门菌可经粪口传播引起血流感染。

肠杆菌科细菌也是人和动物肠道感染的重要病原菌。比较明确的肠道病原菌属有埃希菌属、志贺菌属、沙门菌属和耶尔森菌属等。主要引起各种急性、慢性肠道感染、食物中毒、腹泻等。

三、生物学特性

为革兰阴性杆状细菌,菌体大小(0.3~1.0)μm×(1~6)μm,无芽胞,除志贺菌属和克雷伯菌属外,多数肠杆菌科细菌有鞭毛,能运动,少数菌属细菌有荚膜或包膜,有致病性的菌株多数有菌毛。

培养特性为需氧或兼性厌氧,营养要求不高,在普通培养基,如血琼脂平板(BAP)和麦康凯琼脂平板(MAC)上容易生长,大部分菌属在35℃生长良好。

肠杆菌科细菌主要有三种抗原,分别为菌体(O)抗原、鞭毛(H)抗原和表面抗原(如Vi抗原、K抗原)。O抗原存在于细胞壁脂多糖层,是细菌细胞壁的成分,具有种属特异性,耐热,加热100℃不被破坏。其化学成分是脂多糖,脂多糖分子是一个以核心多糖为中心的三层结构,其内侧是脂类A,为内毒素的毒性成分;外侧是由重复的低聚糖组成的特异多糖,决定O抗原的特异性。H抗原存在于鞭毛蛋白,是不耐热的蛋白质抗原,加热60℃,30分钟即被破坏,鞭毛蛋白多肽链上的氨基酸序列和空间构型决定H抗原的特异性。表面抗原是包绕在O抗原外侧的不耐热的多糖抗原,由黏液或荚膜多糖的结构决定表面抗原的特异性,其在不同菌属中有不同的名称。O抗原和H抗原是肠杆菌科血清学分群和分型的依据。表面抗原存在时可干扰O抗原与相应抗体之间的反应,加热100℃,30分钟处理能消除其干扰。

肠杆菌科细菌不形成芽胞,所以对理化因素的抵抗力不强,不耐干燥,加热60℃、30分钟即被杀死;对一般化学消毒剂如漂白粉、酚、甲醛和戊二醛等均敏感,但能耐受低温和胆盐,并在一定程度上能抵抗如亚甲蓝、伊红等物质的抑菌作用,此特性已被用于制作肠道选择性培养基。

四、微生物学检验

(一)标本采集

1. 肠道外感染标本　可采集不同的标本类型,如血液、尿液、体液、呼吸道、伤口及其他各种临床标本。

2. 肠道感染标本　宜在疾病的早期,抗菌药物使用前,留取新鲜的粪便标本送检,实验室应尽快挑取其中脓血和黏液部分进行接种培养。对儿童或团体健康体检时,可用肛拭子采集方法采集标本。

(二)分离培养和鉴定

1. 分离培养　对于肠道外感染并取自无菌部位的标本一般使用BAP或MAC琼脂平板接种培养,在分离培养细菌数量较少的标本时(如血培养),应使用肉汤增菌以提高检出率。来自泌尿道、呼吸道或伤口的标本中往往混有其他污染的细菌,需采用选择鉴别培养基来增加肠杆菌科致病细菌的分离率。如MAC琼脂、伊红亚甲蓝(EMB)琼脂,因为MAC和EMB培养基能促进肠杆菌科细菌生长,并抑制其他革兰阳性菌以及少数革兰阴性菌及部分真菌,同时肠杆菌科细菌在不同培养基上可出现一些典型形态,有利于细菌的初步鉴定。对于粪便标本接种时可选用的培养基包括非选择性培养基,如BAP;弱选择鉴别培养基,如MAC;针对沙门菌和志贺菌的强选择鉴别培养基,如沙门-志贺菌琼脂(SS)等。

2. 鉴定

(1)生化鉴定:根据细菌分解或利用各种物质的能力不同,可通过不同的生化组合来进行细菌鉴定,也可使用商品化的微生物鉴定试剂盒,在规定时间内解读反应结果,根据其生化试验的反应结果,参考鉴定表或分析图索引得到鉴定结果。目前临床微生物实验室常用的是自动仪器分析系统,使得鉴定结果更为准确、可靠,并提高了工作效率,增强了鉴定结果的一致性和可比性。常见肠杆菌科细菌的主要鉴定特性见表9-1。

表9-1 常见肠杆菌科细菌的主要生化特性

细菌名称	KIA	MOT	GAS	H₂S	IND	MR	V-P	CIT	PAD	URE	ONPG	LYS	ARG	ORN
大肠埃希菌	A(K)/A	+	+	−	+	+	−	−	−	−	+	+	−/+	+/−
A、B、C群志贺菌	K/A	−	−	−	−/+	+	−	−	−	−	−	−	−	−
D群志贺菌	K/A	−	−	−	+	+	−	−	−	−	+	−	−	+
迟钝爱德华菌	K/A	+	+	+	+	+	−	−	−	−	−	+	−	+
沙门菌	K/A	+	+	+	−	+	−	+	−	−	−	+	+/−	+
弗劳地枸橼酸杆菌	A(K)/A	+	+	+	−	+	−	+	−	+/−	+	−	+/−	−/+
异型枸橼酸杆菌	K/A	+	+	−	+	+	−	+	−	+/−	+	−	+/−	+
肺炎克雷伯菌	A/A	−	++	−	−	−	+	+	−	+	+	+	−	−
产酸克雷伯菌	A/A	−	++	−	+	−	+	+	−	+	+	+	−	−
产气肠杆菌	A/A	+	++	−	−	−	+	+	−	−	+	+	−	+
阴沟肠杆菌	A/A	+	++	−	−	−	+	+	−	+/−	+	−	+	+
蜂房哈夫尼菌	K/A	+	+	−	−	−/+	+	−	−	−	+	+	−	+
集团肠杆菌	A/A	+	−/+	−	−/+	−/+	+/−	+/−	−/+	−/+	+	−	−	−
黏质沙雷菌	A(K)/A	+	+	−	−	−/+	+	+	−	−	+	+	−	+
普通变形杆菌	A(K)/A	+ᵃ	+/−	+	+	+	−	+	−/+	++	−	−	−	−
奇异变形杆菌	K/A	+ᵃ	+	+	−	+	+/−	+/−	+	++	−	−	−	+
摩根摩根菌	K/A	+	−	−	+	+	−	−	+	++	−	−	−	+
雷氏普罗威登斯菌	K/A	+	−	−	+	+	−	+	+	++	−	−	−	−
斯氏普罗威登斯菌	K/A	+/−	−	−	+	+	−	+	+	−/+	−	−	−	−
产碱普罗威登斯菌	K/A	+	+/−	−	+	+	−	+	+	−	−	−	−	−
小肠耶尔森菌	A/A	−ᵇ	−	−	+/−	+	−	−	−	+/−	+	−	−	+

注:++:强阳性;+:90%以上菌株阳性;−:90%以上菌株阴性;+/−:50%~90%菌株阳性;−/+:50%~90%菌株阴性;KIA:克氏双糖铁琼脂;A:产酸;K:产碱;GAS:产气;H₂S:硫化氢;MR:甲基红;V-P:伏-普试验;IND:吲哚;CIT:枸橼酸盐;PAD:苯丙氨酸脱氨酶;URE:脲酶;MOT:动力;LYS:赖氨酸脱羧酶;ARG:精氨酸双水解酶;ORN:鸟氨酸脱羧酶;ONPG:β-半乳糖苷酶;a:迁徙生长;b:22~25℃阳性、35℃阴性

(2)血清学鉴定:肠杆菌科中某些致患者腹泻的病原菌,如埃希菌属、志贺菌属、沙门菌属以及耶尔森菌属等细菌的鉴定除需生化反应符合外,尚需用特异性诊断抗血清进行血清学分型鉴定后才能做出最终报告。

(3)分子生物学鉴定:利用分子生物学技术也可将肠杆菌科细菌鉴定至科、属、种,甚至可区分致病菌株和非致病菌株,如可用PCR技术检测大肠埃希菌或检测大肠埃希菌的肠毒素基因等。该方法的敏感性和特异性均较高,随着分子生物学技术的日臻完善,不仅用于科学研究还将在临床得到更广泛的应用。

3. 鉴定步骤　应该遵循科、属、种的顺序，与其他革兰阴性杆菌进行鉴别。

（1）科间鉴别：首先应根据菌体形态，有无鞭毛，氧化酶、触酶和葡萄糖发酵等试验鉴别是否是肠杆菌科细菌，肠杆菌科细菌共同的生化反应特性有发酵葡萄糖，氧化酶阴性（邻单胞菌属除外），触酶阳性，能还原硝酸盐为亚硝酸盐，见表9-2。

表 9-2　肠杆菌科与其他科细菌的主要鉴别特征

试验	肠杆菌科	非发酵菌	弧菌科	巴斯德菌科
形态	杆状	杆状	弧状、杆状	球杆状
鞭毛	周鞭毛或无	单、丛、周鞭毛或无	单鞭毛	无鞭毛
氧化酶	$-^a$	$+^b$	+	+
触酶	+	+	+	+
葡萄糖 O-F	发酵	氧化或不分解	发酵	发酵
硝酸盐还原	+	+/−	+	+

注：+：90%以上菌株阳性；−：90%以上菌株阴性；+/−：大部分菌株阳性，少部分阴性；a：邻单胞菌属除外；b：不动杆菌、嗜麦芽窄食单胞菌除外

（2）属间鉴别：在证实为肠杆菌科细菌之后，可根据苯丙氨酸脱氨酶和葡萄糖酸盐（或V-P）试验，将肠杆菌科14个菌属初步分为三大类后继续鉴定，见表9-3，也可直接用自动化仪器或商品化试剂盒进一步进行种属间的鉴别。

表 9-3　肠杆菌科细菌的初步分类

细菌菌属	苯丙氨酸脱氨酶	葡萄糖酸盐
埃希菌属	−	−
志贺菌属	−	−
沙门菌属	−	−
枸橼酸菌属	−	−
爱德华菌属	−	−
耶尔森菌属	−	−
克雷伯菌属	−	+
肠杆菌属	$-^a$	$+^a$
哈夫尼亚菌属	−	+
泛菌属	−	+
沙雷菌属	−	+
变形杆菌属	+	−
摩根菌属	+	−
普罗威登斯菌属	+	−

注：+：90%以上菌株阳性；−：90%以上菌株阴性；a：有例外

（3）属内鉴别：详见本章各节。

五、药敏试验的药物选择

细菌抗菌药物敏感试验，目前我国主要参照美国临床和实验室标准协会（CLSI）的相关文件进行选择，其中针对由大肠埃希菌、肺炎克雷伯菌和奇异变形杆菌引起的单纯性泌尿道感染治疗时，头孢唑林可预测口服药物头孢克洛、头孢地尼、头孢泊肟、头孢丙烯、头孢呋辛酯、头孢氨苄和氯碳头孢的疗效；而对四环素敏感的菌株可预测对多西环素和米诺环素

也敏感。然而，某些对四环素中介或耐药的菌株可能对多西环素、米诺环素或二者敏感，见表 9-4。

表 9-4　CLSI M100-S24 推荐的肠杆菌科细菌药物敏感试验建议分组

分组	抗菌药物
A 组（首选试验并常规报告的抗菌药）	①氨苄西林；②头孢唑林[a]；③庆大霉素、妥布霉素
B 组（首选试验并选择报告的抗菌药物）	①阿米卡星；②阿莫西林 - 克拉维酸、氨苄西林 - 舒巴坦、哌拉西林 - 他唑巴坦、替卡西林 - 克拉维酸；③头孢呋辛；④头孢吡肟；⑤头孢替坦、头孢西丁；⑥头孢噻肟[a]、头孢曲松[a]；⑦环丙沙星、左氧氟沙星；⑧多利培南、厄他培南、亚胺培南、美洛培南；⑨哌拉西林；⑩磺胺甲噁唑 / 甲氧苄啶
C 组（补充试验并选择报告的抗菌药物）	①氨曲南、头孢他啶；②头孢洛林；③氯霉素[b]；④四环素
U 组（补充试验仅用于泌尿道感染的抗菌药物）	①头孢唑林；②左氧氟沙星或氧氟沙星、诺氟沙星；③呋喃妥因；④磺胺异噁唑；⑤甲氧苄啶

注：a：对脑脊髓液来源的肠杆菌科菌株，应检测和报告头孢噻肟或头孢曲松的药敏，以替代头孢唑林；b：分离于泌尿道的菌株不需常规报告

同时应注意的是细菌对抗菌药物的耐药性，可以分为固有耐药（天然耐药）和获得性耐药，固有耐药是菌株所表现的内在特性，通常是由染色体介导，可垂直传播给子代细菌，较少通过水平传播。固有耐药是细菌重要的遗传学特征，可作为细菌种属鉴定的方法之一，也可以根据细菌的固有耐药特征对细菌的鉴定和药敏试验结果进行验证。固有耐药菌株常规不需要进行药敏试验，见表 9-5。

获得性耐药发生在一个菌种或菌属中的部分菌株，可经质粒和转座子介导在同菌种或不同菌种之间水平传播，垂直传播通常也可发生，但在缺乏抗菌药的选择压力下，其耐药性有时会消失。获得性耐药是细菌产生耐药的主要原因。实验室可以对其耐药情况利用抗菌药物敏感试验开展表型检测。

表 9-5　常见肠杆菌科细菌的固有耐药[a]

抗菌药物 微生物	氨苄西林	阿莫西林 - 克拉维酸	氨苄西林 - 舒巴坦	哌拉西林	替卡西林	I 代头孢菌素：头孢唑啉、头孢噻吩	头霉素类：头孢西丁、头孢替坦	II 代头孢菌素：头孢呋辛	四环素类	呋喃妥因	多黏菌素B、黏菌素
产气肠杆菌	R	R	R			R	R	R			
阴沟肠杆菌	R	R	R			R	R	R			
弗劳地枸橼酸杆菌	R	R	R			R	R	R			
肺炎克雷伯菌	R			R							
摩根摩根菌	R	R				R		R	R	R	R
普通变形杆菌	R					R		R	R	R	R
奇异变形杆菌	对青霉素类和头孢菌素类不存在固有耐药								R	R	R
潘氏变形杆菌	R					R		R	R	R	R
雷氏普罗威登斯菌	R	R				R		R	R	R	R
斯氏普罗威登斯菌	R	R				R		R	R	R	R
黏质沙雷菌	R	R	R			R		R		R	R
小肠结肠炎耶尔森菌	R	R		R	R						

注：a：来源于 CLSI M100-S24 文件；R：耐药

第二节　埃希菌属

一、分　类

埃希菌属（*Escherichia*）目前属内有 6 个种：大肠埃希菌（*E. coli*）、蟑螂埃希菌（*E. blattae*）、弗格森埃希菌（*E. fergusonii*）、赫尔曼埃希菌（*E. hermannii*）、伤口埃希菌（*E. vulneris*）、艾伯特埃希菌（*E. albertii*）。DNA G＋C 含量为 48～59mol%，模式菌种为大肠埃希菌。

二、临床意义

大肠埃希菌是临床最常见的病原菌，其致病因素主要与侵袭力、内毒素和肠毒素有关。大肠埃希菌的 K 抗原和菌毛与侵袭力有关。K 抗原能抗吞噬，并能够抵抗抗体和补体的作用。菌毛能帮助细菌黏附于黏膜表面，使细菌在肠道内定植，产生毒素而引起相应症状。有侵袭力的菌株能直接侵犯肠道黏膜上皮并引起炎症；内毒素为大肠埃希菌细胞壁上的结构成分，其毒性部位在类脂 A（lipid A），与所有革兰阴性杆菌产生的内毒素一样，具有相似的病理生理作用，如引起患者发热、休克、DIC 等；大肠埃希菌可产生两种肠毒素：一种是不耐热肠毒素（heat labile toxin，LT），加热 65℃、30 分钟即被破坏；另一种是耐热肠毒素（heat stable toxin，ST）。LT 可激活小肠上皮细胞的腺苷环化酶，使 ATP 转变为 cAMP，细胞内的 cAMP 升高，促进肠黏膜分泌功能，使肠液大量分泌引起腹泻；而 ST 通过激活肠道上皮细胞鸟苷酸环化酶，使肠道细胞的 cGMP 水平升高，引起肠液分泌增加而导致腹泻。

大肠埃希菌常引起各种肠内外的感染，是泌尿道、腹腔内等感染以及腹泻的主要病原菌，其引起人的肠道外感染主要是泌尿系感染（urinary tract infection，UTI）。引起泌尿系感染的菌群具有独特的毒力因子和血清 O 抗原，75% 的 UTI 由血清型 O1、2、6、7、11、25 及 75 引起。此外大肠埃希菌还可引起胆囊炎、新生儿脑膜炎、菌血症及肺炎等。常见于腹腔内脓肿、肠穿孔继发腹膜炎、肠道手术后继发感染或大面积灼伤创面感染等。大肠埃希菌是人和动物肠道的正常菌群，但其中有些菌株能引起人肠道内感染并致腹泻，并能引起致死性并发症如溶血性尿毒综合征（hemolytic uremic syndrome，HUS）。根据其不同的血清型别、毒力和所致临床症状的不同，将引起人腹泻的大肠埃希菌分为 5 类：①肠毒素型大肠埃希菌（*enterotoxigenic E. coli*，ETEC）：ETEC 能产生两种由质粒介导的肠毒素，即耐热肠毒素（ST）和不耐热肠毒素（LT），是发展中国家引起腹泻，尤其是儿童腹泻的重要病原菌，也常引起旅行者腹泻，可导致恶心、腹痛、低热以及急性发作的类似于轻型霍乱的大量水样腹泻，由 ETEC 引起的旅行者腹泻有时甚为严重，但很少致死。②肠致病性大肠埃希菌（*enteropathogenic E. coli*，EPEC）：该菌不产生肠毒素和志贺毒素，主要致病因子是黏附因子。是引起婴幼儿腹泻的主要病原菌，临床表现为肠道腹泻，患者发热、呕吐，便中含黏液但无血液，是世界各地致婴儿腹泻的重要病原菌。③肠侵袭型大肠埃希菌（*enteroinvasive E. coli*，EIEC）：EIEC 不产生肠毒素，该菌类似于志贺菌，能直接侵犯肠黏膜，在黏膜上皮细胞内增殖，并破坏上皮细胞形成炎症或溃疡。EIEC 还可类似志贺菌一样引起肠炎症状如发热、腹痛、水泻或细菌性痢疾的典型症状，出现黏液脓血便，故曾称志贺样大肠埃希菌。④产志贺毒素大肠埃希菌（*Shiga toxin-producing E. coli*，STEC）：STEC 最具代表性的血清型是 $O_{157}:H_7$，但近年发现非 O_{157} 的血清型也可引起该病。STEC 的主要致病因子有菌毛和毒素，可产生两种由溶源性噬菌体编码的 Vero 毒素（VT-1 和 VT-2），从而抑制蛋白质的合成并致 Vero 细胞产生病变，引起临床症状。STEC 还可产生一种或多种志贺毒素或称 Vero 毒素，并引起出血性大肠炎和 HUS，故又称肠出血型大肠埃希菌（*enterohemorrhagic E. coli*，

EHEC)或 Vero 毒素大肠埃希菌(verotoxigenic *E. coli*, VTEC),多为水源性或食源性感染,由加热不充分的牛肉或蔬菜引起,牛肉或蔬菜在生产或流通过程中受到污染,通过口摄入或粪口途径传播。⑤肠凝聚型大肠埃希菌(*enteroaggregative E. Coli*, EAEC):不产生 LT 或 ST,没有侵袭力,不能用 O:H 血清分型。该菌与世界各地慢性腹泻有关,可致儿童肠道感染,引起水样腹泻、呕吐和脱水,偶有腹痛、发热和血便。

三、生物学特性

为革兰阴性直短杆状,大小为(1.1~1.5)μm×(2.0~6.0)μm,单个或成对排列,多数有鞭毛,能运动,某些菌株尤其是引起肠道外感染的菌株有荚膜(微荚膜)和周身菌毛。

培养特性为兼性厌氧,营养要求不高,在 BAP 和普通营养琼脂平板上生长良好,35℃培养 24 小时,可形成直径 2~3mm,圆形、光滑、湿润、灰白色、不透明的菌落,某些菌株在 BAP 上可产生 β 溶血,在肠道选择培养基上可发酵乳糖,形成有色菌落,如在 MAC 琼脂平板上菌落呈粉红色或红色。

抗原成分主要由菌体(O)抗原、鞭毛(H)抗原和表面(K)抗原组成。①O 抗原:是多糖磷脂复合物(LPS),耐热,加热 100℃不能灭活,目前已知有 171 种,是血清学分型的基础;②H 抗原:是不耐热的蛋白质,已知有 56 种,均为单相菌株;③K 抗原:是多糖荚膜抗原,对热稳定,在 K 抗原存在时能阻止 O 凝集。已知有 100 种,不是每个菌株均有 K 抗原。大肠埃希菌的血清型分别按 O:K:H 的顺序,以数字表示,如 $O_{111}:K_{58}:H_2$、$O_{157}:H_7$ 等。

四、微生物学检验

(一)肠道外感染标本

1. 检验程序 大肠埃希菌检验程序见图 9-1。

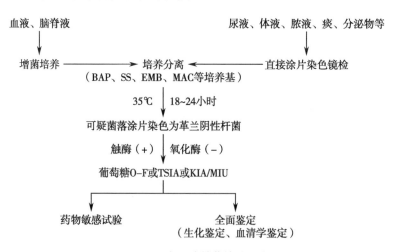

图 9-1 大肠埃希菌检验程序
BAP:血琼脂平板;SS:沙门-志贺菌琼脂平板;EMB:伊红亚甲蓝琼脂平板;
MAC:麦康凯琼脂平板;TSIA:三糖铁琼脂;KIA:克氏双糖铁琼脂;
MIU:动力-吲哚-脲酶试验管

2. 标本采集 检验标本主要有尿、血、粪便、脓液等临床标本,血液等细菌数量少的标本需要增菌进行培养;尿液标本要尽量采集早晨清洁中段尿进行定量培养,对无症状的患者应连续采集三天晨尿送检;痰标本取自口腔清洁后从深部咳出的痰液;脓、分泌物等标本可用无菌棉拭子直接采取。

3. 标本直接检查 除血液标本外,其他标本大多可行涂片染色检查;尿液和其他各种体液可离心后取沉淀物作涂片；脓、痰、分泌物等可直接涂片，革兰染色后直接镜检，但肠杆菌科多数细菌的形态及染色性相似，根据形态及染色难以相互鉴别。

4. 分离培养和鉴定

（1）分离培养：血液等封闭腔标本由于细菌数量少，一般需使用肉汤增菌培养。尿液标本常规需使用定量接种方法，先依据临床信息选择培养类型，确定合适的培养基及定量接种的尿液量，采用 1μl 或 10μl 标准接种环接种的方法。即首先将尿液标本充分混匀，用定量接种环或无菌微量加样器取尿液 1μl 接种于 5% 的羊血琼脂和 MAC 琼脂或其他类似的弱选择培养基如中国兰、EMB 琼脂等，35～37℃培养 18～24 小时。对于导尿、耻骨上膀胱穿刺留取的尿液、已使用抗菌药物治疗患者的尿液采用 10μl 接种。经 18～24 小时培养无菌生长，需继续培养 24 小时。脓、痰和分泌物标本可直接在 BAP 等琼脂平板上划线分区培养，35℃培养 18～24 小时后观察细菌生长情况及菌落形态。

（2）鉴定：在培养后的培养基上挑选疑为大肠埃希菌的菌落，如在 MAC 琼脂平板上粉红色或红色；在 SS 上为红色、粉红色或中央为粉红色、周围无色的菌落；在 EMB 平板上呈扁平、粉红色有金属光泽，待涂片染色镜检后依据镜检结果，进一步进行相应生化或血清学试验将细菌鉴定到属或种。实验室常用三糖铁琼脂（TSIA）；克氏双糖铁琼脂（KIA）；动力 - 吲哚 - 尿素试验管（MIU）以及吲哚 - 甲基红 -V-P- 枸橼酸盐（IMViC）4 个组合试验来初步鉴定。典型的大肠埃希菌的基本生化反应特征有：能发酵多种糖，产酸产气；TSIA 上为产酸 /产酸、产气；KIA 上为产酸 /产酸、产气；IMViC 为 ++－－；MIU 为 ++－，埃希菌属与相似菌属间的细菌鉴别见表 9-1，属内各菌种的鉴别见表 9-6。

表 9-6 埃希菌属内各菌种的鉴别

生化反应	大肠埃希菌	赫尔曼埃希菌	弗格森埃希菌	蟑螂埃希菌	伤口埃希菌	艾伯特埃希菌
吲哚	+	+	+	－	－	－
甲基红	+	+	+	+	+	+
V-P	－	－	－	－	－	－
枸橼酸盐	－	－	(－)	V	－	－
赖氨酸脱羧酶	+	－	+	+	+	+
精氨酸双水解酶	(－)	－	－	－	V	NA
鸟氨酸脱羧酶	V	+	+	+	－	+
ONPG	+	+	+	－	+	NA
乳糖	+	V	－	－	(－)	－
山梨醇	+	－	－	－	+	－
甘露醇	+	+	+	+	+	+
侧金盏花醇	－	－	+	－	－	－
纤维二糖	－	+	+	－	－	－
黄色素	－	+	－	－	V	－

注：+：90% 以上菌株阳性；－：90% 以上菌株阴性；V：26%～75% 阳性；(－)：76%～89% 阴性；NA：资料未提供

（二）肠道内感染标本

1. 检验程序 大肠埃希菌检验程序见图 9-1。

2. 分离培养和鉴定 可采集患者粪便、食物残留和肛拭等标本，根据需要接种相应培养基。在培养后的培养基上挑选可疑菌落进行涂片染色及生化反应试验。引起腹泻的大肠埃希菌与肠道外感染的大肠埃希菌在形态及生化反应均相似，但分别具有不同的血清型

（表 9-7）、肠毒素或毒力因子，分离培养后必须通过血清分型或特殊的毒力检测试验才能做出最终鉴定。

表 9-7　引起腹泻及肠道感染的大肠埃希菌常见血清型

ETEC	EPEC	EIEC	STEC			EAEC
O6：NM*	O55：NM*	O28：NM	O8：H19	O118：H2*	O115：H10	O3：H2
O6：H16*	O55：H6*	O29：NM	O22：H8	O118：H12	O177：NM	O15：H18
O8：H9*	O55：H7	O112：NM	O26：NM*	O118：H16	O178：H19	O44：H18*
O15：H11	O86：NM	O124：NM	O26：H11*	O119：NM	O179：H8	O51：H11
O20：NM	O86：H34	O124：H7	O28：H25	O119：H4		O77：H18
O25：NM*	O111：NM*	O124：H30*	O45：H2*	O119：H25		O86：H2
O25：H42	O111：H2*	O136：NM	O55：H7	O121：H19*		O111ab：H21
O27：NM*	O111：H12	O143：NM*	O69：H11	O123：NM		O126：H27
O27：H7*	O111：H21	O144：NM	O76：H19	O123：H11		O141：H49
O27：H20*	O114：NM*	O152：NM	O84：NM	O128：NM		ONT：H21
O49：NM*	O114：H2*	O164：NM*	O88：H25	O128：H2		ONT：H33
O63：H12*	O119：H6*	O167：NM	O91：NM	O128：H45		
O78：H11	O125：H21*	ONT：NM*	O91：H14	O145：NM*		
O78：H12*	O126：NM		O91：H21	O146：H21		
O128：H7*	O126：H27		O103：NM	O153：H2		
O148：H28*	O127：NM*		O103：H2	O153：H25		
O153：H45*	O127：H6*		O103：H11	O156：H25		
O159：NM*	O127：H9		O103：H25	O157：NM*		
O159：H4	O127：H21		O104：H7	O157：H7*		
O159：H20*	O128：H2*		O104：H21*	O165：NM		
O167：H5	O128：H7		O111：NM*	O165：H25		
O169：NM*	O128：H12		O111：H2*	O172：NM		
O169：H41*	O142：H6*		O111：H8*	O174：H21		
	O157：H45*		O113：H21*	O174：H28		

注：NM：无动力；O rough：O 抗原粗糙不能血清定型；NT：不能分型；*：与爆发流行有关血清型

（1）ETEC：生化反应加血清分型加肠毒素测定，生化反应符合大肠埃希菌，具备特定的血清型别。ETEC 主要依赖 ST 和 LT 肠毒素的检测，常用生物学方法或细胞培养、免疫学和分子生物学方法。

（2）EPEC：生化反应加血清分型，用多价抗血清检测其 O 抗原。取 5～10 个乳糖阳性的大肠埃希菌菌落，与特异性抗血清进行凝集试验，血清学凝集阳性的菌株必须测定凝集滴度以排除交叉反应，同时还要做 H 抗原测定（O：H 分型），也可用酶联免疫吸附试验（ELISA）和细胞培养的方法来检测 EPEC。

（3）EIEC：生化反应加血清分型测定，本菌与志贺菌相似，多数 EIEC 为动力阴性，乳糖不发酵或迟缓发酵。可用常规的肠道培养基分离，用 O：H 血清分型。所有 EIEC 菌落均为赖氨酸脱羧酶阴性，无动力，其中最常见的血清型 O_{152} 和 O_{124} 为乳糖阴性，与志贺菌的抗血清有交叉反应，两菌属十分相似，主要的鉴别试验是醋酸钠、葡萄糖铵利用试验和黏质酸盐产酸试验，大肠埃希菌三者均阳性，而志贺菌三者均阴性。

（4）STEC：生化反应加血清分型，肠道正常菌丛中的大肠埃希菌约 80% 在培养 <24 小时可发酵山梨醇，但 O_{157}：H_7 不发酵（或缓慢发酵）山梨醇。可用山梨醇麦康凯琼脂（SMAC）

直接筛选不发酵山梨醇的菌落,经次代培养后用胶乳凝集试验检测 O_{157} 抗原。在北美许多地区,大肠埃希菌 O_{157}:H_7 占肠道分离病原菌的第二或第三,是血便中分离到的最常见病原菌,分离率占血便的 40%,且 O_{157} 是导致 4 岁以下儿童急性肾衰竭的主要病原菌,故针对血便患者,大肠埃希菌 O_{157}:H_7 需常规检测。

第三节 克雷伯菌属

克雷伯菌属(*Klebsiella*)为条件致病菌,临床感染中以肺炎克雷伯菌多见,也是引起医院内感染的重要病原菌。

一、分 类

克雷伯菌属临床常见的主要是肺炎克雷伯菌(*K. peumoniae*)和产酸克雷伯菌(*K. oxytoca*)2 个种,肺炎克雷伯菌又分肺炎亚种(*K. peumoniae subsp. peumoniae*)、臭鼻亚种(*K. peumoniae subsp. ozaenae*)、鼻硬结亚种(*K. peumoniae subsp. rhinoscleromatis*)3 个亚种。原来属于克雷伯菌属的解鸟氨酸克雷伯菌(*K. ornithinolytica*)、植生克雷伯菌(*K. planticola*)和土生克雷伯菌(*K. terrigena*)2001 年以后被划出,归为拉乌尔属(*Raoultella*),分别命名为解鸟氨酸拉乌尔菌(*R. ornithinolytica*)、植生拉乌尔菌(*R. planticola*)和土生拉乌尔菌(*R. terrigena*)。DNA G+C 含量为 53～58mol%,模式菌种为肺炎克雷伯菌。

二、临床意义

肺炎克雷伯菌的临床分离率仅次于大肠埃希菌,也是临床检出率最高的致病菌,其中肺炎克雷伯菌肺炎亚种可引起原发性肺炎。肺炎克雷伯菌肺炎亚种还能引起各种肺外感染,包括肠炎和脑膜炎(婴儿),泌尿道感染及菌血症,是酒精中毒者、糖尿病和慢性阻塞性肺部疾病患者并发肺部感染的潜在的危险因素。

三、生物学特性

为革兰阴性杆菌,菌体大小(0.3～1.0)μm×(0.6～6.0)μm,单个、成双或者短链状排列,无鞭毛,无芽胞,患者标本直接涂片或在营养丰富培养基上的培养物可见菌体外有明显的荚膜。

培养特性为兼性厌氧,营养要求不高,初次分离,在培养基上可形成较大、凸起、灰白色黏液型的菌落。菌落大而厚实、光亮,相邻菌落容易发生融合,用接种针蘸取时可挑出长丝状细丝(图 9-2)。在 MAC 培养基上发酵乳糖产酸,形成较大的黏液型、红色的菌落。

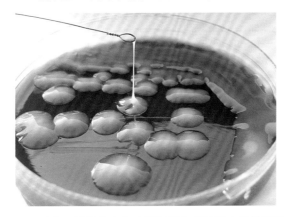

图 9-2 肺炎克雷伯菌在血琼脂平板上菌落形态及挑丝试验

四、微生物学检验

（一）检验程序

肺炎克雷伯菌检验程序同图9-1。

（二）分离培养和鉴定

1. 分离培养 选择 BAP、MAC 等培养基接种培养，35℃培养后，挑选可疑菌落，如在 BAP 琼脂平板上大而圆，灰白色、黏稠状菌落，菌落相互融合，光亮，以接种环触之，可拉成丝。

2. 初步鉴定 氧化酶阴性，触酶阳性，动力阴性，多数菌株可利用枸橼酸盐，葡萄糖产酸产气，所有菌株均可利用阿拉伯糖、乳糖、山梨醇、侧金盏花醇及木糖，除肺炎克雷伯菌臭鼻亚种、肺炎克雷伯菌鼻硬结亚种外，所有菌种均可利用乳糖和山梨醇。克雷伯菌的基本生化反应特征是：TSIA 为产酸/产酸、产气或产酸/产酸，枸橼酸盐阳性，动力阴性，鸟氨酸脱羧酶阴性，丙二酸盐阳性，DNA 酶阴性。

3. 最后鉴定

（1）属的鉴定：动力阴性，吲哚除产酸克雷伯菌外，均为阴性，ONPG 除肺炎克雷伯菌鼻硬结亚种外，均为阳性，V-P 除肺炎克雷伯菌臭鼻亚种、肺炎克雷伯菌鼻硬结亚种外，均为阳性，鸟氨酸脱羧酶除解鸟氨酸拉乌尔菌外，均为阴性。克雷伯菌属与肠杆菌科中主要引发医院内感染的其他条件致病菌鉴别见表9-8。

表9-8 克雷伯菌属与其他条件致病菌鉴别

试验	肺炎克雷伯菌	产酸克雷伯菌	产气肠杆菌	阴沟肠杆菌	成团泛菌	蜂房哈夫尼菌	黏质沙雷菌	液化沙雷菌
吲哚	−	+	−	−	(−)	−	−	−
动力	−	−	+	+	(+)	(+)	+	+
赖氨酸脱羧酶	+	+	+	−	−	+	+	+
精氨酸双水解酶	−	−	−	+	−	−	−	−
鸟氨酸脱羧酶	−	−	+	+	−	+	+	+
DNase（25℃）	−	−	−	−	−	−	+	(+)
明胶酶（22℃）	−	−	−	−	−	−	+	+
糖类发酵								
乳糖	+	+	+	+	d	−	−	−
蔗糖	+	+	+	+	d	−	+	+
山梨醇	+	+	+	+	d	−	+	+
侧金盏花醇	+	+	+	(−)	d	−	d	−
阿拉伯糖	+	+	+	+	+	+	−	+

注：+：≥90%的菌株阳性；d：不定10%~90%的菌株；−：≥90%的菌株阴性；(+)：76%~89%的菌株阳性；(−)：76%~89%的菌株阳性

（2）种的鉴定：肺炎克雷伯菌吲哚阴性，而产酸克雷伯菌吲哚阳性，本菌属菌与拉乌尔菌属菌之间的鉴别见表9-9。

表9-9 克雷伯菌属与拉乌尔菌属菌种之间的鉴别

菌种	吲哚	鸟氨酸脱羧酶	V-P	丙二酸盐	ONPG	生长试验	
						10℃	44℃
产酸克雷伯菌	+	−	+	+	+	−	+
肺炎克雷伯菌肺炎亚种	−	−	+	+	+	−	+

续表

菌种	吲哚	鸟氨酸脱羧酶	V-P	丙二酸盐	ONPG	生长试验	
						10℃	44℃
肺炎克雷伯菌臭鼻亚种	−				V	NA	NA
肺炎克雷伯菌鼻硬结亚种	−	−	−	+	−	NA	NA
解鸟氨酸拉乌尔菌	+	+	V	+	+	+	NA
植生拉乌尔菌	V	−	+	+	+	+	−
土生拉乌尔菌	−	−	+	+	+	+	−

注：+：≥90%的菌株；V：11%～89%的菌株；−：≤10%的菌株；NA：资料未提供；V-P：伏-普试验；ONPG：β-半乳糖苷酶

第四节 志贺菌属

志贺菌属(*Shigella*)细菌是引起人类细菌性痢疾的主要肠道病原菌之一。

一、分类

志贺菌属可用特异性抗血清将其分为4个血清群(种)：A群为痢疾志贺菌(*S. dysenteriae*)，B群为福氏志贺菌(*S. flexneri*)，C群为鲍特志贺菌(*S. boydii*)，D群为宋内志贺菌(*S. sonnei*)。1989年CDC分类系统将生化反应特性相近的A、B、C群归为一群，统称为志贺菌A、B、C血清群；而将生化反应特征与之相异，鸟氨酸脱羧酶和β-半乳糖苷酶均阳性的宋内志贺菌单列出来。DNA G+C含量为49～53mol%。

二、临床意义

志贺菌属细菌的致病主要与细菌的侵袭力、内毒素和外毒素有关，志贺菌属细菌因菌毛的作用，细菌黏附于肠黏膜的表面，并侵入上皮细胞内生长繁殖，形成感染病灶，引起炎症反应。本菌属各菌株均有强烈的内毒素，由于内毒素的释放可造成上皮细胞死亡及黏膜下发炎，并形成毛细血管血栓，导致坏死、脱落和溃疡，患者出现典型的脓血便；另一方面可引起全身中毒症状(内毒素血症)，导致发热、意识障碍，甚至中毒性休克。A群志贺菌1型和2型产生的志贺毒素(Shiga toxin, ST)，ST对Vero细胞有毒性作用也称为Vero毒素(Verotoxin, VT)，VT对小鼠有强烈的致死毒性，有VT1和VT2两种。ST属VT1型。

志贺菌属细菌主要引起人类细菌性痢疾，简称菌痢，一年四季均可发病，以夏秋季节发病率最高，典型的急性菌痢表现为腹痛、腹泻、黏液脓血便、里急后重，发热等症状。小儿常可引起中毒性菌痢，患儿常无明显的消化道症状而表现为全身中毒症状，若抢救不及时，往往造成死亡。四种志贺菌中，痢疾志贺菌引起的菌痢较为严重，其他志贺菌引起的感染则相对较轻，具有自限性且很少致死。我国以福氏志贺菌和宋内志贺菌引起的菌痢最为多见。多数菌痢为散发病例，可引起人与人之间的传播。偶可因食用了被污染的水和食物而引起暴发流行。

三、生物学特性

为革兰阴性短小杆菌，菌体大小(1～3)μm×(0.7～1.0)μm，无芽胞，无荚膜，无鞭毛，有菌毛。

培养特性为兼性厌氧，最适生长温度为35℃，最适pH为7.2～7.4。营养要求不高，能在普通琼脂培养基上生长，且生长良好。在肠道选择培养基上可形成乳糖不发酵、中等大小、无色透明或半透明菌落，宋内志贺菌常形成粗糙型菌落。

志贺菌属菌种有 O 抗原，无 H 抗原，部分菌种有 K 抗原。O 抗原是分类的依据，有群特异性和型特异性两种抗原，根据生化反应和 O 抗原的不同，将志贺菌属分为 4 个血清群（A、B、C、D）和 40 余个血清型。O 抗原耐热，加热 100℃ 60 分钟不被破坏。K 抗原存在时能干扰 O 抗原与相应抗血清的凝集作用。加热 100℃ 60 分钟可消除 K 抗原对 O 抗原的干扰作用。

本属细菌对理化因素的抵抗力较其他肠杆菌科细菌为低。在 1% 苯酚中 15～30 分钟或加热 60℃ 10 分钟即被杀死，对酸较敏感，在运送培养时须使用 pH 7.0 的磷酸盐甘油或转运培养基，确保检出率的提高。

四、微生物学检验

（一）检验程序
志贺菌属细菌检验程序同图 9-1。

（二）标本采集
主要检验标本为粪便、肛拭等，志贺菌在有大肠埃希菌及其他细菌繁殖并且产酸的粪便标本中，往往数小时即死亡，所有标本应及时接种或采集黏液脓血便作床边接种，如不能及时接种，可置甘油保存液或卡 - 布运送培养基内送检。健康体检者可用肛拭取样。

（三）分离培养和鉴定
1. 分离培养　分离培养基可选用 MAC 和 SS，亦可用对志贺菌分离效果较好的木糖 - 赖氨酸 - 去氧胆酸盐（XLD）培养基。

2. 鉴定
（1）初步鉴定：取可疑菌落（MAC 上无色不透明；SS 上不透明或透明；EMB 上无色或不透明的琥珀色；XLD 上呈红色的菌落），经生化反应、血清学试验等进一步鉴定到属和种。志贺菌的基本生化反应特征为：TSIA 产酸，枸橼酸盐阴性，脲酶阴性，动力阴性，V-P 试验阴性。

（2）最终鉴定：须作全面生化反应和血清学试验，各菌群（种）间的鉴定依据为痢疾志贺菌甘露醇阴性，宋内志贺菌 ONPG 和鸟氨酸脱羧酶均阳性。偶尔出现生化鉴定为志贺菌但与抗志贺菌血清不凝集的现象，可制成菌悬液置 100℃水浴加热 15～30 分钟并重复凝集试验，此种菌株有可能是（EIEC），需注意进行鉴别，各菌群的生化鉴别见表 9-10。

表 9-10　志贺菌属种间的生化反应鉴别特征

生化试验	A 群痢疾志贺菌	B 群福氏志贺菌	C 群鲍氏志贺菌	D 群宋内志贺菌
吲哚	45	50	25	0
D- 甘露醇	0	95	97	99
半乳糖甘酶	30	1	10	90
鸟氨酸脱羧酶	0	0	2	98

注：表中数字为出现阳性反应的百分率

志贺菌属与大肠埃希菌的鉴别：志贺菌属无动力，赖氨酸脱羧酶阴性，发酵糖产酸、一般不产气，分解黏多糖，在醋酸盐和枸橼酸盐琼脂上产碱，见表 9-11。

志贺菌属与伤寒沙门菌鉴别：伤寒沙门菌在 KIA 上的特性与志贺菌相似，鉴别特点是伤寒沙门菌硫化氢和动力阳性，能与沙门菌因子血清凝集而不与志贺菌属因子血清凝集。

志贺菌属与类志贺邻单胞菌鉴别：可用动力和氧化酶试验加以鉴别，志贺菌属均为阴性，而类志贺邻单胞菌为阳性。

表 9-11 志贺菌属与埃希菌属菌的鉴别

生化试验	志贺菌A、B、C血清群	宋内志贺菌	大肠埃希菌 正常	大肠埃希菌 不活泼株	赫尔曼埃希菌	弗格森埃希菌	蟑螂埃希菌	伤口埃希菌	艾伯特埃希菌
黄色素	−	−	−	−	+	−	−	V	−
吲哚	V	−	+	(+)	+	+	−	−	−
甲基红	+	+	+	+	+	+	+	+	+
V-P	−	−	−	−	−	−	−	−	−
枸橼酸盐	−	−	−	−	−	−	−	−	−
动力	−	−	−	−	+	−	−	+	−
KCN 生长	−	−	−	−	+	−	−	(−)	−
醋酸盐	−	−	+	V	(+)	−	−	V	−
赖氨酸脱羧酶	−	−	+	V	−	−	+	(+)	−
鸟氨酸脱羧酶	−	+	v	(−)	+	+	+	−	+
葡萄糖产气	−	−	+	−	+	−	−	−	−
乳糖	−	−	+	(−)	v	−	−	(−)	−
甘露醇	+	+	+	+	+	−	−	+	+
山梨醇	V	+	−	(+)	−	−	−	−	−
阿拉伯醇	−	−	−	−	−	−	−	−	−
纤维二糖	−	−	−	−	+	−	−	−	−
侧金盏花醇	−	−	−	−	−	−	+	−	−

注：+：90% 以上菌株阳性；−：90% 以上菌株阴性；(+)：76%～89% 阳性；V：26%～75% 阳性；(−)：76%～89% 阴性

凡生化反应符合志贺菌属者均需作血清学鉴定，可先用志贺菌属 4 种多价血清（A 群 1，2 型、B 群 1～6 型、C 群 1～6 型及 D 群）做玻片凝集试验，凝集后进一步作定型鉴定。① A 群：痢疾志贺菌，甘露醇阴性，共有 10 个血清型（1～10），其 O 抗原从 1～X 共 10 种，均为独立的血清型，各型之间无共同抗原关系。A 群各菌型均有 K 抗原（A1～A10）。② B 群：福氏志贺菌，有 6 个血清型和 X、Y 2 个变型。每个菌型均有两种抗原，即型抗原与群抗原。型抗原只存在于同型的菌株中。除 2a 及 6 型外，均不具有 K 抗原。6 型菌株缺少共同的群抗原，故福氏多价血清中应包含 6 型因子血清，否则将会造成漏检。③ C 群：鲍特志贺菌，共有 15 个血清群，均有型抗原（OⅠ～ⅩⅤ），尚未发现亚型。均含有 K 抗原（C1～C15）。④ D 群：宋内志贺菌，仅有一个血清型，但有光滑型（S）和粗糙型（R）两种菌落。R 型菌落不能被 S 型血清所凝集，因此宋内志贺菌的诊断血清应同时含有 S 及 R 两种因子血清（Ⅰ相和Ⅱ相）。

五、药敏试验的药物选择

CLSI M100-S24 推荐，对于从粪便中分离的志贺菌，仅需常规测试和报告氨苄西林、一种氟喹诺酮类和磺胺甲噁唑 / 甲氧苄啶，必要时可增加头孢曲松、头孢噻肟及头孢克肟常规试验并报告。志贺菌对第一代和第二代头孢菌素、头霉素和氨基糖苷类抗菌药物体外可能有活性，但临床治疗无效，所以对该菌属细菌的药敏结果，第一代和第二代头孢菌属、头霉素和氨基糖苷类抗菌药物不需做药敏试验，或者不管体外药敏试验结果如何，均报告为耐药，参见表 9-5。

第五节　沙门菌属

沙门菌属（*Salmonella*）可从人和动物中分离得到，根据抗原结构，有 2500 多个血清型，其致病性具有种系特异性，例如人是伤寒、副伤寒 A、B、C 沙门菌的天然宿主；有些菌种专对动物致病，也有些对人和动物都能致病。

一、分　类

沙门菌属是肠杆菌科的一个菌属，包括肠沙门菌（*S. enterica*）和邦戈沙门菌（*S. bongori*）2 个菌种，肠沙门菌又分 6 个亚种：①亚种 I 为肠沙门菌肠亚种（*S. enterica subsp. enterica*），临床常见的伤寒、副伤寒沙门菌均属于本亚种不同血清型；②亚种 II 为肠沙门菌萨拉姆亚种（*S. enterica subsp. salamae*）；③亚种 IIIa 为肠沙门菌亚利桑那亚种（*S. enterica subsp. arizonae*）；④亚种 IIIb 为肠沙门菌双相亚利桑那亚种（*S. enterica subsp. diarizonae*）；⑤亚种 IV 为肠沙门菌豪顿亚种（*S. enterica subsp. houtenae*）；⑥亚种 VI 为肠沙门菌因迪卡亚种（*S. enterica subsp. indica*）。亚种 I 常常分离自人和温血动物体内；其余的亚种通常从冷血动物和环境中分离，偶尔可引起人类致病。DNA G＋C 含量为 50～53mol%。

二、临床意义

沙门菌主要通过污染食品和水源经口感染，引起人类和动物的沙门菌病，出现相应的临床症状或亚临床感染，主要分为伤寒和非伤寒沙门菌感染，其中伤寒为血流感染的表现，而非伤寒沙门菌通常表现为肠道感染，引起患者腹泻、发热和腹痛；少数引起肠道外感染，可致菌血症、泌尿系统感染和中耳炎，常发生在免疫低下患者。

临床常见的伤寒和副伤寒是由伤寒沙门菌和副伤寒沙门菌引起，表现为发热、血培养或肥达反应阳性。以伤寒的发病过程为例：伤寒沙门菌随污染的食品或水经口感染，穿过小肠上皮进入黏膜下组织，被吞噬细胞吞噬，但吞噬后不被消灭反在吞噬细胞内繁殖，并随吞噬细胞经淋巴管到达肠系淋巴，在肠系淋巴结内大量繁殖，并经胸导管进入血流（第一次菌血症）。此时患者在临床上出现发热、不适等症状。随后，细菌随血流播散至肝、脾、胆囊、肾和骨髓等实质器官中，继续大量繁殖，再次进入血流（第二次菌血症），并随血液扩散至全身各器官，患者出现持续高热、肝脾肿大、皮疹和全身（内毒素）中毒症状。胆囊中的细菌随胆汁进入肠腔，可经粪便排出，肾脏中的细菌随尿排出体外。本病潜伏期 7～20 天，典型病程 3～4 周，发病 2 周后机体可出现免疫反应，通过特异性抗体和致敏淋巴细胞消灭细菌，使疾病好转，但同时也可引起迟发性变态反应，导致肠壁孤立和集合淋巴结的坏死和溃疡，甚至造成肠穿孔而危及生命。

伤寒沙门菌感染后约 3% 患者可成为携带者，通过粪便持续排菌长达 1 年或 1 年以上。

三、生物学特性

为革兰阴性直杆菌，菌体大小（0.7～1.5）μm×（2.0～5.0）μm，不产生芽胞，无荚膜，除少数菌株外，一般都有周鞭毛，能运动，有时会出现无鞭毛的突变型。

培养特性为兼性厌氧，最适生长温度 35℃，最适生长 pH 为 6.8～7.8。本菌属对营养的要求不高，在普通营养琼脂平板上生长的菌落为圆形、光滑、湿润、半透明、边缘整齐的菌落，有时可出现粗糙型的菌落。在肠道选择性培养基上菌落小至中等，透明或半透明，乳糖不发酵，与志贺菌的菌落相似，有些能产生硫化氢的菌株，在 SS 琼脂平板上可形成中心黑色的菌落（图 9-3）。

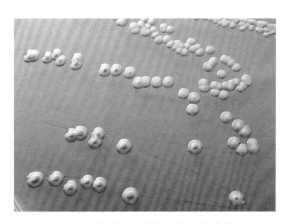

图9-3　沙门菌在SS琼脂平板上的菌落形态

本菌属的抗原结构主要有3种，即菌体（O）抗原、鞭毛（H）抗原及表面抗原。①O抗原：为多糖-类脂-蛋白质复合物，多糖成分决定抗原的特异性，菌体抗原比较稳定，能耐受100℃加热。目前已知有58种O抗原，分别以阿拉伯数字顺序排列，现已排至第67，其中有9种被删除，故数字是不连续的。每个沙门菌的血清型可含一种或数种O抗原。凡含共同抗原成分的血清型归为一个群，每个群以O加上阿拉伯数字及括号中大写的26个英文字母（A～Z）顺序编排，如O_2群（A），O_4群（B），O_{50}群（Z）等，Z以后无英文字母标记，直接以O加数字表示，如O_{51}～O_{67}群，临床上引起人类感染的沙门菌绝大多数在A～F 6个菌群内。O抗原是分群的依据（表9-12）。其刺激机体产生的抗体以IgM为主，与相应的抗血清反应时呈颗粒状凝集。②H抗原：为不稳定的蛋白质抗原，不耐热，加热60～70℃ 15分钟便可被破坏，易被乙醇破坏。目前已知有54种H抗原。沙门菌H抗原有两个相，第一相特异性较高，称特异相，用小写英文字母a、b、c表示，直至z，z以后用z加阿拉伯数字表示，如z1、z2、z3……z65。第二相抗原为沙门菌所共有，称非特异相，直接用1、2、3表示。同时有第一相和第二相H抗原的细菌称双相菌，仅有一相者称单相菌。H抗原是定型的依据。其刺激机体产生的抗体以IgG为主，与相应的抗血清呈絮状反应。③表面抗原：包括Vi抗原、M抗原和5抗原，均为不稳定的表面抗原。其中最有意义的是Vi抗原。该抗原位于菌体的最表层，新分离的伤寒及副伤寒丙型沙门菌常带有此抗原，有抗吞噬及保护细菌免受相应抗体和补体的溶菌作用。Vi抗原存在时可干扰O抗原与相应抗体发生凝集，故在沙门菌血清学鉴定时需事先加热破坏Vi抗原。带Vi抗原的沙门菌亦可用Vi噬菌体进行分型，有助于流行病学调查和追踪传染源。

沙门菌容易发生变异，包括①S-R变异：自临床标本初次分离的菌株一般都是光滑（S）型，经人工培养、传代后逐渐变成粗糙（R）型菌落。此时菌体表面的特异多糖抗原丧失，在生理盐水中出现自凝。②H-O变异：是指有鞭毛的沙门菌失去鞭毛的变异。③位相变异：具有双相H抗原的沙门菌变成只有其中某一相H抗原的单相菌，称位相变异。在沙门菌血清学分型时，如遇到单相菌，特别是只有第二相（非特异相）抗原时，需反复分离和诱导出第一相（特异相）抗原方能作出鉴定。④V-W变异：是指沙门菌失去Vi抗原的变异。初次分离得到的具有Vi抗原、O不凝集的沙门菌称V型菌；Vi抗原部分丧失、既可与O抗血清发生凝集又可与Vi抗血清凝集者称VW型菌；Vi抗原完全丧失、与O抗血清发生凝集而与Vi抗血清不凝集者称W型菌。V-W变异的过程是V型菌经人工培养，逐渐丧失部分Vi抗原而成为VW型菌，进而丧失全部Vi抗原而成为W型菌。

本菌属的抵抗力不强，加热60℃ 1小时或65℃ 15～20分钟即被杀死。在水中能存活2～3周，粪便中可存活1～2个月。对胆盐和煌绿等染料有抵抗力。因此可用于制备沙门菌的选择培养基。

表 9-12　沙门菌属的 O 抗原

O 群	O 抗原	O 群	O 抗原
O2（A）	1，2，12	O39（Q）	39
O4（B）	1，4，4，12	O40（R）	40
	1，4，12，17	O41（S）	41
O6，7（C1）	6，7	O42（T）	42
O6，8（C2）	6，8	O43（U）	43
O8（C3）	8，20	O44（V）	44
O6，7，14（C4）	6，7，14	O45（W）	45
O9，12（D1）	1，9，12	O47（X）	47
O9，46（D2）	9，46	O48（Y）	48
O1，9，12（46），27（D3）	1，9，12，（46），27	O50（Z）	50
O3，10（E1）	3，10	O51	1，51
O3，15（E2）	3，15	O52	52
O3，15，34（E3）	3，15，34	O53	53
O1，3，19（E4）	1，3，19	O54	54
O11（F）	11	O55	55
O13，22（G1）	1，13，22	O56	56
O13，23（G2）	1，13，23	O57	57
O6，14（H）	1，6，14，24	O58	58
	1，6，14，25	O59	59
O16（I）	16	O60	60
O17（J）	17	O61	61
O18（K）	18	O62	62
O21（L）	21	O63	63
O28（M）	28	O65	65
O30（N）	30	O66	66
O35（O）	35	O67	67
O28（P）	28		

四、微生物学检验

（一）检验程序

沙门菌检验程序见图 9-4。

（二）标本采集

根据疾病的类型、病情和病程的不同可分别采集不同的标本，如可采集血液、骨髓、尿液及粪便等。伤寒病原学检测原则上于发病第 1 周内，在患者寒战或高热高峰前后，并尽量在未使用抗菌药物之前及早采集血液标本。必要时可同时或短时间间隔从不同部位（如双臂）采集，发病第 2、3 周取粪便做培养，第 3 周也可取尿液培养，全病程均可作骨髓培养。血清学诊断应在病程的不同时期分别采集 2～3 份标本。

（三）分离培养和鉴定

1. 分离培养　常规的肠道选择鉴别培养基能有效地分离沙门菌，常用肠道选择培养基如 MAC、SS 等。此外，在暴发流行或筛选带菌者时，在粪便中沙门菌菌量较少的情况下，可在初次分离时加用亚硒酸盐或 GN（Gram negative）增菌肉汤。

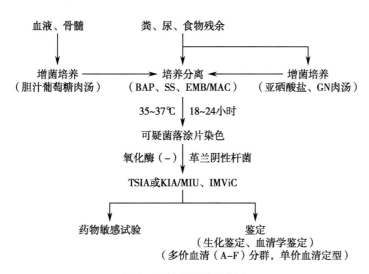

图 9-4　沙门菌检验程序

BAP：血琼脂平板；SS：沙门菌 - 志贺菌属选择琼脂平板；EMB：伊红 - 亚甲蓝琼脂；
MAC：麦康凯琼脂平板；TSIA：三糖铁琼脂；KIA：克氏双糖铁琼脂；MIU：动力 - 吲
哚 - 脲酶试验管；IMViC：吲哚 - 甲基红 -V-P- 枸橼酸盐利用试验

2. 鉴定

（1）生化鉴定：挑选疑为沙门菌的可疑菌落（SS 上不透明或透明、无色或中央为黑色的
菌落；MAC 上较小、无色透明；EMB 上无色或不透明琥珀色；XLD 上呈红色或中央为黑色
的菌落）。将可疑菌落进一步利用生化反应、血清学试验等鉴定到属和种，见表 9-13。初步
反应疑为沙门菌的菌株，须经全面生化反应证实和血清学分型后才能发出报告。

表 9-13　伤寒沙门菌、甲型副伤寒沙门菌和非伤寒沙门菌的生化反应

生化试验	伤寒沙门菌	甲型副伤寒沙门菌	非伤寒沙门菌
三糖铁	K/A	K/AG	K/AG
H_2S	$+^W$	$-/+^W$	+
吲哚	−	−	−
枸橼酸盐	−	−	+
脲酶	−	−	−
赖氨酸脱羧酶	+	−	+
精氨酸双水解酶	V	(+)	+
鸟氨酸脱羧酶	−	+	+
动力	+	+	+
黏液酸盐	−	−	−
丙二酸盐	−	−	−
酒石酸盐	+	−	+
KCN 生长	−	−	−
葡萄糖	A	AG	AG
乳糖	−	−	−
水杨苷	−	−	−
卫矛醇	−	AG^{2d}	AG
山梨醇	A	AG	AG
ONPG	−	−	−

注：+：90%～100% 菌株阳性；(+)：76%～89% 阳性；V：26%～75% 阳性；+W：弱阳性；2d：2 天后出现；K：产碱；
A：产酸；AG：产酸、产气

沙门菌的基本生化反应特征有：乳糖阴性，TSIA 为产碱 / 产酸或产碱 / 产酸产气，H_2S 阳性，脲酶阴性，吲哚阴性，动力阳性，V-P 阴性，鸟氨酸脱羧酶阳性。凡临床分离菌乳糖阳性、吲哚阳性或脲酶阳性者均不考虑为沙门菌。

（2）血清学分型：用抗血清对所分离菌种的菌体按 O 抗原、Vi 抗原、第一相和第二相 H 抗原的顺序进行凝集试验。95% 以上的沙门菌临床分离株都属于 A 至 F 群，故可先用 A～F 多价 O 抗血清对沙门菌分离株进行分群。多价抗血清凝集之后再用分别代表每个 O 血清群的单价因子血清定群。O 分群后再用 H 因子血清检查第一相和第二相 H 抗原，综合 O、H 及 Vi 因子血清的检查结果，按表 9-14 判断沙门菌的血清型。

表 9-14　常见肠沙门菌血清型抗原成分表

群	菌名	O 抗原	H 抗原 第 1 相	H 抗原 第 2 相
A	甲型副伤寒沙门菌（*S. paratyphi A*）	1, 2, 12	a	—
B	乙型副伤寒沙门菌（*S. paratyphi B*）	1, 4, 5, 12	b	1, 2
	德而比沙门菌（*S. derby*）	1, 4, 5, 12	f, g	
	海登堡沙门菌（*S. heidelberg*）	1, 4, 5, 12	r	1, 2
	鼠伤寒沙门菌（*S. typhimurium*）	1, 4, 5, 12	i	1, 2
	斯坦利沙门菌（*S. stanley*）	1, 4, 5, 12	d	1, 2
C1	丙型副伤寒沙门菌（*S. paratyphi C*）	6, 7, Vi	c	1, 5
	希氏沙门菌（*S. hirschfeldii*）	6, 7, Vi	c	1, 5
	猪霍乱沙门菌（*S. choleraesuis*）	6, 7	c	1, 5
	孔成道夫沙门菌（*S. kunzondolf*）	6, 7	—	1, 5
	汤卜逊沙门菌（*S. thompson*）	6, 7	k	1, 5
	波茨坦沙门菌（*S. potsdam*）	6, 7	1, v	e, n, z$_{15}$
C2	纽波特沙门菌（*S. newpot*）	6, 8	e, h	1, 2
	病牛沙门菌（*S. bovis morbificans*）	6, 8	r	1, 5
D	伤寒沙门菌（*S. typhi*）	9, 12, Vi	d	—
	仙台沙门菌（*S. sandai*）	1, 9, 12	a	1, 5
	肠炎沙门菌（*S. enteritidis*）	1, 9, 12	g, m	—
	都柏林沙门菌（*S. dublin*）	1, 9, 12	g, p	—
	鸡沙门菌（*S. gallinarum*）	1, 9, 12	—	—
E1	鸭沙门菌（*S. anatum*）	3, 10, (15)	e, h	1, 6
	火鸡沙门菌（*S. meleagridis*）	3, 10, (15)	e, h	1, w
E2	纽因顿沙门菌（*S. newington*）	3, 15	e, h	1, 6
E3	山夫登堡沙门菌（*S. senftonberg*）	1, 3, 19	g, s, t	—
F	阿伯丁沙门菌（*S. aberdeen*）	11	i	1, 2

五、药敏试验的药物选择

CLSI M100-S24 推荐，对于分离于肠道内和肠道外的伤寒沙门菌，以及 A 群至 C 群的沙门菌临床需常规测试并报告氨苄西林、一种氟喹诺酮类和磺胺甲噁唑 / 甲氧苄啶，若为肠道外感染的沙门菌分离株，可增加测试并报告一种三代头孢菌素，假如有必要，也可测试和报告氯霉素。同时由于沙门菌属细菌对第一和第二代头孢菌素、头霉素和氨基糖苷类抗菌药物体外可能有活性,但临床治疗无效,所以对沙门菌属细菌,第一代和第二代头孢菌素、头霉素和氨基糖苷类抗菌药物不需做药敏试验,或者不管体外药敏试验结果如何,均报告为耐药,参见表9-5。

第六节　耶尔森菌属

耶尔森菌属(*Yersinia*)是肠杆菌科中的一属,可引起动物源性感染,通常先引起啮齿类、小动物和鸟类感染,人类通过吸血节肢动物叮咬或食用被污染食物等途径而感染。

一、分　　类

耶尔森菌属包括鼠疫耶尔森菌(*Y. pestis*)、小肠结肠炎耶尔森菌(*Y. enterocolitica*)、假结核耶尔森菌(*Y. pseudotuberculosis*)、弗氏耶尔森菌(*Y. frederiksenii*)、中间耶尔森菌(*Y. intermedia*)、克氏耶尔森菌(*Y. kristensenii*)、奥氏耶尔森菌(*Y. aldovae*)、伯氏耶尔森菌(*Y. bercovieri*)、莫氏耶尔森菌(*Y. mollaretti*)、罗氏耶尔森菌(*Y. rohdei*)和鲁氏耶尔森菌(*Y. ruckeri*)11个菌种,鼠疫耶尔森菌是引起鼠疫的高致病病原微生物,小肠结肠炎耶尔森菌、假结核耶尔森菌可因污染食物或水而引起人的获得性感染,其余8个菌种较少从临床标本中分离到。DNA G+C含量为46~50mol%。

二、临　床　意　义

1. 鼠疫耶尔森菌是引起鼠疫的病原菌。鼠疫为一种自然疫源性疾病,对人类主要是由啮齿类动物(病鼠等)经鼠蚤为媒介传染给人,在我国传染病防治法中被列为甲类传染病,具有起病急、病程短、死亡率高、传染性强、传播迅速等特点,严重危害人类健康,曾在世界上造成多次大流行,引起大批患者死亡,造成人类重大灾害,由于世界上鼠疫自然疫源尚未全部消灭,至今仍有人间或鼠间流行,因此,必须予以重视。

鼠疫耶尔森菌有两种毒素:内毒素和鼠毒素。内毒素的毒力比其他革兰阴性菌低,但仍可引起典型的内毒素病理生理变化。鼠毒素对鼠类的毒性极高,主要作用于心血管系统引起不可逆性休克或死亡。该毒素存在于细胞内,细胞裂解或自溶后被释放。除毒素外,鼠疫耶尔森菌的Fra1、VWa、Pst1、Pgm、C、F、Pu、T等因子均与鼠疫耶尔森菌的毒力有关,称为毒力决定因子。鼠疫耶尔森菌产毒株必须具备以上因子,若缺少其中一个或数个,毒力便会下降,变成弱毒株或无毒株。

人对本菌的易感性无年龄和性别的差异,而取决于被感染的方式。人主要通过带菌鼠蚤的叮咬或与染疫动物(或人)接触感染。细菌侵入机体后出现全身中毒症状并在心血管、淋巴系统和实质器官表现出特有的出血性炎症。鼠疫是我国法定传染病中的甲类传染病。常见的临床类型有腺鼠疫、败血型鼠疫及肺鼠疫。其中肺鼠疫患者痰中带血并含有大量鼠疫耶尔森菌,死亡率极高,此型鼠疫可通过呼吸道在人与人之间直接传播,引起肺鼠疫,导致人间鼠疫大流行。

2. 小肠结肠炎耶尔森菌是人兽共患病原菌之一,可从多种动物和家畜中分离得到。主要是通过食入被污染的食物或水源或因接触带菌动物而感染。临床表现以小肠、结肠炎为多见,亦可致菌血症。临床上可出现发热、黏液或水样便等症状,易与菌痢混淆。

3. 假结核耶尔森菌引起的疾病(主要为5~15岁儿童)与小肠结肠炎耶尔森菌相似,常可从血液中分离得到。为人兽共患性疾病,鼠类等野生动物和鸟类是该菌的天然宿主,人类感染较少见。大多数人类病例为肠道感染,有时可引起肠系膜淋巴结炎,症状类似于急性或亚急性阑尾炎。

三、生物学特性

（一）鼠疫耶尔森菌

为革兰染色阴性直杆状或球杆状，菌体大小（0.5～0.8）μm×（1.0～3.0）μm，两端钝圆，两极浓染，有荚膜，无芽胞，无鞭毛。在内脏新鲜的压片标本中形态典型（图9-5），可见到吞噬细胞内外均有本菌。在陈旧性病灶及腐败材料中可见到多形性的鼠疫耶尔森菌。在陈旧培养基中或生长在高盐琼脂上也呈多形态，如球状、棒状或哑铃状等。

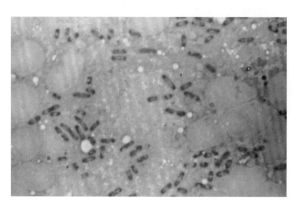

图9-5 鼠疫耶尔森菌肝脏压片显微镜下形态

兼性厌氧，耐低温，在4～43℃均能生长，最适生长温度为25～28℃，最适pH为6.9～7.2。在普通琼脂培养基上可生长，但发育缓慢。在BAP上培养以37℃最好，48小时后形成柔软、黏稠的粗糙菌落。在肉汤培养基中开始混浊生长，24小时后表现为沉淀生长，48小时后逐渐形成菌膜，稍加摇动后菌膜呈钟乳石状下垂。当穿刺培养时，培养物表面生长呈膜状，细菌沿穿刺线呈纵树状发育。

鼠疫耶尔森菌的抗原构造复杂，已证实至少有18种抗原，其中比较重要的有Fra1、VWa、Pst1和Pgm四种抗原。①Fra1抗原（F1抗原）：F1抗原是一种糖蛋白，是鼠疫耶尔森菌的保护性抗原，37℃时，鼠疫耶尔森菌可产生大量F1抗原形成封套，阻止机体的补体嵌入类脂双层，同时还可以阻止巨噬细胞对其的吞噬作用，F1抗原不耐热，100℃15分钟即失去抗原性；但其特异性高，抗原性强，刺激机体产生相应的抗体，对人和实验动物有保护作用。②VWa：是表面抗原，其中的V抗原是蛋白质，而W抗原是类脂蛋白。VW抗原有抗吞噬作用，与本菌的毒力和侵袭力有关。③Pst1：是一种单体多肽，为可溶性蛋白抗原，对小鼠和大鼠有剧烈毒性，故称为鼠毒素（murine toxin）。Pst1抗原有良好的抗原性和免疫原性，可用0.2%甲醛脱毒成类毒素，免疫马制成抗毒素。④Pgm：具有聚集血红蛋白的能力。鼠疫耶尔森菌在跳蚤的消化道内通过表面多肽，可以聚集大量含铁的血红蛋白，当它进入哺乳动物体内后，由于自身携带了大量为其生长所需的铁元素，使其在感染早期可以迅速大量繁殖。

（二）小肠结肠炎耶尔森菌

为革兰阴性球杆菌，偶有两极浓染，无芽胞，无荚膜，35℃时无动力，22～25℃有动力。兼性厌氧，耐低温，在4～40℃均能生长，最适生长温度为20～28℃。在普通营养琼脂平板上生长良好。某些菌株在BAP上还可出现溶血环，在肠道选择培养基（如MAC）和新耶尔森菌选择培养基上形成乳糖不发酵、无色、半透明、扁平较小的菌落。根据O抗原可分为50种以上血清型，但只有几种血清型与致病性有关。致病型别各地区不同，我国主要为O9、O8、O5、O3等。

（三）假结核耶尔森菌

为革兰阴性球杆菌或杆菌。标本接种 BAP 和（或）MAC 等肠道选择培养基，在 BAP 上培养 24 小时后，菌落较小（1mm），在 EMB 及 BAP 上为无色的小菌落。

四、微生物学检验

（一）鼠疫耶尔森菌

鼠疫耶尔森菌传染性极强，按照我国《人间传染的病原微生物目录》规定，鼠疫耶尔森菌属于危害程度第二类的病原微生物。实验室在进行检验前需进行鼠疫耶尔森菌的危害评估以及实验室操作风险评估，明确防护要求，并严格遵守相关规定，采取严格的防护措施并严格遵守实验室对烈性传染病的操作规程方可进行操作。进行动物接种感染试验时，必须在符合生物安全要求的动物实验室进行。

1. 标本采集 根据不同临床类型分别采取淋巴结穿刺液、血液或痰标本。尸检取病变明显处组织，如心、肝、肺和淋巴结。对腐烂尸体可取骨髓或脑脊髓。

2. 标本直接检查 涂片镜检为革兰阴性、卵圆形粗短杆菌，两端浓染，无芽胞，无鞭毛。注意本菌在慢性病灶或陈旧培养物内可呈多形态，在动物体内可形成荚膜。

3. 分离培养和鉴定

（1）分离培养：营养要求不高，在 BAP 和许多肠道培养基上生长良好，但经过 24 小时培养后仅形成针尖大的菌落，比其他肠杆菌科细菌的菌落小得多。经 48 小时培养后形成直径 1～1.5mm 灰白色，有光泽，较黏稠的粗糙型菌落。未污染标本用 BAP、污染标本可用选择培养基（如甲紫溶血亚硫酸钠琼脂）分离细菌。经 28～30℃培养 24～48 小时后，挑取可疑菌落作鉴定。在肉汤培养基中培养 48 小时后形成"钟乳石"现象，有一定鉴别意义。

（2）鉴定：鼠疫耶尔森菌株在 25℃ 及 37℃ 动力均为阴性；IMViC 试验反应模式为 −+−−；赖氨酸脱羧酶和鸟氨酸脱羧酶、苯丙氨酸脱氨酶、脲酶、硫化氢均为阴性；不液化明胶，分解葡萄糖产酸不产气，对大多数糖不分解。最后鉴定应根据初次分离时典型的形态和菌落特点以及其生化反应特征（表 9-15），并结合临床和流行病学资料进行综合分析。

（3）动物感染接种试验：用于鉴定鼠疫耶尔森菌株的致病力，或者用于培养不易获得阳性的样品（含菌量少或腐败）。常用试验动物有豚鼠和小白鼠。接种方法视被检样品而定。若检验样品新鲜、污染少可进行腹腔接种；若被检样品已污染或腐败，多用划皮接种或皮下接种。动物感染后，一般在 3～7 天死亡，死亡后迅速进行解剖，如 7 天后仍不死亡，应处死后进行检查，取病变器官及心脏血进行培养，以肝、脾阳性检出率最高。

一旦疑为本菌，应立即向疾病预防控制中心（CDC）报告，并将菌种送专业实验室作进一步的鉴定。鼠疫的确诊需要结合流行病学资料、患者的临床症状以及病原菌的鉴定才可作出最终鉴定。诊断确立后除对患者进行隔离治疗外，对疫区及有关人员须采取有效的预防隔离措施，防止疫情扩散。

（二）小肠结肠炎耶尔森菌

1. 标本采集 常为粪便及食物，也可取血液、尿液等，显微镜检查为革兰阴性球杆菌。也可使用冷增菌方法：粪便标本可按 1∶10 加入 0.15mol/L 的磷酸盐缓冲液（pH 7.4～7.8），如食物须磨碎后同样按 1∶10 加入 0.15mol/L 的磷酸盐缓冲液，4℃增菌 2～3 周。

2. 分离培养和鉴定

（1）分离培养：用 MAC 琼脂、新耶尔森菌分离琼脂（NyE）或耶尔森菌专用选择培养基（cefsulodin-irgasan-novobiocin，CIN）的分离效果良好，在 CIN 中培养 48 小时后，菌落为粉红色，偶尔有一圈胆盐沉淀。通常小肠结肠炎耶尔森菌不发酵乳糖。

（2）鉴定：小肠结肠炎耶尔森菌的基本生化反应特征是：TSIA 为产酸 / 产酸，不产气，

H$_2$S 阴性，枸橼酸盐阴性，脲酶阳性，苯丙氨酸阴性，氧化酶阴性，吲哚阴性或阳性，鸟氨酸脱羧酶阳性；动力阳性；动力、V-P、ONPG 三个试验结果与培养温度有关，在 22～25℃阳性，35℃时阴性；绝大多数菌株不发酵乳糖和鼠李糖，能分解葡萄糖和蔗糖产酸不产气，硫化氢阴性，脲酶阳性，V-P 试验 22～25℃阳性，35～37℃阴性，鸟氨酸脱羧酶阳性，参见表 9-15。

表 9-15 耶尔森菌属种间鉴别表

耶尔森菌属	ORN	URE	IND	RHA	SUC	CEL	SOR	MEL	RAF	FUC	25℃培养		
											MOT	V-P	CIT
鼠疫耶尔森菌	−	−	−	−	−	−	V	−	NA	−	−	−
假结核耶尔森菌	−	+	−	+	−	−	−	+	V	−	+	−
小肠结肠炎耶尔森菌	+	+	V	−	+	+	+	−	−	V	+	+	−
弗氏耶尔森菌	+	+	V	+	+	+	+	−	−	+	+	+	V
克氏耶尔森菌	+	+	V	−	+	+	+	−	−	V	+	−	−
鲁氏耶尔森菌	+	−	−	−	−	−	−	−	NA	V	V	+
莫氏耶尔森菌	+	+	−	−	−	−	−	−	−	+	−	−
伯氏耶尔森菌	+	+	−	−	−	−	−	−	−	+	−	−
罗氏耶尔森菌	V	V	−	−	−	−	−	−	NA	+	−	−
奥氏耶尔森菌	+	+	−	−	−	−	−	−	−	+	+	+
中间耶尔森菌	+	+	+	+	−	+	+	+	−	V	+	+

注：+：90% 以上菌株阳性；−：90% 以上菌株阴性；V：26%～75% 阳性；（−）：76%～89% 阴性；MOT：动力；ORN：鸟氨酸脱羧酶；URE：脲酶；CIT：枸橼酸盐；IND：吲哚；RHA：鼠李糖；SUC：蔗糖；CEL：纤维二糖；SOR：山梨醇；MEL：蜜二糖；FAF：棉子糖；FUC：海藻糖；NA：无资料

（三）假结核耶尔森菌

假结核耶尔森菌的生化反应与鼠疫耶尔森菌相似，其基本生化反应特征是：TSIA 为产碱 / 产酸，不产气，H$_2$S 阴性，枸橼酸盐阴性，脲酶阳性，苯丙氨酸阴性，氧化酶阴性，V-P 阴性，吲哚阴性，动力 22～25℃阳性，35℃阴性；此特性可与鼠疫耶尔森菌区别。

五、药敏试验的药物选择

目前鼠疫耶尔森菌耐药不严重，临床实验室常规不需开展抗菌药物敏感试验。对感染患者应强行使用抗菌药物早期治疗，不治疗的患者死亡率可达 50% 以上。在发生严重感染时，链霉素是首选抗菌药物，其次为庆大霉素和多西环素等；一般感染或暴露后预防可使用多西环素或环丙沙星；磺胺甲噁唑 / 甲氧苄啶可预防鼠疫肺炎，氯霉素有效但毒性大，头孢菌素和氟喹诺酮类在动物模型中有效。

第七节 变形杆菌属、普罗威登斯菌属及摩根菌属

是一群苯丙氨酸脱氨酶阳性的细菌，属肠道的正常菌群，在环境中广泛存在，并在一定条件下引起各种感染，是引起医源性感染的重要条件致病菌。常引起菌血症、伤口、呼吸道及泌尿道等多种感染，并可引起医院内感染的暴发流行，其中变形杆菌可以引起食物中毒。上述细菌过去同属于变形杆菌族（Proteeae），自 1984 年开始成为 3 个独立的菌属。

一、变形杆菌属

变形杆菌属（*Proteus*）细菌是一群动力活泼、产硫化氢、可形成迁徙生长，苯丙氨酸脱氨酶和脲酶均阳性的细菌。变形杆菌目前属内有 4 个种：普通变形杆菌（*P. vulgaris*）、奇异变

形杆菌（*P. mirabilis*）、产黏变形杆菌（*P. myxofaciens*）和潘氏变形杆菌（*P. penneri*）。2000年又将原普通变形杆菌生物3群新命名为豪氏变形杆菌（*P. hauseri*）。DNA G+C含量为38～41mol%。

变形杆菌为革兰阴性杆菌，两端钝圆，菌体大小（0.4～0.8）μm×（1.0～3.0）μm，散在排列，有明显的多形性，呈球形或丝状，有周身鞭毛，运动活泼，无芽胞，无荚膜。兼性厌氧，对营养无特殊要求，生长温度为10～43℃。在营养琼脂和BAP上均可生长。普通变形杆菌和奇异变形杆菌的大多数菌株在普通琼脂平板上可蔓延成波纹状薄膜布满整个培养基表面，称为迁徙现象（图9-6），是本属细菌的特征。此现象可被苯酚或胆盐等抑制。产黏变形杆菌能形成很黏的薄膜层，且能溶血。在肠道选择鉴别培养基上形成圆形、扁平、无色半透明、乳糖不发酵的菌落，产生硫化氢的菌种在SS培养基上菌落中呈黑色，与沙门菌属十分相似。

血液标本先用肉汤增菌培养，尿液、各种体液、痰、脓和分泌物等标本可接种BAP，粪便和可疑食物（磨碎后）接种SS或MAC琼脂平板，35℃18～24小时后挑选可疑菌落（在肠道选择培养基上乳糖不发酵，在SS琼脂上产硫化氢者有黑色中心；普通变形杆菌和奇异变形杆菌在MAC琼脂及EMB琼脂上的菌落无色透明；XLD上呈不透明黄色、中心为黑色的菌落；在BAP上出现迁徙现象）。

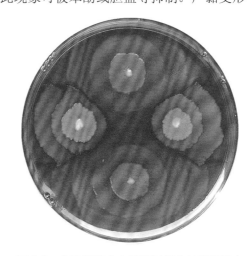

图9-6 变形杆菌在血琼脂平板上的菌落形态

属鉴定可根据氧化酶阴性，脲酶阳性，苯丙氨酸脱氨酶阳性，在KIA上形成斜面产碱，底层产酸，以及培养基变黑等现象，可初步鉴定为变形杆菌属。与普罗威登斯菌属和摩根菌属的鉴别点是硫化氢阳性，与相似菌属的鉴别见表9-16。

本属细菌种的鉴定是根据硫化氢阳性，苯丙氨酸脱氨酶阳性，脲酶阳性。其主要生化反应和各菌种之间的鉴别见表9-16。普通变形杆菌和奇异变形杆菌的基本生化反应特征

表9-16 变形杆菌属与普罗威登菌属及摩根菌属的鉴别

菌种	IND	H₂S	URE	ODC	产酸[a]				
					麦芽糖	D-侧金盏花醇	D-阿拉伯糖醇	海藻糖	肌醇
普通变形杆菌[b]	+	V	+	−	+	−	−	−	−
奇异变形杆菌	−	+	+	+	−	−	−	+	−
豪氏变形杆菌	+	V	+	−	+	−	−	+	−
潘氏变形杆菌	−	V	+	−	+	−	−	V	−
斯氏普罗威登斯菌	+	−	V	−	−	−	−	+	+
产碱普罗威登斯菌	+	−	−	−	−	+	−	−	−
亨氏普罗威登斯菌	−	−	−	−	V	+	+	−	V
雷氏普罗威登斯菌	+	−	+	−	−	+	+	−	+
鲁氏普罗威登斯菌	+	−	−	−	−	+	+	−	−
摩根摩根菌摩根亚种	+	−[c]	+	+[d]	−	−	−	−	−
摩根摩根菌西伯尼亚种	V	−[c]	+	+[d]	−	−	−	+	−

注：+：≥90%的菌株阳性；−：≤10%的菌株阳性；V：11%～89%的菌株阳性；IND：吲哚；ODC：鸟氨酸脱羧酶；URE：脲酶；a：带有指示剂的培养基中含1%糖；b：可能会有不同的表型；c：一些生物群可能阳性；d：一些生物群可能阴性

是：TSIA 为产碱／产酸、产酸／产酸产气、产碱／产酸产气、均产生硫化氢,枸橼酸盐阳或阴性,脲酶或动力均阳性。普通变形杆菌与奇异变形杆菌的鉴别见表 9-16。普通变形杆菌吲哚阳性,可与其他 3 种变形杆菌相鉴别,普通变形杆菌与豪氏变形杆菌的鉴别主要是七叶苷和水杨苷试验,普通变形杆菌两项均阳性而豪氏变形杆菌两项均阴性。奇异变形杆菌的特点是鸟氨酸脱羧酶阳性,产黏变形杆菌的特点是木糖发酵阴性,潘氏变形杆菌的特征是对氯霉素天然耐药。

二、普罗威登斯菌属

普罗威登斯菌属（*Providencia*）包括 5 个种：产碱普罗威登斯菌（*P. alcalifaciens*）、鲁氏普罗威登斯菌（*P. rustigianii*）、斯氏普罗威登斯菌（*P. stuartii*）、雷氏普罗威登斯菌（*P. rettgeri*）和亨氏普罗威登斯菌（*P. heimbachae*）。DNA G＋C 含量为 39～42mol%。

标本接种 BAP 和（或）MAC 琼脂等肠道选择培养基,35℃培养,挑选可疑菌落（在 EMB 及 MAC 上为无色透明的菌落；XLD 上呈不透明黄色,培养时间久时可能呈红色的菌落）。将可疑菌落进一步鉴定到属和种。普罗威登斯菌的基本生化反应特征是：TSIA 为产碱／产酸或产碱／产酸产气,枸橼酸盐阳性,吲哚和动力阳性,鸟氨酸脱羧酶和 V-P 试验阴性,与变形菌属的鉴别点是硫化氢阴性；与摩根菌属的鉴别点是鸟氨酸脱羧酶阴性,参见表 9-16。普罗威登斯菌形态染色、培养与生化反应特征与变形杆菌属相似,但脲酶阴性（雷氏普罗威登菌除外）,在固体琼脂平板上不出现迁徙现象,生化特征以及各菌种间的鉴别见表 9-16。种的鉴定可依据雷氏普罗威登斯菌脲酶和阿拉伯醇阳性；斯氏普罗威登斯菌海藻糖阳性；产碱普罗威登斯菌半乳糖阴性；鲁氏普罗威登斯菌枸橼酸盐阴性,参见表 9-17。

表 9-17 普罗威登斯菌属的种间鉴别

试验	亨巴赫普罗威登斯菌	鲁氏普罗威登斯菌	雷氏普罗威登斯菌	产碱普罗威登斯菌	斯氏普罗威登斯菌
吲哚	－	＋	＋	＋	＋
西蒙枸橼酸盐	－	V	＋	＋	＋
脲酶	－	－	＋	－	V
动力（36℃）	V	V	＋	＋	V
KCN 生长	－	＋	＋	＋	＋
葡萄糖产气	－	V	－	V	－
侧金盏花醇	＋	－	＋	＋	－
D- 阿糖醇	＋	－	＋	＋	－
半乳糖	＋	＋	＋	－	＋
肌醇	V	－	＋	－	＋
甘露醇	－	－	＋	－	－
鼠李糖	＋	－	V	－	－
覃糖	－	－	－	－	＋

注：＋：≥90% 的菌株阳性；－：≤10% 的菌株阳性；V：10%～90% 的菌株阳性

三、摩根菌属

摩根菌属（*Morganella*）只有一个种摩根摩根菌（*M. morganii*）,又分为 2 个亚种,分别是摩根摩根菌摩根亚种（*M. morganii subsp. morganii*）和摩根摩根菌西佰尼亚种（*M. morganii subsp. sibonii*）。DNA G＋C 含量为 50mol%。

摩根摩根菌为革兰阴性杆菌。标本接种 BAP 和（或）MAC 琼脂平板等肠道选择培养基，35℃培养，挑选可疑菌落（在 EMB 及 MAC 上的菌落为无色透明；XLD 上的菌落呈红色；在 BAP 上菌落为扁平状，无明显凸起），进一步鉴定到属和种。摩根摩根菌摩根亚种与西伯尼亚种的区别是海藻糖阴性，见表 9-16。摩根摩根菌的基本生化反应特征是：TSIA 中产碱／产酸，枸橼酸盐利用和 V-P 试验均阴性，脲酶、吲哚、动力、鸟氨酸脱羧酶均阳性。本属细菌的形态染色和生化反应特征与变形杆菌相似，但无迁徙现象，枸橼酸盐利用试验阴性，硫化氢阴性和鸟氨酸脱羧酶阳性。

第八节　肠杆菌科的其他菌属

肠杆菌科其他菌属细菌临床常见的还有枸橼酸杆菌属、肠杆菌属、沙雷菌属。这些菌属细菌是医院内感染的常见病原菌，可引起泌尿道感染、呼吸道和伤口、菌血症、腹泻、肠道外感染及多菌混合感染，偶可引起脑膜炎和脑脓肿。

一、枸橼酸杆菌属

枸橼酸杆菌属（Citrobacter）目前包括弗劳地枸橼酸杆菌（C. freundii），科泽枸橼酸杆菌（C. koseri）、丙二酸盐阴性枸橼酸杆菌（C. amalonaticus）、布拉克枸橼酸杆菌（C. braakii）、雷登枸橼酸杆菌（C. rodentium）、塞德拉克枸橼酸杆菌（C. sedlakii）、沃克曼枸橼酸杆菌（C. werkmanii）、杨氏枸橼酸杆菌（C. youngae）、吉伦枸橼酸杆菌（C. gillenii）、穆利枸橼酸杆菌（C. murliniae）和法默枸橼酸杆菌（C. farmeri）等 11 个菌种。DNA G＋C 含量为 50～52mol%。

该菌属细菌为革兰阴性杆菌，有动力（周身鞭毛）、无芽胞、无荚膜。

兼性厌氧，营养要求不高，能在普通琼脂平板上生长良好。在 BAP 上形成灰白色、湿润、隆起、边缘整齐，直径 2～4mm 的不溶血菌落。在 MAC 上为无色透明或红色。弗劳地枸橼酸杆菌可产生硫化氢，在 SS 和 Hektoen（HE）琼脂上形成有黑色中心的菌落。

取可疑菌落（EMB 上半透明，乳糖发酵菌株产生绿色金属光泽；MAC 上无色透明或红色；SS 上菌落中央黑色，周围透明；XLD 上呈不透明红色），将可疑菌落进一步鉴定到属和种。枸橼酸杆菌的基本生化反应特征：TSIA 中产酸／产酸产气或产碱／产酸、产气、产生硫化氢，枸橼酸盐阳性，脲酶阴性／阳性，吲哚阳性／阴性，动力阳性，V-P 阴性，鸟氨酸阳性／阴性，精氨酸双水解酶阳性，赖氨酸脱羧酶阴性。本菌属的生化反应与沙门菌属（亚属 1 和 3）及爱德华菌属相似，应进一步鉴别。与沙门菌属及爱德华菌属的主要鉴别点是赖氨酸脱羧酶阴性，其他鉴别要点见表 9-18。本菌属的部分生化特性和抗原性（O 抗原）与沙门菌属相似，应注意鉴别。

表 9-18　枸橼酸杆菌属与类似菌属的鉴别

试验	枸橼酸杆菌属	沙门菌属		爱德华菌属
		亚属 1	亚属 3	
ONPG	－	－	＋	－
赖氨酸脱羧酶	－	＋	＋	＋
吲哚	－/＋	－	－	＋
丙二酸盐	－/＋	－	＋	－
甘露醇	＋	＋	＋	－
枸橼酸盐	＋	＋	＋	－
明胶液化	－	－	＋	－

注：＋：90% 以上菌株阳性；－：90% 以上菌株阴性；－/＋：76%～89% 阴性；ONPG：β- 半乳糖苷酶

弗劳地枸橼酸杆菌大部分菌株吲哚阴性,硫化氢多为阳性,而其他几个菌种相反。枸橼酸杆菌属的主要生化特征和种间鉴别见表9-19。

表9-19 枸橼酸杆菌的种间鉴别

菌种	IND	ODC	MAL	产酸ª			
				蔗糖	卫矛醇	蜜二糖	侧金盏
丙二酸盐阴性枸橼酸杆菌	+	+	−	−	−	−	−
布拉克枸橼酸杆菌	V	+	−	−	V	V	−
法默枸橼酸杆菌	+	+	−	+		+	
弗劳地枸橼酸杆菌	V	−	−	V		+	
科泽枸橼酸杆菌	V	+	+	V	V	V	+
雷登枸橼酸杆菌	−	+	+				
塞德拉克枸橼酸杆菌	V	+	+			V	
沃克曼枸橼酸杆菌	−	+	+				
杨氏枸橼酸杆菌	V	+				+	
吉伦枸橼酸杆菌	−	−	+	V		V	
穆利枸橼酸杆菌	+	−		V		V	

注:+:≥85%的菌株阳性;V:15%～84%的菌株阳性;−:≤15%的菌株阳性;IND:吲哚;ODC:鸟氨酸脱羧酶;MAL:丙二酸盐利用;a:带有指示剂的培养基中含1%糖

二、肠 杆 菌 属

肠杆菌属(Enterobacter)原有12个种和2个生物型:产气肠杆菌(E. aerogenes)、阴沟肠杆菌(E. cloacae)、日勾维肠杆菌(E. gergoviae)、坂崎肠杆菌(E. sakazakii)、泰洛肠杆菌(E. taylorac)、聚团肠杆菌(E. agglomerans)、河生肠杆菌(E. amnigenus)、中间肠杆菌(E. intermedius)、阿氏肠杆菌(E. asburiae)、生癌肠杆菌(E. cancerogenus)、溶解肠杆菌(E. dissolvens)和超压肠杆菌(E. nimipressualis)。其中河生肠杆菌又分2个生物群:生物1群和2群(biogroup1, 2)。后又增加霍氏肠杆菌(E. hormaechei)、神户肠杆菌(E. kobei)、梨树肠杆菌(E. pyrinus)、克沃尼肠杆菌(E. cowanii)4个种。原属于本菌属的聚团肠杆菌(E. agglomerans)现已被划入肠杆菌科中的一个新菌属即泛菌属(Pantoea),改名为成团泛菌,泰洛肠杆菌(E. taylorac)重新命名为生癌肠杆菌(E. cancerogenus),现在泰洛肠杆菌和生癌肠杆菌两个名称都还在使用,因为它们可能是同一细菌的两个名称,但是它们有不同的代表株,不是真正意义上的同义词。目前肠杆菌属主要包括14个种和2个生物型。DNA G+C含量为52～60mol%。

肠杆菌属细菌为革兰阴性粗短杆菌,有周身鞭毛,无芽胞,有些菌株有荚膜。

兼性厌氧,营养要求不高,在普通琼脂培养基上能够生长,形成大而湿润的黏液状菌落,在BAP上不溶血,在肠道选择培养基上因乳糖发酵而形成红色的菌落。

标本接种BAP和(或)MAC琼脂平板等肠道选择培养基,35℃培养。鉴定时挑选可疑菌落(EMB及MAC上稍大而黏稠的菌落;在EMB上有时有金属光泽;阴沟肠杆菌在EMB上为大型粉红色;在MAC上呈粉红色或红色的菌落;SS上如果生长,为白色或乳白色、不透明黏稠状的菌落;XLD上呈不透明黄色的菌落)。将可疑菌落进一步鉴定到属和种。

肠杆菌属的基本生化反应特征:TSIA为产酸/产酸或产气,枸橼酸盐阳性,脲酶阳性,吲哚阴性,动力阳性,鸟氨酸脱羧酶阳性,IMViC试验为−−++。大肠埃希菌IMViC试验结果为++−−;肺炎克雷伯菌IMViC试验结果为−−++,但肺炎克雷伯菌的动力和鸟氨酸脱羧酶均阴性。本菌属的部分生化特性及产气肠杆菌的荚膜抗原与肺炎克雷伯菌相似，应注意鉴别。其主要生化反应及各菌种之间的鉴别见表9-20。

表 9-20　肠杆菌属种间细菌鉴别

菌种	黄色素	LDC	ADH	ODC	V-P	产酸ᵃ						
						蔗糖	核糖醇	D-三梨醇	鼠李糖	α-甲基-D-葡萄糖苷	七叶苷	蜜二糖
人类菌株												
产气肠杆菌	–	+	–	+	+	+	+	+	+	+	+	+
成团泛菌	V	–	–	–	V	V	–	V	V		V	V
河生肠杆菌1群	–	–	–	V	+	+	–	–	+	V	+	+
阿氏肠杆菌	–	–	V	+	+	+	–	–	+		+	+
生癌肠杆菌	–	–	+	+	+	+	–	–	+		+	+
阴沟肠杆菌	–	–	+	+	+	V	–	+	V	+	V	+
克沃尼肠杆菌	V	–	–	–	–	+	–	+	+	+	+	+
日勾维肠杆菌	–	+	–	–	–	+	–	–	+		+	+
霍氏肠杆菌	–	–	V	+	+	+	–	–	+	V	+	+
中间肠杆菌	–	–	–	V	+	V	–	+	+	+	+	+
神户肠杆菌	–	–	–	+	+	+	–	–	+	+	V	+
坂琦肠杆菌	+	–	+	+	+	+	–	–	–	+	+	+
环境菌株												
河生肠杆菌2群	–	–	V	+	+	–	–	+	+	+	+	+
溶解肠杆菌	–	–	+	+	+	–	–	+	+	+	+	+
超压肠杆菌	–	–	+	+	+	–	–	+	+	+	+	+
梨树肠杆菌ᵇ	–	+	+	+	+	–	–	+	+	+	+	+

注：+：≥90% 的菌株阳性；V：11%～89% 的菌株阳性；–：≤10% 的菌株阳性；LDC：赖氨酸脱羧酶；ADH：精氨酸双水解酶；ODC：鸟氨酸脱羧酶；V-P：伏 - 普试验；NA：资料未提供；a：带有指示剂的培养基中含 1% 糖；b：通过氰化钾和肌醇试验阳性与日勾维肠杆菌区别

三、沙 雷 菌 属

沙雷菌属（*Serratia*）细菌主要包括：黏质沙雷菌（*S. marcescens*）、液化沙雷菌复合群（*S. liquefaciens complex*）、深红沙雷菌（*S. rubidaea*）、气味沙雷菌（*S. oderifera*）、普城沙雷菌（*S. plymuthica*）、无花果沙雷菌（*S. flcaria*）、居泉沙雷菌（*S. fonticola*）、嗜虫沙雷菌（*S. entomophila*）。其中从黏质沙雷菌中又分出黏质沙雷菌黏质亚种和黏质沙雷菌黏质亚种生物 1 群；气味沙雷菌又分生物 1 群和生物 2 群；从液化沙雷菌群中进一步分出变形斑病沙雷菌（*S. proteamaculans*）和格氏沙雷菌（*S. grimesii*）。DNA G＋C 含量为 52～60mol%。

沙雷菌属细菌为革兰阴性小杆菌，有周身鞭毛，能运动，气味沙雷菌有微荚膜，其余菌种无荚膜、无芽胞。黏质沙雷菌是细菌中最小者，可用于检查除菌滤器的除菌效果。

兼性厌氧，营养要求不高，在普通琼脂平板上能生长，形成不透明，白色或红色、粉红色的菌落。色素的产生在室温中更为明显。所产生的两种不同色素是：灵菌红素和吡羧酸。灵菌红素是非水溶性色素，不扩散，而吡羧酸是一种水溶性、能扩散的粉红色色素。检验程序同其他肠杆菌科细菌，见图 9-1。

标本接种 BAP 和（或）MAC 琼脂平板等肠道选择培养基，35℃培养，挑选可疑菌落（与肠杆菌属相似，即在 EMB 及 MAC 上稍大而黏稠的菌落；在 EMB 上有时有金属光泽；

在 MAC 上粉红色或红色的菌落；SS 上如果生长，为白色或乳白色、不透明黏稠状的菌落；XLD 上呈不透明黄色的菌落）。将可疑菌落进一步鉴定到属和种。

本菌属的特征是 3 种水解酶即脂酶、明胶酶和 DNA 酶均阳性，有些菌种产生灵红菌素。黏质沙雷菌对多黏菌素和头孢菌素 B 的固有耐药性可作为辅助鉴别特征。沙雷菌的基本生化反应特征是：TSIA 为产碱 / 产酸或产酸 / 产酸，枸橼酸盐阳性，脲酶阳性 / 弱阳性，吲哚阴性，动力阳性，鸟氨酸脱羧酶阳性（深红沙雷菌为阴性），丙二酸盐利用试验阴性（深红沙雷菌为阳性）。根据能产生马铃薯霉烂味的是气味沙雷菌，可进一步分为两个生物群，生物 1 群：鸟氨酸脱羧酶、蔗糖和棉子糖均阳性，可从痰中分离；生物 2 群：上述 3 个反应均阴性，可从血液及脑脊液中分离。黏质沙雷菌、深红沙雷菌和普城沙雷菌均可产生色素，见表 9-21。

表 9-21 沙雷菌属种间鉴别

菌种	红色素	气味	LDC	ODC	MAL	产酸[a]							
						ARAN	RHA	XYL	SUC	ADO	SOR	CEL	ARAT
嗜虫沙雷菌[b]	−	−	−	−	−	−	V	+	−	−	−	−	V
无花果沙雷菌	−	V	−	−	−	+	V	+	+	−	+	+	+
居泉沙雷菌	−	−	+	+	V	+	V	V	V	+	+	+	V
液化群沙雷菌	−	−	+	+	−	+	V	+	+	−	+	+	−
黏质沙雷菌亚种	V	−	+	+	−	−	−	−	+	V	+	+	−
黏质沙雷菌生物 1 群	NA	−	V	+	−	−	−	−	+	V	+	+	−
气味沙雷菌生物 1 群	−	+	+	+	−	+	+	+	+	−	+	+	+
气味沙雷菌生物 2 群	−	+	−	−	−	+	−	+	+	−	V	+	−
普城沙雷菌[c]	+	−	−	−	−	+	−	+	+	+	V	V	−
深红沙雷菌	+	−	V	−	−	+	−	+	+	+	+	+	V

注：+：≥90% 的菌株；V：10%～90% 的菌株；−：≤10% 的菌株；LDC：赖氨酸脱羧酶；ODC：鸟氨酸脱羧酶；MAL：丙二酸盐利用；ARAN：阿拉伯糖；RHA：鼠李糖；XYL：木糖；SUC：蔗糖；ADO：侧金盏花醇；SOR：山梨醇；CEL：纤维二糖；ARAT：阿拉伯醇；a：带有指示剂的培养基中含 1% 糖；b：37℃生长，但生化特征在 30℃最典型；c：37℃可能不生长；NA：资料未提供

（单 斌）

本章小结

肠杆菌科细菌是革兰阴性杆菌中主要的成员，也是临床最常见的病原菌，是临床泌尿道、呼吸道、肠道、腹腔和盆腔等感染的常见病原菌。现已发现与人类感染有关的肠杆菌科细菌有 33 个菌属，约有 40 种以上的肠杆菌科的细菌可在临床标本中检测出。肠杆菌科细菌引起感染的病原菌主要包括能引起传染病的鼠疫耶尔森菌和伤寒沙门菌；引起人类腹泻和肠道感染的埃希菌属、志贺菌属、沙门菌属、耶尔森菌属；引起医院内感染的克雷伯菌属、枸橼酸杆菌属、肠杆菌属、沙雷菌属、变形杆菌属、泛菌属、普罗威登斯菌属和摩根菌属等肠杆菌科细菌，其中大肠埃希菌、肺炎克雷伯菌是临床最常见的病原菌，也是检出率最高的细菌。

肠杆菌科细菌为革兰阴性杆状或球杆状、无芽胞、多数有鞭毛，能运动，有致病性的菌株多数有菌毛；需氧或兼性厌氧，营养要求不高，在普通琼脂培养基和麦康凯培养基上生长良好；主要生化特性为能发酵葡萄糖、触酶阳性、氧化酶阴性、硝酸盐还原阳性。

革兰阴性杆菌除肠杆菌科外,还有弧菌科和非发酵菌,所以首先应与此类细菌进行鉴别,鉴别可用形态、葡萄糖、氧化酶、硝酸盐还原试验等加以区别。肠杆菌科细菌的检验要点为直接涂片检查,分离培养,细菌生化反应鉴定,必要时还要作血清学鉴定及毒素检测。

　　实验室抗菌药物敏感试验抗菌药物的选择,需参照相关标准的基础上,咨询医院相关专业人士,结合医院的具体情况来选择。实验室提供的抗菌药物敏感试验结果对临床合理使用抗菌药物意义重大。同时细菌的耐药谱,还可作为医院内感染流行病学调查的一个重要实验室依据。

第十章
弧菌属检验、气单胞菌属检验

通过本章学习，你将能回答以下问题：

1. 弧菌科细菌有什么特征？包括哪些细菌？

2. 霍乱弧菌的主要致病因素是什么？霍乱弧菌哪些血清型与疾病有关？霍乱弧菌的鉴定试验有哪些？

3. 副溶血性弧菌在自然界的分布有何特点？该菌有哪些鉴定特征？如何从粪便标本中分离鉴定？

4. 致腹泻的气单胞菌致病机制？

本章描述的一群革兰阴性杆菌在分类上分属于不同科，但在形态上均为直或微弯曲、运动活泼的革兰阴性杆菌，氧化酶阳性。

第一节 弧 菌 属

弧菌科（Vibrionaceae）包括弧菌属（*Vibrio*）、异单胞菌属（*Allomonas*）、肠弧菌属（*Enterovibrio*）和发光杆菌属（*Photobacterium*）等。原先隶属于弧菌科的气单胞菌属已独立成为气单胞菌科；邻单胞菌属已归入肠杆菌科。

弧菌属是一群直或弯曲的革兰阴性细菌，具有一端单一鞭毛、运动迅速。兼性厌氧，无严格的营养要求，发酵葡萄糖，氧化酶阳性。弧菌科细菌通常见于淡水或海水中，偶见于鱼或人体标本。

一、霍 乱 弧 菌

（一）分类

弧菌属共有 36 个种，有 12 个种与人类感染有关，其中以霍乱弧菌和副溶血弧菌最为重要，分别引起霍乱和食物中毒。与人类感染有关的弧菌属细菌有 O_1 群霍乱弧菌（*V. cholerae* O_1 group）、O_{139} 群霍乱弧菌（*V. cholerae* O_{139} group）、非 O_1 群霍乱弧菌（*V. cholerae* non-O_1 group）、副溶血弧菌（*V. parahaemolyticus*）、拟态弧菌（*V. mimicus*）、河弧菌（*V. fluvialis*）、创伤弧菌（*V. vulnificus*）、溶藻弧菌（*V. alginolyticus*）、少女弧菌（*V. damsela*）、麦氏弧菌（*V. metschnikovii*）、辛辛那提弧菌（*V. cincinnatiensis*）、弗尼斯弧菌（*V. furnissii*）。主要引起人类胃肠炎、肠道外感染、伤口感染和菌血症等。霍乱弧菌（*V. cholerae*）是烈性肠道传染病霍乱的病原体。根据 O 抗原的不同，目前至少将霍乱弧菌分成 155 个血清群，按阿拉伯数字 1、2、3、4……进行编码。其中 O_1 群、O_{139} 群引起霍乱。

O_1 群有古典（Classical）和埃尔托（El-Tor）两种生物型，El-Tor 生物型能产生不耐热溶血素和血凝素,不耐热溶血素具有溶血活性、细胞毒、心脏毒和致死毒性,El-Tor 生物型的溶血特性可发生变异;血凝素能凝集鸡红细胞,凝集现象能被 D- 甘露糖抑制。O_1 群霍乱弧菌的 O 抗原由 A、B、C 三种抗原因子组成,通过不同组合可形成三个型别,由 AB 组成小川型(Ogawa),AC 组成稻叶型(Inaba),ABC 组成彦岛型(Hikojima)。彦岛型的抗原性不稳定,各型之间可以相互转换。以小川型和稻叶型为常见流行型别。

O_{139} 血清群与 O_1 群抗血清无交叉反应,但可与 O_{22} 血清群和 O_{155} 血清群产生交叉反应,遗传学特征和毒力基因与 O_1 群相似。其余非 O_1/ 非 O_{139} 血清群可引起人类的胃肠炎,不引起霍乱流行,以往也称不凝集弧菌或非霍乱弧菌。

(二)临床意义

在自然情况下,人类是霍乱弧菌的易感者。自 1817 年以来,已发生七次世界性的霍乱大流行,均由霍乱弧菌的 O_1 群引起,前六次病原均为霍乱弧菌的古典生物型,第七次为埃尔托生物型。自 1992 年 10 月起分离到新的血清群 O_{139},现在世界各地均有其流行或散发病例报告。

霍乱在较差的卫生环境中容易爆发流行,霍乱弧菌一般通过粪—口途径在人群中传播。正常情况下,胃液中的胃酸可消灭食物中的霍乱弧菌。但在胃酸降低时,或摄入大量的霍乱弧菌时,霍乱弧菌可以从胃进入肠道,通过鞭毛运动穿过肠黏膜表面的黏液层,由菌毛的作用定植于肠黏膜上皮细胞表面繁殖,产生由染色体介导的对热不稳定的霍乱毒素(cholera toxin,CT),霍乱毒素是由 A 亚单位和 B 亚单位构成的多聚体蛋白,A 亚单位由两部分构成:A1 是腺苷二磷酸核糖基转移酶,是腺苷二磷酸核糖转移到结合于膜上的 Gs 蛋白上,Gs 蛋白激活腺苷酸环化酶,细胞内 cAMP 水平增高,导致肠腔内离子和水过度分泌;A2 可辅助细菌进入细胞。B 亚单位是由 5 个相同的单体组成,可以和小肠黏膜上皮细胞神经节苷脂受体结合。霍乱毒素与肠黏膜上皮细胞结合,导致细胞快速向细胞外分泌水和电解质,使肠腔内水、钠潴留,导致呕吐和剧烈腹泻,出现霍乱特征性的"米泔水"样便。剧烈的腹泻可导致患者出现体液丢失,进而缺水、电解质紊乱,如果不及时进行治疗可导致患者死亡。因为这种毒素依赖性的疾病不需要细菌穿过黏膜屏障,因此,霍乱患者痢疾样粪便中的炎症细胞显著缺乏。霍乱弧菌的 O_1 群和 O_{139} 群的致病机制(产生毒素致病)和过程是一样的,而非 O_1 群 / 非 O_{139} 群弧菌菌株不产生毒素,因此不能引起霍乱,但可引起非流行性的腹泻和肠道外感染。

(三)生物学特性

兼性厌氧,营养要求不高。生长繁殖的温度范围广(18~37℃),耐碱不耐酸,在 pH 8.8~9.0 的碱性蛋白胨水或碱性琼脂平板生长良好,初次分离霍乱弧菌常用碱性蛋白胨水增菌。霍乱弧菌可在无盐环境中生长。触酶、氧化酶均阳性,能发酵单糖、双糖和醇糖,产酸不产气;不分解阿拉伯糖;还原硝酸盐,吲哚阳性。对弧菌抑制剂 O/129 敏感。

弧菌氧化酶阳性并发酵葡萄糖。根据前一个表型特征可将各种弧菌与肠杆菌科内成员区分,依据后者可与假单胞菌属和其他非发酵革兰阴性杆菌相区别。一旦发现某菌具有发酵葡萄糖且氧化酶阳性的特性,则必须鉴别其属于弧菌、气单胞菌抑或邻单胞菌,鉴别特征见表 10-1。

(四)微生物学检验

1. 检验程序 粪便或呕吐物接种碱性蛋白胨水增菌,接种 4 号琼脂平板,出现黑色菌落,氧化酶阳性,进行霍乱弧菌血清学凝集试验,血清凝集试验阳性(多价与单价)上报疾控部门予以确认复核。

2. 标本采集和运送 霍乱是烈性传染病,凡在流行季节和地区有腹泻症状的患者均应快速准确作出病原学诊断。在发病早期,尽量在使用抗菌药物之前采集标本。可取患者"米

表 10-1 对人致病的弧菌、气单胞菌和邻单胞菌的各种特征

特征	霍乱弧菌、拟态弧菌	其他弧菌	气单胞菌	邻单胞菌
在营养肉汤或营养琼脂上生长：				
0% NaCl	+	−	+	+
6% NaCl	+	+	−	−
对 O/129 的敏感性：				
10g	+[a]	+/−	−	+/−
150g	+[a]	+	−	+/−
氨苄青霉素（10g）敏感性	+/−	+[b]		−
葡萄糖产气	−	−[c]	+/−	−
黏丝试验	+	+[b]	−	−
糖代谢：				
m- 纤维糖	−	−[d]	−	+
L- 阿拉伯糖	−	−/+	+/−	−

+：>90% 菌株阳性；+/−：可变，>50% 菌株阳性；−/+：可变，<50% 菌株阳性；−：<10% 菌株阳性；a：目前分离自印度的大部分霍乱弧菌菌株为抗性株；b：有些副溶血弧菌除外；c：弗尼斯弧菌除外；d：辛辛那提弧菌和某些麦氏弧菌除外

泔水"样便，亦可采取呕吐物或尸体肠内容物，在腹泻的急性期也可采取肛拭子，标本应避免接触消毒液。采取的标本最好就地接种碱性蛋白胨水增菌，不能及时接种者（转运时间超过 1 小时）可用棉签挑取标本或将肛拭子直接插入卡 - 布（Cary-Blair）运送培养基中，而甘油盐水缓冲液不适合弧菌的运送（因甘油对弧菌有毒性）。送检标本装在密封、不易破碎的容器中，置室温由专人输送。

3. 标本直接检查

（1）涂片染色镜检：取标本直接涂片 2 张。干后用甲醇或乙醇固定，复红染色。油镜观察有无革兰阴性直或微弯曲的杆菌（图 10-1）。

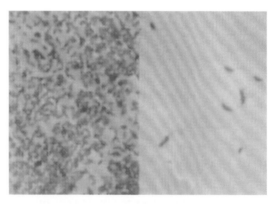

图 10-1 霍乱弧菌

（2）动力和制动试验：直接取"米泔水"样便，制成悬滴（或压滴）标本后，在暗视野或相差显微镜下直接观察有无呈特征性快速流星样运动的细菌。同法重新制备另一标本涂片，在悬液中加入 1 滴不含防腐剂的霍乱多价诊断血清（效价≥1∶64）。可见最初呈快速流星样运动的细菌停止运动并发生凝集，则为制动试验阳性。可初步推定存在霍乱弧菌。

（3）快速诊断：通过直接荧光抗体染色和抗 O_1 群或 O_{139} 群抗原的单克隆抗体凝集试验，能够快速诊断霍乱弧菌感染。

（4）霍乱毒素的测定：粪便标本中霍乱毒素（CT）可采用 ELISA 法检测，或采用商品化

的乳胶凝集试验测定,有较高的灵敏度和特异性。但我国很少应用。

4. 分离培养和鉴定 将标本直接接种于碱性蛋白胨水(pH 8.4),或将运送培养基的表层接种于碱性蛋白胨水中,35℃ 5~8 小时后,转种硫代硫酸盐 - 枸橼酸盐 - 胆盐 - 蔗糖(thiosulfate citrate bile salts-sucrose,TCBS)琼脂、4 号琼脂或庆大霉素琼脂平板,35℃ 18~24 小时观察菌落形态。在 TCBS 琼脂上形成黄色菌落(分解蔗糖产酸),4 号琼脂或庆大霉素琼脂平板上呈灰黑色中心的菌落(还原培养基中的碲离子为灰黑色的金属碲),均为可疑菌落。应使用 O_1 群和 O_{139} 群霍乱弧菌多价和单价抗血清进行凝集。结合菌落特征和菌体形态,作出初步报告。

将血清凝集确定的菌落进一步纯培养,依据全面生化反应(表 10-2)、血清学分群及分型进行最后鉴定。符合霍乱弧菌的菌株尚需区分古典生物型和 El-Tor 生物型(表 10-3)。对病原性弧菌的主要鉴定试验为赖氨酸脱羧酶、鸟氨酸脱羧酶和精氨酸双水解酶。霍乱弧菌和拟态弧菌可在无盐普通肉汤和普通琼脂平板上生长,而其他弧菌不能。其他弧菌的鉴别(表 10-5)。

表 10-2 霍乱弧菌主要生化和生理特征

生化反应	结果	生化反应	结果
氧化酶	+	乳糖	v
吲哚	+	麦芽糖	+
枸橼酸盐	+	甘露醇	+
ONPG	+	蔗糖	+
脲酶	−	水杨酸	−
明胶液化	+	纤维二糖	−
动力	+	NaCl 生长试验	
精氨酸双水解酶[a]	−	0% NaCl[b]	+
鸟氨酸脱羧酶	+	3% NaCl[b]	+
赖氨酸脱羧酶	+	6% NaCl[b]	v
葡萄糖	+	8% NaCl[b]	−
分解葡萄糖产气	−	10% NaCl[b]	−
阿拉伯糖	−	TCBS[c] 上菌落	黄色

v: 可变的；+: >90% 菌株阳性；−: <10% 菌株阳性；a: 加入 1% NaCl 有助生长；b: 营养肉汤中加入 0%、3%、6%、8% 或 10% NaCl；c: 硫代硫酸盐 - 枸橼酸盐 - 胆盐 - 蔗糖琼脂(thiosulfate citrate bile salts-sucrose agar)

表 10-3 霍乱弧菌古典生物型和 El-Tor 生物型的区别

特征	古典生物型	El-Tor 生物型
羊红细胞溶血	−	v
鸡红细胞凝集	−	+
V-P 试验	−	+
多黏菌素 B 敏感试验	+	−
IV 组噬菌体裂解	+	−
V 组噬菌体裂解	−	+

V: 可变

霍乱弧菌的鉴定试验

(1)霍乱红试验:霍乱弧菌有色氨酸酶和硝酸盐还原能力。当将霍乱弧菌培养于含硝酸盐的蛋白胨水中时,可分解培养基中的色氨酸产生吲哚。同时,还原硝酸盐成为亚硝酸盐，两种产物结合成亚硝酸吲哚。滴加浓硫酸后呈现蔷薇色，是为霍乱红试验阳性。霍乱弧菌和其他弧菌均有此种反应。

（2）黏丝试验：将 0.5% 去氧胆酸钠水溶液与霍乱弧菌混匀成浓悬液。1 分钟内悬液由混变清，并变黏稠，以接种环挑取时有黏丝形成。弧菌属细菌除副溶血性弧菌部分菌株外，均有此反应。

（3）O/129 敏感试验：O_1 群和非 O_1 群霍乱弧菌对 O/129（2，4-diamino-6，7-diisopropylp-teridine，2，4 二氨基 -6，7- 二异丙基蝶啶）10μg 及 150μg 的纸片敏感。但已有对 O/129 耐药的菌株出现。用此试验作鉴定时需特别谨慎。应结合其他试验结果，如耐盐生长试验等综合考虑。

（4）耐盐培养试验：霍乱弧菌能在不含氯化钠和含 3% 氯化钠培养基中生长。氯化钠浓度高于 6% 则不生长。

鸡红细胞凝集试验、多黏菌素 B 敏感试验和第 Ⅳ、Ⅴ 组噬菌体裂解试验等用于区别古典和 El-Tor 生物型。

二、副溶血弧菌

副溶血弧菌（*Vibrio parahaemolyticus*）为弧菌属的细菌。具有嗜盐性（halophilic）。存在于近海的海水、海底的沉淀物、鱼虾类和贝壳及盐渍加工的海产品中。主要引起食物中毒和急性腹泻，也可引起伤口感染和菌血症。该菌于 1950 年首次在日本大阪发生食物中毒的暴发流行。是我国沿海地区及海岛食物中毒的最常见病原菌。

副溶血弧菌可引起胃肠炎，临床表现有恶心、呕吐、腹痛、低热及寒战等。腹泻呈水样便，偶尔血性，恢复较快，病程 2～3 天，通常为自限性。

副溶血弧菌通过菌毛的黏附，产生耐热直接溶血素（thermostable direct hemolysin，TDH）而致病，该毒素能耐受 100℃ 10 分钟不被破坏。动物实验表明该毒素具有：①溶血毒性，TDH 对人和兔红细胞的溶血性较高，对马红细胞不溶血；②细胞毒性，对多种培养细胞如 Hela 细胞、FL 细胞、L 细胞及鼠心肌细胞有细胞毒性；③心脏毒性，可导致心电图异常表现如 ST-T 改变、房室传导阻滞、室颤或心搏骤停及心肌损伤；④肠毒性，使肠黏膜毛细血管通透性增高，肠液分泌亢进。另一致病因子为耐热直接溶血素相关溶血素（thermostable direct hemolysin related hemolysin，TRH），生物学特性与 TDH 相似。

（一）生物学特性

副溶血弧菌与霍乱弧菌区别在于嗜盐性，该菌培养基以含 3% 氯化钠为宜，无盐不能生长。在血平板（含羊、兔、马等血液）上不溶血或只产生 α 溶血；在含高盐（7%）的人 O 型血或兔血、以 D- 甘露醇为碳源的 Wagatsuma 琼脂平板上可产生 β 溶血，称为神奈川现象（Kanagawa phenomenon，KP）。

（二）微生物学检验

1. 检验程序　粪便或呕吐物等标本接种选择培养基，取菌落进行氧化酶试验、O-F 试验（氧化 - 发酵试验），该菌氧化酶阳性、O-F 试验发酵型，进一步做生化试验鉴定（弧菌科编码）。

2. 标本采集与运送　可采集患者粪便、肛拭子或可疑食物。应及时接种，或置碱性蛋白胨水或卡 - 布运送培养基中送检。

3. 分离培养和鉴定　将标本接种于含 1% 或 3% NaCl 的碱性蛋白胨水中进行选择性增菌，再转种 TCBS 平板或嗜盐菌选择平板。也可直接将标本接种 TCBS 平板或嗜盐菌选择平板培养。该菌在碱性胨水中经 6～9 小时增菌可形成菌膜，在 TCBS 琼脂平板上形成 0.5～2.0mm 大小、蔗糖不发酵而呈蓝绿色的菌落。

在嗜盐性选择平板上，可形成较大、圆形、隆起、稍浑浊、半透明或不透明、无黏性的菌落。在 SS 平板上形成扁平、无色半透明、蜡滴状的菌落，有辛辣味，不易刮下。48 小时后菌落牢固黏着在培养基上，部分菌株不能生长。麦康凯、伊红亚甲蓝和中国蓝琼脂平板不能用于本菌的初次分离。

副溶血弧菌常见的生化生理特征（表 10-4）。

表 10-4 副溶血弧菌的生化生理特征

生化反应	结果	生化反应	结果
氧化酶	+	葡萄糖	+
吲哚	+	阿拉伯糖	+/−
V-P	−	乳糖	−
枸橼酸盐	−	麦芽糖	+
ONPG	−	D- 甘露醇	+
脲酶	+/−	蔗糖	−
明胶液化	+	水杨苷	−
动力	+	纤维二糖	−
多黏菌素 B 敏感性	+/−	NaCl 生长试验	
精氨酸双水解酶	−	0% NaCl	−
鸟氨酸	+	3% NaCl	+
赖氨酸	+	7% NaCl	+
O/129　10μg	−	10% NaCl	−
O/129　150μg	+		

+：>90% 菌株阳性；+/−：可变，>50% 菌株阳性；−：<10% 菌株阳性

（1）主要生化特性：氧化酶阳性，O/129（150μg）敏感，发酵葡萄糖、麦芽糖、甘露醇产酸，不发酵蔗糖、乳糖。吲哚试验阳性。大部分菌株脲酶阴性，V-P 阴性。赖氨酸脱羧酶、鸟氨酸脱羧酶阳性，精氨酸双水解酶阴性。

（2）NaCl 生长试验：该菌在不含 NaCl 和含 10% NaCl 的蛋白胨水中不生长，在含 3% 和 6% NaCl 蛋白胨水中生长。

（3）神奈川现象阳性：从腹泻患者体内分离的副溶血弧菌菌株 95% 以上在我妻（wagatsuma）琼脂（人血琼脂）上产生 β 溶血现象。在血琼脂平板上不溶血或只产生 α 溶血。

（4）毒素测定：可用免疫学方法测定 TDH 和 TRH。也可用基因探针和 PCR 方法直接测定毒素基因 *tdh* 或 *trh*。

（三）药敏试验的药物选择

①培养基：纸片扩散法：M-H 琼脂；肉汤稀释法：调节阳离子的 M-H 肉汤。②接种物：直接菌落悬液法（0.85% 生理盐水），相当于 0.5 麦氏标准。

35℃培养 16～20 小时。常规质量控制（QC）推荐：大肠埃希菌 ATCC 25922，大肠埃希菌 ATCC 35218（监控 β 内酰胺 /β- 内酰胺酶抑制剂复合物）。

药物选择：氨苄西林 - 舒巴坦、阿莫西林 - 克拉维酸、哌拉西林 - 三唑巴坦、头孢唑啉、头孢吡肟、头孢噻肟、头孢他啶、亚胺培南、美罗培南、氯霉素、四环素、环丙沙星（ciprofloxacin）、氧氟沙星、阿米卡星、庆大霉素、磺胺甲基异噁唑。

三 、其 他 弧 菌

除霍乱弧菌和副溶血弧菌外，以下弧菌也对人类致病，其主要生理生化特征（表 10-5）如下。

表 10-5　其他弧菌的生化生理特征

特征	拟态弧菌	创伤弧菌	溶藻弧菌	河弧菌	弗尼斯弧菌	少女弧菌	麦氏弧菌
氧化酶	+	+	+	+	+	+	+
V-P	−	−	+	−	−	+	+
精氨酸双水解酶	−	−	−	+	+	+	+/−
鸟氨酸脱羧酶	+	+/−	+/−	−	−	−	−
赖氨酸脱羧酶	+	+	+	−	−	+/−	−/+
阿拉伯糖	−	−	−	+	+	−	−
乳糖	−/+	+/−	−	−	−		+/−
甘露醇	+	−/+	+	+	+	−	+
蔗糖	−	−/+	+	+	+	−	+
O/129 敏感性							
10μg	+	+				+	
150μg	+	+	+	+	+	+	+
NaCl 生长试验							
0% NaCl	+	−	−	−	−	−	−
3% NaCl	+	+	+	+	+	+	+
6% NaCl	+/−	+/−	+	+/−	+/−	+	+
8% NaCl	−	−	+	−	−	−	+/−
10% NaCl	−	−	+/−	−	−	−	−

+：＞90% 阳性；−：＜10% 阳性；+/−：可变，＞50% 阳性；−/+：可变，＜50% 阳性

（一）拟态弧菌（V. mimicus）

过去认为是蔗糖不发酵的霍乱弧菌，后经核酸同源性测定发现是一个新种。其特征和引起的疾病与非 O1 群霍乱弧菌相似，包括与几种非 O1 群霍乱弧菌的 O 抗原有交叉反应。通常引起胃肠炎，偶尔可见伤口感染或菌血症。少数菌株可产生 CT、TDH 等毒素，但不引起暴发流行。

（二）创伤弧菌（V. vulnificus）

在致病性弧菌中该菌引起的疾病最为严重，其脓毒症病程进展非常快，往往是致死性的。感染通常发生在气温较高的季节，生食牡蛎是该菌引起全身性感染的主要原因。好发于青年人，特别是有潜在肝损害的患者。

（三）溶藻弧菌（V. alginolyticus）

最常见于在海水中游泳导致外耳、中耳感染的患者，也可感染接触海水的伤口。本菌是弧菌属细菌中耐盐性最强的致病菌，大约 70% 的菌株可在 NaCl 浓度高达 10% 的条件下生长。

（四）河弧菌（V. fluvialis）

在环境中的分布与其他弧菌相同，1981 年被命名，最早从腹泻患者中分离到，随后在世界各地都有引起腹泻的报道。

（五）弗尼斯弧菌（V. furnissii）

存在于海水中，很少从粪便中分离到。最近有报告从腹泻患者中分离到，有一定的临床意义。

（六）其他弧菌

麦氏弧菌（V. metschnikovii）是氧化酶阴性的弧菌，引起个别患者的菌血症和霍乱样肠炎。可以从海产品、鸟类、河水以及污水中分离到。麦氏弧菌只需微量的钠盐即可生长。辛

辛那提弧菌（*V. cincinnatiensis*）有引起菌血症和脑膜炎的报告。卡佳丽弧菌（*V. carchariae*）有引起伤口感染的报告。

从临床标本中分离到的病原性弧菌都应认为具有临床意义，特别是从粪便标本中分离到霍乱弧菌 O_1 群、O_{139} 群电话通知临床医师，并需根据我国《传染病防治法》的有关规定及时作传染病报告，消毒处理并将菌种一起报送到各级法定部门。

第二节　气单胞菌属

气单胞菌属（*Aeromonas*）是氧化酶阳性，具有端鞭毛的革兰阴性直杆菌，为兼性厌氧菌。气单胞菌属属于气单胞菌目、气单胞菌科；可依据氧化酶阳性、对 O/129 敏感等将其与其他肠杆菌科细菌鉴别。

一、分　类

气单胞菌属含有 20 多个种，其中亲水气单胞菌（*A. hydrophila*）有五个亚种，包括亲水气单胞菌亲水亚种（*A. hydrophila subsp. hydrophila*）、亲水气单胞菌无气亚种（*A. hydrophila subsp. anaerogenes*）、*A. hydrophila subsp. dhakensis*、*A. hydrophila subsp. proteolytica*、*A. hydrophila subsp. ranae*。杀鲑气单胞菌（*A. salmonicida*）也有五个亚种，而斑点气单胞菌（*A. punctata*）有两个亚种。与人类疾病有关的主要是亲水气单胞菌、豚鼠气单胞菌（*A. caviae*）、简达气单胞菌（*A. jandaei*）、舒伯特气单胞菌（*A. schubertii*）、易损气单胞菌（*A. trota*）和威隆气单胞菌（*A. veronii*）等，后者包括威隆气单胞菌威隆生物变种（*A. veronii subsp. Veronii*）和威隆气单胞菌温和生物变种（*A. veronii subsp. sobria*）。

二、临床意义

气单胞菌为水中的常居菌。引起的感染类型与弧菌属细菌相似，气单胞菌引起的胃肠炎尤其多见于儿童，是夏季腹泻的常见病原菌。临床症状从较温和的腹泻到严重的痢疾样腹泻（血样便），在成年人表现为慢性化。致腹泻的气单胞菌可产生肠毒素，此肠毒素不耐热，加热 60℃ 30 分钟即可失去活性。肠毒素分为细胞溶解性、细胞毒性和细胞兴奋性三种，前两种能溶解兔红细胞，后者可用中国地鼠卵巢（CHO）细胞毒性试验检出。气单胞菌致病并非单一的致病因子，而是由多种致病因子协同作用的结果。侵袭和黏附因子是菌体进入和定植于宿主体内的前提条件；菌体表面成分保护细菌在体内增殖、扩散；多种胞外毒素因子等的协同作用使机体最终受损，导致疾病的发生。

肠道外感染主要为伤口感染和菌血症，由亲水气单胞菌和威隆气单胞菌引起。90% 以上的菌血症由亲水气单胞菌和威隆气单胞菌所引起，通常发生在免疫低下的人群。

三、生物学特性

气单胞菌为革兰阴性直杆菌、球杆菌或丝状菌，极端单鞭毛，动力阳性，来自人类菌种（嗜温菌）在 10～42℃生长；来自鱼类或环境菌种（嗜冷菌）在 22～25℃生长。氧化酶、触酶、硝酸盐还原阳性，发酵葡萄糖等糖类产酸产气，O/129 耐药。

四、微生物学检验

1. 检验程序　粪便或呕吐物等标本接种分离或鉴别培养基，取菌落做氧化酶试验、O-F 试验（氧化 - 发酵试验），氧化酶阳性、O-F 试验发酵，用弧菌科生化反应（弧菌科编码）进一步鉴定。

2. 标本采集　腹泻患者采取粪便或肛拭子,肠道外感染采集血液、脓液等。

3. 分离培养和鉴定　急性腹泻患者的粪便及脓液标本等可直接接种。气单胞菌营养要求不高,在普通培养基上可生长,但在 TCBS 上不生长。初次分离常用血琼脂平板、麦康凯平板,35℃培养。除豚鼠气单胞菌外,大多数致病性菌株在血琼脂平板中有 β 溶血现象,菌落较大(直径 2mm 左右)、圆形、凸起、不透明。也可使用 CIN(cefsulodin-irgasan-novobiocin,CIN)琼脂平板分离,含菌量较少的标本可用碱性胨水进行增菌培养。

本属细菌氧化酶和触酶阳性,发酵葡萄糖和其他碳水化合物,产酸或产酸产气,还原硝酸盐,对 O/129 耐药。在无盐培养基上生长可与弧菌属相鉴别(表 10-1),种的鉴别见表 10-6。

表 10-6　常见气单胞菌属内种及类志贺邻单胞菌的生化生理特征

特性	亲水气单胞菌	豚鼠气单胞菌	威隆气单胞菌温和生物变种	威隆气单胞菌威隆生物变种	简达气单胞菌	舒伯特气单胞菌	易损气单胞菌	类志贺邻单胞菌
尿素水解	−	−	−	−	−	−	−	−
吲哚	+	+	+	+	+		+	+
葡萄糖产气	+	−	+	+	+	−	v	−
精氨酸双水解	+	+	+	+	+	+	+	+
赖氨酸脱羧酶	+	−	+	+	+	v	+	+
鸟氨酸脱羧酶	−	−	−	+	−	−	−	−
V-P	+	−	+	+	+	v	−	−
产酸								
阿拉伯糖	v	+	−	−	−	−	−	−
乳糖	−	+	−	−	−	−	−	−
蔗糖	+	+	+	+	−	−	v	−
肌糖	−	−	−	−	−	−	−	+
甘露醇	+	+	+	+	−	−	+	−
七叶苷水解	+	+						
羊血平板 β- 溶血	+	−	+	+	+	v	v	
头孢噻吩敏感	R	R	S	S	R	S	R	S
氨苄青霉素敏感	R	R	R	R	R	R	S	S
O/129, 10μg/150μg	R/R	R/R	R/R	R/R	R/R	R/R	R/R	S/S

VP: VP 试验;LDC: 赖氨酸脱羧酶;ADH: 精氨酸双水解酶;ODC: 鸟氨酸脱羧酶;+: ≥90% 菌株阳性;−: ≤10% 的菌株阳性;v: 11%～89% 菌株阳性;S: 敏感;R: 耐药

临床常见的亲水气单胞菌和豚鼠气单胞菌均能发酵阿拉伯糖而其他气单胞菌均不能,前者 V-P 和赖氨酸脱羧酶试验阳性,而后者均为阴性。威隆气单胞菌威隆生物型的特点是鸟氨酸脱羧酶和赖氨酸脱羧酶均阳性。

五、药敏试验的药物选择

①培养基:纸片扩散法:M-H 琼脂;肉汤稀释法:调节阳离子的 M～H 肉汤。②接种物:直接菌落悬液法,相当于 0.5 麦氏标准。

35℃培养 16～18 小时。常规质量控制(QC)推荐:大肠埃希菌 ATCC 25922,大肠埃希菌 ATCC 35218(监控 β- 内酰胺 /β- 内酰胺酶抑制剂复合物)。

药物选择：氨苄西林 - 舒巴坦、阿莫西林 - 克拉维酸、哌拉西林 - 三唑巴坦、头孢唑啉、头孢吡肟、头孢噻肟、头孢他啶、亚胺培南、美罗培南及厄他培南。

（徐元宏）

本章小结

　　弧菌科细菌通常见于淡水或海水中，偶见于鱼或人体内。本科细菌是一群直或弯曲的革兰阴性细菌，具有一端单一鞭毛、运动迅速。兼性厌氧，无严格的营养要求，一般发酵葡萄糖，氧化酶阳性。弧菌属共有 36 个种，其中以霍乱弧菌和副溶血弧菌最为重要，分别引起霍乱和食物中毒。霍乱弧菌 O_1 群和 O_{139} 群是霍乱的病原体，通过产生霍乱毒素（CT）致病，O_1 群有古典和 El-Tor 两种生物型。

　　霍乱是烈性传染病，凡在流行季节和地区有腹泻症状的患者均应快速准确作出病原学诊断。标本直接检查有助于快速诊断。将标本直接接种于碱性胨水后，转种 TCBS 等平板观察菌落形态。可疑菌落应使用 O_1 群和 O_{139} 群霍乱弧菌多价和单价抗血清进行凝集。结合菌落特征和菌体形态作出初步报告。进一步纯培养，依据全面生化反应、血清学分群及分型进行最后鉴定。符合霍乱弧菌的菌株尚需区分古典生物型和 El-Tor 生物型。

　　副溶血性弧菌具有嗜盐性，在不含 NaCl 的培养基上不生长。主要引起食物中毒和急性腹泻，从腹泻患者中分离到的菌株 95% 以上在我妻琼脂上产生 β 溶血现象，称为神奈川现象。

　　气单胞菌属是革兰阴性直杆菌、球杆菌或丝状菌，极端单鞭毛，动力阳性，来自人类菌种（嗜温菌）在 10～42℃生长；来自鱼类或环境菌种（嗜冷菌）在 22～25℃生长。氧化酶、触酶、硝酸盐还原阳性，发酵葡萄糖等糖类产酸产气，O/129 耐药。引起腹泻和菌血症等。与肠杆菌科和非发酵菌鉴别：本菌属氧化酶阳性，发酵葡萄糖；肠杆菌科发酵葡萄糖，氧化酶阴性。非发酵菌可能氧化酶阳性或阴性，不发酵葡萄糖。与弧菌属鉴别：本菌属在≥6% NaCL 培养基不生长，分解甘露醇，O/129 耐药。

第十一章
弯曲菌属检验、螺杆菌属检验

通过本章学习,你将能回答以下问题:

1. 弯曲菌属和螺杆菌属细菌的培养有什么特殊要求?
2. 弯曲菌属细菌的鉴别要点有哪些?
3. 幽门螺杆菌的主要生物学特征有哪些?如何诊断幽门螺杆菌感染?
4. 幽门螺杆菌有哪些致病物质?会导致哪些疾病?

第一节 弯 曲 菌 属

弯曲菌属(*Campylobacter*)是一类弯曲呈逗点状、S 形或海鸥展翅形的革兰阴性细菌,广泛分布于温血动物,常定居于家禽及野鸟的肠道内。

一、分 类

弯曲菌属属于弯曲菌目、弯曲菌科,至少有 30 个种和亚种。对人致病的有空肠弯曲菌空肠亚种(*C. jejuni subsp. Jejuni*)、空肠弯曲菌多伊尔亚种(*C. jejuni subsp. doylei*)、大肠弯曲菌(*C. coli*)、胎儿弯曲菌胎儿亚种(*C. fetus subsp. fetus*)、胎儿弯曲菌性病亚种(*C. fetus subsp. venerealis*)、简明弯曲菌(*C. concisus*)、曲形弯曲菌(*C. curvus*)、昭和弯曲菌(*C. showae*)、纤细弯曲菌(*C. gracilis*)、红嘴鸥弯曲菌(*C. lari*)、豚肠弯曲菌豚肠亚种(*C. hyointestinalis subsp. hyointestinalis*)、乌普萨拉弯曲菌(*C. upsaliensis*)、痰液弯曲菌痰液生物变种(*C. sputorum biovar sputorum*)等,其中空肠弯曲菌和大肠弯曲菌常见,并与人类感染有关。

二、临 床 意 义

弯曲菌属细菌多引起人类肠道感染,此感染常呈自限性,一般不需进行抗菌药物治疗。也可引起肠道外感染,特别易感于艾滋病和其他免疫缺陷患者。空肠弯曲菌是腹泻最常见的病原菌,一般通过污染食物、牛奶和水而经口传播或与动物直接接触感染,被感染的人和动物粪便中的活菌可污染环境。

弯曲菌能在肠道内定植和感染肠黏膜其动力起重要作用。空肠弯曲菌感染可以导致小肠和大肠出现急性肠炎,但致病机制尚未清楚。此外,空肠弯曲菌感染后可引发吉兰 - 巴雷综合征(Guillain-Barré syndrome,一种急性外周神经脱髓鞘炎症性疾病)和反应性关节炎。

简明弯曲菌、曲形弯曲菌、直肠弯曲菌、昭和弯曲菌、纤细弯曲菌和胎儿弯曲菌性病亚种主要引起肠外感染,可致牙周疾病、头、颈和内脏的深部感染和败血症等。

三、生物学特性

本属细菌呈逗点状、S 形或海鸥展翅形的革兰阴性细菌，在不利环境下可变球形，见图 11-1。一端或两端有单鞭毛，运动活泼。微需氧，最适生长温度为 42℃，也有少数菌为 25℃。营养要求高，需在含血液或血清的培养基中生长，并且生长速度较缓慢。初分离时可出现扁平粗糙型和细小光滑型两种菌落。不分解糖类，氧化酶阳性。对冷热均敏感，培养物在室温可存活 2～40 周、干燥环境中存活 3 小时。56℃ 5 分钟即被杀死。

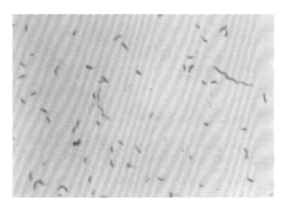

图 11-1　空肠弯曲菌

四、微生物学检验

（一）检验程序

弯曲菌属检验程序见图 11-2。

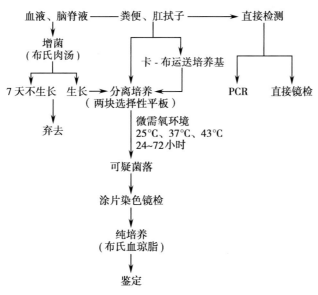

图 11-2　弯曲菌属检验程序

（二）标本采集

最常见的标本是粪便（包括肛拭子）和血液。标本采集后应立即送检，若在 2 小时内不能送检，粪便标本应接种于 Cary-Blair 运送培养基，置于 4℃保存。标本在 4℃可保存 3 周。

（三）标本直接检查

1. 直接显微镜检查　粪便与肛拭子可直接镜检，查找革兰阴性呈弧形、S 形、"海鸥展翅形"或螺旋形的小杆菌；或用暗视野或相差显微镜观察，检查有无"投镖样"或"螺旋样"运动的细菌。

2. 核酸检测 可用 PCR 方法检测粪便中弯曲菌的核酸。

（四）分离培养和鉴定

1. 分离培养 应侧重于空肠和大肠弯曲菌的检查，能否检出弯曲菌的关键是选择性培养基的筛选和最佳培养条件的给予。粪便或肛拭子等标本可直接接种于弯曲菌选择平板，如：改良的 Skirrow's 培养基、Campy-BAP 等，血液标本先接种于布氏肉汤培养基，35℃增菌后转种分离培养基，微需氧环境培养。弯曲菌生长所需氧浓度为 5%～10%；最佳气体环境为含 5% O_2、10% CO_2 及 85% N_2。空肠和大肠弯曲菌最适生长温度为 42℃，一般培养 72 小时后观察菌落；胎儿弯曲菌最适生长温度是 37℃，一般培养至少 72 小时到 7 天后观察菌落；故临床标本需要分别置于 37℃ 和 42℃ 中培养，以防漏检。

弯曲菌有特别的菌落特征，如菌落细小，可表现为粉红灰色、灰白或黄灰色、轻微黏液样外观，有些菌落沿接种线有拖尾样外观。依据使用的培养基不同，其他类型的菌落也经常观察到。

2. 鉴定 弯曲菌属的细菌均不分解糖类，不能在 3.5% NaCl 条件下生长，不能在空气环境中培养，具体生理生化特征见表 11-1。鉴定要点如下：

（1）革兰染色阴性；菌体弯曲或呈 S 形、海鸥展翅形；氧化酶和触酶阳性；不同菌生长温度（37℃、42℃）试验结果不同。

（2）在形态、培养等条件符合的基础上，凡马尿酸盐水解试验阳性、在 42℃ 条件下生长、氧化酶阳性且与镜检形态相符者，即可报告为空肠弯曲菌空肠亚种。

（3）醋酸吲哚水解试验：空肠和大肠弯曲菌为阳性，胎儿弯曲菌为阴性。

（4）通常空肠弯曲菌对萘啶酸敏感、对头孢噻吩耐药，而胎儿弯曲菌对萘啶酸耐药、对头孢噻吩敏感。但近年出现了对萘啶酸耐药的空肠弯曲菌。

表 11-1 弯曲菌属主要致病种的生理生化特征

种类	触酶	还原硝酸盐	产生尿素酶	产生硫化氢	马尿酸水解	醋酸吲哚酚水解	生长温度 25℃	生长温度 42℃	3.5%氯化钠	1%甘氨酸	麦康凯琼脂	敏感性（30μg）萘啶酸	敏感性（30μg）头孢菌素
胎儿弯曲菌胎儿亚种	+	+	−	−	−	−	+	V	−	+	V	V	S
性病亚种	V	+	−	−	−	−	+	−	−	−	V	V	S
空肠弯曲菌空肠亚种	+	+	−	−	+	+	−	+	−	−	+	V	R
多伊尔亚种	V	−	−	+	+	+	−	V	−	+	−	S	S
大肠弯曲菌	+	+	−	V	−	+	−	+	−	+	−	V	R

注：+：大部分菌株阳性；−：大部分菌株阴性；V：不定；S：敏感；R 耐药

（五）其他检验方法

1. 免疫学方法 用特异性抗体包被的乳胶颗粒，可用于鉴定空肠和大肠弯曲菌。也可采用酶免疫方法测定粪便中弯曲菌抗原和血清中弯曲菌抗体。检测抗原常用于临床诊断，检测抗体常用于流行病学调查。

2. 分子生物学方法 DNA 探针杂交和 PCR 扩增法已用于弯曲菌菌种的分类研究中。

第二节　螺　杆　菌　属

螺杆菌属（*Helicobacter*）细菌形态与弯曲菌属细菌类似，是一类弯曲呈逗点状、S形、螺旋形或海鸥展翅形的革兰阴性菌，绝大多数本属细菌定植于哺乳动物的胃或肠道。

1983年Marshall和Warren首先用微需氧技术从慢性胃炎、消化性溃疡患者的胃黏膜分离出弯曲状细菌（即幽门螺杆菌），并证明该细菌感染胃部会导致胃炎、胃溃疡和十二指肠溃疡，由此获得了2005年诺贝尔生理学或医学奖。

一、分　　类

螺杆菌属属于弯曲菌目的螺杆菌科，幽门螺杆菌最初因形态、分离培养方法与弯曲菌属细菌相似，又仅从胃活检标本中分离获得，故被称为幽门弯曲菌（*Campylobacter pylori*）。随着对该菌的深入研究，发现该菌在很多方面与弯曲菌不同，遂在1989年建立一个新属，即螺杆菌属，幽门弯曲菌也改称为幽门螺杆菌（*Helicobacter pylori*，Hp）。

本属至少有34种细菌，大部分定居于哺乳动物的胃或肠道，有9个种可从人体分离到，其中能引起人类疾病的主要有3种，即幽门螺杆菌（*H. pylori*）、*H. fennelliae*和*H. cinaedi*。本章主要叙述幽门螺杆菌。

幽门螺杆菌根据其毒力因子空泡毒素（vacuolating cytotoxin A，VacA）和细胞毒素相关基因A蛋白（cytotoxin-associated gene A，CagA）的差异分为Ⅰ型和Ⅱ型。Ⅰ型菌株因携带cag致病岛（cag pathogenicity island，cag-PAI）而毒性较强，与多种胃肠道疾病的发生关系更为密切。

二、临　床　意　义

幽门螺杆菌为人类胃部疾病的重要致病菌之一，其感染在世界范围内流行，全球感染率达50%，其中发展中国家感染率高达80%～90%以上，近年来，我国人群感染率呈上升趋势，达到60%以上。幽门螺杆菌感染率存在明显的地区差异，与经济条件、生活习惯及所从事的职业有关。在感染者中有15%～30%的感染者可发展为胃炎、胃溃疡及胃癌等胃部疾病。1994年世界卫生组织国际癌症研究机构将其列为Ⅰ类致癌原。

幽门螺杆菌主要通过其特殊结构、毒力因子等损伤胃黏膜细胞而致病。已知毒力因子主要包括：细胞毒素相关基因A蛋白（CagA）、空泡毒素（VacA）、外膜炎性蛋白、黏附素、脂多糖等。所致疾病包括：功能性消化不良、慢性胃炎、消化性溃疡、胃癌及胃淋巴瘤等。此外，还与血管性疾病（冠心病）、自身免疫性疾病（自身免疫性甲状腺炎）及皮肤病（血管神经性水肿）等的发生有一定关系。

幽门螺杆菌的致病机制尚未十分清楚，可能与下列因素有关：①特殊的螺旋状形态和端鞭毛有助于穿过胃黏膜表面的黏液层与胃黏膜细胞接触；②具有高活性的胞外脲酶分解尿素，产氨中和菌体周围的胃酸，在菌体周围形成一个碱性微环境，有助于细菌定植；③空胞毒素（VacA）在体外能诱导多种哺乳动物细胞胞浆发生空泡变性，在体内导致小鼠胃黏膜细胞损伤和溃疡形成；④可将其产生的细胞毒素相关基因A蛋白（CagA）通过Ⅳ型分泌系统注入胃黏膜细胞中，影响胃黏膜细胞基因表达，进而诱导黏膜细胞产生多种细胞因子，吸引炎症细胞释放多种炎症因子致胃组织损伤。研究表明CagA蛋白的存在与消化道溃疡以及胃癌的发生密切相关。

三、生物学特性

幽门螺杆菌的大小为（0.2～0.5）μm×（0.5～5.0）μm。形态呈逗点状、S形、螺旋形或海鸥展翅形（图 11-3）；在陈旧培养物的涂片中有时可呈球杆状通常表明细菌处于休眠状态，在体外难以传代培养，但在体内若环境适宜可转化为螺旋形的繁殖体。革兰染色阴性，无芽胞，有带鞘鞭毛。营养要求高，常规培养基不能培养；微需氧；最佳生长温度 35～37℃。生长速度缓慢，培养 3 天可见细小、针尖状、半透明菌落。生化反应不活泼，不分解糖类；氧化酶和过氧化氢酶阳性；尿素酶丰富，大多数种有很强的尿素酶活性，是鉴定本菌的主要依据之一。

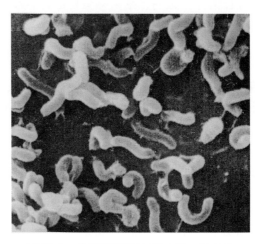

图 11-3　幽门螺杆菌（扫描电镜 ×10 000）

四、微生物学检验

（一）检验程序

螺杆菌属检验程序见图 11-4。

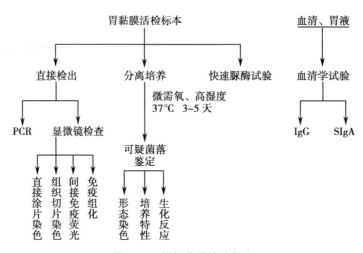

图 11-4　螺杆菌属检验程序

（二）标本采集与处理

经胃镜用活检钳于近幽门部、胃窦部或病变邻近处采取多位点标本。立即送实验室处理或放入转运培养基如 Stuart's 转运培养基内（防止干燥），4℃ 中保存不超过 24 小时，组织标本也可放入含 20% 甘油的半胱氨酸 Brucella 肉汤中 −70℃ 冷冻保存。受检者术前停服铋剂或抗菌药物一周。活检组织标本应切碎并研磨均匀。

（三）标本直接检查

1. 直接显微镜检查 ①将活检组织切碎并研磨均匀，涂片或悬滴，置相差或暗视野显微镜下观察，幽门螺杆菌呈典型的"投镖样"运动；②直接涂片染色镜检：将活检黏膜组织在玻片上涂抹后，经革兰染色或单染色后镜检，如发现典型形态的细菌即可诊断。③组织切片染色镜检：组织块固定、切片经 Warthin-Starry（W-S）银染色、吉姆萨染色后镜检，以 W-S 银染效果最好；④免疫组化：可检出胃黏膜组织切片中的完整菌体、破碎菌体或抗原成分；⑤间接免疫荧光法（ⅡF）。

2. 快速脲酶试验 将研碎的活检组织放入装有尿素培养基的瓶内，35℃培养 2 小时，幽门螺杆菌产生的高活性脲酶可将尿素分解，使培养基由黄色变为红色。幽门螺杆菌的脲酶活性也可以通过 ^{13}C 或 ^{14}C 标记尿素呼吸试验进行检测。

3. 核酸检测 采用 PCR 法检测幽门螺杆菌核酸。

4. 粪便标本抗原检测 采用酶联免疫吸附试验直接检测粪便标本中的抗原。适用于不能进行 ^{13}C 或 ^{14}C 标记尿素呼吸试验或胃镜检查的患者。

（四）分离培养和鉴定

1. 分离培养 常用含 5%～10% 羊血或小牛血清的哥伦比亚琼脂培养基进行培养。接种后的平板放入 35℃、微需氧（5% O_2、10% CO_2、85% N_2）、湿润的环境中培养，培养 72～96 小时可见针尖状、圆形、半透明的菌落。

2. 鉴定 主要根据生长培养特点、菌落特征、典型的菌体形态和染色性、氧化酶和触酶均阳性、脲酶强阳性、对萘啶酸耐药、头孢噻吩敏感等进行鉴定。幽门螺杆菌的主要鉴定特征见表 11-2。

表 11-2　幽门螺杆菌的生物学特征

鉴定试验	结果	鉴定试验	结果
脲酶（快速）	+	头孢噻吩敏感	+
氧化酶	+	萘啶酸敏感	-
触酶	+	42℃生长	V
硫化氢产生	-	37℃生长	+
G＋Cmol%	37	25℃生长	-
形态	弧形或螺形	醋酸吲哚酚水解	-
硝酸盐还原	V		
马尿酸水解	-		

注：+：阳性结果；-：阴性结果；V：可变的结果

（五）抗体检测

采用 ELISA、间接免疫荧光法等免疫学方法检测患者血清中幽门螺杆菌抗体，可帮助临床诊断或流行病学调查。

五、药敏试验的药物选择

因幽门螺杆菌生长速度较慢，并且在体外对很多药物均敏感，故临床一般不做药物敏感试验，多采用抗生素联合应用的治疗方法。

（邵世和）

本章小结

弯曲菌和螺杆菌形态和培养条件相似,二者均为弯曲呈逗点状、S形、螺旋形或海鸥展翅形的革兰阴性菌,大小为$(0.2\sim0.5)\mu m\times(0.5\sim5.0)\mu m$,无芽胞,有动力。均需在微氧环境、高湿度环境中生长,营养要求较高,常规培养基不能培养。弯曲菌能引起动物与人类的腹泻、胃肠炎和肠道外感染等疾病。对人致病的有空肠弯曲菌、大肠弯曲菌、胎儿弯曲菌等。可根据生长温度、生化反应结果进行鉴定。螺杆菌属有20余种,其中幽门螺杆菌是引起胃部疾病的重要病原体,可以产生大量高活性的脲酶。通过快速测定脲酶的活性或代谢产物可以帮助诊断幽门螺杆菌感染。

通过本章学习，你将能回答以下问题：

1. 非发酵菌的共同特点是什么？包括哪些常见菌属？与临床相关的常见病原菌主要有哪些？

2. 铜绿假单胞菌、鲍曼不动杆菌、嗜麦芽窄食单胞菌的微生物诊断要点是什么？

3. 铜绿假单胞菌的常用分型方法和优缺点是什么？

4. 嗜麦芽窄食单胞菌和洋葱伯克霍尔德菌耐药性特征是什么？其药敏试验可选择的药物主要包括哪些？

5. 莫拉菌属可引起哪些部位的感染？

第一节 概 述

非发酵菌（non-fermentation）是一大群需氧或兼性厌氧、无芽胞、不发酵葡萄糖或仅以氧化形式利用葡萄糖的革兰阴性杆菌或球杆菌。广泛存在于人体体表、开放体腔以及医院相关的外环境中，多为条件致病菌。除不动杆菌属和嗜麦芽窄食单胞菌等少数菌种外，其他菌种氧化酶均为阳性。近年来，由非发酵菌引起的临床感染日益增多，部分菌株呈现多重耐药和泛耐药，引起临床医学及检验医学的重视。

分类学上，非发酵菌分别属于不同的科、属和种。与人类疾病相关的非发酵菌主要包括以下菌属：假单胞菌属（*Pseudomonas*）、窄食单胞菌属（*Stenotrophomonas*）、不动杆菌属（*Acinetobacter*）、伯克霍尔德菌属（*Burkholderia*）、产碱杆菌属（*Alcaligenes*）、无色杆菌属（*Achromobacter*）、莫拉菌属（*Moraxella*）、伊丽莎白菌属（*Elizabethkingia*）和金黄杆菌属（*Chryseobacterium*）等。铜绿假单胞菌（*P. aeruginosa*）、鲍曼不动杆菌（*A. baumannii*）和嗜麦芽窄食单胞菌（*S. maltophilia*）是临床最常见的分离菌。

非发酵菌的生化鉴定较为复杂，一般先进行初步分群（菌属），然后再进行属种鉴定。初步分群的常用试验主要有：氧化酶试验、葡萄糖氧化发酵试验（O-F试验）、吲哚试验、动力观察等（表12-1）。

表 12-1 常见非发酵菌的初步分群鉴定

细菌分类	菌落色素	氧化酶	葡萄糖 O-F 试验	动力	吲哚试验
假单胞菌属	不定	+	O/−	+/−	−
窄食单胞菌属	淡黄色至黄绿色	−	O	+/−	−
伯克霍尔德菌属	黄色、紫色、棕色	+/−	O	+/−	−
产碱杆菌属	无色	+	−	+	−

续表

细菌分类	菌落色素	氧化酶	葡萄糖O-F试验	动力	吲哚试验
无色杆菌属	无色、淡灰色、浅棕色	+	O	+/-	-
伊丽莎白菌属	黄色、金黄色、无色	+	-/O	-	+
金黄杆菌属	金黄色、无色	+	-/O	-	+
莫拉菌属	无色	+/-	-	-	-
不动杆菌属	无色	-	-	-	-

注：+：90%以上阳性；-：10%以下阳性；+/-：约70%为阳性；O：氧化；O/-：大部分菌种氧化葡萄糖，少部分不利用葡萄糖；-/O：大部分菌种不利用葡萄糖，少部分氧化葡萄糖

第二节　假单胞菌属

一、分　类

假单胞菌属（Pseudomonas）为严格需氧、无芽胞、无荚膜、有鞭毛的革兰阴性直或微弯曲杆菌，模式菌种为铜绿假单胞菌，DNA G+C含量为58~70mol%。

根据rRNA-DNA同源性，假单胞菌属最初被划分为rRNAⅠ-rRNAⅤ 5个群。目前，假单胞菌属仅包含rRNAⅠ群，临床常见菌种主要包括：铜绿假单胞菌（P. aeruginosa）、荧光假单胞菌（P. fluorescens）、恶臭假单胞菌（P. putida）、斯氏假单胞菌（P. stutzeri）、门多萨假单胞菌（P. mendocina）、产碱假单胞菌（P. alcaligenes）和假产碱假单胞菌（P. pseudoalcaligenes）等。

假单胞菌属的分类和命名变化主要包括：①浅黄假单胞菌（P. luteola）和栖稻假单胞菌（P. oryzihabitans）最初被分类为金色单胞菌属（Chryseomonas）和黄色单胞菌属（Flavimonas），后经16S rRNA序列分析划归到假单胞菌属。② rRNAⅡ-rRNAⅤ群重新分类为新的菌属，主要包括：伯克霍尔德菌属（Burkholderia）、窄食单胞菌属（Stenotrophomonas）、罗尔斯通菌属（Ralstonia）、食酸菌属（Acidovorax）、短波单胞菌属（Brevundimonas）、代夫特菌属（Delftia）和丛毛单胞菌属（Comamonas）等（表12-2）。

表12-2　常见假单胞菌的分类和命名变化

假单胞菌群	从前命名的种名	目前命名的种名
rRNAⅠ群	浅黄金色单胞菌（C. luteola）	浅黄假单胞菌（P. luteola）
	栖稻黄色单胞菌（F. oryzihabitans）	栖稻假单胞菌（P. oryzihabitans）
rRNAⅡ群	洋葱假单胞菌（P. cepacia）	洋葱伯克霍尔德菌（B. cepacia）
	唐菖蒲假单胞菌（P. gladioli）	唐菖蒲伯克霍尔德菌（B. gladioli）
	鼻疽假单胞菌（P. mallei）	鼻疽伯克霍尔德菌（B. mallei）
	假鼻疽假单胞菌（P. pseudomallei）	假鼻疽伯克霍尔德菌（B. peseudomallei）
	皮氏假单胞菌（P. pickettii）	皮氏罗尔斯通菌（R. pickettii）
rRNAⅢ群	敏捷假单胞菌（P. facilis）	敏捷食酸菌（A. facilis）
	德氏假单胞菌（P. delafieldii）	德氏食酸菌（A. delafieldii）
	食酸假单胞菌（P. acidovorans）	食酸代夫特菌（D. acidovorans）
	土生假单胞菌（P. terrigena）	土生丛毛单胞菌（C. terrigena）
rRNAⅣ群	缺陷假单胞菌（P. diminuta）	缺陷短波单胞菌（B. diminuta）
	泡囊假单胞菌（P. vesicularis）	泡囊短波单胞菌（P. vesicularis）
rRNAⅤ群	嗜麦芽假单胞菌（P. maltophilia）	嗜麦芽窄食单胞菌（S. maltophilia）

二、临床意义

假单胞菌属分布广泛,土壤、水和空气中均有存在,大多为条件致病菌。在非发酵菌感染中,假单胞菌属细菌所占比例高达70%~80%,其中又以铜绿假单胞菌感染最为常见。

铜绿假单胞菌含有多种毒力因子,包括黏附素、内毒素、外毒素、多糖荚膜样物质、绿脓菌素(pyocyanin)及侵袭性酶类等,在细菌的侵入、扩散和感染中发挥重要作用。临床上,铜绿假单胞菌可引起伤口和创面感染、呼吸道感染、泌尿道感染及败血症等。重度感染可发生在局部组织损伤或抵抗力下降人群中,如烧伤,长期卧床者,呼吸机使用者,应用广谱抗生素、激素、抗肿瘤药物及免疫抑制剂等药物的患者,以及早产儿,囊性纤维化患者,艾滋病和老年患者等。对于烧伤患者的伤口感染,应特别注意防范脓毒症的发生,以降低感染后的死亡率。

除铜绿假单胞菌外,其他假单胞菌导致感染的情况不多见。但需要注意荧光假单胞菌的血流感染,特别是近期输注过血液制品后出现的血流感染,因该菌能在4℃生长,与血液制品的污染关系密切。

三、生物学特性

假单胞菌属的细菌为革兰阴性、直或微弯曲杆菌,菌体大小为(0.5~1.0)μm×(1.5~5.0)μm,两端钝圆,散在排列(图12-1)。无芽胞,无荚膜,有端鞭毛或丛鞭毛,在暗视野显微镜或相差显微镜下观察可见运动活泼,大多数菌株有菌毛,黏液型细菌有由藻酸盐组成的类似荚膜的外膜结构。

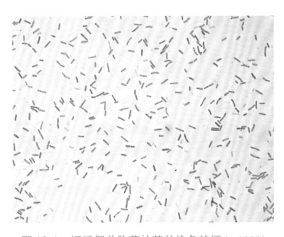

图12-1 铜绿假单胞菌的革兰染色特征(×1000)

绝大多数细菌为严格需氧代谢,生长温度范围广,最适生长温度30~37℃,少数细菌能在4℃或42℃生长,其中在4℃不生长而在42℃生长是铜绿假单胞菌的一个特点。在血琼脂平板上不同的菌株可形成灰白色至灰绿色、大小不一、扁平或凸起、光滑或粗糙、边缘规则或不规则的多种形态的菌落,常有β溶血环。普通琼脂平板和麦康凯琼脂平板均能生长,其中在麦康凯琼脂平板上为乳糖不发酵菌落。生长中可产生各种水溶性色素:铜绿假单胞菌产生大量水溶性绿脓菌荧光素和绿脓素,两者结合后会产生一种亮绿色,弥散于整个培养基中;除此两种色素外还可产生水溶性的红脓素或褐色至黑褐色的黑脓素(图12-2)。其他常见假单胞菌产生的色素见表12-3。

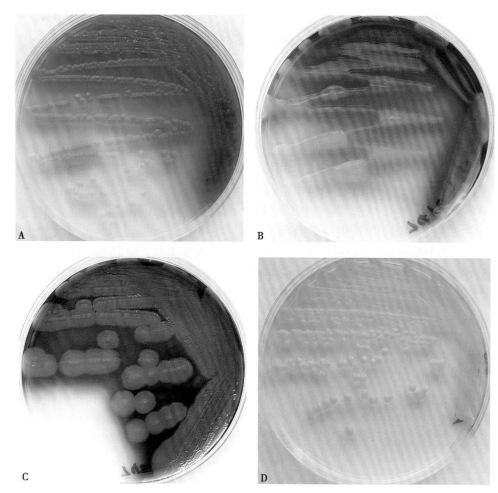

图 12-2　铜绿假单菌产生的系列色素
A. 绿脓素；B. 红脓素；C. 黑脓素；D. 无色素

表 12-3　其他常见假单胞菌及相关菌种的菌落颜色和色素

细菌	颜色	色素
恶臭假单胞菌	黄绿色	荧光素
荧光假单胞菌	黄绿色	荧光素
斯氏假单胞菌	黄色	未定名黄色素
洋葱伯克霍尔德菌	黄色、紫色	未定名黄色素、紫色素
腐败希瓦菌	淡红褐色	未定名色素
浅黄假单胞菌	深黄色	黄色素

四、微生物学检验

（一）检验程序
临床常见非发酵菌检验程序（图 12-3）。

（二）标本采集
假单胞菌属对外界环境的抵抗力较强，对标本的采集、运送和储存无特殊要求。按疾病和检验目的，可分别采取不同类型的标本，如血液、脑脊液、胸（腹）水、脓液、分泌物、痰、尿液、十二指肠引流液及粪便等。医院内感染监测可采集医院病区或手术室的空气、水、地面、门把手、诊疗器械、日常生活用品等标本。

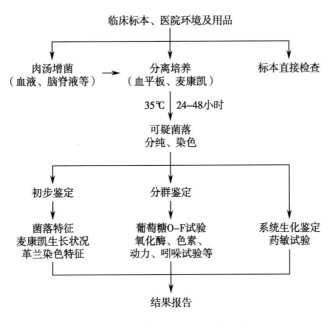

图 12-3 临床常见非发酵菌检验程序

（三）分离培养和鉴定

假单胞菌属细菌对营养要求不高，能在血琼脂平板和普通琼脂平板上生长良好。对于有混合菌群的标本，可接种弱选择培养基，如麦康凯琼脂平板。

假单胞菌属细菌的鉴定特征是：革兰阴性杆菌，动力阳性，氧化酶阳性（浅黄假单胞菌和栖稻假单胞菌除外），触酶阳性，葡萄糖 O-F 试验为氧化型，可将硝酸盐转化为亚硝酸盐或氮气，某些菌株具有特征明显的菌落形态或色素。假单胞菌属与其他常见非发酵菌的属间鉴别见表 12-1。

典型的铜绿假单胞菌具有特殊气味（生姜味）和菌落特征（金属或珍珠般光泽、粗糙、产色、有时极其黏稠），临床可结合革兰染色和氧化酶试验进行初步鉴定。铜绿假单胞菌与属内其他临床常见菌种的鉴别特征见表 12-4。

表 12-4 临床常见假单胞菌的鉴别

试验	铜绿假单胞菌	荧光假单胞菌	恶臭假单胞菌	斯氏假单胞菌	门多萨假单胞菌	假产碱假单胞菌	产碱假单胞菌
氧化酶	+	+	+	+	+	+	+
生长：							
麦康凯琼脂平板	+	+	+	+	+	+	+
6.5% NaCl	+/–	–/+	+	+/–	+	+/–	–/+
42℃	+	–	–	+/–	+	+	–
分解糖类：							
葡萄糖	+	+	+	+	+	–/+	–
果糖	NA	NA	NA	+	+	–/+	–
木糖	+/–	+	+	+	+/–	–	–
乳糖	–	–/+	–/+	–	–	–	–
蔗糖	–	–/+	–	–	–	–	–
麦芽糖	–	–	–/+	+	–	–	–
甘露醇	+/–	+/–	–/+	+/–	–	–	–

续表

试验	铜绿假单胞菌	荧光假单胞菌	恶臭假单胞菌	斯氏假单胞菌	门多萨假单胞菌	假产碱假单胞菌	产碱假单胞菌
西蒙枸橼酸	+	+	+	+/-	+	-/+	+/-
硝酸盐还原	+	-/+	-	+	+	+	+/-
硝酸盐产气	+	-/+	-	+	+	-	-
荧光素	+	+	+	-	-	-	-
精氨酸双水解酶	+	+	+	-	-	+/-	-/+
赖氨酸脱羧酶	-	-	-	-	-	-	-
鸟氨酸脱羧酶	-	-	-	-	-	-	-
吲哚产生	-	-	-	-	-	-	-
水解：							
尿素	-/+	-/+	-/+	-/+	-/+	-/+	-
明胶	+/-	+	-	-	-	-	-
乙酰胺	+	-/+	-	-	-	NA	NA
七叶苷	-	-	-	-	-	-	-
淀粉	-	-	-	+	-	-	-
鞭毛数量	1	>1	>1	1	1	1	1

注：+：90%以上菌株阳性；-：90%以上菌株阴性；+/-：多数菌株（90%以下）阳性，少数菌株阴性；-/+：多数菌株（90%以下）阴性，少数菌株阳性；NA：无资料

（四）分型

1. 噬菌体分型　常用噬菌体有24种，可分型率达90%。

2. 血清分型　根据细菌的菌体抗原和鞭毛抗原进行分型，相对于抗生素分型、噬菌体分型、细菌素分型等分型技术，其重复性好、实用性和分型能力更强，在临床中应用较为广泛。但缺点在于：①粗糙型铜绿假单胞菌细胞壁脂多糖不溶于水，不能用于分型；②黏液型铜绿假单胞菌可能发生自凝或根本不凝集。因此，血清分型只适合光滑型铜绿假单胞菌。

3. 核糖体分型　是一种以PCR技术为基础的、针对细菌核糖体rRNA基因进行分型的技术，其方法相对简单、操作快速，但分型能力相对较差。

4. PFGE分型　是一种针对细菌基因组DNA进行酶切和片段分析的指纹图谱技术，其分型能力强，重复性好，适用于铜绿假单胞菌感染的分子流行病学溯源研究，但操作较为复杂，且需要特殊的脉冲场电场设备和相应的指纹图谱分析软件。

五、药敏试验的药物选择

根据CLSI M100-S24推荐，铜绿假单胞菌药敏试验的药物选择见表12-5，其他假单胞菌药敏试验的药物选择见表12-6。

表 12-5　铜绿假单胞菌药敏试验的药物选择

药物分组	药物名称
A组	哌拉西林、头孢他啶、庆大霉素、妥布霉素
B组	阿米卡星、氨曲南、头孢吡肟、环丙沙星、左氧氟沙星、多利培南、亚胺培南、美罗培南、哌拉西林/他唑巴坦、替卡西林
O组	替卡西林/克拉维酸、黏菌素、多黏菌素B、奈替米星、加替沙星
U组	洛美沙星或氧氟沙星、诺氟沙星

表 12-6　非肠杆菌科细菌药敏试验的药物选择 *

药物分组	药物名称
A 组	哌拉西林、头孢他啶、庆大霉素、妥布霉素
B 组	替卡西林/克拉维酸、哌拉西林/他唑巴坦、头孢吡肟、氨曲南、亚胺培南、美罗培南、阿米卡星、环丙沙星、左氧氟沙星、复方磺胺甲噁唑
C 组	头孢噻肟、头孢曲松、氯霉素
O 组	美洛西林、替卡西林、羧苄西林、头孢哌酮、头孢唑肟、拉氧头孢、多黏菌素 B、黏菌素、奈替米星、多西环素、米诺环素、加替沙星
U 组	四环素、氧氟沙星、诺氟沙星、磺胺药

注：*：该药敏选择适合于除铜绿假单胞菌、不动杆菌、洋葱伯克霍尔德菌、鼻疽伯克霍尔德菌、类鼻疽伯克霍尔德菌和嗜麦芽窄食单胞菌以外的其他假单胞菌和非苛养非发酵菌

　　近年来，铜绿假单胞菌对抗生素的耐药性呈上升趋势，临床用药最好参考药敏试验的结果。由于该菌在抗生素治疗的过程中可产生诱导性耐药，因此，对于初代敏感的菌株，在治疗 3～4 天后有必要重复检测其药敏结果。另外，铜绿假单胞菌对氨苄西林、阿莫西林、头孢噻肟、厄他培南、四环素及复方磺胺甲噁唑等抗生素固有耐药（表 12-7），如体外药敏试验的结果显示上述抗生素敏感，则应将相应抗生素结果修改为耐药。

表 12-7　常见非发酵菌的固有耐药

微生物 \ 抗生素	氨苄西林	阿莫西林	哌拉西林	替卡西林	氨苄西林/舒巴坦	阿莫西林/克拉维酸	哌拉西林/他唑巴坦	头孢噻肟	头孢曲松	头孢吡肟	氨曲南
鲍曼/醋酸钙不动杆菌群	R	R			R						R
洋葱伯克霍尔德菌	R	R	R	R	R	R	R	R	R	R	R
铜绿假单胞菌	R	R			R	R		R			
嗜麦芽窄食单胞菌	R	R	R	R	R	R	R	R	R		R

微生物 \ 抗生素	亚胺培南	美洛培南	厄他培南	多黏菌素 B	黏菌素	氨基糖苷类抗生素	四环素/替加西林	甲氧苄啶	复方磺胺甲噁唑	氯霉素	磷霉素
鲍曼/醋酸钙不动杆菌群			R						R	R	R
洋葱伯克霍尔德菌	R	R	R	R	R	R					
铜绿假单胞菌			R					R	R	R	R
嗜麦芽窄食单胞菌	R	R	R			R		R			

第三节　窄食单胞菌属

一、分　　类

　　窄食单胞菌属（*Stenotrophomonas*）最初分类为假单胞菌属 rRNA V 群，现隶属于黄单胞菌科（*Xanthomonadaceae*），模式菌种是嗜麦芽窄食单胞菌（*S. maltophilia*），DNA G＋C 含量为 66.1～67.7mol%。

二、临 床 意 义

　　嗜麦芽窄食单胞菌是条件致病菌，广泛分布于自然界的水、土壤和植物中，也是医院环境中的常见微生物。在非发酵菌引起的感染中，嗜麦芽窄食单胞菌仅次于铜绿假单胞菌和

鲍曼不动杆菌,居临床分离率的第三位,可引起的感染包括:菌血症、脑膜炎、附睾炎、尿道炎、关节炎、心脏内膜炎、滑膜炎、胆管炎、眼内膜炎、角膜炎、腹膜炎、软组织感染及皮肤黏膜感染等。嗜麦芽窄食单胞菌常从呼吸道标本中分离,但通常为定植,其感染引起的肺炎并不多见。临床上该菌定植和感染的危险因素主要有:广谱抗生素治疗、化疗、机械呼吸、导管插入及粒细胞减少等。

三、生物学特性

嗜麦芽窄食单胞菌是革兰阴性、直或微弯曲杆菌,菌体大小(0.7~1.8)μm×(0.4~0.7)μm,单个或成对排列,有2根或多根极端丛鞭毛,有动力,无芽胞。

该菌为专性需氧,营养要求不高,可在普通琼脂平板、血琼脂平板和麦康凯琼脂平板上生长,最适生长温度30~37℃,4℃不生长,近半数菌株42℃生长。细菌在血琼脂平板上35℃培养18~24小时,形成圆形、光滑、湿润、浅黄色菌落;培养48小时菌落增大,可呈黄色、绿色或灰白色,菌落中心可有变透明的趋势,称为"猫眼"现象(图12-4)。

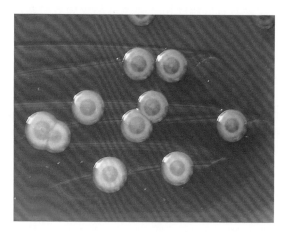

图 12-4 嗜麦芽窄食单胞菌血琼脂平板上 96 小时的菌落形态特征

四、微生物学检验

(一)检验程序
嗜麦芽窄食单胞菌检验程序见图12-3。

(二)标本采集
可按疾病和检验目的,分别采取不同类型的标本。

(三)分离培养和鉴定
嗜麦芽窄食单胞菌对营养要求不高。除血液标本应先增菌外,其他标本可直接接种于血琼脂平板及麦康凯琼脂平板,麦康凯琼脂平板上为无色菌落。葡萄糖 O-F 试验为氧化型,氧化酶阴性,可利用葡萄糖和麦芽糖,氧化分解麦芽糖较为迅速。液化明胶,赖氨酸脱羧酶和硝酸盐还原试验阳性,精氨酸双水解酶、鸟氨酸脱羧酶、枸橼酸盐和尿素试验均为阴性。

五、药敏试验的药物选择

嗜麦芽窄食单胞菌对碳青霉烯类、青霉素、头孢菌素类、氨基糖苷类等多种抗生素表现为固有耐药(表 12-7)。根据 CLSI M100-S24 推荐,嗜麦芽窄食单胞菌药敏试验可选择的药物不多,且仅左氧氟沙星、米诺环素和复方磺胺甲噁唑存在 K-B 法药敏试验的折点(表 12-8)。

表 12-8　嗜麦芽窄食单胞菌药敏试验的药物选择

药物分组	药物名称
A 组	复方磺胺甲噁唑
B 组	头孢他啶、氯霉素*、左氧氟沙星*、米诺环素、替卡西林/克拉维酸*

注:*:仅用于 MIC 试验,纸片扩散法不可靠

第四节　不动杆菌属

一、分　类

不动杆菌最初归类为奈瑟菌科,现分类为莫拉菌科。根据 DNA-DNA 杂交的同源性,不动杆菌属(Acinetobacter)可分为 25 个基因种(genomospecies),至少有 19 种不动杆菌的生化反应和生长试验已被公布,但只有 16 个命名的细菌种。临床常见菌种有:醋酸钙不动杆菌(A. calcoaceticus)、鲍曼不动杆菌(A. baumannii)、洛菲不动杆菌(A. lwoffii)、溶血不动杆菌(A. haemolyticus)、琼氏不动杆菌(A. junii)和约翰逊不动杆菌(A. johnsonii)。模式菌种为醋酸钙不动杆菌,DNA G＋C 含量为 38～46.5mol%。

二、临 床 意 义

不动杆菌属细菌广泛存在于自然界和医院环境,并能够在人体皮肤表面、潮湿的环境中甚至干燥的物体表面上生存。该菌可分离于血液、尿液、脓液、呼吸道分泌物及脑脊液等标本中,其临床分离率仅次于假单胞菌属。近年来,鲍曼不动杆菌感染呈上升趋势,并不断出现多重耐药和泛耐药菌株。

三、生物学特性

不动杆菌属细菌为革兰阴性球杆菌,常成双排列,菌体大小 2.0μm×1.2μm,无鞭毛,无动力,无芽胞(图 12-5)。专性需氧菌,对营养要求一般,在普通琼脂平板上生长良好,最适生长温度为 35℃,部分菌株可在 42℃生长。能在麦康凯琼脂平板上生长,但在 SS 琼脂平板上只有部分菌株生长。在血琼脂平板上 35℃培养 18～24 小时,大多数可形成灰白色、圆形、光滑、边缘整齐、直径 2～3mm 的菌落。洛菲不动杆菌菌落小,直径为 1～1.5mm。溶血不动杆菌在血琼脂平板上可呈 β 溶血。

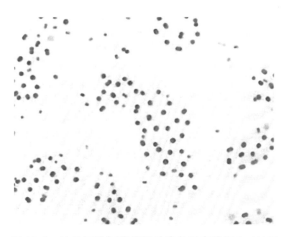

图 12-5　鲍曼不动杆菌的革兰染色形态特征(×1000)

四、微生物学检验

（一）检验程序

不动杆菌属细菌检验程序见图 12-3。

（二）标本采集

按疾病和检验目的，可分别采取不同类型的标本。对疑为菌血症或脑膜炎的患者可采集血液、脑脊液进行增菌培养。医院内感染监测可采集医院病区或手术室的空气、水、地面、门把手、诊疗器械、被单及日常生活用品等标本。

（三）标本直接检查

脑脊液、痰、脓汁等标本涂片染色镜检，不动杆菌为革兰阴性球杆菌，常成双排列，黏液型菌株有荚膜。

（四）分离培养和鉴定

不动杆菌对营养要求不高，在血琼脂平板和麦康凯琼脂平板上生长良好。麦康凯琼脂平板上为无色菌落或浅粉红色菌落。氧化酶阴性，可与莫拉菌属和奈瑟菌属相鉴别。6 个常见种的鉴别见表 12-9。

表 12-9　不动杆菌属常见菌种的鉴别

试验	鲍曼不动杆菌	醋酸钙不动杆菌	约翰逊不动杆菌	琼氏不动杆菌	溶血不动杆菌	洛菲不动杆菌
生长						
44℃	+	−	−	−	−	−
41℃	+	−	−	90	−	−
37℃	+	+	−	+	+	+
水解明胶	−	−	−	−	96	−
溶血	−	−	−	−	+	−
谷氨酸转移酶	99	+	−	−	4	−
枸橼酸盐	+*	+	+	82	91	−
分解葡萄糖产酸	95	+	−	−	52	6
β- 木糖苷酶	95	−	−	−	52	6
利用试验						
DL 乳酸盐	+	+	+	+	−	+
戊二酸盐	+	+	+	−	−	−
L- 苯丙氨酸	87	+	−	−	−	−
丙二酸盐	98	+	13	−	−	−
L- 组氨酸	98	+	−	+	96	−
D- 苹果酸苹果	98	−	22	+	96	76
天门冬酸盐	+	+	61	40	64	−
L- 亮氨酸	97	38	−	11	96	−
β- 丙氨酸	95	+	−	−	−	−
L- 精氨酸	98	+	35	95	96	−
L- 鸟氨酸	93	+	4	−	−	2

注：+：全部菌株阳性；−：全部菌株阴性；*：除 1～2 株营养缺陷型菌之外，全部阳性

五、药敏试验的药物选择

根据 CLSI M100-S24 推荐,不动杆菌属药敏试验的药物选择见表 12-10。另外,鲍曼不动杆菌对氨苄西林、一、二代头孢菌素和一代喹诺酮类抗生素固有耐药,如体外药敏试验的结果显示上述药物为敏感,则应根据其鉴定结果修正为耐药。

表 12-10 不动杆菌属药敏试验的药物选择

药物分组	药物名称
A 组	氨苄西林 / 舒巴坦、头孢他啶、亚胺培南、美罗培南、庆大霉素、妥布霉素、环丙沙星、左氧氟沙星
B 组	哌拉西林、哌拉西林 / 他唑巴坦、替卡西林 / 克拉维酸、头孢吡肟、头孢噻肟、头孢曲松、阿米卡星、四环素、多西环素、米诺环素、复方磺胺甲噁唑
O 组	美洛西林、替卡西林、多黏菌素 B、黏菌素、奈替米星、加替沙星

第五节 伯克霍尔德菌属

一、分 类

伯克霍尔德菌属(*Burkholderia*)最初分类为假单胞菌属 rRNA II 群,现分类为伯克霍尔德菌科(*Burkholderiaceae*)。与人类或动物疾病有关的主要包括洋葱伯克霍尔德菌(*B. cepacia*)、唐菖蒲伯克霍尔德菌(*B. gladioli*)、鼻疽伯克霍尔德菌(*B. mallei*)和类鼻疽伯克霍尔德菌(*B. pseudomallei*)四个种。模式菌种为洋葱伯克霍尔德菌,DNA G+C 含量为 59～69.5mol%。

二、临 床 意 义

伯克霍尔德菌属广泛分布于自然界的水、土壤和植物中,是医院内感染的常见病原菌之一。洋葱伯克霍尔德菌常存在于医院的自来水、体温表、喷雾器和导尿管,可引起菌血症、尿路感染、化脓性关节炎、脑膜炎和呼吸道感染,也是囊性纤维化和慢性肉芽肿患者呼吸道感染的条件致病菌。唐菖蒲伯克霍尔德菌可引起慢性肉芽肿患者和免疫损伤患者的感染,是肺泡纤维化患者肺病加重的因素。

鼻疽伯克霍尔德菌和类鼻疽伯克霍尔德菌被认为是潜在的生物恐怖性细菌,可引起马、驴、骡、猫等动物的鼻疽(Malleus)和类鼻疽病(Melioidosis)。人可通过伤口、损伤的皮肤、黏膜和呼吸道感染,临床感染包括脓毒症、网状内皮组织脓肿以及皮肤、软组织、关节和骨的脓肿等。由于该菌能在吞噬细胞内存活,故引起的慢性感染症状与结核分枝杆菌感染相似。急性患者有高热、多器官衰竭等全身症状,细菌入血,可形成菌血症及内脏脓肿。有文献显示,对于高浓度菌血症(血液中菌量大于 100CFU/ml)的急性脓毒症患者,其病死率可达 90%。目前,由鼻疽伯克霍尔德菌引起人的鼻疽病已较少见。类鼻疽伯克霍尔德菌引起的类鼻疽病多发于东南亚和澳大利亚北部,亦可见于其他热带和亚热带地区,我国以海南省较为常见。近年来,我国公民前往东南亚的旅行者增多,需警惕输入性的旅行者感染。

三、生物学特性

伯克霍尔德菌为革兰阴性、直或微弯曲杆菌,大小(1～5)μm×(0.5～1.0)μm,无芽胞和荚膜。除鼻疽伯克霍尔德菌外,均有一个或多个极端鞭毛,有动力。

洋葱伯克霍尔德菌对营养要求不高,在血琼脂平板 35℃培养 24～48 小时,可形成中等大小、不透明、湿润、突起的菌落。部分菌株（特别是肺泡纤维化患者的呼吸道分离株）生长缓慢，需要培养 3 天才能在选择培养基上出现可见菌落。大部分菌株可产生黄色色素（图 12-6）。

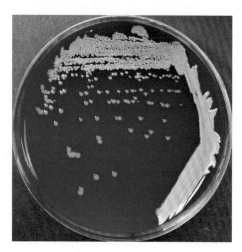

图 12-6　洋葱伯克霍尔德菌血琼脂平板 48 小时菌落形态

鼻疽伯克霍尔德菌对营养要求相对较高，在普通琼脂平板上发育不良且生长缓慢，但能在血琼脂平板上生长良好。

类鼻疽伯克霍尔德菌对营养要求不高，菌落可呈平滑、黏液状、干燥或皱褶状。培养 1～2 天，呈小而光滑的菌落，随培养时间的延长，菌落变干燥、发皱，形成类似于"车轮胎样"菌落（图 12-7），有强烈的土腥味。

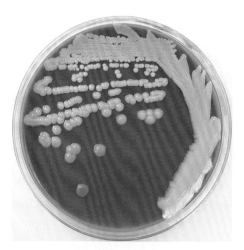

图 12-7　类鼻疽伯克霍尔德菌血琼脂平板培养 5 天的菌落形态
该图片由卫生部北京医院陈东科教授提供

四、微生物学检验

（一）检验程序

伯克霍尔德菌属检验程序见图 12-3。目前，鼻疽伯克霍尔德菌和类鼻疽伯克霍尔德菌未列入我国《人间传染的病原微生物目录》，但如怀疑为此两种细菌，应在 BSL-2 实验室中进行操作，并采取严格的防护措施。

（二）标本采集

按疾病和检验目的，可分别采取不同类型的标本，菌血症取血液标本进行增菌培养。对于可疑的鼻疽病或类鼻疽病，可根据实际情况，分别采取皮肤溃疡部位的脓液、鼻液和肺灌洗液。

（三）分离培养和鉴定

伯克霍尔德菌属细菌最适生长温度为30~37℃，营养要求不高，在普通琼脂平板和麦康凯琼脂平板上生长良好。主要鉴定特征是：革兰阴性杆菌，氧化酶、触酶阳性，可利用葡萄糖（非发酵型），分解硝酸盐产亚硝酸盐或氮气。临床中常见的伯克霍尔德菌属细菌特征见表12-11。

表 12-11　临床常见伯克霍尔德菌属细菌的特征

试验	类鼻疽伯克霍尔德菌	鼻疽伯克霍尔德菌	洋葱伯克霍尔德菌	唐菖蒲伯克霍尔德菌
氧化酶	+	−/+	+	−/+
生长：				
麦康凯琼脂平板	+	+	+	+
42℃	+	−	+	−
氧化产酸：				
葡萄糖	+	+	+	+
木糖	+	−	+	+
乳糖	+	−	+	−
蔗糖	+	−	+	−
麦芽糖	+	−	+	−
甘露醇	+	+	+	+
硝酸盐还原	+	+	+/−	−/+
硝酸盐产气	+	−/+	−	−
精氨酸双水解酶	+	+	−	−
赖氨酸脱羧酶	−	−	+	−
鸟氨酸脱羧酶	−	−	−/+	−
溶血	−	−	−	−
水解：				
尿素	−/+	−/+	+/−	−/+
枸橼酸	+/−	−	+	+
明胶	+/−	−	−/+	−/+
乙酰胺	+	−/+	−	−
七叶苷	−/+	−	−/+	−
鞭毛数量	≥2	0	>2	>2

注：+：90% 以上菌株阳性；−：90% 以上菌株阴性；+/−：多数菌株（90% 以下）阳性，少数菌株阴性；−/+：多数菌株（90% 以下）阴性，少数菌株阳性

五、药敏试验的药物选择

洋葱伯克霍尔德菌对多种抗生素表现为固有耐药（表12-7），根据 CLSI M100-S24 的推荐，对于洋葱伯克霍尔德菌，目前 K-B 法药敏试验仅复方磺胺甲噁唑、头孢他啶、美罗培南和米诺环素四种抗生素有折点。其药敏试验的药物选择见表12-12。

表 12-12 洋葱伯克霍尔德菌药敏试验的药物选择

药物分组	药物名称
A组	复方磺胺甲噁唑
B组	头孢他啶、氯霉素*、左氧氟沙星*、美罗培南、米诺环素、替卡西林/克拉维酸*

注：*：仅用于 MIC 试验，纸片扩散法不可靠

第六节 产碱杆菌属和无色杆菌属

一、分 类

产碱杆菌属和无色杆菌属均属于产碱杆菌科，二者亲缘关系密切，生物学特性相似。与临床相关的主要有：粪产碱杆菌（A. faecalis）、脱硝无色杆菌（A. denitrificans）、皮乔特无色杆菌（A. piechaudii）和木糖氧化无色杆菌（A. xylosoxidans），其中粪产碱杆菌是临床常见的分离菌种。模式菌种分别是粪产碱杆菌和木糖氧化无色杆菌。产碱杆菌属 G+C 含量为 56～60mol%，无色杆菌属 G+C 含量为 65～68mol%。

二、临床意义

产碱杆菌属和无色杆菌属在自然界分布广泛，可在水、土壤、人体及动物肠道中分离出，是人体的正常菌群，也是医院内感染的病原菌之一。其中粪产碱杆菌最为常见，多发于抵抗力低下患者，呼吸道、尿液、血液及脑脊液中均能分离出。脱硝无色杆菌有尿液、血液及脑脊液中分离的报道。木糖氧化无色杆菌可在呼吸道插管儿童和囊性纤维化患者的呼吸道定植，引起患者肺部症状的加重和恶化。

三、生物学特性

产碱杆菌属和无色杆菌属为革兰阴性杆菌，大小为（0.5～1.0）μm×（1.0～2.5）μm，常单个散在，周鞭毛、有动力，无芽胞，多数菌株无荚膜。

产碱杆菌属和无色杆菌属细菌多为专性需氧菌，少数菌株能以硝酸盐或亚硝酸盐作为电子受氢体进行厌氧呼吸。血琼脂平板上不溶血、不产生色素，菌落为浅灰色、扁平、突起。大多数粪产碱杆菌可形成薄的、边缘不规则、扩散性菌落（图 12-8）。

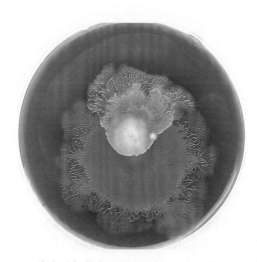

图 12-8 粪产碱杆菌在血琼脂平板 48 小时的扩展型菌落

　　由于不发酵糖类,产碱杆菌属和无色杆菌属在麦康凯琼脂平板、中国蓝琼脂平板及 SS 琼脂平板上均为无色透明菌落(图 12-9)。肉汤中培养 24 小时呈均匀混浊,表面可形成菌膜,管底可形成沉淀,在含蛋白胨的肉汤中产氨,使溶液呈碱性。

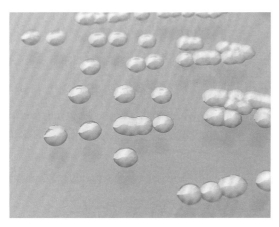

图 12-9　木糖氧化无色杆菌中国蓝平板 72 小时的菌落形态

四、微生物学检验

(一)检验程序
产碱杆菌属和无色杆菌属检验程序见图 12-3。

(二)标本采集
按疾病和检验目的,可分别采取不同类型的标本,菌血症取血液标本进行增菌培养。

(三)分离培养和鉴定
产碱杆菌属和无色杆菌属对营养要求不高,对于血液增菌培养阳性和其他感染采集的标本,可接种血琼脂平板和麦康凯琼脂平板。麦康凯琼脂平板为无色菌落,氧化酶及触酶均为阳性,葡萄糖 O-F 为产碱型,吲哚阴性,脲酶阴性,不液化明胶。粪产碱杆菌和部分无色杆菌的主要区别见表 12-13。

表 12-13　临床常见产碱杆菌和无色杆菌的主要区别

试验	粪产碱杆菌	木糖氧化无色杆菌	脱硝无色杆菌	皮乔特无色杆菌
硝酸盐还原	−	+	+	+
亚硝酸盐还原	+	+	+	−
丙二酸盐同化	−	+	+	+
木糖同化	−	+	−	−

注:+:全部菌株阳性;−:全部菌株阴性

五、药敏试验的药物选择

　　根据 CLSI M100-S24 推荐,产碱杆菌和无色杆菌的药敏试验可参考非肠杆菌科细菌药敏标准(表 12-6)。

第七节　莫拉菌属

一、分　类

莫拉菌属隶属于莫拉菌科（*Moraxellaceae*），医学上重要的莫拉菌有：卡他莫拉菌（*M. catarrhalis*）、腔隙莫拉菌（*M. lacunata*）、非液化莫拉菌（*M. nonliquefaciens*）、奥斯陆莫拉菌（*M. osloensis*）、亚特兰大莫拉菌（*M. atlantae*）、狗莫拉菌（*M. canis*）和林肯莫拉菌（*M. lincolnii*）等。莫拉菌属的分类与名称变化主要有：尿道莫拉菌（*M. urethralis*）重新分类为尿道寡源菌（*Oligella urethralis*），苯丙酮酸莫拉菌（*M. phenylpyruvica*）分类为苯丙酮酸嗜冷杆菌（*Psychrobacter phenylpyruvica*）。模式菌种为腔隙莫拉菌，DNA G＋C 含量为 40～47.5mol%。

本节主要介绍卡他莫拉菌（见第八章第四节）以外的其他莫拉菌属细菌。

二、临床意义

莫拉菌属可寄居于人体皮肤和黏膜，引起眼结膜炎、气管炎、肺炎、脑膜炎、脑脓肿、心包炎、心内膜炎及泌尿生殖系统炎症。近年来，非液化莫拉菌引起脑膜炎及婴幼儿菌血症者日益增多，应引起高度重视。

三、生物学特性

莫拉菌属为革兰阴性球杆菌，菌体大小约 2.0μm × 1.2μm，呈双链状排列，具有多形性（图 12-10），L 型诱导可呈细长杆状。

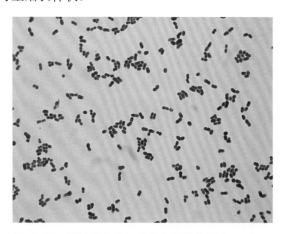

图 12-10　亚特兰大莫拉菌的革兰染色形态（×1000）

莫拉菌属为需氧菌，对营养要求较高，部分菌株能在普通琼脂平板和麦康凯琼脂平板生长，但在 SS 琼脂平板上不能生长。最适生长温度为 32～35℃。莫拉菌属在血琼脂平板上生长良好，24～48 小时后形成中等大小、无色、圆形、凸起、光滑、湿润、不溶血的菌落。

四、微生物学检验

（一）检验程序

莫拉菌属检验程序见图 12-3。

（二）标本采集

按疾病和检验目的，可分别采取不同类型的标本，血液和脑脊液标本需进行增菌培养。

（三）标本直接检查

标本直接镜检为革兰阴性球杆菌，显微镜下不易与不动杆菌区别。

（四）分离培养和鉴定

莫拉菌属细菌对营养要求相对较高，首次培养最好使用加入兔血或其他动物血清的脑心浸液琼脂或 5% 兔血琼脂平板。氧化酶阳性，触酶阳性，无动力，不分解任何糖类，吲哚试验阴性。

与不动杆菌属的鉴别：莫拉菌属氧化酶阳性，不动杆菌属氧化酶阴性。

与奈瑟菌属的鉴别：莫拉菌为球杆形，L 型诱导试验可呈细长杆状，而奈瑟菌属为球状，不能诱导成杆状。卡他莫拉菌和奈瑟菌属可通过生化反应进行鉴别（详见第八章第四节）。

属内各菌种之间的生化反应见表 12-14。

表 12-14 莫拉菌属细菌的主要生化特征

试验	卡他莫拉菌	非液化莫拉菌	腔隙莫拉菌	奥斯陆莫拉菌	亚特兰大莫拉菌	狗莫拉菌	林肯莫拉菌
动力	−	−	−	−	−	−	−
触酶	+	+	+	+	+	+	+
溶血（羊血琼脂平板）	−	−	α/−	−	−	−	−
麦康凯琼脂平板生长	−	−	−	V	+	+	−
42℃生长	V	V	−	−	V	ND	−
尿酶	−	−	−	−	−	−	−
苯丙氨酸脱氨酶	V	−	D	V	−	−	ND
明胶水解	−	−	(+)	−	−	−	−
硝酸盐还原	+	+	+	V	−	+	−
亚硝酸盐还原	+	−	−	−	−	V	V
DNA 酶	+	−	−	−	−	+	−
青霉素	R/S	S	S	S	S	S	S

注：+：全部菌株阳性；(+)：迟缓阳性；−：全部菌株阴性；V：可变；D：不同文献结果有差异；S：敏感；R：耐药；ND：无资料

五、药敏试验的药物选择

莫拉菌属对头孢类、四环素类、喹诺酮类及氨基糖苷类药物均敏感，且多数菌种对青霉素类敏感。但对于脑炎、脑膜炎和脑脓肿患者，应注意药物是否能通过血脑屏障。

第八节 伊丽莎白菌属和金黄杆菌属

一、分类

伊丽莎白菌属（*Elizabethkingia*）和金黄杆菌属（*Chryseobacterium*）为氧化酶阳性、吲哚阳性的非发酵菌，两者均属于黄杆菌科（*Flavobacteriaceae*），且均由黄杆菌属（*Flavobacterium*）重新分类而来，模式菌株分别为脑膜败血性伊丽莎白菌和黏金黄杆菌。伊丽莎白菌属 DNA G＋C 含量为 35～38.2mol%，金黄杆菌属 DNA G＋C 含量为 33～38mol%。

伊丽莎白菌属和金黄杆菌属的分类和命名变化如下：

（1）黏黄杆菌（*F. gleum*）、产吲哚金黄杆菌（*F. indologenes*）、吲哚黄杆菌（*F. indoltheticum*）、

大比目鱼黄杆菌（*F. balustinum*）和大菱鲆金黄杆菌（*F. scopthalmum*）重新分类为金黄杆菌属（*Chryseobacterium*），黏金黄杆菌（*C. gleum*）被指定为该属的模式菌种。

（2）脑膜败血性黄杆菌（*F. meningosepticum*）经两次重新分类，先分类为金黄杆菌属，后又分类为伊丽莎白菌属，更名为脑膜败血性伊丽莎白菌（*E. meningosepticum*）。

（3）2007年，CDC Ⅱ2-e和CDC Ⅱ2-h群的部分菌株分类为人型金黄杆菌（*C. hominis*）。2009年，新发现和命名人金黄杆菌（*C. anthropi*）。

二、临床意义

伊丽莎白菌属和金黄杆菌属细菌存在于水、土壤、植物中，也发现于食品、牛奶和蔬菜中，健康人的口腔黏膜、上呼吸道和皮肤中亦有检出，为条件致病菌。脑膜败血性伊丽莎白菌和产吲哚金黄杆菌是医院内感染的常见菌。脑膜败血性伊丽莎白菌可引起新生儿脑膜炎、成人肺炎和败血症等。产吲哚金黄杆菌可在患有严重基础疾病的住院患者中引起败血症，可能与留置导管、插管以及住院期间的居住设施等有关。

三、生物学特性

伊丽莎白菌属和金黄杆菌属细菌为革兰阴性杆菌，菌体大小0.5μm×（1.0～3.0）μm，无鞭毛、无荚膜、无芽胞、菌体细长。

伊丽莎白菌属和金黄杆菌属细菌为需氧菌，对营养要求较低，能在普通琼脂和血琼脂平板上生长良好，最适生长温度为35℃。部分菌株能在麦康凯琼脂平板上生长，但在SS琼脂平板上不生长。在血琼脂平板上培养24小时，脑膜败血性伊丽莎白菌形成直径1.0～1.5mm、光滑、圆形、突起、边缘整齐的菌落，菌落色素可变，呈灰白色、淡黄色或深黄色（图12-11）。产吲哚金黄杆菌为直径1.0～1.5mm，光滑、圆形、突起、边缘整齐、有光泽的黄色菌落（图12-12），某些菌株在血琼脂平板上有β溶血。

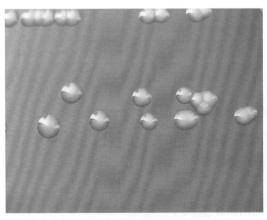

图12-11　脑膜败血性伊丽莎白菌血琼脂平板48小时的菌落形态

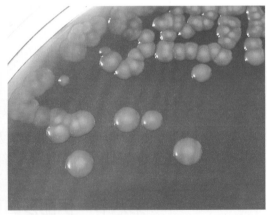

图12-12　产吲哚金黄杆菌血琼脂平板48小时的菌落形态

四、微生物学检验

（一）检验程序

伊丽莎白菌属和金黄杆菌属检验程序见图12-3。

（二）标本采集

按疾病和检验目的，可分别采取不同类型的标本，如血液、脑脊液、痰液、分泌物等。

（三）分离培养和鉴定

除血液标本应先增菌外，其他标本可直接接种血琼脂平板及麦康凯琼脂平板。伊丽莎白菌属和金黄杆菌属为氧化酶阳性、吲哚阳性的非发酵菌，其主要生化特征见表12-15。

表 12-15　伊丽莎白菌属和金黄杆菌属细菌的主要鉴别特征

试验	脑膜败血性伊丽莎白菌 n=16	产吲哚金黄杆菌 n=14	产黏金黄杆菌 n=11	人金黄杆菌 n=9	人型金黄杆菌 n=12	短稳杆菌 n=7
动力	0	0	0	0	0	0
β溶血（血琼脂平板3天）	0	100	0	0	0	0
产 flexinrubin 色素	0	72	100	0	0	0
产其他色素	−/PY/PS	−	−	−/PS	−/PY	PY
麦康凯琼脂平板生长	88	66	100	0	0	100
42℃生长	50	0	100	0	0	0
糖发酵产酸						
葡萄糖	100	100	100	100	100	100
甘露醇	100	0	0	0	0	0
木糖	0	0	27	0	0	0
L-阿拉伯糖	0	0	100	0	0	0
麦芽糖	100	100	100	100	100	100
蔗糖	0	21	0	0	33	0
乙二醇	100	0	100	0	100	
水解七叶苷	100	100	100	0	100	
液化明胶	100	100	100	100	100	100
脲酶	0	0	73	0	0	0
还原硝酸盐	0	28	73	0	75	0
还原亚硝酸盐	83	14	54	0	75	0
ONPG	100	0	0	0	0	0
苄基精氨酸氨基肽酶	100	100	100	100	100	100
吡咯烷酮氨基肽酶	100	100	100	100	100	100
去铁胺敏感	0	0	0	78	0	0
黏菌素/多黏菌素敏感	0	0	0	0	17	0

注：n：菌株数，表中的数字为阳性百分率；−：不产生色素；PY：pale yellow，淡黄色色素；PS：pale salmon-pink，浅鲑鱼红色色素

五、药敏试验的药物选择

根据 CLSI M100-S24 推荐，伊丽莎白菌属和金黄杆菌属细菌的药敏试验可参考非肠杆菌科细菌的药敏标准（表12-6）。

（陈 茶）

本章小结

非发酵菌是一大类不能以发酵形式利用葡萄糖或仅以氧化形式利用葡萄糖、需氧或兼性厌氧、无芽胞革兰阴性杆菌的统称，在分类学上分属于不同的科、属、种。广泛存

在于人体体表、开放体腔及医院相关的外环境中，为条件致病菌。临床检出率排在前三位的非发酵菌分别为：铜绿假单胞菌、鲍曼不动杆菌和嗜麦芽窄食单胞菌。临床上可引起伤口和创面感染、呼吸道感染、泌尿生殖道感染、关节炎、脑膜炎、腹膜炎、心内膜炎及败血症等。其他非发酵菌也具有重要临床意义，如洋葱伯克霍尔德菌可引起肺组织的慢性纤维化病变；荧光假单胞菌可污染血液并引起输血后的血流感染；莫拉菌和脑膜败血性伊丽莎白菌可引起婴幼儿的脑膜炎及菌血症等。鼻疽伯克霍尔德菌和类鼻疽伯克霍尔德菌被认为是潜在生物恐怖菌。近年来，我国前往东南亚的旅行者增多，需警惕输入性的类鼻疽病。

根据 CLSI M100-S24 推荐，对于铜绿假单胞菌、不动杆菌、嗜麦芽窄食单胞菌和洋葱伯克霍尔德菌，其药敏试验的药物选择可参考相应药敏试验标准。其他假单胞菌和非苛养的非发酵菌，可参考非肠杆菌科细菌的药敏标准。需注意的是，铜绿假单胞菌和鲍曼/醋酸钙不动杆菌对多种抗生素表现为固有耐药，结果报告时应注意其药敏试验结果是否与固有耐药谱相符，并根据情况对体外药敏试验结果进行修正。

近年来，非发酵菌在临床标本中的检出率呈上升趋势，且多重耐药和泛耐药的临床分离率不断增加，形势不容乐观。广谱抗生素的过度使用是临床多重耐药和泛耐药非发酵菌产生的一个重要原因。因此，需进一步加强临床的细菌分离培养和抗生素监管，充分发挥临床微生物检验在临床抗感染治疗中的指导作用，引导临床合理使用抗生素，减少和避免抗生素诱导性耐性的发生，从而降低多重耐药和泛耐药菌的发生率。

第十三章

其他革兰阴性杆菌检验

> 通过本章学习,你将能回答以下问题:
>
> 1. 流感嗜血杆菌、百日咳鲍特菌、嗜肺军团菌和布鲁菌的形态、培养特征及鉴别要点是什么?
> 2. 本章中哪些细菌的临床标本送检时间要求最为严格?
> 3. 什么是"卫星现象"? 其临床检测意义是什么?
> 4. 何谓百日咳鲍特菌Ⅰ相菌?
> 5. 如何去除嗜肺军团菌标本中的杂菌?
> 6. 布鲁菌A抗原和M抗原在布鲁菌变种中的鉴别意义是什么?

临床常见的革兰阴性杆菌主要是肠杆菌科细菌和非发酵菌。此外,还有一些对营养要求苛刻的革兰阴性杆菌,如嗜血杆菌属、鲍特菌属及军团菌属;引起人畜共患病的革兰阴性杆菌,如布鲁菌等。

第一节　嗜血杆菌属

嗜血杆菌属(*Haemophilus*)细菌对营养要求高,人工培养时必须供给新鲜血液或血液成分才能生长,故名。该属中最常见的细菌是流感嗜血杆菌(*H. influenzae*),俗称流感杆菌,于1892年流行性感冒世界大流行时从流感患者鼻咽部分离,当时误认为是流行性感冒的病原体,因此得名。

一、分　类

嗜血杆菌属隶属于巴斯德菌科(*Pasteurellaceae*),有21个种,与临床有关的主要有流感嗜血杆菌(*H. influenzae*)、副流感嗜血杆菌(*H. parainfluenzae*)、溶血性嗜血杆菌(*H. haemolyticus*)、副溶血嗜血杆菌(*H. parahaemolyticus*)、杜克雷嗜血杆菌(*H. ducreyi*)、埃及嗜血杆菌(*H. aegyptius*)、嗜沫嗜血杆菌(*H. aphrophilus*)、副嗜沫嗜血杆菌(*H. paraphrophilus*)、迟缓嗜血杆菌(*H. segnis*)。本菌属细菌DNA G+C含量为37~45mol%。

依据对吲哚、脲酶、鸟氨酸脱羧酶的反应不同,将流感嗜血杆菌分为8个生物型(生化型)、副流感嗜血杆菌分为7个生物型(表13-1)。有荚膜的流感嗜血杆菌根据荚膜多糖抗原的不同分为a、b、c、d、e、f 6个血清型,其中b型常引起侵袭性感染。

表 13-1　流感嗜血杆菌和副流感嗜血杆菌生物型的区分

流感嗜血杆菌	吲哚	脲酶	鸟氨酸脱羧酶	副流感嗜血杆菌	吲哚	脲酶	鸟氨酸脱羧酶
生物型 I	+	+	+	生物型 I	−	−	+
生物型 II	+	+	−	生物型 II	−	+	+
生物型 III	−	+	−	生物型 III	−	+	−
生物型 IV	−	+	+	生物型 IV	+	+	+
生物型 V	+	−	+	生物型 V	+	−	+
生物型 VI	−	−	+	生物型 VI	+	+	−
生物型 VII	+	+	−	生物型 VII	+	−	−
生物型 VIII	−	−	−				

二、临床意义

大多数嗜血杆菌寄居于正常人上呼吸道，少数寄居于胃肠道和泌尿生殖道。流感嗜血杆菌在人群上呼吸道的定植率为 50%，多为无荚膜株；从 3%～5% 的儿童体内可分离出有荚膜株（b 型）。无荚膜株可引起继发性感染，如在流感、麻疹、百日咳及结核病后期可致慢性支气管炎、鼻窦炎、中耳炎等，常伴有菌血症，成人及免疫力低下者多见。b 型株主要致病物质有荚膜、菌毛、内毒素及 IgA 蛋白酶，可引起原发性化脓性感染（外源性）。几种主要嗜血杆菌在人体的寄居部位及所致疾病见表 13-2。

表 13-2　几种主要嗜血杆菌在人体的寄居部位及所致疾病

菌名	常栖部位及所致疾病
流感嗜血杆菌	上呼吸道菌群，引起原发感染及继发感染，如脑膜炎、鼻炎、心包炎、关节炎及鼻窦炎等
副流感嗜血杆菌	口腔、阴道正常菌群，偶尔引起菌血症、心内膜炎及尿道炎
溶血嗜血杆菌	鼻咽部正常菌群，引起儿童上呼吸道感染
副溶血嗜血杆菌	口腔、咽部正常菌群，偶尔引起咽炎、化脓性口腔炎及心内膜炎
杜克雷嗜血杆菌	性传播病菌，引起外阴脓肿、溃疡及软下疳等
埃及嗜血杆菌	黏液脓性结膜炎和菌血症性巴西紫癜热
嗜沫嗜血杆菌	咽部正常菌群，牙菌斑中常见菌，偶尔引起菌血症、脑脓肿
副嗜沫嗜血杆菌	咽部及阴道正常菌群，偶尔引起亚急性细菌性心内膜炎、菌血症、脑脓肿及脑膜炎

三、生物学特性

本菌为革兰阴性球杆菌，大小为（0.3～0.5）μm ×（1.0～1.5）μm（图 13-1）。在感染早期病灶标本中，呈一致的球杆状；在恢复期病灶或长期人工培养物中可呈球杆状、长杆状或丝状等多种形态。无芽胞，无鞭毛，多数菌株有菌毛，有毒株有荚膜，在陈旧培养物中荚膜易消失。

需氧或兼性厌氧，5%～10% CO_2 可促其生长。营养要求高，有些菌株因氧化还原系统不完善，需要 X 因子（正铁血红素）和（或）V 因子（烟酰胺腺嘌呤二核苷酸）。X 因子为存在于血红蛋白中的一种血红素，耐高温，是细菌合成过氧化物酶、过氧化氢酶和细胞色素氧化酶的辅基，这些酶类是氧化还原反应传递电子的重要物质。V 因子为维生素 B 类物质，血液中所含的 V 因子通常处于抑制状态，将血液加热 80～90℃ 10 分钟才能释放出来，血液加热后成为巧克力色。因此，大多数菌株能在巧克力色琼脂平板上生长，有的菌株在血琼脂平板不能生长。最适生长温度为 35℃，最适 pH 7.6～7.8。菌落小而透明，有荚膜的流感嗜血杆菌形成光滑型菌落（图 13-2）。在液体培养基中，有荚膜的菌株呈均匀浑浊生长，无荚膜菌株呈颗粒状沉淀生长。

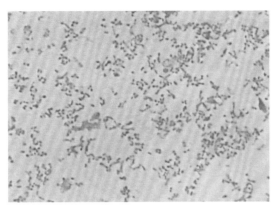

图 13-1　流感嗜血杆菌光镜下形态（革兰染色）

当流感嗜血杆菌与金黄色葡萄球菌共同培养于血琼脂平板时，由于金黄色葡萄球菌能合成 V 因子并释放于培养基中，在金黄色葡萄球菌菌落周围的流感嗜血杆菌菌落较大，远离者则较小，此现象称为"卫星现象"（satellite phenomenon）（图 13-3）。

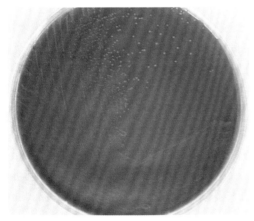 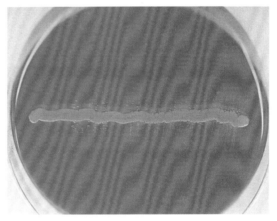

图 13-2　流感嗜血杆菌在巧克力色琼脂平板　　　图 13-3　流感嗜血杆菌的"卫星现象"
上的菌落

抵抗力较弱，加热 56℃ 30 分钟可被杀死，对常用消毒剂敏感，在干燥的痰中 48 小时即死亡，在人工培养基上也易死亡，每隔 4～5 天应转种一次。室温保存比在 4℃ 或 35℃ 下时间更长。

四、微生物学检验

（一）检验程序
流感嗜血杆菌检验程序见图 13-4。

（二）标本采集
根据感染部位采集血液、脑脊液、脓液、痰液、尿液、鼻咽分泌物及生殖道分泌物等标本。本菌不耐干燥，不易存活，标本采集后应注意保湿并及时送检。如鼻咽拭子标本可用肉汤湿润，防止干燥。

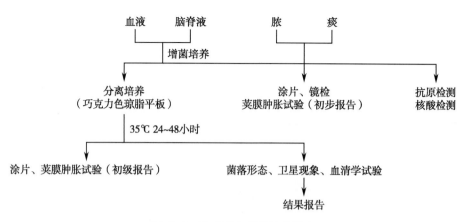

图 13-4　流感嗜血杆菌检验程序

（三）标本直接检查

1. 显微镜检查　痰、脑脊液、脓性分泌物标本均可涂片染色检查，如发现革兰阴性球杆菌有助于诊断。

2. 抗原检测　当在脑脊液标本中发现可疑菌时，可用流感嗜血杆菌荚膜多糖多价抗体做荚膜肿胀试验快速鉴定。采用乳胶凝集试验，即用荚膜多糖的特异性抗体，检测流感嗜血杆菌荚膜多糖抗原，可对其进行分型鉴定。

3. 核酸检测　用 PCR 技术检测生殖器溃疡标本中杜克雷嗜血杆菌及脓液标本中的流感嗜血杆菌。

（四）分离培养和鉴定

因嗜血杆菌对 X 因子和（或）V 因子的需要不同，可将标本接种于血琼脂平板和巧克力色琼脂平板，在 5% CO_2 环境下培养。痰、鼻咽分泌物及脓液标本杂菌较多，可在培养基中加入万古霉素、杆菌肽等抗生素抑制革兰阳性菌生长，提高检出率。

对于属内种间的鉴别，可利用其对 X 因子和 V 因子的需要不同初步区别。如将待检菌株制成 0.5 麦氏标准菌液，在 M-H 琼脂平板均匀涂布，将含有 X 因子、V 因子、X 因子＋V 因子的纸片贴于接种好的平板上，同一平板上同时接种 X、V 纸片时中心距离应大于 24mm，35℃ 5%～10% CO_2 环境培养 18～24 小时，观察纸片周围细菌的生长情况进行初步鉴别；进一步鉴别可通过生化试验（表 13-3）。该属细菌大多数能发酵葡萄糖、不发酵乳糖、触酶阳性。

表 13-3　几种嗜血杆菌的鉴别试验

菌种	需要 X 因子	需要 V 因子	溶解马血	葡萄糖发酵	乳糖发酵	甘露糖发酵	蔗糖发酵	触酶	脲酶	CO_2 促生长
流感嗜血杆菌	+	+	−	+	−	−	−	+	−	−
埃及嗜血杆菌	+	+	−	+	−	−	−	+	−	−
溶血嗜血杆菌	+	+	+	+	−	−	−	+	+	−
杜克嗜血杆菌	+	−	−	−	−	−	−	−	−	−
副流感嗜血杆菌	−	+	−	+	−	+	+	D	−	D
副溶血嗜血杆菌	−	+	+	+	−	−	+	+	−	−
迟缓嗜血杆菌	−	+	−	W	−	−	W	D	+	−
副嗜沫嗜血杆菌	−	+	−	+	+	−	+	−	−	+
嗜沫嗜血杆菌	−	+	−	+	+	+	+	−	−	+

注：+：≥90% 阳性；−：≥90% 阴性；D：不同结果；W：弱发酵反应

五、药敏试验的药物选择

参照 CLSI 标准，对流感嗜血杆菌和副流感嗜血杆菌，纸片扩散法药敏试验需使用含 X 因子和 V 因子的嗜血杆菌专用药敏培养基（Haemophilus test medium，HTM）。杜克雷嗜血杆菌在菌悬液中有自凝集，导致接种密度的标准化难以实现，E-test 药敏试验可能更适合。

目前，流感嗜血杆菌对氨苄西林、氯霉素普遍耐药，其耐药机制主要是产生 β- 内酰胺酶及氯霉素乙酰转移酶。β- 内酰胺酶检测通常采用头孢硝噻吩法，若为阳性，提示对氨苄西林、阿莫西林耐药；若为阴性，药敏试验首选氨苄西林、阿莫西林，次选磺胺及增效剂、第二代、三代头孢菌素、红霉素及氨曲南。对脑膜炎、菌血症等危及生命的感染常规报告氨苄西林、三代头孢、氯霉素及美罗培南的测试结果。

第二节 鲍特菌属

鲍特菌属（*Bordetella*）是一类革兰阴性小杆菌，其中百日咳鲍特菌主要感染未进行免疫接种的幼儿，疾病全程常为 3 个月，故名百日咳。我国儿童普遍接种百日咳菌苗，取得了良好的预防效果。近年来发现许多 AIDS 患者感染此菌，引起严重上呼吸道疾病。

一、分类

鲍特菌属隶属于产碱杆菌科（*Bogoriellaceae*），该属至少有 22 个种，其中百日咳鲍特菌（*B. pertussis*）、副百日咳鲍特菌（*B. parapertussis*）、支气管败血鲍特菌（*B. bronchiseptica*）与人类关系密切，前两者的唯一宿主是人，后者可存在于多种动物体内，偶尔与人类感染有关。本菌属细菌 DNA G＋C 含量为 66～70mol%。

二、临床意义

百日咳鲍特菌俗称百日咳杆菌，是百日咳的主要致病菌。百日咳属于呼吸道传染病，传染性强，在婴幼儿中病死率高。临床表现以阵发性痉挛性咳嗽和痉咳终止时出现鸡鸣样吸气吼声为特征，儿童多见，病程达 2～3 个月，分为卡他期、痉挛期及恢复期，其中卡他期传染性强。主要致病物质是菌毛和外毒素。细菌通过呼吸道侵入机体，以菌毛黏附在气管和支气管上皮细胞，迅速繁殖并释放外毒素。毒素主要有：①百日咳毒素（pertussis toxin，PT）是主要的毒力因子，可增强菌体的黏附作用，干扰宿主的免疫效应细胞的活性，与阵发性咳嗽、支气管痉挛有关；②丝状血细胞凝集素（filamentous hemagglutinin，FNA）使菌体与上皮细胞的黏附更牢；③气管细胞毒素引起纤毛损伤，抑制细胞 DNA 合成，导致细胞脱落；④腺苷酸环化酶毒素使细胞内环磷酸腺苷含量增多而抑制宿主细胞功能；⑤皮肤坏死毒素能引起外周血管收缩、白细胞渗出或出血，导致局部组织缺血坏死。

副百日咳鲍特菌也可引起百日咳及急性呼吸道感染，但症状轻。支气管败血鲍特菌主要感染猪，偶尔感染人体，引起轻度百日咳。

机体隐性感染、病后及预防接种可获得较持久的免疫力。

三、生物学特性

本属细菌为革兰阴性小杆菌，两端浓染，大小为（0.2～0.5）μm×（0.5～2.0）μm，单个或成双排列（图 13-5），陈旧培养物可呈多形性。有菌毛，无芽胞，光滑型菌株有荚膜，支气管败血鲍特菌和鸟鲍特菌有鞭毛。

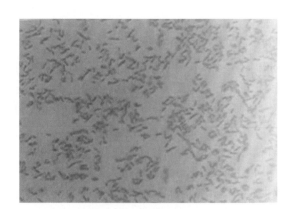

图 13-5 百日咳鲍特菌光镜下形态（革兰染色）

专性需氧，营养要求高。副百日咳鲍特菌需要血琼脂平板和巧克力色琼脂平板。百日咳鲍特菌对营养要求最复杂，血琼脂平板和巧克力色琼脂平板上均不能生长，常用含有血液、甘油、马铃薯等成分的鲍 - 金（Bordet-Gengou，B-G）培养基以及添加 10% 去纤维的马血木炭 - 头孢氨苄血琼脂（CCBA）培养基。最适生长温度为 35℃，最适 pH 6.8～7.0。生长缓慢，平均代时 2.3～5 小时，培养 3～4 天形成菌落。在 CCBA 琼脂平板上形成光滑、有光泽、水银样菌落（图 13-6）。在 B-G 培养基平板上菌落细小、稍突起，有光泽，半透明，出现不明显溶血环。新分离菌株有荚膜，毒力强，形成光滑型菌落，称为 I 相菌。人工培养后，荚膜和菌毛消失，菌落粗糙，成为无毒株，称为 IV 相菌，II 相、III 相为过渡相。

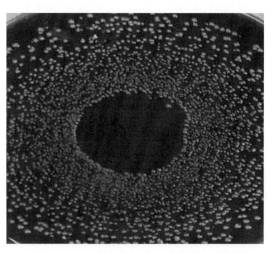

图 13-6 百日咳鲍特在 CCBA 琼脂平板上的菌落

菌体抗原（O 抗原）为本菌属的共同抗原，荚膜表面抗原（K 抗原）由多种凝集因子组成，其中因子 7 为百日咳鲍特菌、副百日咳鲍特菌及支气管败血鲍特菌共有，某些因子具有种特异性（表 13-4），可用于种间鉴定。

表 13-4 三种鲍特菌 K 抗原的凝集因子

菌种	种特异性凝集因子	凝集因子组成
百日咳鲍特菌	1	1, 2, 3, 3, 4, 5, 6, 7
副百日咳鲍特菌	14	7, 8, 9, 11, 14
支气管败血鲍特菌	12	7, 8, 9, 10, 11, 12

抵抗力弱，对紫外线敏感，日光照射 1 小时可死亡，但在 0～10℃ 的低温下仍可存活。

四、微生物学检验

（一）检验程序

鲍特菌检验程序见图 13-7。

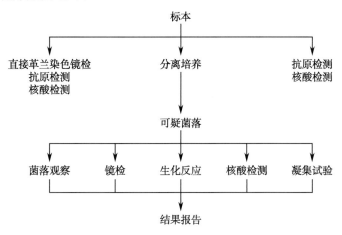

图 13-7　鲍特菌检验程序

（二）标本采集

发病早期采集婴幼儿、儿童、青少年及成人的鼻咽拭子、鼻咽抽吸物及痰液,常用咳碟法或鼻咽拭子法。百日咳鲍特菌及副百日咳鲍特菌较脆弱,故鼻咽拭子、鼻咽抽吸物及痰液应于采集后 4 小时内室温运送至实验室进行分离培养。鼻咽拭子标本需要用酪蛋白水解物肉汤转运培养基。

（三）标本直接检查

1. 显微镜检查　标本直接涂片革兰染色镜检的阳性率较低,仅供参考。

2. 抗原检测　采用直接荧光抗体试验,用荧光素标记的多克隆种特异性抗百日咳鲍特菌和副百日咳鲍特菌抗体直接检测标本,可快速诊断。但鲍特菌与其他细菌之间存在交叉反应,假阳性率较高。

3. 核酸检测　采用 PCR 方法,通过检测百日咳鲍特菌重复插入序列 IS481、副百日咳鲍特菌重复插入序列 IS1001 以及腺苷酸环化酶毒素基因进行鉴定,可快速诊断百日咳。

（四）分离培养和鉴定

常用 B-G 培养基和 CCBA 培养基进行鲍特菌的分离培养。B-G 琼脂最好在使用前新鲜配制。鲍特菌生长缓慢,应在培养基中加入抗生素(如头孢氨苄)抑制非病原菌的过度生长。该菌生长要有足够的湿度,可用允许气体交换的封口膜封住平板。副百日咳鲍特菌培养 2～3 天形成菌落,百日咳鲍特菌 3～4 天形成菌落。无菌落生长的标本至少要培养 7 天,方可判定为阴性。对可疑菌落通过氧化酶试验初步鉴别,阳性者疑为百日咳鲍特菌或支气管败血鲍特菌,阴性者疑为副百日咳鲍特菌,进一步鉴定可用其他生化反应(表 13-5)。

表 13-5　几种鲍特菌的鉴别特性

菌种	血琼脂平板生长	氧化酶	脲酶	枸盐酸盐利用	硝酸还原
百日咳鲍特菌	−	+	−	−	−
副百日咳鲍特菌	+	−	+	+	−
支气管败血鲍特菌	+	+	+	+	+
鸟鲍特菌	+	+	−	+	−
欣氏鲍特菌	+	+	+	+	−
霍氏鲍特菌	+				

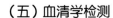

（五）血清学检测

可采用 ELISA 法检测百日咳患者血清中的 FHA 抗体和 PT 抗体（IgG、IgA），其中 IgA 不受疫苗接种的影响，主要出现在感染后的免疫应答中，对诊断更有价值。

五、药敏试验的药物选择

鲍特菌营养要求高、生长缓慢，目前体外抗生素敏感试验尚无统一标准。百日咳鲍特菌对红霉素敏感，为临床治疗首选，磺胺增效剂作为次选。

第三节　军团菌属

军团菌属（*Legionella*）是一类革兰阴性杆菌。1976 年在美国费城召开退伍军人大会期间，暴发了一种不明原因的肺炎，称军团病，次年分离出该病的病原菌，故名。近年来，军团菌导致医院内感染的报道增多。

一、分　　类

军团菌属隶属于军团菌科，该科仅有一个属。该属不断有新种发现，现已命名的有 50 多种，从人体标本中分离出 19 种，对人致病的主要是嗜肺军团菌（*L. pneumophila*）。本菌属细菌 DNA G＋C 含量为 39～43mol%。

二、临床意义

军团菌引起以肺为主的全身感染，统称军团病，85% 以上由嗜肺军团菌引起，多发于免疫力低下人群。嗜肺军团菌为胞内寄生菌，主要致病物质包括菌毛、侵袭性酶类和内毒素。该菌主要污染供水系统、空调冷却水、呼吸机等，形成带菌气溶胶，通过空气传播，自呼吸道侵入机体，到肺泡或终末细支气管部位，通过菌毛黏附于上皮细胞，侵入巨噬细胞和中性粒细胞中繁殖，产生蛋白酶、磷酸酯酶、脱氧核糖核酸酶等，导致炎症反应，引起军团病。该病分三种类型：①肺炎型：又称军团菌肺炎，起病急，以肺炎症状为主，伴有多器官损伤，救治不及时可导致死亡；②肺外感染型：感染从肺部播散，导致脑、肾、肝等多脏器感染；③流感样型：又称庞蒂亚克热，其名得于首次被确定的地点，为轻度感染，主要表现为急性发热，病程呈自限性。

细胞免疫在机体抗感染免疫中起主要作用。

至今尚无有效的军团菌疫苗。加强水源的管理，尤其是医院人工输水管道系统和设施的消毒处理，是预防军团菌传播的重要措施。

三、生物学特性

本菌为革兰阴性杆菌（图 13-8），着色淡。用 Giemsa 染色，菌体呈红色；用镀银染色法，菌体呈黑褐色。菌体大小为（0.3～0.4）μm×（2～3）μm，形态易变，在肺组织中为两端钝圆或圆锥状，在人工培养物中呈长丝状或多形性。有端鞭毛，有菌毛，无荚膜，无芽胞。

专性需氧，2.5%～5% CO_2 可促其生长（但高浓度 CO_2 有抑制作用）。营养要求苛刻，在普通培养基、血琼脂平板、巧克力色琼脂平板均不生长。初次分离时需 L- 胱氨酸、铁离子等，常用活性炭 - 酵母浸出液琼脂（buffered charcoal yeast extract agar，BCYE）培养基。最适生长温度 35℃，最适 pH 6.9～7.0。生长缓慢，培养 3～5 天可见菌落（初分离时需 4～10 天）（图 13-9），继续培养，菌落直径可增大到 4～5mm。菌落圆形、凸起、灰白色、有光泽，某些在紫外线照射下可发出荧光，在富含 L- 酪氨酸 - 苯丙氨酸琼脂平板上产生棕色水溶性色素。

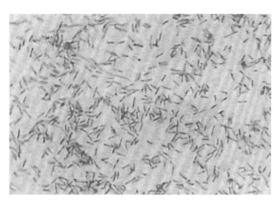
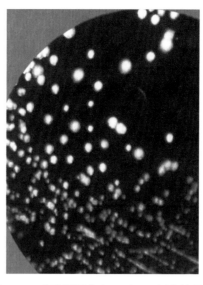

图 13-8　嗜肺军团菌光镜下形态（革兰染色）　　图 13-9　嗜肺军团菌在 BCYE 平板上的菌落

有 O 抗原和 H 抗原。H 抗原无特异性，O 抗原有特异性，嗜肺军团菌根据 O 抗原的不同分为 15 个血清型，我国常见的是 1 型和 6 型。

嗜肺军团菌生存能力强，在蒸馏水中可生存 100 天以上，在自来水中可存活 1 年左右。对紫外线敏感。对大多数消毒剂敏感，在 1% 甲醛溶液、70% 乙醇或 0.125% 戊二醛溶液中 1 分钟死亡；但对氯和酸有一定抵抗力，如在有游离氯的水中，大肠埃希菌不到 1 分钟可被杀死，而杀死 90% 嗜肺军团菌则需 40 分钟，依此特点处理标本可去除标本中的杂菌。

四、微生物学检验

军团菌以气溶胶播散，操作应在三级生物安全实验室中进行。

（一）检验程序

军团菌检验程序见图 13-10。

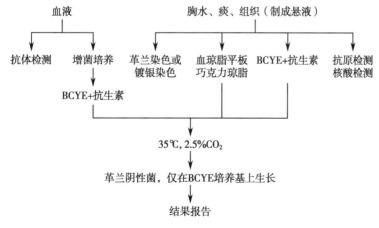

图 13-10　军团菌检验程序

（二）标本采集

可采集痰、下呼吸道分泌物、支气管灌洗液、胸腔积液、血液等标本。病理组织标本，如肺活检材料、尸体标本及实验动物的肝、脾等标本需制成悬液，再进行涂片和分离培养。采集标本时注意避免气溶胶形成，最好用无菌防漏容器收集，并及时送检。

（三）标本直接检查

1. 显微镜检查　标本直接涂片革兰染色镜检的意义不大。活检组织标本可用镀银染色法。

2. 抗原检测　嗜肺军团菌种特异性 O 抗原的单克隆抗体与其他军团菌及非军团菌无交叉反应，对可疑菌株用荧光标记抗体进行鉴定。

3. 核酸检测　用 PCR 方法检测军团菌 rRNA，可快速鉴定。

（四）分离培养和鉴定

痰标本接种前可加热处理（60℃ 2 分钟）或酸处理，如用 pH 2.2 的 0.2mol/L KCL-HCL 缓冲液制成 10% 的痰溶液，室温放置 5 分钟，可减少杂菌污染。胸水需离心后再接种。标本接种选择性 BCYE 培养基（头孢菌素、多黏菌素 B、万古霉素等对军团菌无抑制作用），置 2.5% CO_2 培养箱中培养 24 小时后，用显微镜观察可提早发现菌落，3～5 天后见典型菌落。有的菌种生长较慢，需观察 7～14 天。可疑菌落革兰染色镜检，若为革兰阴性杆菌，着色浅，形态有显著多形性者，可怀疑为军团菌。

军团菌生化反应不活泼，不发酵糖类，硝酸盐还原、尿素酶试验均阴性，多数菌种能产生 β- 内酰胺酶和液化明胶。生化试验一般很少用于该属细菌的鉴定。嗜肺军团菌除血清型 4 和 15 外均具有极强的马尿酸盐水解能力，其他军团菌则为阴性，故马尿酸水解试验可用于致病性嗜肺军团菌的鉴定。

（五）血清学检测

军团菌抗体检测对可疑病例的诊断有意义，因某些可疑患者无肺部感染症状，或下呼吸道未产生足量分泌物。常用直接荧光抗体试验或 ELISA 技术检测患者血清中军团菌 IgM 和 IgG 抗体。军团菌属细菌之间、军团菌与其他属细菌之间有交叉抗原，军团菌多克隆抗体与某些细菌（如荧光假单胞菌、铜绿假单胞菌、脆弱拟杆菌、百日咳杆菌等）可产生交叉反应，故血清学检测只作为辅助性、回顾性诊断。

五、药敏试验的药物选择

目前军团菌体外药敏试验尚无统一标准，且体外药敏试验结果与临床治疗效果往往不一致，因此对军团菌一般不做常规药敏试验。临床治疗常用抗菌药物有大环内酯类、利福平、喹诺酮类等药物，目前尚未发现对这些药物耐药的菌株。

第四节　布 鲁 菌 属

布鲁菌属（*Brucella*），由美国医师 David Bruce 首先分离，故名。该属细菌易感染家畜和动物，人类接触带菌动物或食用病畜及其制品而感染，为人畜共患病原菌。

一、分　类

布鲁菌属隶属于布鲁菌科（*Brucellaceae*），只有一个种，包括 6 个生物变种：羊布鲁菌（*B. melitensis*，又称马尔他布鲁菌）、牛布鲁菌（*B. abortus*，又称流产布鲁菌）、猪布鲁菌（*B. suis*）、犬布鲁菌（*B. canis*）、绵羊布鲁菌（*B. ovis*）、森林鼠布鲁菌（*B. neotomaes*）。每个生物变种都有其最适动物宿主，其中前 4 个变种可同时感染人。在我国流行的主要是羊布鲁菌、牛布鲁菌和猪布鲁菌，以羊布鲁菌最常见。本菌属细菌 DNA G＋C 含量为 56～58mol%。

二、临 床 意 义

布鲁菌可引起家畜睾丸炎、乳腺炎以及母畜死胎和流产。人类主要通过接触病畜或接触被污染的畜产品,经皮肤、消化道、呼吸道或眼结膜感染,引起以长期发热、多汗、关节痛及全身乏力、疼痛为主要症状的布鲁菌病。布鲁菌是兼性胞内寄生菌,主要致病物质有荚膜、侵袭性酶和内毒素。侵袭力强,如透明质酸酶和触酶,使菌体易于通过完整皮肤、黏膜进入宿主体内并易扩散;菌体被吞噬细胞吞噬,荚膜保护菌体不被消化,成为胞内寄生菌。感染后菌体首先在淋巴结中增殖,进入血液形成菌血症;随后细菌进入肝脏、脾、骨髓和淋巴结等脏器细胞内增殖,再次入血,如此反复形成的菌血症,内毒素发挥毒性作用,使患者的热型呈波浪形,临床上称波浪热。除上述症状外,布鲁病还包括肝损伤、骨关节损伤、睾丸炎、流产、中枢神经系统受损等。本病较难根治,易转为慢性。感染布鲁菌后,患者布鲁菌素皮肤试验常呈阳性,因此认为布鲁菌的致病与迟发型超敏反应有关。

机体抗感染免疫一般认为是有菌免疫,以细胞免疫为主,抗体发挥调理作用。

免疫接种和切断传播途径是控制和消灭家畜布鲁菌病的主要预防措施。免疫接种以畜群为主,牧场、屠宰场工作人员及相关职业的人群也应接种。用冻干减毒活疫苗进行皮上划痕法接种,免疫有效期约1年。

三、生物学特性

本菌为革兰阴性球杆菌,菌体大小(0.5~0.7)μm×(0.6~1.5)μm,分散存在,呈细沙状,偶见聚集成小团状。革兰染色时碱性复红着色弱,可延长染色时间至3分钟(图13-11)。也可采用改良 Ziehl-Neelsen 染色法(菌体红色,背景蓝色)或柯兹洛夫斯基染色法(菌体鲜红色,背景绿色)。无鞭毛、无芽胞,有毒株有微荚膜。

专性需氧,营养要求高,多数菌株培养时需要多种氨基酸、硫胺素、烟酸和生物素等,可在普通培养基中加入血清或肝浸液进行培养;某些菌株初次分离培养需5%~10%的CO_2。最适生长温度为35℃。最适 pH 6.6~6.8。本菌生长缓慢,培养2~3天出现菌落,4~5天后菌落直径达2~3mm,菌落无色、半透明、圆形、表面光滑、边缘整齐、中央稍凸起、无溶血(图13-12),人工传代后可变为粗造型。

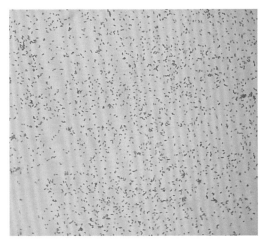
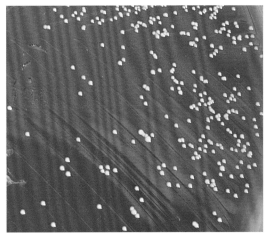

图13-11 羊布鲁菌光镜下形态(革兰染色)(×1000)　　图13-12 羊布鲁菌在血琼脂平板上的菌落

抗原结构复杂,主要有牛布鲁菌抗原(*B. Abortus* antigen,A 抗原)和羊布鲁菌抗原(*B. melitensis* antigen,M 抗原),两者在不同生物变种中的比例不同,如牛布鲁菌 A:M 约为20:1、羊布鲁菌 A:M 约为1:20、猪布鲁菌 A:M 为2:1。可利用抗 A 或抗 M 血清做凝集试验进行鉴别。

布鲁菌抵抗力弱，对日光、热、常用消毒剂等均敏感。湿热60℃20分钟、日光直接照射20分钟死亡，在常用浓度的来苏溶液中数分钟即死亡。在自然界环境中的存活能力强，如在病畜脏器、分泌物及食物中能存活数周至数月，在水中可存活4个月，在土壤、皮毛和乳制品中可存活数周至数月。

四、微生物学检验

（一）检验程序
布鲁菌检验程序见图13-13。

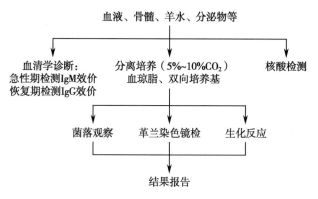

图 13-13 布鲁菌检验程序

（二）标本采集
采集患者血、骨髓、乳汁、尿液等标本。流产动物可取子宫分泌物、羊水，病畜取肝、脾、骨髓等标本。

（三）分离培养和鉴定
将标本接种于双相肝浸液培养基，初次分离需提供5%～10% CO_2，约在4天后形成菌落；若标本培养30天时仍无菌落形成，可报告为阴性。依据菌落特征、革兰染色特性、对 CO_2 的需求及生化特征进行鉴别（表13-6），如能发酵葡萄糖，氧化酶和触酶阳性，还原硝酸盐为亚硝酸盐，大多数能分解尿素、产生 H_2S。

表 13-6 主要布鲁菌的生化特征

菌种	CO_2 需要	H_2S 产生	硫堇耐受（40μg）	复红耐受（20μg）	触酶	氧化酶	葡萄糖	硝酸盐还原	脲酶
羊布鲁菌	－	不定	＋	＋	＋	＋	＋	＋	＋
牛布鲁菌	＋	＋	＋	－	＋	＋	＋	＋	D
猪布鲁菌	－	＋	－	＋	＋	＋	＋	＋	＋

注：＋：90%；D：21%～79%；（－）：11%～20%；－：≤10% 阳性株

（四）血清学检测
感染1周后，患者血清中出现布鲁菌 IgM 抗体，可用试管凝集试验检测布鲁菌 IgM 抗体效价，效价≥1:160～1:320 为阳性。感染2～3周后，患者血清中出现 IgG 抗体，可用补体结合试验检测，一般以效价≥1:10 为阳性诊断标准。此外，布鲁菌 IgG 抗体效价检测对诊断慢性布鲁病意义较大。

五、药敏试验的药物选择

布鲁菌营养条件苛刻、培养时间长，药敏试验一般不作为临床常规检测，需要时应采用稀释法。布鲁菌是兼性胞内寄生菌，临床治疗需用渗透力强的药物，一般采用利福平与多西环素或四环素与利福平联合治疗。

(杨维青)

本章小结

　　本章细菌为革兰阴性杆菌，除军团菌属外，嗜血杆菌属、鲍特菌属和布鲁菌属细菌均为短杆菌（或球杆菌）。营养要求高。流感嗜血杆菌常用巧克力色琼脂培养基培养，与金黄色葡萄球菌于血琼脂平板共同培养时可见"卫星现象"。可用荚膜肿胀试验快速鉴定有荚膜的流感嗜血杆菌。百日咳鲍特菌常用 B-G 培养基和 CCBA 培养基，鲍特菌属荚膜抗原由多种凝集因子组成，某些因子具有种特异性，可用于属内种间鉴定。嗜肺军团菌常用 BCYE 培养基，生化反应不活泼，一般不用生化反应进行鉴定，可用嗜肺军团菌种特异性 O 抗原的单克隆抗体对可疑菌株进行鉴定。布鲁菌为人畜共患病原菌，多数菌株培养时需在普通培养基中加入血清或肝浸液。牛布鲁菌抗原（A 抗原）和羊布鲁菌抗原（M 抗原）在布鲁菌不同生物变种中的比例不同，可用抗 A 或抗 M 血清做凝集试验进行鉴别。

第十四章
需氧革兰阳性杆菌检验

通过本章学习，你将能回答以下问题：

1. 分离白喉棒状杆菌常用哪些培养基？其形态和菌落有何特点？
2. 对疑似白喉病患者，应怎样进行微生物学检验与鉴定？
3. 炭疽芽胞杆菌的生物学特性如何，怎样进行鉴定？
4. 炭疽芽胞杆菌有哪些主要致病物质？引起的疾病有何特点？
5. 蜡样芽胞杆菌有哪些重要的生物学特性？如何确定其引起的食物中毒？
6. 产单核细胞李斯特菌有哪些主要生物学特性和鉴别要点？
7. 红斑丹毒丝菌主要引起何种疾病？其形态、培养特性和鉴定要点如何？
8. 何谓细菌性阴道病？线索细胞检查在诊断该病时有何意义？

需氧革兰阳性杆菌种类繁多，本章主要阐述产生芽胞的炭疽芽胞杆菌、蜡样芽胞杆菌和不产生芽胞的棒状杆菌、产单核细胞李斯特菌、红斑丹毒丝菌及阴道加特纳菌等。这类细菌广泛存在于自然界的水和土壤中，多为人或动物的正常菌群，少数具有致病性。

第一节　棒状杆菌属

棒状杆菌属（*Corynebacterium*）是一群革兰阳性杆菌，菌体形态特征是在其一端或两端常呈棒状膨大，故名棒状杆菌。根据细胞壁结构和血清学分析，证实棒状杆菌属与分枝杆菌属、诺卡菌属具有共同成分，如细胞壁的多糖均有阿拉伯糖和半乳糖，脂质中均含有短链分枝菌酸等。白喉棒状杆菌（*C. diphtheriae*）为本属中的主要致病菌，为本节重点介绍内容。

一、分　类

棒状杆菌属归属放线菌目、棒状杆菌科，种类繁多，目前分为 81 个种、11 个亚种。主要有白喉棒状杆菌、假白喉棒状杆菌（*C. pseudodiphtheriticum*）、干燥棒状杆菌（*C. xerosis*）、化脓棒状杆菌（*C. pyogenes*）、溃疡棒状杆菌（*C. ulcerans*）、假结核棒状杆菌（*C. pseudotuberculosis*）、杰氏棒状杆菌（*C. jeikeium*）、马氏棒状杆菌（*C. matruchotii*）、微小棒状杆菌（*C. minutissimum*）及类真菌棒状杆菌（*C. mycetoides*）。导致人类疾病的主要是白喉棒状杆菌，其他多为条件致病菌，因其形态与白喉棒状杆菌相似，故统称为类白喉棒状杆菌（*C. diphtheroides*）。棒状杆菌属的 DNA G+C 含量为 52～68mol%，白喉棒状杆菌 DNA G+C 含量为 57～60mol%。

二、临床意义

白喉棒状杆菌是人类急性呼吸道传染病白喉的病原菌，因患者咽喉部可出现灰白色假膜（pseudomembrane），故名白喉。传染源为患者及带菌者，细菌主要存在于白喉患者及带菌者的鼻腔、咽喉部及气管黏膜，几乎呈纯培养状态，偶可见于皮肤、结膜、女性阴道及浅表部位的创伤感染中。细菌随飞沫或污染的物品传播，人群普遍易感，但有明显的年龄差异，2～4岁儿童发病率最高。

白喉毒素是白喉棒状杆菌的主要致病物质，为一种具有强烈细胞毒作用的蛋白质。完整的白喉毒素是一种酶原，经蛋白酶降解后分解成A、B两个多肽片段，A片段为毒性中心，B片段是与细胞表面受体结合的部位，但白喉毒素的细胞毒作用依赖于其结构完整性，即A、B片段同时存在。并非所有的白喉棒状杆菌都能产生白喉毒素，只有带毒素基因（tox⁺）β棒状杆菌噬菌体（corynephage β）的溶原性菌株才能产生白喉毒素。

感染的白喉棒状杆菌在鼻咽黏膜处繁殖并产生白喉毒素，引起局部炎症，细菌一般不侵入血流，但其产生的大量白喉毒素可被吸收入血，造成毒血症引起全身中毒症状。细菌和毒素可使局部黏膜上皮细胞产生炎性渗出和坏死反应，渗出液中纤维蛋白将炎性细胞、黏膜坏死组织及菌体凝结在一起，形成灰白色膜状物，称为假膜。假膜与黏膜紧密相连，不易拭去，若假膜延伸至喉内或脱落于气管内，可致呼吸道阻塞、呼吸困难，甚至窒息，成为白喉早期致死的主要原因。白喉毒素对组织有选择性亲和力，能迅速与易感靶细胞结合，最易受侵犯的是心肌及外周神经，尤以支配腭肌、咽肌的神经受害较多，故临床上白喉患者常有心肌炎和软腭麻痹等症状。毒素也常侵犯肝、肾、肾上腺等组织，引起严重病变。白喉患者病后可获终身免疫，以体液免疫为主。

类白喉棒状杆菌多为人或动物的正常菌群，存在于鼻腔、咽喉部、外耳道、眼结膜、外阴和皮肤等处，该类细菌一般无致病性或仅能与其他细菌一起引起混合感染。近年来，由于大量使用免疫抑制剂和现代化检查手段，使这些细菌成为条件致病菌，常引起医院内感染，如菌血症、心内膜炎、肺炎及咽炎等。

三、生物学特性

白喉棒状杆菌革兰染色阳性，菌体大小、长短不一，直或微弯，一端或两端膨大呈棒状，细菌常排列呈V、L等字母形，无荚膜、鞭毛及芽胞。用亚甲蓝短时间染色菌体着色不均匀，出现深染的颗粒；用Neisser或Albert等法染色时，这些颗粒与菌体颜色不同，称为异染颗粒（metachromatic granules），其主要成分是核糖核酸和多偏磷酸盐，在鉴定时有重要意义（图14-1）。但细菌衰老时异染颗粒因被消耗而不明显。

本菌为需氧或兼性厌氧菌。在血琼脂平板上长出直径为1～2mm、灰白色、不透明的S型菌落，轻型菌落周围有狭窄的β溶血环。在吕氏血清斜面上生长迅速，形成细小、灰白

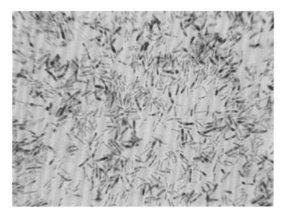

图14-1　白喉棒状杆菌的形态及异染颗粒

（Albert染色，×1000）

色、有光泽的圆形菌落，涂片染色异染颗粒明显。分离培养时常用选择鉴别培养基，即含 0.03%～0.04% 亚碲酸钾的血琼脂平板，亚碲酸钾能抑制杂菌，而白喉棒状杆菌能吸收亚碲酸钾使其还原为有色的元素碲，使菌落呈现黑色或灰黑色（图 14-2）。其菌落可分为三型：①轻型，为溶血、小、黑色、光泽、凸起的菌落；②重型，为不溶血、大、灰色、不规则、有条纹的菌落；③中间型，为不溶血的小菌落，外形在重型和轻型之间。这三种型别在液体培养基中生长亦不同，重型倾向菌膜生长，轻型混浊生长，中间型有沉淀颗粒，其主要区别点见表 14-1。但菌落型别与临床表现的严重程度关系不大。

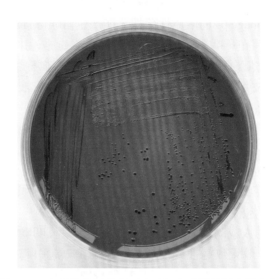

图 14-2　白喉棒状杆菌在亚碲酸钾血琼脂平板上的菌落

表 14-1　轻型、中间型、重型白喉棒状杆菌的区别

特性	轻型	中间型	重型
亚碲酸钾血平板上菌落形态	黑色，表面光滑，有光泽，边缘整齐，菌落较小	灰黑，表面光滑或微细颗粒状，边缘较整齐	灰色，表面有条纹，边缘不整齐，无光泽
菌落周围溶血圈	有狭窄溶血环	不溶血	不溶血
液体培养	均匀混浊，有沉淀	微细颗粒状，混浊，沉淀少或无	有菌膜及粗大颗粒沉淀，液体澄清
淀粉及糖原发酵	-	-	+
血清型	≥40 型	可能有 4 型	≥13 型
动物致病性	对豚鼠有毒力，但从带菌者分离的菌株常无毒力	对豚鼠有毒力	对豚鼠有毒力

四、微生物学检验

（一）检验程序

白喉棒状杆菌检验程序见图 14-3。

（二）标本采集

用无菌长棉拭子，从疑为假膜的边缘采集分泌物，未见假膜者或带菌者可采集鼻咽部或扁桃体黏膜上的分泌物。如做培养，应在使用抗菌药物前采集标本。如不能立即送检，应将标本浸于无菌生理盐水或 15% 甘油盐水中保存。标本应采集双份。

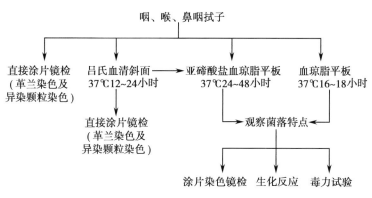

图 14-3　白喉棒状杆菌检验程序

（三）标本直接检查

将标本直接涂在两张载玻片上，分别做革兰染色和异染颗粒染色。镜检如发现革兰阳性棒状杆菌，形态典型且有明显异染颗粒，可做出"直接涂片检出形似白喉棒状杆菌"的初步报告，为临床早期诊断提供依据。因其形态与其他棒状杆菌相似，故需在培养鉴定后做出最终报告。

（四）分离培养和鉴定

1. 分离培养　将标本接种于吕氏血清斜面、血琼脂平板及亚碲酸钾血琼脂平板，均置35℃培养。如不能及时接种，应将标本用灭菌马血清保存，以保持细菌活力。用培养物涂片染色镜检，根据形态及菌落特征可做出快速诊断。血琼脂平板上菌落应与从上呼吸道易分离到的溶血性链球菌进行鉴别。

2. 生化试验　棒状杆菌属内菌种鉴定的主要生化反应见表 14-2。

表 14-2　棒状杆菌属的主要生化反应

菌种	葡萄糖	半乳糖	甘露糖	麦芽糖	蔗糖	水杨素	七叶苷	尿素	甲基红	硝酸盐
白喉棒状杆菌	+	+	+	+	−	+	−	−	+	+
假结核棒状杆菌	+	+	+	+	d	−	−	+	+	d
干燥棒状杆菌	+	+	+	−	+	+	−	−		+
假白喉棒状杆菌	−						−	+		+
微小棒状杆菌	+	NA	NA	+		NA	NA			
类真菌棒状杆菌	+		d	−		NA	NA			
马氏棒状杆菌	+	−	+	+		+	+	NA		+

注：+：90% 以上的菌株阳性；−：90% 以上的菌株阴性；d：11%～89% 菌株阳性；NA：资料未提供

3. 自动化鉴定　已有商品化试剂用于棒状杆菌属鉴定，如 API 快速棒状杆菌试条、Minitek 系统等。

4. 毒力试验　通过上述方法检出的白喉棒状杆菌，有时并不是产毒的致病菌株，因此在做实验室诊断报告之前，必须做体外法和体内法毒力试验，以确定细菌是否产生毒素。体外法可用双向琼脂扩散法做琼脂平板毒力试验（Elek 平板）、SPA 协同凝集试验、对流电泳；体内法可用豚鼠做毒素中和试验。

5. 免疫力检测　锡克试验（Schick test）是用于调查人群对白喉棒状杆菌是否有免疫力的皮肤试验，其原理为毒素抗毒素中和反应。锡克试验可用于流行病学调查及疫苗接种后免疫效果的观察，目前临床上使用较少。

五、药敏试验的药物选择

棒状杆菌属菌株对糖肽类抗生素有较高敏感性,主要有万古霉素、替考拉宁。多数菌株对β内酰胺类抗生素、氨基糖苷类、大环内酯类、喹诺酮类及四环素类高度耐药,且为多重耐药。对红霉素敏感性低,可能与携带 ermCd 基因有关;对喹诺酮类抗生素高耐药性可能与 gyrA 基因的突变有关。

第二节 炭疽芽胞杆菌

炭疽芽胞杆菌(*B. anthracis*)是需氧芽胞杆菌属(*Bacillus*)中致病力最强的革兰阳性大杆菌。本菌属包括 48 个种,其中炭疽芽胞杆菌、蜡样芽胞杆菌(*B. cereus*)、蕈状芽胞杆菌(*B. mycoides*)、巨大芽胞杆菌(*B. megaterium*)和苏云金芽胞杆菌(*B. thuringiensis*)等 5 个种与医学有关。芽胞杆菌属的 DNA G＋C 含量为 32～62mol%,炭疽芽胞杆菌的 DNA G＋C 含量为 32.2～33.9mol%。

一、临床意义

炭疽是由炭疽芽胞杆菌引起的人畜共患的急性传染病,曾对人类健康造成极大的危害。目前,炭疽仍在世界各地散发,多见于发展中国家,尤以非洲较为严重。据世界卫生组织统计,全球每年有 2 万～10 万炭疽病例发生。炭疽常在牧区暴发流行,牛、羊等食草动物发病率最高。该病有明显的职业性和地区性,一直被列为世界五大兽疫之一。恐怖分子常利用炭疽芽胞杆菌制造"生物恐怖"危害人类,2001 年 9 月发生在美国的"炭疽恐怖事件"引起了全球的广泛关注。2001 年以后,各国均采取了相应的紧急防治措施,我国卫生部也于 2005 年颁布了"全国炭疽监测方案"。

人可通过接触或摄食病畜(牛、羊等)及畜产品而感染,在恐怖事件中,也有因吸入干燥菌粉或气溶胶而感染的报道,人一般不会作为传染源。荚膜和炭疽毒素是炭疽芽胞杆菌的主要致病物质,均由质粒编码,当质粒丢失后细菌就成为减毒株或无毒株。炭疽毒素具有抗吞噬作用和免疫原性,系由保护性抗原(protective antigen,PA)、致死因子(lethal factor,LF)和水肿因子(edema factor,EF)三种蛋白质形成的复合物,单独皆无致病性,仅当 PA 与 EF 结合构成水肿毒素(edema toxin,ET)、PA 与 LF 结合构成致死毒素(lethal toxin,LT)后才显现出致病性。ET 具腺苷环化酶活性,并是 IL-6 诱导剂,LT 选择性溶解巨噬细胞。实验证明,LT 的致病作用大于 ET。炭疽毒素的结构为 A、B 模式,PA 为结合亚单位(B),是与靶细胞受体结合的部位,LF 和 EF 则为效应亚单位(A)。

人类感染炭疽芽胞杆菌后皮肤炭疽最多见,其次为肠炭疽、肺炭疽等。三种炭疽均可并发败血症,甚至炭疽性脑膜炎,病死率为 2.96%～12.97%。炭疽患者病后可获得持久免疫力,再次感染罕见,病后免疫与产生特异性抗体和增强吞噬细胞的吞噬功能有关。

二、生物学特性

炭疽芽胞杆菌为致病菌中最大的革兰阳性杆菌。为 $(5\sim10)\mu m\times(1\sim3)\mu m$,两端平切,无鞭毛。取自病人或病畜的新鲜标本直接涂片时,常单个存在或呈短链。经培养后则形成长链,呈竹节状排列。细菌在有氧条件下可形成芽胞,芽胞小于菌体、椭圆形、位于菌体中央。有毒菌株可有明显的荚膜。炭疽芽胞杆菌的形态见图 14-4。

本菌为需氧或兼性厌氧菌,营养要求不高,最适生长温度为 30～35℃。无毒株在普通琼脂培养基上形成灰色、扁平、干燥、粗糙型菌落,低倍镜下观察菌落边缘呈卷发状。在血琼脂平板上 35℃培养 12～15 小时菌落周围不溶血，24 小时后有轻度溶血。在肉汤培养基中由于形成长链而呈絮状沉淀生长。在明胶培养基中 35℃培养 18～24 小时，由于细菌沿穿刺线向四周扩散生长，使明胶表面液化成漏斗状。有毒菌株在 $NaHCO_3$ 血琼脂平板上置 5% CO_2 环境中 35℃培养 24～48 小时可产生荚膜，变为黏液型菌，用接种针挑取时呈黏丝状。

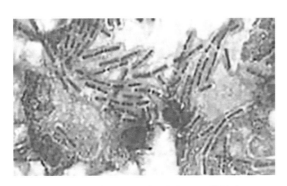

图 14-4　炭疽芽胞杆菌的形态（多色亚甲蓝染色，×1000）

炭疽芽胞杆菌的抗原可分为两类，炭疽毒素和细菌性抗原。细菌性抗原包括①菌体多糖抗原：由 D- 葡萄糖胺、D- 半乳糖及醋酸所组成，与毒力无关，耐热、耐腐败。病畜腐败脏器或毛皮虽经长时间煮沸仍可与相应免疫血清发生沉淀反应（Ascoli 热沉淀反应）。此抗原特异性不强，能与其他需氧芽胞杆菌、14 型肺炎链球菌的多糖抗原及人类 A 血型抗原发生交叉反应。②荚膜多肽抗原：由质粒 pXO_2（95.3kb）编码而成，其化学本质为 D- 谷氨酸 γ 多肽，与细菌毒力有关，具有抗吞噬作用，有助于细菌在体内定殖、繁殖和扩散，故称为侵袭因子。以高效价抗荚膜多肽血清与细菌做荚膜肿胀试验，对临床实验室鉴定有一定意义。③芽胞抗原：芽胞的外膜、中层及皮质层共同组成芽胞特异性抗原，具有免疫原性和血清学诊断价值。

本菌芽胞的抵抗力很强，煮沸 10 分钟或干热 140℃ 3 小时、高压蒸汽灭菌 121.3℃ 15 分钟才能杀灭。在干燥土壤或皮毛中常温下可存活数十年，牧场一旦污染，传染性可持续数十年之久。芽胞对化学消毒剂的抵抗力不一，对碘及氧化剂较敏感，1:2500 碘液 10 分钟、3% H_2O_2 1 小时、4% 高锰酸钾 15 分钟及 0.5% 过氧乙酸 10 分钟即可杀死。

三、微生物学检验

（一）检验程序
炭疽芽胞杆菌检验程序见图 14-5。

（二）标本的采集与处理
皮肤炭疽取病灶深部标本或用无菌注射器抽取深部分泌物，肺炭疽取痰或血液，肠炭疽取粪便或呕吐物，脑、血炭疽取脑脊液或血液；死于菌血症的动物，严禁宰杀、解剖，可在消毒皮肤后割取耳、舌尖，采取少量血液，局限性病灶可取病变组织或附近淋巴结；疑似炭疽芽胞杆菌污染的物品，如皮革、兽毛、谷物、羽毛、土壤、昆虫及污水等，固体标本取 10～20g，液体标本取 50～100ml。

新鲜渗出液、血液和脏器（用无菌操作技术制成悬液），可直接接种于肉汤中增菌培养，或在固体培养基上划线分离培养；污染的固体标本可加 10 倍量生理盐水充分浸泡，振荡10～15 分钟，静置 10 分钟，取上层悬液置 65℃水浴 30 分钟或 85℃ 5 分钟，将非芽胞菌杀死，保留芽胞活性，再行增菌或分离培养；脑脊液经 3000r/min 离心 30 分钟，取沉渣分离培

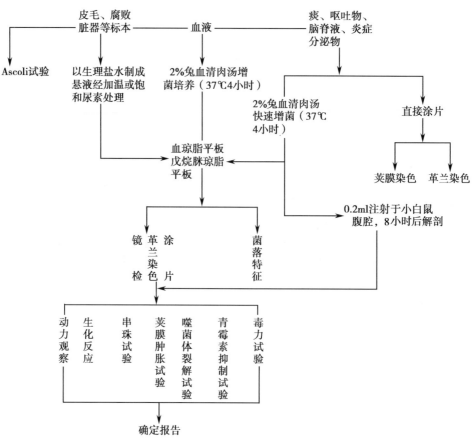

图 14-5 炭疽芽胞杆菌检验程序

养；污水等标本 3000r/min 离心 30 分钟，弃上清后加 0.5% 洗涤剂振荡 10～15 分钟，再次离心取沉淀物，进行增菌或分离培养。

（三）标本直接检查

1. 直接显微镜检查 将可疑材料涂片，组织脏器做压印片，干燥后固定，做革兰染色、俄尔特荚膜染色和芽胞染色。新鲜材料中发现革兰阳性大杆菌、两端平切、竹节状排列，并有明显荚膜，有时呈 S、T、O 形排列，可作初步报告。培养后涂片可见芽胞，芽胞为卵圆形，位于菌体中央，不膨出菌体，可形成长链。在含有血清或牛乳的培养基培养后可见荚膜。

2. 荚膜荧光抗体染色 在固定好的涂片或印片上，滴加抗炭疽荚膜荧光抗体，置 37℃ 染色 30 分钟，按试剂盒说明浸泡、冲洗，晾干后置荧光显微镜下可见链状大杆菌，周围有绿色荧光荚膜者为阳性。

3. 核酸检测 从 pXO$_1$ 质粒中提取编码 PA 的 1.9kb 的 DNA 片段，经 PCR 扩增，制备 ^{32}P 标记的核苷酸探针，用原位杂交处理法检测标本中的相应基因片段。该探针特异性强，重复性好，可弥补常规检查法的不足。

（四）分离培养和鉴定

1. 分离培养 将处理后的标本接种血琼脂平板，35℃ 培养 18～24 小时观察菌落特征。污染标本经处理后可接种于喷他脒多黏菌素 B 等选择培养基，用此培养基培养时间稍长，菌落稍小。为了提高检出率，可选用 2% 兔血清肉汤增菌后取菌膜或絮状沉淀物再做分离培养。

2. 生化试验 炭疽芽胞杆菌能分解葡萄糖、麦芽糖、蔗糖及蕈糖，产酸不产气，有些菌株迟缓发酵甘油和水杨酸；不发酵鼠李糖、半乳糖等其他糖类；能还原硝酸盐为亚硝酸盐；V-P 试验不定；不产生吲哚和硫化氢，不利用枸橼酸盐，不分解尿素；在牛乳中生长 2～4 天牛乳凝固，然后缓慢胨化；卵磷脂酶弱阳性、触酶阳性。

3. 噬菌体裂解试验 取 35℃ 4～6 小时待检肉汤培养物一接种环，涂布于普通琼脂平板，干后将 AP631 炭疽噬菌体滴于平板中央或划一直线，干后置 35℃ 培养 18 小时，出现噬菌斑或噬菌条带者为阳性。每份标本应做 2～3 个同样的试验，同时滴种肉汤液作为阴性对照。

4. 串珠试验 将待检菌接种于含青霉素 0.05～0.5U/ml 的培养基上，35℃ 培养 6 小时后，炭疽芽胞杆菌可发生形态变化，显微镜下可见大而均匀的圆球状菌体，成串珠样排列，为串珠试验阳性，类炭疽杆菌无此现象。

5. 青霉素抑制试验 将待检菌分别接种于含青霉素 5、10、100U/ml 的普通琼脂平板，35℃ 培养 24 小时，炭疽芽胞杆菌一般在含 5U/ml 的青霉素平板上仍能生长，在含 10、100U/ml 青霉素的平板上受到抑制而不生长。

6. 串珠和青霉素抑制联合试验 将待检菌新鲜肉汤培养物 0.1ml 滴于预温的兔血琼脂平板上，用 L 形玻棒均匀涂布，干后用青霉素纸片（1U/片）贴于平板，35℃ 培养 1～2 小时，置低倍镜下观察，可见纸片周围有一无菌生长的抑菌环，其外周由于青霉素浓度低，菌体细胞壁受损而成为串珠。平板 35℃ 继续培养 8～12 小时，测量抑菌环直径。

7. 荚膜肿胀试验 取洁净载玻片一张，两侧各加待检菌 1～2 接种环，于一侧加高效价炭疽荚膜多肽抗血清，另一侧加正常兔血清各 1～2 接种环，混匀；再于两侧各加 1% 亚甲蓝（美蓝）水溶液 1 接种环，混匀；分别加盖玻片，置湿盒中室温放置 5～10 分钟后镜检。若试验侧在蓝色细菌周围见厚薄不等、边界清晰的无色环状物而对照侧无此现象，为荚膜肿胀试验阳性；试验侧与对照侧均不产生无色环状物则为荚膜肿胀试验阴性。

8. 重碳酸盐生长毒力试验 将待检菌接种于含 0.5% $NaHCO_3$ 和 10% 马血清的琼脂平板上，置 10% CO_2 环境 35℃ 培养 24～48 小时，有毒株形成荚膜，菌落呈黏液型，无毒株不形成荚膜，呈粗糙型菌落。

9. 动物毒力试验 取培养后菌落接种于肉汤培养基，35℃ 培养 24 小时，吸取 0.1ml 培养液注射小鼠皮下，小鼠于 72～96 小时发病并死亡。解剖见接种部位呈胶样水肿、肝、脾肿大、出血，血液呈黑色且不凝固，取心血、肝、脾涂片染色镜检及分离培养，可检出炭疽芽胞杆菌。如将肉汤培养液 0.2ml 注射家兔或豚鼠皮下，动物于 2～4 天死亡，解剖所见同小鼠。蜡样芽胞杆菌对家兔和豚鼠无致病力。

10. 属内鉴定 需氧芽胞杆菌属常见菌种的鉴定见表 14-3。

表 14-3 需氧芽胞杆菌属常见菌种的鉴定

生化试验	炭疽芽胞杆菌	枯草芽胞杆菌	蜡样芽胞杆菌	苏云金芽胞杆菌	蕈状芽胞杆菌	巨大芽胞杆菌
荚膜	+	-	-	-	-	-
动力	-	+	+	+	-	+
厌氧生长	+	-	+	+	+	-
NO_3-NO_2	+	+	+	+	+	d
卵磷脂酶	+	-	+	+	+	-
V-P	+	+	+	+	+	-
甘露醇	-	+	-	-	-	+
溶血反应	-	-	+	+	+	-
青霉素抑菌	+	-	-	-	-	-
噬菌体裂解	+	-	-	-	-	-
串珠试验	+	-	-	-	-	-

注：+：90% 以上菌株阳性；-：90% 以上菌株阴性；d：11%～89% 菌株阳性

四、药敏试验的药物选择

炭疽芽胞杆菌对青霉素类、喹诺酮类、四环素类、氨基糖苷类、大环内酯类、糖肽类、四环素类及林可霉素类等多种抗生素均敏感。临床药敏试验的常规首选抗生素主要有青霉素、庆大霉素、环丙沙星、氧氟沙星、强力霉素、红霉素、多西环素、克林霉素、万古霉素及磺胺嘧啶等。迄今为止仅发现极个别炭疽芽胞杆菌对青霉素耐药，但机制不明。美国疾病控制中心建议采用环丙沙星或多西环素两者之一加另外 1～2 种敏感药物治疗炭疽芽胞杆菌感染。

第三节　蜡样芽胞杆菌

蜡样芽胞杆菌（*B. cereus*）隶属于需氧芽胞杆菌属，在普通琼脂平板上能形成芽胞，因其菌落表面粗糙似白蜡状，故名。

一、临床意义

蜡样芽胞杆菌在自然界分布广泛，常存在于土壤、灰尘和污水中，植物和许多生熟食品中常见，包括肉、乳制品、蔬菜、鱼、土豆、糊、酱油、布丁、炒米饭以及各种甜点等。在我国主要与受污染的米饭或淀粉类制品有关。

本菌引起的食物中毒夏秋季最为多见，其食物中毒有两型，一类为腹泻型，由不耐热的肠毒素引起，进食后 6～15 小时发病，临床表现为腹痛、腹泻和里急后重，偶有呕吐或发热，通常在 24 小时恢复正常，与产气荚膜梭菌引起的食物中毒类似；另一类为呕吐型，由耐热的肠毒素引起，进餐后 0.5～6 小时发病，主要临床表现为恶心、呕吐，仅部分患者有腹泻，病程不超过 24 小时，类似葡萄球菌所致食物中毒。近年来发现蜡样芽胞杆菌还可引起外伤后全眼球炎、心内膜炎和败血症等。

二、生物学特性

蜡样芽胞杆菌为革兰阳性大杆菌，为（1～1.2）μm×（3～5）μm，菌体两端较钝圆，多数呈链状排列。生长 6 小时后即形成椭圆形芽胞，位于菌体中心或次极端，不大于菌体，引起食物中毒的菌株多为周毛菌，有动力，不形成荚膜（图 14-6）。

本菌为需氧或兼性厌氧菌，营养要求不高，最适生长温度 35℃，最适 pH 7.0～7.4。在普通琼脂平板上形成的菌落较大、灰白色、圆形突起、表面粗糙有蜡光、不透明，似毛玻璃状

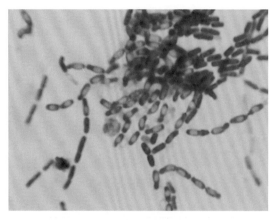

图 14-6　蜡样芽胞杆菌的形态（革兰染色，×1000）

或白蜡状。在血琼脂平板上很快形成明显的 β 溶血环（图 14-7）。在肉汤中混浊生长，形成菌膜，管底有散在沉淀。在卵黄琼脂上生长迅速，培养 3 小时后虽未见菌落，但能见到卵磷脂酶作用后形成的白色混浊环，即乳光反应或卵黄反应。

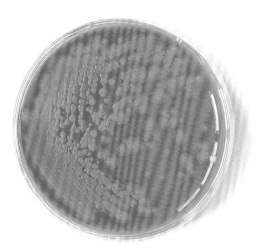

图 14-7　蜡样芽胞杆菌在血琼脂平板上菌落

本菌的芽胞能耐受 100℃ 30 分钟，干热 120℃经 60 分钟方能杀死芽胞。

三、微生物学检验

（一）检验程序
蜡样芽胞杆菌检验程序见图 14-8。

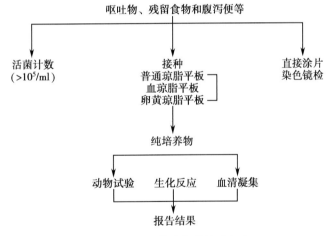

图 14-8　蜡样芽胞杆菌检验程序

（二）标本采集
采取可疑食物或收集腹泻物和呕吐物进行检验。除进行本菌的分离培养外，必须做活菌计数，因暴露于空气中的食品，在一定程度上都受本菌污染，故不能因分离出蜡样芽胞杆菌就认为是引起食物中毒的病原菌。

（三）分离培养与鉴定
1. 活菌计数　将残余食物用生理盐水稀释成 10^{-1}～10^{-3}，可采用以下两种方法计数。①涂布法：取各种稀释液 0.1ml 分别接种于卵黄琼脂平板上，用 L 形玻棒涂布均匀，置 35℃培养 12 小时，菌落呈蜡样光泽，易于识别。②倾注平板法：取各种稀释液 0.1ml 注入空的无菌平皿,将溶化冷至 45～50℃的营养琼脂适量倾入并立即混匀,冷凝后置 35℃培养 24～48小时,每个稀释度做两个平皿。

计数时选择菌落在 30～300 个之间的平板作为菌落总数测定的标准。将所计平板上的菌落平均数乘以稀释倍数,即为每毫升样品所含活菌数。一般认为蜡样芽胞杆菌 >10^5 个 /g或 >10^5 个 /ml 时,即有发生食物中毒的可能。

2. 分离培养和鉴定

(1)分离培养:将可疑食物标本置于无菌研钵中,加适量生理盐水研磨,划线接种于普通琼脂平板和血琼脂平板。若为呕吐物,则直接划线接种,35℃培养 18～24 小时,观察细菌生长情况,如发现似蜡样菌落,可进一步纯培养后再进行生化试验鉴定和药物敏感试验。

(2)生化试验:能分解葡萄糖、麦芽糖、蔗糖、水杨素及果糖等,能胨化牛乳,液化明胶。V-P 试验阳性,卵磷脂酶阳性。但多次传代后生化特性常可改变。

(3)鉴定:根据形态、菌落、生化反应等特点可作出初步鉴定。确定为蜡样芽胞杆菌后可继续进行生化、血清学和噬菌体分型鉴定。

3. 与类似菌鉴定　见表 14-3,动力阳性可排除炭疽芽胞杆菌和蕈状芽胞杆菌;溶血、不分解甘露醇,可排除巨大芽胞杆菌;淀粉酶试验阴性和青霉素酶试验阳性,可排除苏云金芽胞杆菌。

四、药敏试验的药物选择

绝大多数蜡样芽胞杆菌对氨基糖苷类、糖肽类、喹诺酮类、四环素类、氯霉素类及林可霉素类等抗生素敏感,临床药敏试验首选药物主要有氯霉素、克林霉素、万古霉素、四环素、红霉素、庆大霉素、环丙沙星及亚胺培南等。对青霉素类、头孢类等抗生素耐药,如氨苄西林、青霉素、头孢唑啉等。

第四节　产单核细胞李斯特菌

产单核细胞李斯特菌(*L. monocytogenes*)隶属于李斯特菌科的李斯特菌属(*Listeria*)。本属还包括去硝化李斯特菌(*L. denitrificans*)、格氏李斯特菌(*L. grayi*)、无害李斯特菌(*L. innocua*)、伊氏李斯特菌(*L. ivanovii*)、默氏李斯特菌(*L. murrayi*)等菌种,仅产单核细胞李斯特菌对人和动物致病。

一、临床意义

产单核细胞李斯特菌广泛分布于自然界,水、土壤、人和动物粪便中均可存在,常伴随EB 病毒引起传染性单核细胞增多症,也可引起脑膜炎、菌血症等。近年来在发达国家常因污染奶制品引起食物中毒。健康带菌者是本病的主要传染源,传播途径主要为粪 - 口传播,也可通过胎盘和产道感染新生儿;与病畜接触可致眼和皮肤的局部感染。本菌的致病物质主要是溶血素和菌体表面成分,是典型的胞内寄生菌,机体主要通过细胞免疫清除细菌。

本菌尚能引起鱼类、鸟类和哺乳动物疾病,如牛、绵羊的脑膜炎,家兔感染本菌后可使单核细胞数增高。

二、生物学特性

产单核细胞李斯特菌为革兰阳性短小杆菌,为(1～2)μm×(0.4～0.5)μm,通常成双排列,偶尔可见双球状。有鞭毛,在 18～20℃时有动力,在 37℃时动力缓慢;不产生芽胞;一般不形成荚膜,在含血清的葡萄糖蛋白胨水中能形成黏多糖荚膜。

本菌为兼性厌氧菌，营养要求不高，在普通琼脂培养基上能生长，但在含有血液、血清、腹水的培养基上生长更好。最适生长温度为 30～37℃，因能在 4℃生长，故可进行冷增菌。在血琼脂平板上 35℃培养 18～24 小时，形成 1～2mm 大小、灰白色、狭窄 β 溶血环的菌落。在萘啶酸选择性琼脂平板上形成细密湿润、边缘整齐的蓝色圆形小菌落。在肉汤中均匀混浊生长，表面有薄膜形成。在半固体培养基内可出现倒伞形生长。

根据本菌菌体及鞭毛抗原的不同分为 4 个血清型。1 型主要感染啮齿类动物，4 型主要感染反刍类动物。各型对人类均可致病，但以 1a 和 1b 最为多见。本菌与葡萄球菌、链球菌及大肠埃希菌等有共同抗原。

本菌在土壤、粪便、青贮饲料和干草中能长期存活。耐盐（200g/L NaCl 溶液中长期存活）、耐碱（25g/L NaOH 溶液中 20 分钟才能杀灭）、不耐酸，对热较敏感，60～70℃加热 5～20 分钟可死亡。对一般消毒剂敏感，25g/L 苯酚 5 分钟、70% 乙醇 5 分钟即可杀灭本菌。

三、微生物学检验

（一）检验程序

产单核细胞李斯菌检验程序见图 14-9。

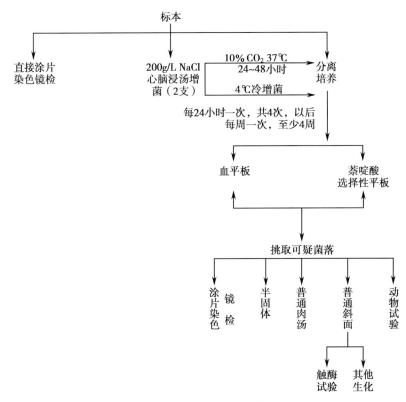

图 14-9　产单核细胞李斯菌检验程序

（二）标本采集

根据感染部位不同可取血液、脑脊液、分泌物、脓液，咽喉拭子、喉头和外耳道分泌物、粪、尿、新生儿脐带残端及羊水等标本。

（三）分离培养与鉴定

1. 分离培养　血液或脑脊液离心沉淀物接种两支心脑浸液，一支置 10% CO_2 环境 35℃培养，24、48 小时各转种一次血琼脂平板或萘啶酸选择性琼脂平板；另一支置 4℃培养，每 24 小时做一次平板分离，连续 4 次，以后每周分离一次，至少 4 周，用冷增菌法可提高

20%～90%的阳性率。分泌物、组织悬液、粪便等直接划线分离，也可用4℃增菌后再分离。培养后观察菌落特征。

2. 生化试验 触酶阳性，可发酵葡萄糖、麦芽糖、鼠李糖和水杨苷，产酸不产气，甲基红和V-P反应阳性，能水解七叶苷及精氨酸，有时可产生硫化氢，不分解甘露醇、木糖、蔗糖，不形成吲哚，不液化明胶，不分解尿素。

3. 本菌特征 革兰阳性短杆菌，菌落较小，有狭窄的β溶血环；25℃有动力，37℃无动力或动力缓慢。触酶阳性，分解葡萄糖、鼠李糖及水杨苷，甲基红、V-P及CAMP试验阳性。

4. 与棒状杆菌、红斑丹毒丝菌鉴定 见表14-4。

表14-4 产单核胞李斯特菌与其他常见革兰阳性需氧无芽胞杆菌的鉴别

菌名	触酶	动力	胆汁七叶苷	葡萄糖产酸	TSI琼脂产H$_2$S	溶血	硝酸盐	脲酶
产单核胞李斯特菌	+	+	+	+		β	-	-
棒状杆菌属	+	-	d	d		d	d	d
红斑丹毒丝菌	-	-	-	+	+	无/α	-	-

注：+：90%以上菌株阳性；-：90%以上菌株阴性；d：11%～89%菌株阳性

本属内菌种之间的鉴定：见表14-5。

表14-5 李斯特菌属各菌种的生物学特性

生化反应	CAMP试验		甘露醇	木糖	鼠李糖	ONPG	硝酸盐
	金葡菌	马红球菌					
产单核胞李斯特菌	+	-	-	-	+	+	-
伊氏李斯特菌	-	+	-	+	-	-	-
威氏李斯特菌	-	-	-	+	-	+	-
斯氏李斯特菌	+	-	-	+	-	+	-
格氏李斯特菌	-	-	+	-	d	NA	NA
无害李斯特菌	-	-	-	-	+	+	-

注：+，90%以上菌株阳性；-，90%以上菌株阴性；d，11%～89%菌株阳性；NA，无资料

5. 与其他细菌的鉴定 幼龄培养物呈革兰阳性，48小时后多转为革兰阴性，因此当遇到25℃培养有动力的杆菌，而不符合革兰阴性杆菌时，应考虑李斯特菌的可能；本菌可因培养条件不同而呈链状，37℃培养时动力阴性，CAMP试验阳性，常被误判为B群链球菌，可用触酶试验鉴定，链球菌触酶试验阴性，本菌为阳性；本菌具有耐碱耐盐的特点，易被误判为粪肠球菌，亦可用触酶试验加以鉴定。

四、药敏试验的药物选择

产单核胞李斯特菌对多种抗生素敏感，以青霉素类为首选，常用药物有氨苄西林、青霉素、链霉素、环丙沙星、氯霉素和红霉素等。对四环素、杆菌肽和磺胺类等抗生素耐药。

第五节 红斑丹毒丝菌

丹毒丝菌属（*Erysipelothrix*）包括红斑丹毒丝菌（*E. rhusiopathiae*）、*E. inopinata*、扁桃体丹毒丝菌（*E. tonsillarum*）三个种，红斑丹毒丝菌是丹毒丝菌属中的代表菌种，DNA G＋C含量为38～40mol%。

一、临床意义

红斑丹毒丝菌引起红斑丹毒丝菌病，为一种急性传染病，主要发生在鱼类、家畜、家禽和兔类，人类也可感染发病，主要因接触动物或其产品经皮肤损伤感染而引起类丹毒。本病以局部感染为主，全身感染者少见。潜伏期1～2天，体温升高可达39℃以上，感染局部皮肤发红、肿胀、疼痛或有痒感，继而可发展成淋巴管炎，1～2周后逐渐消退。若2周内未痊愈，则可转成局部关节炎，也可引起急性败血症或心内膜炎。动物感染后可表现为急性、亚急性和慢性三种类型。近年在发达国家常因污染奶制品而引起食物中毒。

二、生物学特性

红斑丹毒丝菌为革兰阳性杆菌，大小为$(1～2)\mu m \times (0.2～0.4)\mu m$，单个存在或形成短链，粗糙型菌落涂片可呈长丝状，且有分支及断裂，与放线菌的形态相近。无芽胞、鞭毛及荚膜。

本菌为厌氧或微需氧菌，初次分离要求厌氧环境，传代后在有氧环境中也能生长。适宜温度为30～35℃。在含有葡萄糖或血清的培养基内生长旺盛。在血琼脂平板上35℃培养24小时可形成两种菌落：光滑型菌落，细小、圆形、凸起有光泽，质软易混悬于液体中，毒力较强；粗糙型菌落，较大，呈颗粒状，边缘不整齐，毒力较弱。血琼脂平板倾注培养可见深层菌落周围有绿色溶血环。在含碲盐的培养基上出现黑色菌落。在半固体琼脂表面下数毫米处发育最好，常呈带状。在葡萄糖肉汤中呈微混浊生长，不形成菌膜，室温静置2～3天后，管底有少量灰色沉淀。

本菌对湿热及化学消毒剂敏感，但对苯酚的抵抗力较强，在5g/L的苯酚中可以存活99天，故可利用此法从污染的组织标本中分离本菌。

三、微生物学检验

（一）检验程序

红斑丹毒丝菌检验程序见图14-10。

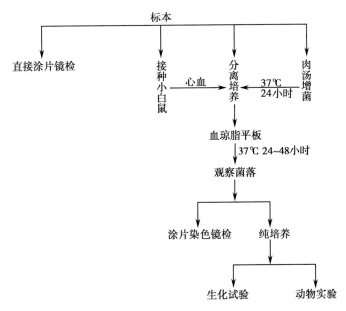

图 14-10　红斑丹毒丝菌检验程序

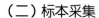

（二）标本采集

败血症或心内膜炎病人取血液；皮肤疹块取病灶处的脓液或渗出液；死亡动物取心内血和内脏。

（三）标本直接检查

涂片革兰染色见革兰阳性杆菌，菌体细长，长短不一，单个存在或形成短链。粗糙型菌落涂片镜检可呈长丝状，且有分支及断裂，与放线菌形态相似。该菌易被脱色而呈革兰阴性杆菌，其间夹杂革兰阳性颗粒。

（四）分离培养与鉴定

1. 分离培养 局部感染标本可直接接种血琼脂平板或将标本接种于含 1% 葡萄糖的营养肉汤，置厌氧或 5%～10% CO$_2$ 环境 35℃增菌培养，再转种于含 5% 兔血的心浸液琼脂平板或血琼脂平板进行分离培养。血液标本先增菌，再以血琼脂平板进行分离培养。

2. 生化试验 发酵葡萄糖、乳糖及阿拉伯糖，产酸不产气，不分解木糖、甘露醇及蔗糖。精氨酸双水解酶试验阳性，大部分菌株产生硫化氢。胆汁七叶苷、脲酶、触酶、氧化酶、动力及硝酸盐还原试验均阴性。

3. 本菌特征 革兰阳性细长杆菌，在血琼脂平板上呈细小、光滑型菌落或较大粗颗粒型菌落；在 TSI 中产生 H$_2$S；分解葡萄糖、乳糖及阿拉伯糖，精氨酸双水解试验阳性。

4. 与产单核细胞李斯特菌鉴定 红斑丹毒丝菌在 TSI 上产生 H$_2$S，分解阿拉伯糖；而产单核细胞李斯特菌则均为阴性。

四、药敏试验的药物选择

本菌对青霉素类、头孢菌素类、糖肽类等抗生素较敏感，药敏试验首选万古霉素、替考拉宁、氨苄西林、头孢赛吩及利福平等药物。对红霉素、克林霉素、四环素、复方磺胺甲噁唑、环丙沙星和苯唑西林等耐药。

第六节　阴道加特纳菌

阴道加特纳菌（*Gardnerella vaginalis*，GV）是加特纳菌属（*Gardnerella*）中仅有的一个菌种，其 DNA G＋C 含量为 42～44mol%。

一、临床意义

GV 和厌氧菌在阴道内过度生长，造成阴道内微生态平衡失调，可引起细菌性阴道病（bacterial Vaginosis，BV）。BV 是阴道内乳酸杆菌被另一组厌氧菌和 GV 为主的细菌所取代，同时伴有阴道分泌物性质改变的一组综合征。阴道内乳酸杆菌明显减少，同时伴有阴道加特纳菌、类杆菌、消化球菌及支原体等大量增殖，其病理表现以无炎症病变和白细胞浸润为特点。BV 一般为混合感染，并非 GV 阳性者均发生 BV，20%～40% 的正常妇女阴道内也可检出本菌，因此 BV 诊断一般不需做 GV 的分离培养。另外，BV 可导致多种妇科炎症，如子宫全切术后感染、绒毛膜炎、羊水感染、早产及产后子宫内膜炎等，还能引起新生儿败血症和软组织感染。

二、生物学特性

GV 的菌体大小为 0.5μm×（1.5～2.5）μm，两端钝圆，易呈多形性，无芽胞、无荚膜及鞭毛。革兰染色性视菌株和菌龄不同而异，实验室保存菌株趋向革兰阴性，而从新鲜临床标本中分离的菌株趋向革兰阳性，在高浓度血清中生长的菌株呈革兰阳性。

本菌营养要求较高,在一般营养琼脂平板上不生长,最适 pH 6.0~6.5,大多数菌株为兼性厌氧,可在 25~42℃中生长,最适生长温度为 35~37℃。在 5% 人血琼脂平板上,置 3%~5% CO_2 环境中,35℃培养 48 小时可形成 0.3~0.5mm 针尖大小的菌落,呈圆形、光滑、不透明。在含人血和兔血琼脂平板上可出现 β 溶血环,在羊血琼脂平板上不溶血。

三、微生物学检验

(一)检验程序

阴道加特纳菌检验程序见图 14-11。

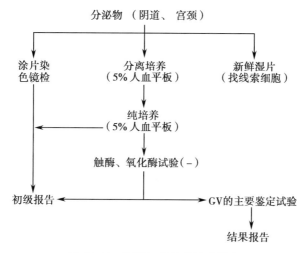

图 14-11 阴道加特纳菌检验程序

(二)标本采集

根据临床病程和感染部位不同采取不同标本。疑为 BV 患者可借助窥阴器收集阴道分泌物;疑为宫内膜感染者,行无菌术刮取内膜细胞;羊水感染者用无菌术采取羊水等。

(三)标本直接检查

1. 直接湿片镜检 取阴道分泌物加一滴或数滴生理盐水混合涂片,在显微镜高倍镜下观察,BV 患者可见大量阴道上皮细胞,少量脓细胞及无数成簇的小杆菌群集或吸附于上皮细胞表面,致使细胞边缘晦暗,呈锯齿形,即为线索细胞。

2. 涂片染色镜检 用棉拭子取阴道分泌物涂片,干燥固定后做革兰染色镜检,观察细菌形态。若只有革兰阳性大杆菌(乳酸杆菌形态)或仅含少量短杆菌则为非 BV 患者;若有革兰染色阴阳不定的小杆菌(GV 形态),也有其他革兰阴性杆菌(类杆菌形态)、弧菌或革兰阳性细菌的混合细菌群,但缺乏或每个视野仅 1~5 个乳酸杆菌形态,则提示为 BV 患者。

3. pH 测定 用精密 pH 试纸(pH 3.8~5.4)直接浸在窥阴器下叶分泌物中数秒,测 pH,若 pH>4.5 为可疑。

4. 胺试验 将 100g/L KOH 1~2 滴滴在阴道分泌物载玻片上,若发出腐败鱼腥样胺臭味,即胺试验阳性。

(四)分离培养和鉴定

1. 分离培养 将已沾有阴道分泌物的棉拭子在 5% 的人血琼脂平板上 Z 形涂抹接种,再用接种环广泛涂布,置烛缸内 35℃培养 48 小时后观察。如菌落生长典型,革兰染色阴阳不定、单个或呈双排列的小杆状,则按表 14-6 做系统的生化试验。若不能及时鉴定,可将分离菌株混悬于纯兔血清或 10% 脱脂牛乳中,置低温冰箱冻存或每隔 3 天用血琼脂平板传代培养。同时做药物敏感试验。

表 14-6　阴道加特纳菌主要生化试验

氧化酶	触酶	马尿酸	淀粉	葡萄糖	麦芽糖	甘露醇	棉子糖	肌醇	脱羧酶	V-P	靛基质	明胶液化	H$_2$S	硝酸盐	甲硝唑（50μg/片）
－	－	＋	＋	＋	＋	－	－	－	－	－	－	－	－	－	敏感

2. 生化试验　阴道加特纳菌的主要生化试验见表 14-6。

3. 鉴定　根据形态学检查、pH 测定及胺试验一般即可做出鉴定，必要时做分离培养和生化试验。

四、药敏试验的药物选择

本菌对头孢菌素类、糖肽类、林可霉素类、内酰胺酶抑制剂的复合制剂等抗生素敏感，药敏试验首选药物主要有头孢唑啉、头孢呋辛、头孢曲松、万古霉素、克林霉素及氨苄西林 - 舒巴坦等。对青霉素类和磺胺类抗生素耐药。

（管俊昌）

本章小结

革兰阳性需氧杆菌种类繁多，有些对人及动物有高度致病性。白喉棒状杆菌是棒状杆菌属中主要的致病菌，引起传染病白喉。白喉棒状杆菌致病因素主要与其产生的白喉毒素有关，只有携带 β 棒状杆菌噬菌体的溶原菌可产生白喉毒素。白喉棒状杆菌形态为革兰染色阳性、一端或两端膨大呈棒状、菌体内常有异染颗粒，具有诊断价值。该菌营养要求较高，培养时常用吕氏血清斜面、血琼脂平板及亚碲酸钾血琼脂平板，后者为其选择鉴别培养基。临床检验中检测到白喉棒状杆菌时需做毒力试验以确定其是否为产毒株。类白喉棒状杆菌包括多种细菌，大多为人体正常菌群，在某些条件下可致医院内感染，引起菌血症等多种疾病。

炭疽芽胞杆菌为需氧芽胞杆菌属中一种致病力最强的革兰阳性大杆菌，可引起人与动物的炭疽病，也常是恐怖分子使用的"生物武器"。微生物学检查在炭疽病诊断中具有重要意义，在标本采集、细菌培养、鉴定、感染标本处理中均应严格按照烈性传染病防疫原则进行。蜡样芽胞杆菌主要引起人类食物中毒；产单核细胞李斯特菌可致人类单核细胞增多症等多种疾病；红斑丹毒丝菌常由动物传染给人引起类丹毒；阴道加特纳菌为阴道内正常菌群，在菌群失调时可引起细菌性阴道病。上述细菌形态、培养特性、生化反应均有其特点，在鉴定时应予注意。

第十五章
分枝杆菌属检验

通过本章学习,你将能回答以下问题:

1. 分枝杆菌属细菌具有哪些特点?
2. 分枝杆菌属的代表菌结核分枝杆菌的培养特性有哪些?
3. 结核分枝杆菌致病的毒力因子主要有哪些?
4. 怀疑为结核分枝杆菌感染患者,痰标本涂片抗酸染色后如何判定镜检结果并进行报告?
5. 非结核分枝杆菌的种类和常见致病菌有哪些?
6. 麻风分枝杆菌的生物学特性与致病性是什么?

分枝杆菌属(*Mycobacterium*)是分枝杆菌科(*Mycobacteriaceae*)的唯一菌属,该属共有约 105 种细菌。根据其流行病学及所致疾病的不同,可将分枝杆菌属分成结核分枝杆菌复合群(*Mycobacterium tuberculosis* complex,MTBC)、非结核分枝杆菌(non-tuberculosis mycobacteria,NTM)和不能培养菌(noncultivatable)麻风分枝杆菌(*M. leprae*)三大类。分枝杆菌属 DNA 中的 G+C 含量为 61~71mol%(其中麻风分枝杆菌为 55mol%)。

分枝杆菌为一大类细长、直或微弯的杆菌,大小(0.2~0.6)×(1.0~10)μm,无动力、无芽胞,细胞壁含有大量脂质,因此在室温下分枝杆菌常常抵抗苯胺等染料的着色,但随着染色时间的延长或染色时加热,分枝杆菌可以吸收染料着色,一旦着色,该类细菌可以抵抗盐酸乙醇的脱色作用,这个特性被称为抗酸性,是区分分枝杆菌与其他菌属细菌的主要特性,根据这个特性常将分枝杆菌称为抗酸杆菌(acid-fast bacilli,AFB)。

分枝杆菌严格需氧,但如果培养时增加二氧化碳的浓度有助于某些分枝杆菌种的生长。与大多数引起人类疾病的病原菌相比,可培养的分枝杆菌营养要求高,生长缓慢。通常大多数细菌在 20~40℃的温度下,在简单培养基上培养 2~3 天后都可长出肉眼可见的菌落,但与疾病有关的大多数分枝杆菌则需要复杂的培养基,在最优的温度下培养 2~6 周才可出现肉眼可见的菌落。另外,致病的麻风分枝杆菌在体外人工配制的培养基上不能生长。

根据分枝杆菌在特定培养基上生长速度的不同,可将分枝杆菌分成快速生长群(rapid growers)和慢生长群(slow growers),凡 7 天内生长出菌落者为快速生长分枝杆菌,7 天以上生长出菌落者为慢生长分枝杆菌。

根据分枝杆菌光反应性的不同(即暴露于光线下产生色素情况的不同)将分枝杆菌分成 3 个群:不产色菌(nonchromogens)、光产色菌(photochromogens)和暗产色菌(scotochromogens)。

第一节　结核分枝杆菌复合群

一、分　　类

结核分枝杆菌复合群（MTBC）主要包括结核分枝杆菌（*M. tuberculosis*）、牛分枝杆菌（*M. bovis*）、牛分枝杆菌BCG（*M. bovis* BCG）、非洲分枝杆菌（*M. africanum*）、田鼠分枝杆菌和坎纳分枝杆菌（*M. canettiis*），它们都可以引起人类结核，但以结核分枝杆菌最常见。这类细菌都属于慢生长菌，菌落不产生色素。在临床微生物实验室中，区分这些分枝杆菌既复杂又无显著的医学意义，故一般仅基于流行病学调查或涉及公共健康原因才进行分枝杆菌上述种的鉴别。

二、临 床 意 义

结核分枝杆菌复合群中，非洲分枝杆菌、田鼠分枝杆菌和坎纳分枝杆菌三种菌在中国很罕见，其中非洲分枝杆菌主要引起热带非洲人类的结核感染，田鼠分枝杆菌引起免疫缺陷个体的结核感染。最常见引起人类结核感染的为结核分枝杆菌，该菌可侵犯全身各器官，但以通过呼吸道感染引起的肺结核最常见。我国是世界上结核病高负担国家之一，近年来，随着艾滋病发病率的增加、耐药性结核分枝杆菌的出现、吸毒人群的增多以及免疫抑制剂的应用等，结核病已成为威胁人类健康的全球性的严重的公共卫生问题。

人体暴露于结核分枝杆菌后能否发展为结核病主要取决于机体的细胞免疫反应、接触的细菌数量以及菌株的毒力。结核分枝杆菌不产生内毒素、外毒素和侵袭性酶类，其致病性可能与细菌在机体细胞内大量繁殖引起的炎症、菌体成分和代谢物质的毒性以及机体对菌体成分产生的免疫损伤有关。

结核分枝杆菌的致病物质与其菌体成分如荚膜、脂质和蛋白质有关。结核分枝杆菌被吞噬细胞吞噬后，荚膜可抑制细胞中吞噬体与溶酶体融合，使结核分枝杆菌能在吞噬细胞中存活。该菌的毒力与其细胞壁所含的脂质成分及含量密切相关，其中以糖脂更为重要。①索状因子（cord factor）：存在于结核分枝杆菌细胞壁的一种糖脂，能使该菌在液体培养基中融合生长成索状。主要毒性是损伤细胞线粒体膜，影响细胞的呼吸、抑制粒细胞的游走和引起慢性肉芽肿。②磷脂：能促进单核细胞增生，并使炎症灶中的巨噬细胞转变为类上皮细胞，从而形成结核结节。③硫酸脑苷脂：存在于细胞壁，能抑制溶酶体与吞噬体的结合，有助于病菌在吞噬细胞内长期存活。④蜡质D：肽糖脂与分枝菌酸的复合物，具有佐剂作用，可激发机体产生迟发型超敏反应。结核分枝杆菌含有多种蛋白质，与蜡质D结合后能使机体发生超敏反应，引起组织坏死和全身中毒症状，并在结核结节的形成中发挥一定作用。

结核分枝杆菌是胞内感染菌，机体对其免疫主要是以T淋巴细胞为主的细胞免疫。结核的免疫属于有菌免疫，即当结核分枝杆菌或其成分在体内存在时，机体对再次入侵的结核分枝杆菌有免疫力，而当结核分枝杆菌或其成分从体内彻底消失后，机体的抗结核免疫也随之消失。

机体在对结核分枝杆菌产生特异性细胞免疫的同时，也形成对结核分枝杆菌的迟发型超敏反应。其诱导机体产生细胞免疫和超敏反应的物质是不同的，前者主要由核糖体RNA（rRNA）引起，后者主要由结核菌素蛋白和蜡质D引起，两种不同的抗原成分激活不同的T细胞亚群释放出不同的细胞因子，进而导致不同的反应。结核菌素试验（tuberculin test）就是利用机体感染结核分枝杆菌后抗结核免疫和迟发型超敏反应同时并存的原理，通过检测机体对结核菌素有无迟发型超敏反应，从而了解机体是否有过结核分枝杆菌感染，或对结核分枝杆菌是否具有免疫力。

三、生物学特性

结核分枝杆菌为细长、直或略弯的杆菌，细胞壁富含分枝菌酸（mycolic acid），即一种长链、多重交叉连接的脂肪酸和脂质，这可能是其抗酸性、耐干燥和抵抗化学消毒剂作用的物质基础。而菌龄、生长培养基和紫外线均可影响分枝杆菌的抗酸性。

虽然抗酸性有助于将分枝杆菌与其他的细菌区分开来，但分枝杆菌并不是唯一具有这种特性的细菌，诺卡菌属和红球菌属细菌具有弱抗酸性，引起肺炎的一种军团菌 *Legionella micdadei* 在组织中也部分具有抗酸性，隐孢子虫属（*Cryptosporidium*）和等孢子球虫属（*Isospora*）的包囊也具有明显的抗酸性。

因不能很好地吸收结晶紫和沙黄，分枝杆菌不易通过革兰染色法染上颜色，但一般认为其是革兰阳性杆菌。实验室通常采用荧光染色法、萋 - 尼（Ziehl-Neelsen）抗酸染色（acid-fast staining）法进行抗酸菌的快速检测。用荧光染料金胺 O 荧光染色（auramine or auramine-rhodamine fluorochrome stains）后，在荧光显微镜下结核分枝杆菌菌体可发出明亮的橘黄色荧光（图 15-1）。经萋 - 尼抗酸染色后，其菌体为红色（图 15-2），而其他细菌和背景物质呈蓝色。

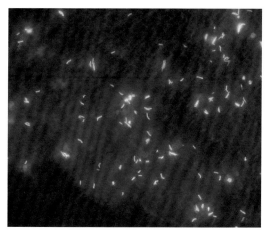 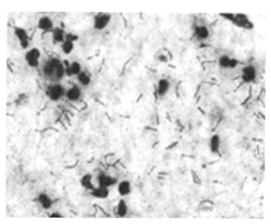

图 15-1　结核分枝杆菌荧光染色结果　　　　图 15-2　结核分枝杆菌抗酸染色结果

结核分枝杆菌复合群培养时专性需氧，一定浓度的二氧化碳可促进其生长，最适生长温度 35℃，营养要求高，普通琼脂培养基上不生长，常用含有马铃薯、鸡蛋等营养成分的罗 - 琴（Löwenstein-Jensen，L-J）固体培养基，或含有血清白蛋白的 Middlebrook 7H10 或 Middlebrook 7H11 固体培养基。35℃、黑暗、含 5%～10% 二氧化碳的空气以及高湿度环境是其最适培养环境。

本菌生长缓慢，在最适培养环境条件下，一般在 L-J 固体培养基上培养 2～6 周才能出现肉眼可见的菌落。典型菌落表面粗糙、不透明，边缘不规则、乳白色或淡黄色，外观干燥、常呈颗粒状、结节状或菜花样（图 15-3）。在液体培养基中本菌生长较为迅速，一般 1～2 周即可生长，常形成表面菌膜，培养时提供 5%～10% 的二氧化碳空气环境有助于本菌生长。有毒力的菌株在液体培养基中呈束状生长，若在液体培养基中加入 Tween-80，可使其均匀分散生长，有利于进行药敏试验和动物接种。

结核分枝杆菌易发生形态、菌落、毒力及耐药性变异。卡介苗（bacille Calmette-Guérin，BCG）就是 Calmette 和 Guérin 将有毒的牛分枝杆菌在含有甘油、胆汁、马铃薯的培养基中经

13 年 230 次传代而获得的减毒活疫苗,现广泛用于预防接种。在不良环境中,特别是受药物的影响,结核分枝杆菌可以变为 L 型菌,此时其形态可以表现为颗粒状或呈丝状,抗酸性减弱或消失,菌落由粗糙型变为光滑型。临床结核性冷脓肿和痰标本中经常见到非抗酸性的革兰阳性颗粒,可能是该菌的 L 型变异。结核分枝杆菌的耐药性变异主要与其染色体基因突变有关。

结核分枝杆菌对理化因素的抵抗力较强。本菌耐干燥,黏附在尘埃上可保持传染性 8～10 天,在干燥痰内可存活 6～8 个月。耐酸碱,在酸(3% HCl 或 6% H_2SO_4)或碱(4% NaOH)中,30 分钟不受影响,因此酸或碱可在分离培养时用于处理有杂菌污染的标本和消化标本中的黏稠物质。结核分枝杆菌耐受

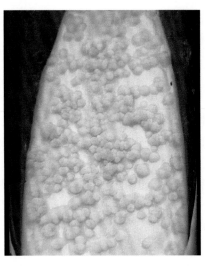

图 15-3　结核分枝杆菌菌落(L-J 培养基)

1:13 000 的孔雀绿或 1:75 000 的结晶紫等染料,将这些染料加入培养基中可抑制杂菌生长。结核分枝杆菌对湿热敏感,在液体中加热至 62～63℃ 15 分钟或煮沸即被杀死。对紫外线敏感,直接日光照射数小时可被杀死,可用于结核患者衣服、书籍等的消毒。对乙醇敏感,在 70% 乙醇中作用 2 分钟即可死亡。结核分枝杆菌的抵抗力与环境中有机物的存在有密切关系,如痰液可增强结核分枝杆菌的抵抗力。因大多数消毒剂可使痰中的蛋白质凝固,包在细菌周围,使细菌不易被杀死。5% 苯酚在无痰时 30 分钟可杀死结核分枝杆菌,有痰时需要 24 小时;5% 来苏儿无痰时 5 分钟杀死结核分枝杆菌,有痰时需要 1～2 小时。

四、微生物学检验

由于结核分枝杆菌可通过空气传播,且感染剂量很低,人吸入很少量的结核分枝杆菌即可引起感染,因此,进行结核标本的采集、转运与处理时需进行生物安全性评估及使用合适的个体防护和生物安全设备。

(一)标本采集

结核分枝杆菌可在很多临床标本中出现,包括呼吸道标本、尿液、粪便、血液、脑脊液、胸腹水、关节液、组织活检标本和很多组织或器官的吸出物等。

1. 呼吸道标本　自然咳出的痰、生理盐水雾化吸入诱导的痰标本、经气管的吸出物、支气管肺泡灌洗液、支气管肺泡刷出物、喉部拭子和鼻咽部拭子等都可作为结核分枝杆菌实验室检查的标本,痰和支气管吸出物是其中最常见的标本。收集痰液时,应连续三天收集清晨由肺深部咳出的痰液(或通过高渗性盐水雾化吸入诱导的痰液)5～10ml,盛放于带密实盖子的无菌、干燥、广口器皿中立即送检,如不能立即送检,标本可置冰箱中保存过夜。如果不能收集到咳出的或诱导的痰液,则可使用支气管镜采集标本,这些标本包括支气管肺泡刷出物、支气管冲洗液、支气管肺泡灌洗液或经支气管的活检标本。

2. 尿液　最好收集早晨第一次尿的中段尿 15ml,通过无菌针头或注射器从导尿管中吸出的尿液也可作为送检标本,不推荐采用多次收集合并起来送检的尿液标本进行结核分枝杆菌检查,因这类标本收集时间长、易污染,不易检出结核分枝杆菌。

3. 粪便　粪便标本的抗酸菌检查,对可能感染鸟分枝杆菌复合群(*M. avium complex*)的艾滋病患者有一定的作用,但对非艾滋病患者的意义不大。操作时选取脓血便 5～10g 置于灭菌、干燥的广口瓶内送检。

4. 其他　血液、脑脊液、胸腹水和关节液等,无菌抽取后置无菌试管抗凝后送检;脓液

或分泌物应直接从溃疡处采取,深部脓肿用无菌注射器抽取后置无菌试管送检。

(二)直接涂片检查

标本直接涂片或集菌后涂片,一般在载玻片上厚涂片,形成大约 2cm 长、1cm 宽大小的涂片面积,经干燥和固定后作金胺 O 荧光染色和抗酸染色。金胺 O 染色后用荧光显微镜在高倍镜下检查,结核分枝杆菌呈现明亮的橘黄色荧光,该法敏感性较抗酸染色高,常用于筛选,阳性者可继续在这张涂片上用抗酸染色法检查。抗酸染色常采用姜 - 尼(热染色法)或 Kinyoun(冷染色法)方法,染色后油镜观察,至少检查 300 个油镜视野(用显微镜依次检查完 2cm×1cm 的涂片范围,一般需要 100 个油镜视野,依此类推,300 个油镜视野即是对 2cm×1cm 的涂片范围反复检查 3 次,每次对整个涂片区域依次观察 100 个油镜视野),未发现抗酸菌方可报告阴性。若找到抗酸菌可按表 15-1 报告方式初步报告结果。

为防止交叉污染,一张载玻片只能作一份标本涂片,同时染色过程中还要注意防止不同标本涂片间的交叉污染。

表 15-1　结核分枝杆菌涂片镜检报告方式

染色方法	镜检结果	报告方式
抗酸染色(×1000)	未发现抗酸菌(至少检查 300 个视野)	-
	1~2 个抗酸菌 /300 个视野	±(可疑)
	1~9 个抗酸菌 /100 个视野	+
	1~9 个抗酸菌 /10 个视野	2+
	1~9 个抗酸菌 / 每个视野	3+
	>9 个抗酸菌 / 每个视野	4+
荧光染色(×450)	未发现荧光阳性菌(至少 70 个视野)	-
	1~2 个抗酸菌 /70 个视野	±(可疑)
	2~18 个抗酸菌 /50 个视野	+
	4~36 个抗酸菌 /10 个视野	2+
	4~36 个抗酸菌 / 每个视野	3+
	>36 个抗酸菌 / 每个视野	4+

注:荧光染色后用显微镜依次检查完 2cm×1cm 的涂片范围一般需要 50 个视野,依此类推,70 个视野即是对 2cm×1cm 的涂片范围反复检查 1.5 次

(三)分离培养与鉴定

1. 标本前处理　由于结核分枝杆菌营养要求高、生长缓慢,培养时若标本中存在其他杂菌,杂菌一般生长较快、易消耗营养,不利于结核分枝杆菌的检出。因此对于可能含有杂菌的标本(如痰标本、消化道标本、支气管肺泡灌洗液、支气管洗液和经气管吸出液等),培养前需对其进行前处理以液化标本、杀死杂菌。尿液、尸检组织和其他任何污染的液体标本,均需在培养前进行去污染处理。而血、脑脊液、关节液等来自机体无菌部位的无杂菌污染的标本,可直接离心后取沉淀接种。

结核分枝杆菌培养标本常用的前处理试剂包括:① 2%、3% 或 4% 的氢氧化钠(sodium hydroxide),既有消化作用(液化痰液)又有去污染作用(杀死杂菌);② N- 乙酰 -L- 半胱氨酸(N-acetyl-L-cysteine, NALC),是一种液化试剂,有助于痰液液化,常将其与氢氧化钠结合使用;③苯扎氯铵(benzalkonium chloride),常与磷酸三钠(trisodium phosphate, TSP)结合使用,具有液化及去污染作用,TSP 可快速液化痰液,但是对于污染标本需要较长的暴露时间,而苯扎氯铵可缩短暴露时间并有效地破坏污染菌,但对结核分枝杆菌只有轻微的杀菌作用;④草酸(oxalic acid),5% 的草酸可用于铜绿假单胞菌污染的痰标本的处理,其处理的

标本可用于肉汤基础培养系统。

2. 分离培养 取处理过的标本适量接种于 L-J 等结核分枝杆菌培养基,在 35℃、5%～10% CO_2、高湿度黑暗的环境中进行培养,第一周每日观察,以后每周观察一次至第八周。发现有类似结核分枝杆菌菌落出现,立即涂片抗酸染色,出现阳性结果进一步做鉴定试验。该法检测周期长,不利于早期诊断。

目前临床上已有多种结核分枝杆菌的自动化快速培养系统如 BACTEC460TB、MGIT960、MB/BacT Alert 3D 等,这些培养系统具有速度快、准确性高及初步自动分析等优点,不仅可用于所有无菌性的体液标本,也可用于含杂菌标本分枝杆菌的培养。阳性培养瓶经涂片确认为抗酸菌后应做 NAP(nitroimidazopyran or p-nitroacetylamino-β-hydroxproplophenone)抑制试验,结核分枝杆菌可被 NAP 抑制,而非结核分枝杆菌不被抑制,可进行区别。

3. 生物学鉴定 结核分枝杆菌的鉴定首先依据抗酸染色,在特别的固体培养基上生长的表型特征如菌落形态、生长速度、最适生长温度、光反应性(色素产生)等作出初步鉴定,再进一步参考表 15-2 做生化试验进行菌种的鉴定。

结核分枝杆菌典型生化特征表现为烟酸累积(niacin accumulation)试验阳性、还原硝酸盐为亚硝酸盐、触酶阳性(加热情况下该酶可被破坏,即耐热触酶阴性),而异烟肼耐药的菌株不产生触酶,结核分枝杆菌可被 NAP 抑制,其与牛分枝杆菌的鉴别可通过 T_2H (thiophene-2-carboxylic acid hydrazide)抑制试验和吡嗪酰胺酶活性(pyrazinamidase activity)试验,结核分枝杆菌不被 T_2H 抑制、吡嗪酰胺酶阳性,而牛结核分枝杆菌与之相反。具体见表 15-2。

表 15-2 结核分枝杆菌复合群细菌的主要鉴定特性

鉴定特征	菌名		
	结核分枝杆菌	非洲分枝杆菌	牛分枝杆菌
烟酸	+(98)	−	−(95)
硝酸盐还原	+(99)	−	−(94)
脲酶	+(98)	+(99)	+(99)
触酶 68℃稳定性	−(99)	−(99)	−(92)
亚碲酸盐还原	−(70)	−(99)	−(50)
芳基硫酸酯酶(2W)	−(93)		−(87)
5% NaCl 生长	−(99)	−(99)	−(99)
吐温水解(10 天)	+(68)		−(84)
吡嗪酰胺酶	+(98)	−	−(98)
T_2H 上生长	+(92)	v	−(94)
菌落特征	粗糙型	粗糙型	L-J 上光滑型
生长温度范围(℃)	33～39	35～38	35～38
生长率(R=rapid,S=slow)	S	S	S
色素(P=光产色,S=暗产色,N=不产色)	N(99)	N	N(99)

注:"+"为阳性,"−"为阴性,括号中的数字为菌株相应阳性或阴性的百分率,"v"表示不定

4. 免疫学鉴定

(1)结核菌素皮肤试验:是应用结核菌素作为抗原进行皮肤试验,来测定机体对结核分枝杆菌抗原是否产生Ⅳ型超敏反应(迟发型变态反应)的一种试验。

结核菌素(tuberculin)是结核分枝杆菌的菌体成分,目前常用的是从结核分枝杆菌细胞

壁抽提和纯化的蛋白质,简称 PPD(purified protein derivative)。

试验时,定量的结核菌素抗原注射进患者前臂皮内,注射后 48 小时观察结果,红肿硬结直径在 10mm 或以上的为阳性,提示过去感染过结核或接种过卡介苗;其他分枝杆菌感染一般硬结直径在 10mm 以下,但免疫缺陷患者若感染过结核,其硬结直径也在 10mm 以下,需要注意。

该法的主要缺陷在于:①特异性较低:与卡介苗接种和非结核分枝杆菌有交叉,易造成"假阳性"结果;②敏感性较低:免疫力低下人群的检测敏感性大大降低;③导致局部炎症和瘢痕。

(2)抗原检测:可用 ELISA 方法直接检测脑脊液中结核分枝杆菌特异性抗原,具有快速、敏感、特异性高的特点,在结核性脑膜炎的快速诊断中已得到应用。因影响因素多,此方法在其他标本中的应用受限。

(3)抗结核抗体(IgG)检测:以结核杆菌的多种菌体成分(如菌体蛋白 38kDa 蛋白、16kDa 蛋白、6kDa 早期分泌靶向抗原和 10kDa 培养滤过蛋白等、结核菌素、细胞壁或细胞成分)作为抗原,以 ELISA 法检测结核病患者血清中的抗结核杆菌 IgG。可作为活动性结核分枝杆菌感染的快速诊断方法之一,肺结核患者的血清阳性率为 80%~90%。但特异性有一定局限,接种卡介苗、感染结核分枝杆菌但已痊愈、感染非结核分枝杆菌的人群会出现假阳性。

(4)T-SPOT.TB 检测:结核杆菌感染者外周血单个核细胞(PBMC)中存在结核特异性 T 细胞,这些淋巴细胞在受到结核特异抗原(6kDa 早期分泌靶向抗原和 10kDa 培养滤过蛋白)刺激后分泌 γ 干扰素。通过检测外周血中受结核特异抗原刺激释放 γ 干扰素的 T 淋巴细胞,经酶联免疫显色后,用 ELISPOT 分析系统对斑点进行计数,1 个斑点代表一个细胞,可计算出抗原特异性细胞的频率。该法具有高度的敏感性和特异性,不受机体免疫力及卡介苗接种的影响,但检测试剂盒贵,费用较高。

5. 分子生物学鉴定　目前一些分子生物学技术已经应用到分枝杆菌的临床实验室检查中。PCR 检测结核分枝杆菌 DNA,可用于培养出的结核分枝杆菌鉴定及送检标本中结核分枝杆菌的直接检查。对于后者,由于该方法无须培养即可在 1~2 天内获得结果,因此对菌量少或细菌发生变异,不易分离培养成功的标本更有实用价值。该法简单方便,有利于结核病的早期和快速诊断。PCR 过程中应注意污染等问题,防止出现假阳性或假阴性结果。

6. 高效液相色谱(HPLC)分析鉴定　由于不同种的分枝杆菌细胞壁中的分枝菌酸不同,利用 HPLC 检测分枝菌酸可鉴定菌种。

五、药敏试验的药物选择

根据 CLSI 关于分枝杆菌、诺卡菌和其他需氧放线菌药物敏感性试验执行标准第 2 版(CLSI 文件 M24-2A)的推荐,结核分枝杆菌药敏试验的药物主要包括抗结核一线药物乙胺丁醇(ethambutol,EMB)、利福平(rifampin,RMP)、异烟肼(isoniazid,INH)和吡嗪酰胺(pyrazinamide,PZA)。仅在抗结核一线药物治疗无效时使用的抗结核二线药物,如氨基糖苷类的链霉素、卡那霉素和丁胺卡那以及喹诺酮类的氧氟沙星和左氧氟沙星等,因其副作用大而不推荐做常规药敏试验。

第二节　非结核分枝杆菌

非结核分枝杆菌(NTM)是指除结核分枝杆菌复合群和麻风分枝杆菌以外的分枝杆菌,绝大多数 NTM 存在于水及土壤中,作为条件致病菌通常引起有潜在肺部疾病、免疫抑制和开放性外伤患者的感染,艾滋病患者是 NTM 疾病的高发人群。NTM 可引起类似于结核分枝杆菌感染的慢性肺部疾病以及皮肤感染,这种感染不会通过人与人进行传播,NTM 感染有明显的地域差异。临床上重要的 NTM 主要包含下列细菌。

一、不产色菌

不产色菌(non-chromogens)包括慢生长菌群(slow growers)和快生长菌群(rapid growers),本群细菌在光照和暗处均不产生色素。临床常见的主要有:

(一)慢生长群

1. 鸟分枝杆菌复合群(*M. avium* complex,MAC)　包括鸟分枝杆菌(*M. avium*)和胞内分枝杆菌(*M. intracellulare*),是一类环境腐生菌,多见于水、土壤及其他环境中,主要引起艾滋病患者感染。MAC 感染引起的肺部疾病临床表现类似于结核分枝杆菌,主要有咳嗽、易疲劳、体重减轻、低热、盗汗等。本群两种细菌有许多相似之处,如生长缓慢(属于慢生长菌),在鸡蛋培养基上形成较薄的、透明或不透明、均匀光滑的菌落,少部分菌株表现为粗糙菌落。不产生色素,衰老菌落可呈黄色。最适生长温度 37℃,菌体呈短杆或球杆状,染色均匀,生化反应不活跃,但可产生热稳定性触酶,在含有 2μg/ml 的 T_2H 培养基上可生长。本菌对目前常用的低浓度的抗结核药物耐受。

2. 隐藏分枝杆菌(*M. celatum*)　该菌生长缓慢、不产色素,生化特征类似于鸟分枝杆菌复合群。最适生长温度 35℃,在 42℃生长不良,在 Middlebrook 7H10 琼脂上形成较大的菌落。对利福平耐药,最常见于呼吸道标本,也可从免疫功能不全患者的血液及粪便标本中分离出来。

(二)快生长群

快速生长分枝杆菌中引起人类感染的最重要的三个细菌分别是龟分枝杆菌(*M. chelonae*)、脓肿分枝杆菌(*M. abscessus*)和偶发分枝杆菌(*M. fortuitum*)。它们均存在于环境中,条件致病。龟分枝杆菌和偶发分枝杆菌与多种皮肤、肺、骨和中枢神经系统感染有关。龟分枝杆菌比偶发分枝杆菌对抗生素更耐药,但有时对阿米卡星和磺胺类药物敏感。

1. 龟分枝杆菌 - 脓肿分枝杆菌群(*M. chelonae - M. abscessus* group)　龟分枝杆菌最常见引起免疫缺陷患者的播散性皮肤感染,脓肿分枝杆菌可引起慢性肺部疾病、耳炎和播散性皮肤感染。实际上,在快速生长分枝杆菌引起的感染中,80% 是由脓肿分枝杆菌引起的。与龟分枝杆菌不同,自来水是脓肿分枝杆菌重要的储存处。龟分枝杆菌幼龄培养物常表现强抗酸性,菌体呈多形性,37℃培养 3~5 天后,菌落为粗糙型或光滑型,不产色素或表现为浅黄色。芳基硫酸酯酶阳性,硝酸盐还原阴性,在麦康凯琼脂上可生长等有助于将龟分枝杆菌和脓肿分枝杆菌与其他不产色快速生长分枝杆菌区分开来。

2. 偶发分枝杆菌群(*M. fortuitum* group)　传统上,偶发分枝杆菌群包含偶发分枝杆菌、*M. peregrinum* 和一个未命名的种,但目前又有 7 种细菌增加到这个群中。本群细菌多见于环境,如水、土壤和灰尘中,与皮肤和软组织感染(包括局部感染和针刺脓肿)有关,长时间使用静脉内和腹膜导管患者、注射部位和乳房成形术后的外科伤口感染也有报道。37℃培养 3~5 天后,偶发分枝杆菌菌落为光滑型或粗糙型,不产色素或奶白色或浅黄色。菌体呈多形性,芳基硫酸酯酶阳性和硝酸盐还原阳性。

二、光产色菌

临床重要的光产色菌(photochromogens)均属于慢生长菌。其特点是菌落在暗处为奶油色,曝光 1 小时后变为黄色或橘黄色,对人有致病性的主要有堪萨斯分枝杆菌、海分枝杆菌、亚洲分枝杆菌(*M. asiaticum*)和猿分枝杆菌(*M. simiae*)。

1. 堪萨斯分枝杆菌（M. kansasii）　该菌是 NTM 中引起肺部疾病的第二常见病原（第一是 MAC），多分布于水中。菌体长杆状，呈特征性的交叉带型排列，最适生长温度 37℃，在 Middlebrook 7H10 琼脂上培养时，菌落为粗糙型或光滑型、边缘呈特征性波浪状、中心为黑色。大多数菌株触酶强阳性，少数菌株触酶弱阳性。该菌的鉴定特征包括：在 37℃ 培养时生长速度类似于结核分枝杆菌、菌落有很强的光产色性、吐温 80 水解试验（3 天）阳性、硝酸盐还原阳性、产生触酶和吡嗪酰胺。该菌对利福平和乙胺丁醇敏感，对吡嗪酰胺耐药，对异烟肼和链霉素部分菌株耐药。

2. 海分枝杆菌（M. marinum）　本菌多为海水或淡水中的腐生菌，人类接触含菌水后通过受伤的皮肤引起感染，典型表现是在肘、膝、脚趾或手指部位出现柔软的红色或红蓝色皮下结节。菌体中等长度、杆状，呈交叉栅栏状排列。菌落光滑或粗糙型，在浓缩的鸡蛋培养基上菌落表面呈皱褶状，但在 Middlebrook 7H10 或 7H11 琼脂上菌落为光滑型。具有光产色特性，即在黑暗中生长时菌落不产色素或浅黄色，而在有光线的环境中生长或暴露于光线下一定时间，菌落会变成深黄色。最适生长温度 28～32℃，有些菌株可产生烟酸（niacin）。该菌的鉴定要点主要有：光产色性、较低的培养温度、硝酸盐还原阴性、耐热触酶阴性、水解吐温 80、脲酶和吡嗪酰胺酶阳性。本菌对利福平和乙胺丁醇敏感，对异烟肼和吡嗪酰胺耐药，部分菌株对链霉素耐药或中介。

三、暗 产 色 菌

暗产色菌（scotochromogens）包括慢生长菌群（slow growers）和快生长菌群（rapid growers），这类细菌无论在有光或无光条件下均可产生色素，色素为黄色或橘黄色。与人类疾病有关的主要有戈登分枝杆菌、瘰疬分枝杆菌和苏尔加分枝杆菌，这三种菌均属于慢生长菌。

1. 戈登分枝杆菌（M. gordonae）　多见于自来水和土壤中，常被称为"自来水杆菌"，作为偶然定居菌，临床标本中常常可分离出该菌，但很少认为该菌与疾病有关。目前文献报道该菌可引起的疾病主要包括心室心房分流术后继发性脑膜炎、大动脉瓣膜手术后的心内膜炎、滑膜炎、手的皮肤感染以及可能的肺部感染。该菌最适生长温度是 22～37℃，在以鸡蛋为基础的培养基上培养 10～14 天，无论有无光线，可形成光滑、产生橘黄色色素的菌落。该菌的鉴定特征主要有：硝酸盐还原阴性、水解吐温 80、耐热触酶阳性。该菌对异烟肼、链霉素和 p- 对氨基水杨酸耐药，但对利福平和乙胺丁醇敏感。

2. 瘰疬分枝杆菌（M. scrofulaceum）　最常见引起儿童颈部淋巴腺炎，病变部位多位于颈上部靠近上颌骨处，表现为一个或多个无痛性结节。该菌抗酸染色后菌体显色均匀，菌体为中等长度、杆状，最适生长温度 25～37℃，生长缓慢（4～6 周），菌落光滑、中央颜色较深、色素为黄色到深橘色。不水解吐温 80、硝酸盐还原阴性、脲酶阳性、触酶阳性。用结核分枝杆菌药敏检验方法对该菌进行体外药敏试验显示，该菌对异烟肼、链霉素、乙胺丁醇和对氨基水杨酸耐药。

3. 苏尔加分枝杆菌（M. szulgai）　该菌最常见引起与结核分枝杆菌感染类似的肺部感染，肺外感染主要包括淋巴腺炎和黏液囊炎。抗酸染色后，菌体中等大小、杆状，排列成交叉栅栏状。在鸡蛋基础培养基上，37℃培养后，可形成光滑或粗糙型菌落，无论有无光线存在，菌落产生黄色或橘色色素（暗产色性）；但在 22℃ 培养时，该菌具有光产色性，即无光线时不产生色素或呈浅黄色，暴露在光线下一定时间，变成黄色或橘黄色。该菌的鉴定特征主要有：缓慢水解吐温 80、硝酸盐还原阳性、在含有 5% 氯化钠的培养基中不生长。该菌对临床常用的抗结核药物敏感。

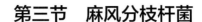

第三节　麻风分枝杆菌

麻风分枝杆菌（*M. leprae*）是引起麻风病（leprosy）的病原体。该病最早由挪威学者 Hansen 发现，因此又将麻风病称为 Hansen's disease。从 1985 年开始，WHO 发出了消灭麻风病的号召，该病的发病率逐年下降。从 1995 年开始，WHO 对所有的麻风病患者提供免费治疗，全球每年新发现的麻风病例数也逐渐下降，从 2001 年的 763 000 例下降到 2007 年的 254 000 例。

一、临床意义

麻风病传染性较低，长期直接接触可造成传染。麻风患者是主要传染源，细菌可随鼻咽分泌物、痰、汗液、乳汁、精液或阴道分泌物排出，通过直接接触或飞沫传播。人对麻风分枝杆菌有较强的抵抗力，主要为细胞免疫。该菌不产生毒素，疾病的发生与细胞免疫缺陷有关。

该病有两种主要的存在形式：结核样型麻风和瘤型麻风。少数患者处于两型之间的界线类和未定类，如不进行治疗，这两类可向两个主要类型转化。

1. 瘤型麻风（lepromatous leprosy）　本型麻风患者一般有细胞免疫缺陷，巨噬细胞功能低下，麻风分枝杆菌在细胞内大量繁殖，主要侵犯皮肤、黏膜和各脏器，形成肉芽肿病变，并损伤对称性神经。鼻部的皮肤损伤可引起鼻中隔软骨破坏，导致患者鼻部与面部畸形。患者麻风菌素（lepromin）试验阴性，血清中自身抗体含量高，在面部有免疫复合物沉积，形成结节性红斑或疣状结节，如狮面。用抗酸染色检查，可见组织中有大量麻风分枝杆菌聚集，含菌量多，传染性强。瘤型麻风是严重的临床类型，如不进行治疗，可危及生命。

2. 结核样型麻风（tuberculoid leprosy）　病变包括皮肤损伤和局部感觉缺失的神经损伤，因患者细胞免疫功能正常，病原菌多在患者手足等肢体末端部位存在。患者麻风菌素试验阳性，该型麻风较稳定，多为自限性疾病，损害可自行消退。

二、生物学特性

麻风杆菌呈杆状，大小（1～7）μm×（0.3～0.5）μm，抗酸染色阳性，常呈束状或团状排列，无鞭毛、无芽胞、无荚膜。本菌为典型的细胞内寄生菌，有麻风杆菌存在的细胞常呈泡沫状，称为麻风细胞，在与结核分枝杆菌区别中有重要意义。

麻风杆菌迄今为止尚未培养成功，实验室诊断该菌感染可采用动物实验方法，即将患者活检组织材料接种到小鼠足垫中，然后观察小鼠发病情况。

三、微生物学检验

1. 标本采集　自眶上、下颌、耳郭及鼻腔黏膜等处多部位采集标本。消毒后切开表皮，深达真皮，用刀刮取组织液做涂片，火焰固定，抗酸染色后镜检。也可取病理组织切片做抗酸染色后镜检。

2. 直接显微镜检查　因麻风分枝杆菌目前尚不能人工培养，实验室诊断主要依靠直接显微镜检查。麻风分枝杆菌是典型的胞内寄生菌，有麻风杆菌存在的细胞常呈泡沫状，称为麻风细胞。该菌菌体粗直，两端尖细，多呈束状或呈团排列。而结核分枝杆菌细长略弯曲，有分枝现象，多分散存在，偶有聚集，可与麻风分枝杆菌相区别。

（吴爱武）

本章小结

分枝杆菌属的细菌因其细胞壁富含脂质,经加温或延迟染色时间后能抵抗一定浓度盐酸乙醇的脱色作用,故称抗酸杆菌。该属细菌培养时专性需氧,营养要求特殊,大多数生长缓慢,其中的麻风分枝杆菌目前尚不能人工培养。该属细菌中临床最常见的是结核分枝杆菌,该菌经萋-尼抗酸染色后呈红色,用荧光染料金胺O染色后,在荧光显微镜下菌体发出黄绿色荧光。结核分枝杆菌常用罗-琴培养基进行培养,该菌在罗-琴培养基上生长缓慢,一般2~4周才能形成肉眼可见菌落,菌落外观类似"菜花样";在液体培养基中生长较为迅速,一般1~2周即可生长,常形成表面菌膜,有毒力菌株可呈束状生长。结核分枝杆菌典型生化特征表现为烟酸累积试验阳性、还原硝酸盐为亚硝酸盐、触酶阳性。该菌不被T_2H抑制、吡嗪酰胺酶阳性,而牛结核分枝杆菌正好相反。结核分枝杆菌易发生变异,卡介苗是其减毒活疫苗。该菌对理化因素有较强抵抗力,耐干燥、耐一定浓度酸碱和孔雀绿或结晶紫等染料,但对乙醇、紫外线、湿热等敏感。该菌是结核病的病原体,可侵犯全身各个器官,但以肺结核最为多见。其致病物质主要与其菌体成分如荚膜、脂质和蛋白质等有关,结核的免疫属于有菌免疫,结核菌素试验通过检测机体对结核菌素有无迟发型超敏反应,从而了解机体是否有过结核分枝杆菌感染,或对结核分枝杆菌是否具有免疫力。结核分枝杆菌的实验室检查主要包括临床标本涂片抗酸染色后直接显微镜检查和分离培养鉴定两大类,免疫学方法如结核菌素试验、抗原、抗体检测等也可辅助该菌的临床诊断,PCR技术可用于结核分枝杆菌DNA的快速检测。

非结核分枝杆菌主要包括不产色菌、暗产色菌和光产色菌三大类,前两者均包含快生长菌群和慢生长菌群,而后者均为慢生长菌群。这类抗酸菌作为条件致病菌常引起有潜在肺部疾病、免疫抑制或缺陷(如艾滋病)等患者的感染。麻风分枝杆菌形态和染色性与结核分枝杆菌类似,但不能进行人工培养,是典型细胞内寄生菌,主要引起慢性传染病麻风。

第十六章
放线菌检验

通过本章学习，你将能回答以下问题：

1. 放线菌是一类怎样的细菌？有哪些生物学特点？
2. 放线菌属和诺卡菌属的致病性有什么共同点和不同点？
3. 如何分离鉴定放线菌属和诺卡菌属细菌？

放线菌（actinomycete）是一类主要以孢子繁殖和菌丝状断裂生长的原核生物。因在固体培养基上的菌落呈放线状生长而得名。革兰阳性、高 G＋C 含量（＞55mol%）。大多数有发达的纤细的分枝菌丝，宽度 0.5～1μm，菌丝内没有横隔，与杆状细菌相似。可分为营养菌丝和气生菌丝，前者又称基质菌丝，主要功能是吸收营养物质；后者叠生于营养菌丝上，又称二级菌丝（图 16-1）。放线菌在培养基中形成的菌落比较牢固，长出孢子后，菌落有各种颜色的粉状外表，不向外扩散性生长，是菌种鉴定的重要依据。

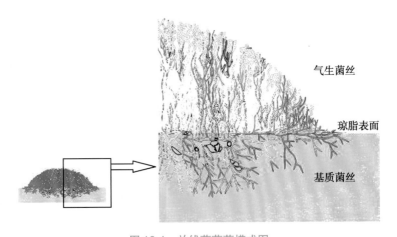

气生菌丝
琼脂表面
基质菌丝

图 16-1　放线菌菌落模式图

在自然界中分布很广，多为腐生，少数寄生。主要以孢子或菌丝状态存在于土壤、空气和水中。土壤特有的泥腥味，主要是放线菌的代谢产物所致。放线菌能产生各种酶制剂、维生素和有机酸等，目前应用广泛的抗生素约 70% 是各种放线菌所产生。少数放线菌也会引起人和动植物病害。

放线菌曾经由于其形态被认为是介于细菌和霉菌之间的物种。现根据《伯杰细菌鉴定手册》属于放线菌门（*Actinobacteria*），放线菌纲（*Actinobacteria*）。共有酸微菌亚纲（*Acidimicrobidae*）、红色杆菌亚纲（*Rubrobacteridae*）、红蝽杆菌亚纲（*Coriobacteride*）、球形杆菌亚纲（*Sphaerobacteridae*）、放线菌亚纲（*Actinobacteridae*）。本章主要介绍放线菌亚纲中的放线菌科的放线菌属（*Actinomyces*）和诺卡菌科的诺卡菌属（*Nocardia*）。

第一节　放线菌属

放线菌是一类呈分枝状生长的原核细胞型微生物，以分裂方式繁殖，常形成分枝状无隔营养菌丝，不产生气生菌丝。革兰染色阳性。不含分枝菌酸。

放线菌属（*Actinomyces*）中对人有致病作用的有衣氏放线菌（*A. israelii*）、内氏放线菌（*A. naeslundii*）、黏性放线菌（*A. viscosus*）、龋齿放线菌（*A. odontolyticus*）及丙酸蛛网菌（*Arachnia propionica*）等5种。牛型放线菌（*A. bovis*）对牛有致病作用。

一、临床意义

衣氏放线菌是人体黏膜的正常菌群，在机体免疫力下降、口腔卫生不良、拔牙或外伤时易致内源性机会感染，如面颈部（约占感染总数60%）、盆腔、骨骼甚至神经系统感染，导致软组织化脓炎症，局部形成慢性肉芽肿及坏死性脓肿，常伴有瘘管形成，统称人类放线菌病（actinomycosis）。脓液中常含有"硫黄颗粒"，该颗粒压片后可见放射状菌丝，呈菊花样。放线菌能产生一种黏性很强的多糖物质6-去氧太洛糖（6-deoxytalose，6-DOT），使口腔中其他细菌也黏附在牙釉质上形成菌斑，分解食物中的糖类产酸腐蚀牙釉质，导致龋齿以及牙龈炎和牙周炎。

二、生物学特性

革兰染色阳性，非抗酸性，无隔丝状菌，有分枝，成链状排列（图16-2）。无荚膜，无芽胞，无鞭毛。在患者病灶和脓汁中可找到肉眼可见的黄色小颗粒，称为"硫黄颗粒"（sulfur granule），是放线菌在病灶组织中形成的菌落。

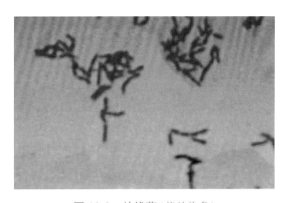

图16-2　放线菌（革兰染色）

本菌培养比较困难，厌氧或微需氧，初次分离时加5% CO_2能促进生长，生长缓慢。接种BAP或脑心浸液琼脂培养基，24小时后长出直径<1mm微菌落，显微镜下呈一片如蛛网样菌丝组成，称为蛛网样菌落，如继续培养，可形成白色、表面粗糙的大菌落，无气生菌丝。

触酶试验阴性。发酵葡萄糖、乳糖、蔗糖、甘露醇，产酸不产气。还原硝酸盐为亚硝酸盐。不形成靛基质，不水解淀粉。牛放线菌与衣氏放线菌不同点是水解淀粉，不能将硝酸盐还原为亚硝酸盐。

本菌属对甲氧苄啶-磺胺甲基异噁唑（TMP-SMZ）高度敏感；对常用抗菌药物如青霉素、克林霉素、红霉素等敏感，对抗真菌药物不敏感。

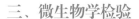

三、微生物学检验

（一）检验程序

放线菌检验程序见图 16-3。

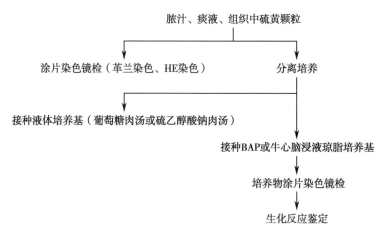

图 16-3 放线菌检验程序

（二）标本采集

主要采集脓液和痰液。可用无菌注射器抽取未破溃脓肿的脓汁。

（三）标本直接检查

首先检查标本中有无"硫黄颗粒"，将"硫黄颗粒"置玻片上，以盖玻片轻压后镜检。在低倍镜下可见呈菊花状放射样排列的棒状或长丝状菌体，边缘有透明发亮的棒状菌鞘，即可确定诊断。革兰染色后镜检，颗粒的中心部菌丝体染色为革兰阳性，分枝状菌丝排列不规则，四周放射状的肥大菌鞘可呈革兰阴性。抗酸染色阴性。用苏木紫伊红染色，菌体呈紫色，棒状末端为红色。

（四）分离培养和鉴定

将标本"硫黄颗粒"以无菌操作捣碎，接种于 BAP 或脑心浸液琼脂平板，置 10% CO_2 的厌氧环境中，37℃培养 24 小时，观察微菌落的特点，再经 7～14 天培养，观察大菌落的特点。同时可接种硫乙醇酸钠肉汤增菌培养，经 37℃ 3～7 天可见培养基底部形成白色或灰白色雪花样生长，肉汤清晰。

常见放线菌的鉴定试验见表 16-1。

表 16-1 常见放线菌的鉴定试验结果

菌种	耐氧性			甘露醇	蔗糖	木糖	七叶苷	硝酸盐还原	尿素酶	明胶	触酶
	厌氧	微需氧	兼性厌氧								
衣氏放线菌	+	+	+	+	+	+	+	d	－	－	－
内氏放线菌	+	+	+	d	+	d	+	d/+	+	－	－/d
黏性放线菌	+	+	+	－	+	d	+	+	+	－	+
龋齿放线菌	+	+	+	+	+	d	d	+	－	－	－
丙酸蛛网菌	+	+	d	ND	+	－	－	+	ND	d	－

注：+: 阳性；－: 阴性；d: 反应结果不定；ND: 无资料

第二节　诺 卡 菌 属

诺卡菌属细胞壁含分枝菌酸,是广泛分布于土壤中的需氧性放线菌。多数为腐物寄生性的非病原体,不属于人体正常菌群,故不呈内源性感染。在培养基上形成典型的菌丝体,培养 15 小时至 4 天,菌丝体产生横隔膜,分枝的菌丝体突然全部断裂成长短近于一致的杆状或球状体或带杈的杆状体。每个杆状体内至少有一个核,可以复制并形成新的多核的菌丝体。

一、分　　类

诺卡菌属(*Nocardia*)共有 22 个种,广泛分布于土壤,其中脓肿诺卡菌、非洲诺卡菌、星形诺卡菌、巴西诺卡菌、短链诺卡菌、肉色诺卡菌、皮疽诺卡菌、新星诺卡菌、豚鼠耳炎诺卡菌、少食诺卡菌、假巴西诺卡菌、南非诺卡菌、老种诺卡菌等 13 个菌种与医学相关。星形诺卡菌和巴西诺卡菌引起的感染最常见。

二、临床意义

主要为外源性感染。星形诺卡菌通过呼吸道引起人的原发性、化脓性肺部感染,产生类似肺结核症状。也可经肺部病灶转移到皮下组织,产生脓肿及多发性瘘管,或扩散到其他脏器,如引起脑脓肿、腹膜炎等。在病变组织或脓汁中可见黄、红、黑等色素颗粒。而巴西诺卡菌可因外伤侵入皮下组织,引起慢性化脓性肉芽肿组织,表现为脓肿及多发性瘘管,好发于足、腿部,故又称为足菌肿(mycetoma)。诺卡菌感染常发生在一些免疫受损、长期使用免疫抑制剂或广谱抗生素的患者。

三、生物学特性

本菌形态基本与放线菌相似,但菌丝末端不膨大,革兰染色阳性(图 16-4)。抗酸染色呈弱抗酸性,若延长脱色时间,即失去抗酸性。在培养早期菌体裂解为较多的球状或杆状,分枝状菌丝较少;如培养时间较长则菌丝易断裂,可见有丰富的菌丝形成。在患者的痰液、脓汁、脑脊液等标本中,涂片可见革兰阳性、具有抗酸性的纤细分枝状菌丝。

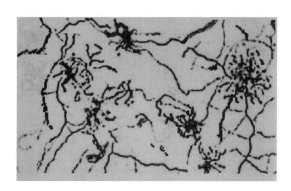

图 16-4　诺卡菌

专性需氧菌,在普通培养基上置室温或 37℃培养均可生长,但繁殖速度较慢,一般需5～7 天方可见到菌落。菌落表面干燥、有皱褶或呈颗粒状,不同种类可产生不同色素,在SDA、HIA 斜面,星形诺卡菌为橙红色或橘黄色,巴西诺卡菌为橙棕色,豚鼠耳炎诺卡菌苍白色,南非诺卡菌苍白或蓝紫色。在液体培养基中,由于需氧可在表面生成菌膜,培养基澄清。用不含葡萄糖的玉米粉琼脂斜面，25℃培养2～3周，气生菌丝中可见有2～3个双分生孢子的短小分生孢子链；基生菌丝较少见常形成直角分枝，可形成双歧分枝式，次级分枝。

本菌属对磺胺类药物、环丝氨酸敏感，对青霉素耐药。

四、微生物学检验

（一）检验程序

诺卡菌检验程序同图16-3。

（二）标本采集

组织渗出液、痰、脓液或其他病理材料，查找直径小于1mm的黄、红或黑色颗粒。

（三）标本直接检查

如标本中有色素颗粒，取其用玻片压碎涂片，用革兰染色和抗酸染色检查。镜检有革兰阳性（有时染色性不定）纤细的菌丝体和长杆菌，抗酸染色具一定抗酸性，可初步确定为诺卡菌。但在脑脊液或痰中发现抗酸性的长杆菌，必须与结核分枝杆菌相鉴别。需将临床标本用革兰染色和改良的Kinyoun抗酸染色后镜检。

（四）分离培养和鉴定

将标本接种于沙保琼脂、脑心浸液琼脂等培养基，置22℃需氧环境，培养2～4天后可见有黄、橙或红色等色素的湿润菌落。星形诺卡菌在45℃时生长。培养24～48小时后有小菌落缓慢出现，淡黄色粗颗粒样，边缘陷入培养基中，表面干燥，白色或淡黄色。时间延长则菌落皱褶、堆叠如皮革样。

据生化反应、能否在45℃生长及抗生素抗性试验来鉴定到种见表16-2。

表16-2　诺卡菌属内常见中的鉴别试验

菌种	唯一碳源利用试验						水解七叶苷	腺嘌呤	酪氨酸	45℃生长
	葡萄糖	阿拉伯糖	侧金盏花醇	肌醇	鼠李糖	半乳糖				
脓肿诺卡菌	+	-	-	-	v	-	-	-	-	v
非洲诺卡菌	+	-	-	-	-	-	-	-	-	+
星形诺卡菌	+	-	-	-	v	-	-	-	-	v
巴西诺卡菌	+	-	-	+	-	+	+	-	+	-
短链诺卡菌	-	-	-	-	v	-	-	-	-	v
肉色诺卡菌	-	-	-	-	-	-	+	-	-	-
皮瘟诺卡菌	+	-	-	-	+	-	+	-	-	+
新星诺卡菌	+	-	-	-	-	-	+	-	-	-
豚鼠耳炎诺卡菌	+	v	-	+	-	-	+	-	-	v
少食诺卡菌	-	-	-	-	-	-	v	-	-	ND
假巴西诺卡菌	+	-	-	+	-	+	+	+	+	-
南非诺卡菌	+	-	-/+	+/-	-	+/v	-	-	-	ND
老种诺卡菌	ND	ND	ND	+	+	-	-	-	-	ND

注：+：阳性反应；-：阴性反应；+/-：大多数阳性反应；-/+：大多数阴性反应；v：不定；ND：无资料

对病原菌分离困难的可疑患者可采用免疫学试验。用诺卡菌混合培养的滤液作抗原做免疫扩散或用诺卡菌培养2周的滤液提取的抗原，采用ELISA法检测病人血清中特异性抗体。

在必要时进行动物接种。将星形诺卡菌和巴西诺卡菌大量接种豚鼠腹腔，一般7~10天内可引起死亡。

（李向阳）

本章小结

放线菌属和诺卡菌属的感染主要发生在机体免疫受损的人群，对磺胺类药物高度敏感。放线菌属是人体的正常菌群，常引起内源性感染。常导致软组织化脓炎症，局部形成慢性肉芽肿及坏死性脓肿，常伴有瘘管形成。脓液中常含有硫黄颗粒，该颗粒压片后可见放射状菌丝，呈菊花样。革兰染色阳性，非抗酸性，无隔丝状菌，有分枝，成链状排列。厌氧或微需氧，生长缓慢。触酶试验阴性，发酵糖类产酸不产气。最常见的感染菌种是衣氏放线菌。

诺卡菌属细胞壁含分枝菌酸，是广泛分布于土壤中的需氧性放线菌。主要为外源性感染。星形诺卡菌通过呼吸道引起人的原发性、化脓性肺部感染，产生类似肺结核症状，也可扩散至其他器官，产生脓肿及多发性瘘管在病变组织或脓汁中可见黄、红、黑等色素颗粒。革兰染色阳性。抗酸染色呈弱抗酸性。为专性需氧菌，在普通培养基上置室温或37℃培养均可生长，繁殖速度较慢。菌落表面干燥、有皱褶或呈颗粒状，不同种类可产生不同色素。星形诺卡菌和巴西诺卡菌引起的感染最常见。

第十七章
厌氧性细菌检验

第一节 概 述

厌氧菌（*anaerobic bacteria*）是一群在有氧环境中不能生长或生长不良而在无氧环境中生长得更好的细菌，广泛分布于土壤、沼泽、湖泊、海洋河流的沉渣、食物以及人和动物体的体表和腔道，是人体皮肤和黏膜正常菌群的主要组成部分，同时也是内源性细菌感染的常见病原菌。几乎人体所有部位都可以发生厌氧菌的感染。厌氧菌感染的早期诊断主要依赖典型的临床表现，如皮下捻发音、脓液的恶臭味、组织坏死和多系统的中毒症状，但病原学的证据有助于临床确诊和指导治疗。

一、基 本 概 念

根据对氧分压耐受程度的不同，厌氧菌又进一步分为对氧极端敏感的厌氧菌、中度厌氧菌和耐氧厌氧菌。

1. 对氧极端敏感的厌氧菌 对氧极端敏感的厌氧菌（extreme oxygen sensitive anaerobes, EOSA）又称极端厌氧菌，是指在 0.5% 氧分压下或在空气中暴露 10 分钟左右立即死亡的厌氧菌。如丁酸弧菌和月形单胞菌（*Selenomonas*）等。这类细菌对厌氧条件要求极高，临床上很难分离培养，直接涂片检查阳性而培养阴性时不排除有此类厌氧菌的感染。

2. 中度厌氧菌 中度厌氧菌（moderate anaerobes）是指能在 2%～8% 氧分压中生长，在空气中暴露 60～90 分钟，或临床脓液标本中 72 小时后仍然能存活的厌氧菌。如产气荚膜梭菌和脆弱拟杆菌。

3. 耐氧厌氧菌 耐氧厌氧菌（aerotolerant anaerobes）是指能在有氧条件下生长，但生长差，而在无氧条件下生长得更好的细菌。如第三梭菌和溶组织梭菌。

二、分类和分布

根据染色特性和镜下形态的不同,将厌氧菌分为革兰阳性球菌、革兰阳性杆菌、革兰阴性球菌和革兰阴性杆菌,革兰阳性杆菌根据是否有芽胞又分为产芽胞厌氧杆菌(spore-forming anaerobic bacilli)和无芽胞厌氧杆菌(non-spore-forming anaerobic bacilli),表 17-1 是临床常见厌氧菌的分类。

表 17-1　临床常见厌氧菌的分类

革兰染色	形态	代表菌属	代表菌种
阳性	产芽胞杆菌	梭状芽胞杆菌属	产气荚膜梭菌
	无芽胞杆菌	双歧杆菌属	两歧双歧杆菌
		真杆菌属	迟缓真杆菌
		丙酸杆菌属	痤疮丙酸杆菌
		放线菌属	衣氏放线菌
		乳杆菌属	嗜酸乳杆菌
		动弯杆菌属	柯氏动弯杆菌
	球菌	消化链球菌属	厌氧消化链球菌
		消化球菌属	黑色消化球菌
		瘤胃球菌属	卵形瘤胃球菌
阴性	杆菌	拟杆菌属	脆弱拟杆菌
		普雷沃菌属	产黑色素普雷沃菌
		卟啉单胞菌属	不解糖卟啉单胞菌
		梭杆菌属	具核梭杆菌
	球菌	韦荣球菌属	小韦荣球菌

厌氧菌在自然界的分布非常广泛。除有芽胞的厌氧菌能以芽胞的形式在自然界长期存活外,无芽胞厌氧菌主要栖居于人和动物的体内。在正常人体的皮肤以及与外界相通的腔道,如口腔、上呼吸道、胃肠道及泌尿生殖道等部位均有大量厌氧菌寄居,它们与需氧菌和兼性厌氧菌共同组成人体的正常菌群,并且在种类和数量上占绝对优势,占人体正常菌群的 90%~99%,表 17-2 是人体各部位厌氧菌的正常分布。通常情况下,栖居于人体的厌氧菌不但不致病,还在人体的营养、免疫、发育和生物屏障方面发挥重要作用。

表 17-2　人体各部位厌氧菌的正常分布

解剖部位	活菌总数	厌/需氧菌	常见厌氧菌
皮肤	$10^{3-4}/cm^2$	10:1	丙酸杆菌,梭状芽胞杆菌
结膜	$10^{3-4}/g$	10:1	丙酸杆菌
牙龈和牙垢	$10^{11-12}/g$	1000:1	韦荣球菌,普雷沃菌,卟啉单胞菌,消化链球菌,拟杆菌(脆弱拟杆菌除外),真杆菌
唾液	$10^{8-9}/ml$	3~10:1	同牙垢
牙齿表面	$10^{9-10}/g$	1:1	同牙垢
鼻腔	$10^{1-4}/ml$	10:1	同牙垢
胃	$10^{2-5}/ml$	1:1	乳杆菌
小肠	$10^{4-6}/g$	1:1	厌氧链球菌,乳杆菌
结肠	$10^{11-12}/g$	1000:1	拟杆菌,梭杆菌,真杆菌,双歧杆菌,厌氧球菌
外尿道	$10^{3-5}/g$	10:1	梭杆菌
阴道	$10^{9-10}/ml$	5:1	乳杆菌,拟杆菌,消化球菌,消化链球菌

三、临床意义

厌氧菌感染分为外源性感染（exogenous infections）和内源性感染（endogenous infections）两大类。外源性感染主要来自环境中的芽胞杆菌，通过食物、动物咬伤或伤口创面进入人体，释放毒素致病，如破伤风梭菌引起的破伤风、产气荚膜梭菌引起的蜂窝组织炎和肉毒梭菌引起的食物中毒等。在临床细菌感染中，约60%以上的感染有厌氧菌参与，有些部位甚至达到100%，其中绝大多数是无芽胞厌氧菌。厌氧菌作为机体的正常菌群，通常情况下与机体保持平衡状态，对人体无害。

临床发生内源性厌氧菌感染的条件或易感因素主要有：①局部组织的氧化还原电势（Eh）降低，如各种因素导致的局部缺血缺氧。②机体局部的免疫屏障受损，厌氧菌群发生易位，如拔牙或外科手术。③机体全身免疫功能下降，如接受免疫抑制剂、放疗或化疗的患者。④长期应用氨基糖苷类、头孢菌素类或四环素类无效的患者，均可因机体的微生态平衡被破坏而诱发厌氧菌感染。

临床绝大多数厌氧菌感染为厌氧菌与需氧菌或兼性厌氧菌共同引起的混合感染，如深部创伤或复合伤激发的感染和发生在黏膜附近的感染。厌氧菌感染的临床表现包括：分泌物有恶臭或外观呈暗血红色，感染局部组织肿胀、坏死，皮下捻发音或伴有气体产生等。

四、厌氧菌感染的微生物学检验

（一）标本的选择和采集

人体的很多部位存在正常厌氧菌群，厌氧菌的检测必须排除固有厌氧菌的干扰，选择合适标本对厌氧菌的分离培养及结果的解释非常重要。厌氧菌标本的采集原则是：①尽量避免固有菌群的污染；②尽量避免空气暴露或尽可能缩短空气暴露的时间；③根据容器大小尽可能多收集标本从而减少容器中残留空气的影响；④能够无菌穿刺的标本尽可能避免用拭子送检。

实验室通常将厌氧菌检测标本分为适合和不适合两大类，同时将适合检测的标本分为一、二、三等级，一级是最适合临床厌氧菌检测的标本。

适合厌氧菌检测的标本：①一级标本：被固有菌群污染的可能性极小的无菌部位标本。包括血液、脑脊液、心包液、胸腔积液、关节滑液、脓性骨髓液、脑脓肿、肺穿刺液和上述部位手术过程无菌采集或活检标本。②二级标本：可能会被固有菌群污染，但能保证厌氧培养的标本。包括气管引流液、支气管灌洗液、膀胱穿刺液以及盆腔、子宫、软组织、深部瘘管和皮肤深层的穿刺液。③三级标本：口腔或胃肠道固有菌群周围的感染性脓肿穿刺液，容易被固有菌群污染。包括口腔、耳、鼻、喉和腹腔脓肿的穿刺液或外科手术中及深部伤口的厌氧拭子标本。

不适合厌氧菌检测的标本：不可避免会被固有菌群污染，结果难以解释的标本。包括咽部、鼻咽部和齿龈部位的拭子，伤口和溃疡表面的拭子，宫颈和阴道拭子，自然排出的尿液、导管尿、痰液和肠内容物（艰难梭菌检测除外）标本。

（二）标本的转运和储存

临床厌氧标本采集后应尽快送检，从而避免标本干燥和减少空气暴露。如果条件允许，厌氧标本应首选床边接种。对于不能床边接种的标本的转运和储存方法有：①液体或脓液标本首选无氧小瓶运送法或普通无菌容器充盈标本后快速送检，次选针筒运送法；②拭子类标本推荐使用含厌氧培养基的商品化转运拭子，普通拭子标本不适合做厌氧菌培养；③组织块标本应先置于无菌容器中，然后放于厌氧罐或厌氧袋中送检。

实验室收到厌氧培养的标本后，一般要求在20～30分钟内处理完毕，最迟不超过2小时，以防止厌氧菌死亡或因标本中兼性厌氧菌过度繁殖而抑制厌氧菌的生长。如不能及时接种，可将标本置室温保存。因为低温时氧的溶解度增高，且冷藏对某些厌氧菌有害。

（三）检验方法

1. 直接镜检　除血液标本外，各种临床厌氧菌标本在接种前均须直接涂片革兰染色镜检，一方面可以了解标本中细菌的数量，另一方面可以对标本中可能有的细菌种类进行评估，便于选择合适的培养基和培养方法。

2. 分离培养　厌氧菌的分离培养通常需要经过初代培养和次代培养两个步骤。

（1）初代培养：厌氧菌的初代培养一般比较困难，不仅要提供良好的厌氧环境，还应当选择合适的培养基。

1）培养基选择：厌氧培养基包括非选择培养基和选择培养基。非选择性培养基营养丰富，大部分厌氧菌能够生长，适合无菌部位液体或脓液标本的厌氧培养，如硫乙醇酸盐（THIO）培养基、GAM 培养基（Gifu anaerobic medium）和庖肉培养基；选择性培养基能选择性地刺激部分厌氧菌的生长，同时抑制其他细菌的生长，适合有可能被正常菌群污染标本的厌氧培养，如拟杆菌 - 胆汁 - 七叶苷琼脂（BBE）、卡那万古冻溶血琼脂（KVLB）、卵黄琼脂平板（EYA）和环丝氨酸 - 头孢西丁 - 果糖 - 卵黄琼脂（CCFA）。

2）标本接种：初代培养时，每份标本至少接种 3 个血琼脂平板，分别放置于有氧、无氧和含 5%～10% CO_2 环境中培养，以分离培养需氧菌、厌氧菌、兼性厌氧菌和苛氧菌。为便于在混合培养物中发现厌氧菌，可在划线接种的一区处放一片 5μg/ 片的甲硝唑纸片，兼性厌氧菌对甲硝唑不敏感，如纸片周围出现抑菌圈，则提示有厌氧菌存在。还可根据涂片染色结果或标本来源增加一个至数个选择培养基，以提高阳性分离率。

3）培养方法：常用的厌氧培养方法主要有厌氧袋、厌氧罐、厌氧盒和厌氧手套箱，实验室可根据标本量的多少酌情选用。

4）结果观察：由于厌氧菌在对数生长期对 O_2 非常敏感，因此初代培养结果应至少在48 小时后观察。

（2）次代培养或耐氧试验：当初代培养有细菌生长时，次代培养时仍需要做耐氧试验以排除兼性厌氧菌。

3. 鉴定试验　根据菌体形态、染色反应、菌落性状以及对某些抗生素的敏感性可作出厌氧菌的初步鉴定，最后鉴定必须依靠生化反应或检测厌氧菌的终末代谢产物。

（1）形态与染色：厌氧菌的染色性常受到培养基种类和培养时间的影响，如梭菌属、真杆菌属和消化链球菌属的某些细菌，在革兰染色时常由阳性染成阴性，不易判断。为避免错误，可在革兰染色的同时用拉丝试验协助判断。

（2）菌落性状：包括菌落的形状、大小、色素、有无溶血以及是否产生荧光等，对厌氧菌的鉴定均有一定参考价值。如产黑色素普雷沃菌与不解糖卟啉单胞菌培养 2～10 天可产生黑褐色或黑色色素，产气荚膜梭菌在新鲜血琼脂平板上能产生特征性的双溶血环。产黑色素普雷沃菌在 366nm 紫外灯或 Wood 灯照射下，显示砖红色荧光，梭杆菌显示黄绿色荧光而艰难梭菌显示绿色荧光。

（3）抗生素敏感性鉴定试验：常用的抗生素纸片有卡那霉素（1000μg）、万古霉素（5μg）和多黏菌素（10μg），一般抑菌圈直径 <10mm 可视为耐药。根据待检厌氧菌对各种抗生素的敏感性，可对厌氧菌进行初步分类与鉴定（表 17-3）。

（4）生化试验：根据待检厌氧菌对多种糖类发酵试验、吲哚试验、硝酸盐还原试验、触酶试验、卵磷脂酶试验、脂酶试验、蛋白溶解试验、明胶液化试验及胆汁肉汤生长试验和硫化氢试验等生化反应结果，再结合上述形态染色、菌落特征以及抗生素敏感性鉴定试验等，可将厌氧菌鉴定到属或种水平。

表 17-3 抗生素敏感性与厌氧菌初步鉴定

菌群	卡那霉素(1000μg)	万古霉素(5μg)	多黏菌素(10μg)
革兰阳性厌氧菌	V	S	R
脆弱拟杆菌群	R	R	R
解脲拟杆菌	S	R	S
中间普雷沃菌	R	R	S
其他普雷沃菌	R	R	V
卟啉单胞菌属	R	S	R
梭杆菌属	S	R	S
韦荣球菌属	S	R	S
厌氧消化链球菌	V	S	R
其他革兰阳性菌球菌	V	S	R

注：S：敏感(抑菌圈≥10mm)；R：耐药；V：不确定

商品化的厌氧菌生化鉴定系统，如 API-20A 板条。还有部分鉴定系统是利用厌氧菌菌体内含有的各种预成酶(preformed enzyme)或构成酶(constitutive enzyme)在有氧环境中能较长时间地保留其活性的特点，采用特定的色原底物或荧光底物和相应的指示剂，直接检测待检厌氧菌预成酶的种类和活性，不需要厌氧培养，只需用 3～4 个麦氏标准的菌液即可，大部分在 4～6 小时左右即可鉴定厌氧菌到种或属水平。这类系统操作简便快速，可鉴定的厌氧菌种类多，已得到广泛的应用，如 Rapid ID32A、RapID ANAⅡ、API-ZYM 系统和用于全自动鉴定系统的 ANC 卡等。

（5）气液相色谱技术(gas liquid chromatography，GLC)：厌氧菌在代谢过程中可产生多种挥发性或非挥发性短链脂肪酸和醇类等代谢产物，并且其代谢产物的种类和含量随厌氧菌种属的不同而有明显差异。利用气液相色谱分析技术，检测各种厌氧菌代谢产物的种类和数量，可以用于厌氧菌的鉴定和分类，且能在数十分钟至数小时内做出诊断，推测是否有厌氧菌感染及厌氧菌的种类，具有快速简便、准确可靠、样品用量少、经济等优点，是一项先进的分析技术，已成为厌氧菌鉴定及分类的重要手段之一。

（6）分子生物学技术：主要有 DNA 中(G＋C)mol% 值的测定、特异性基因探针技术、PCR 技术及 16S rDNA 序列测定等。相比传统的生化鉴定技术，分子生物学方法具有灵敏度高、特异性强，方法快速简便及鉴定范围更广等优点，其在厌氧菌的分类鉴定及临床厌氧菌标本的快速检测中的应用越来越广泛。

（7）质谱技术：目前已批准用于临床的主要是基于基质辅助激光解吸电离飞行时间质谱(matrix-assisted laser desorption ionization time of flight mass spectrometry，MALDI-TOF MS)技术，如 VITEK-MS 和 MALDI Biotyper 系统。

4. 药敏试验 由于厌氧菌生长缓慢，临床不常规开展厌氧菌体外药敏试验，抗厌氧菌治疗可根据指南或采取经验用药，表 17-4 是常用抗生素对厌氧菌的药敏试验结果。如果临床遇到厌氧菌引起的脑脓肿、心内膜炎及人工关节感染等严重感染性疾病，可考虑开展体外药敏试验，指导临床用药。厌氧菌体外药敏试验首选琼脂稀释法，微量肉汤稀释法只推荐用于脆弱拟杆菌群，具体可参见 CLSI M11-A6 药敏试验指南。

表 17-4 常用抗厌氧菌药物对厌氧菌的敏感性

菌种	甲硝唑	青霉素	替卡西林-棒酸	氨苄西林-舒巴坦	哌拉西林-他唑巴坦	碳氢酶烯类	头孢西丁	头孢替坦	替加环素	莫西沙星	克林霉素
脆弱拟杆菌	+	-	+	+	+	+	+	+	+	+	V
多形拟杆菌	+	-	+	+	+	+	V	V	V	V	V

续表

菌种	甲硝唑	青霉素	替卡西林-棒酸	氨苄西林-舒巴坦	哌拉西林-他唑巴坦	碳氢酶烯类	头孢西丁	头孢替坦	替加环素	莫西沙星	克林霉素
其他拟杆菌	+	−	+	+	+	+	V	V	+	−	−
具核梭杆菌	+	V	+	+	+	+	+	+	+	V	+
坏死梭杆菌	+	+	+	+	+	+	+	+	+	V	+
普雷沃菌属	+	V	+	+	+	+	+	+	+	V	+
卟啉单胞菌属	+	+	+	+	+	+	+	+	+	+	+
韦荣球菌属	+	+	+	+	+	+	+	+	+	+	+
丙酸杆菌属	−	+	+	+	+	+	+	+	+	+	+
消化链球菌属	V	+	+	+	+	+	+	+	+	V	+
放线菌属	−	+	+	+	+	+	+	+	+	+	+

注：+：敏感；−：耐药；V：可变

第二节　梭状芽胞杆菌

梭状芽胞杆菌属（*Clostridium*）是临床分离厌氧菌中唯一有芽胞的菌属，由210个种和5个亚种组成，是目前细菌中最大的一个菌属。临床常见的梭状芽胞杆菌包括破伤风梭菌（*C. tetani*）、产气荚膜梭菌、肉毒梭菌（*C. botulinum*）、艰难梭菌（*C. difficile*）、双酶梭菌（*C. bifermentans*）、败毒梭菌（*C. septicum*）、索氏梭菌（*C. sordellii*）、生孢梭菌（*C. sporogenes*）和第三梭菌（*C. tertium*）等，表17-5是临床常见梭状芽胞杆菌的鉴别要点。梭状芽胞杆菌属的DNA中G+C含量为22～55mol%，差异很大，但产毒素菌种的G+C含量却集中在24～29mol%。

表 17-5　临床常见梭状芽胞杆菌的鉴别要点

菌种名称	芽胞位置	迁徙生长	吲哚试验	卵磷脂酶	荧光颜色	双溶血环	脲酶试验	CCFA菌落	革兰染色形态
产气荚膜梭菌	ND	−	−	+	−	+	−	−	粗大杆菌，货车箱样外观
破伤风梭菌	T	+	+	−	−	−	−	−	鼓槌状
梭状梭菌	ST	−	−	−	−	−	−	−	足球样细胞
双酶梭菌	ST	−	+	+	−	−	−	−	大细胞，卵形芽胞
艰难梭菌	ST	−	−	−	黄绿色	−	−	黄色	细长形，卵形芽胞
索氏梭菌	ST	−	+	+	−	−	+	−	笔直，单个或成对
败毒梭菌	ST	+	−	−	−	−	−	−	细长或多形性
肉毒梭菌	ST	−	−	−	−	−	−	−	汤匙状或网球拍

注：+：阳性；−：阴性；ST：次级端；T：极端；ND：无资料

一、破伤风梭菌

破伤风梭菌（*C. tetani*）是一种临床较常见的革兰阳性厌氧芽胞杆菌，为破伤风的病原菌。

（一）临床意义

破伤风梭菌广泛存在于人和动物的肠道，由粪便污染土壤，以芽胞的形式广泛存在于环境中，人、马、小鼠、豚鼠和家兔等对之极为敏感，禽类和冷血动物对之有天然抵抗力。当机体受创伤时创口被污染或分娩时用不洁器械剪断脐带等,细菌即可侵入伤口生长繁殖,释放外毒素,引起机体痉挛性抽搐,称为破伤风。全世界每年约有 100 万病例发生,死亡率在 20% 左右。尤其是新生儿破伤风,如不及时防治,其死亡率可高达 90%,是发展中国家新生儿死亡的主要原因。

破伤风梭菌感染宿主后要经过 7～10 天的潜伏期,然后出现典型的临床症状:张口困难,牙关紧闭、"苦笑面容",以及颈部、躯干及四肢肌肉持续强直性痉挛导致的角弓反张,呼吸困难,最后可因窒息死亡。

破伤风梭菌本身无侵袭力,仅在伤口局部繁殖,不能侵入其他部位,其致病作用完全依赖于细菌产生的外毒素,是一种典型的毒血症。破伤风毒素分痉挛毒素(tetanospasmin)和溶血毒素(tetanolysin)两种。痉挛毒素是一种神经毒素,也是主要致病物质,毒力极强,对人体的致死剂量小于 1μg。

(二)生物学特性

破伤风梭菌的初期培养物为革兰阳性,但培养 48 小时后,尤其在芽胞形成后,易转变成革兰阴性。菌体长 2～5μm,宽 0.3～0.5μm,呈细长型,两端钝圆,有周鞭毛,无荚膜。芽胞位于菌体顶端,圆形,且直径大于菌体,使细菌呈鼓槌状(drumstick appearance),为本菌典型特征(图 17-1)。

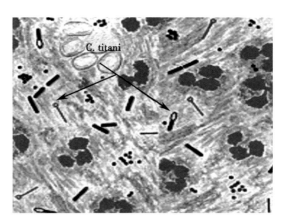

图 17-1　破伤风梭菌光镜图(革兰染色)

专性厌氧菌,37℃培养 48 小时后,形成扁平、灰白色、边缘疏松呈羽毛状的菌落,有狭窄的 β 溶血环;在潮湿的血平板上常呈迁徙生长,不易获得单个菌落;在庖肉培养基中,肉汤轻度混浊,肉渣部分消化,微变黑,产生少量气体,因能生成甲基硫醇及 H_2S 导致培养物有腐败恶臭味。

破伤风梭菌一般不发酵糖类,但对蛋白质有微弱的消化作用。硝酸盐还原试验阴性,明胶液化、H_2S 和吲哚试验阳性。气液相色谱可检测细菌代谢产物中的乙酸、丙酸、丁酸、乙醇和丁醇。

有菌体(O)抗原和鞭毛(H)抗原。菌体抗原各型相同,鞭毛抗原有型的特异性。根据鞭毛抗原的不同,可分为 10 个血清型。各型细菌所产生的毒素活性与免疫活性均相同,可被任何抗毒素中和。

破伤风梭菌的芽胞抵抗力强,在环境中存在可存活数年而不死,100℃煮沸 1 小时可灭活,能耐受干热 150℃ 1 小时,50g/L 的苯酚 10～15 小时。对青霉素、红霉素、四环素敏感,对氨基糖苷类抗生素耐药,磺胺类药物对其有抑制作用。

(三)微生物学检验

一般根据破伤风的典型临床表现和病史即可作出临床诊断,故通常不作细菌检查,只在有特殊需求时才进行，包括直接涂片检查和厌氧培养。感染部位的脓汁或坏死组织直接涂片革兰染色，若镜检见革兰阳性呈典型鼓槌状细菌即可报告"涂片见革兰阳性芽胞杆菌，呈鼓槌状"，临床根据涂片报告，结合病史和典型临床表现即可确诊。分离培养可接种疱肉培养基或普通厌氧琼脂，必要时可在 75～85℃水浴 30 分钟以去除杂菌，剩下有活力的芽胞经 35℃培养 2～4 天后，可见薄层迁徙样生长的菌落。细菌鉴定可利用商品化的厌氧菌鉴定系统，如 API 20A，RapID ANAⅡ等，与其他梭菌的鉴别诊断可参考表 17-5。

二、产气荚膜梭菌

产气荚膜梭菌（*C. perfringens*）广泛存在于自然界及人和动物的肠道中，是气性坏疽的主要病原菌，也可引起食物中毒，是临床标本中最常见的厌氧梭状芽胞杆菌。

（一）临床意义

产气荚膜梭菌能产生多种外毒素和侵袭性酶类，并有荚膜，具有强大的侵袭力，是气性坏疽的主要病原菌。其外毒素有 α、β、γ、δ、ε、η、θ、ι、κ、λ、μ 和 υ 12 种，其中主要的致死毒素有 α、β、ε、ι 四种，尤以 α 毒素最为重要，各型产气荚膜梭菌均可产生，在气性坏疽的形成中起主要作用。

根据产生外毒素的种类不同，将产气荚膜梭菌分为 A、B、C、D、E 五个毒素型，其中对人类致病的主要有 A 型和 C 型。

产气荚膜梭菌的 A 型及某些 C、D 型菌株也可产生肠毒素，通过误食含菌的食物感染，引起感染性食物中毒。C 型变种可产生 β 毒素，导致肠黏膜出血性坏死，引起人类坏死性肠炎，该病起病急，死亡率可达 40%，曾在泰国和斯里兰卡发生爆发流行。

（二）生物学特性

产气荚膜梭菌为革兰阳性粗大杆菌，两端钝圆，呈货车箱样外观，大小（1～1.5）μm×（3～5）μm。无鞭毛，在机体内可形成明显的荚膜。芽胞呈椭圆形，直径小于菌体，位于菌体中央或次极端，但在机体组织和人工培养基中很少形成芽胞，只有在无糖培养基中或不利于细菌生长的外界环境中才能形成芽胞，为本菌的特点之一。

此菌为不严格厌氧菌，在微氧的环境中也能生长。生长繁殖较快，在厌氧环境中培养18～24 小时后，在厌氧血平板上形成直径 2～4mm、圆形、凸起、表面光滑、边缘整齐的菌落，多数菌株有典型的双溶血环（图 17-2A），内环完全溶血（θ 毒素所致），外环大面积不完全溶血（α 毒素所致）。在卵黄平板上，产气荚膜梭菌产生的卵磷脂酶（α 毒素）分解卵黄中

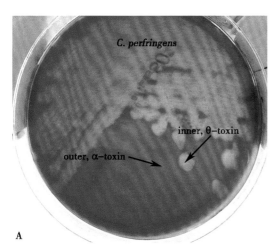
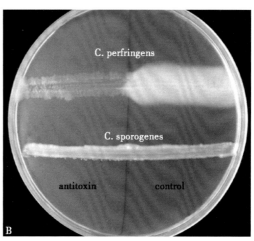

图 17-2 产气荚膜梭菌

A. 双溶血环；B. Nagler 反应

的卵磷脂，导致菌落周围出现乳白色浑浊圈，该现象可被特异性抗血清所中和，称为 Nagler 反应（图 17-2B）。本菌在庖肉培养基中生长迅速，产生大量气体，肉渣不被消化，但变为粉红色。在牛乳培养基中，产气荚膜梭菌能分解乳糖产酸使酪蛋白凝固，同时产生大量气体将凝固的酪蛋白冲散形成蜂窝状，并将液面上的凡士林向上推挤，甚至冲开棉塞，气势凶猛，称为"汹涌发酵"（stormy fermentation）现象，为本菌特征之一。

该菌能发酵葡萄糖、乳糖、麦芽糖和蔗糖，产酸产气；液化明胶，产生 H_2S，卵磷脂酶试验阳性，脂酶试验阴性，吲哚试验阴性。主要代谢产物为乙酸和丁酸。

（三）微生物学检验

创伤感染时取分泌物、穿刺物、坏死组织块；食物中毒时取可疑的食物。标本直接涂片检查可见革兰阳性粗大杆菌，偶见芽胞，有时伴有其他厌氧菌和兼性厌氧菌生长。本菌能耐受低浓度氧，生长迅速，容易培养。厌氧血琼脂平板上见典型的"双溶血环"，卵磷脂酶试验阳性、Nagler 试验阳性，牛乳"汹涌发酵"阳性可确诊，必要时可借助商品化的厌氧菌鉴定系统。

三、肉毒梭菌

肉毒梭菌（*C. botulinum*）主要存在于土壤及水中，偶尔存在于动物粪便中，是一种腐物寄生菌，能产生毒性极强的外毒素。

（一）临床意义

肉毒梭菌是肉毒病的病原菌。该菌在厌氧条件下可产生毒性极强的外毒素 - 肉毒毒素，为已知最剧烈的毒素。除 E 型毒素外，一般无胃肠道症状。引起食物中毒的食品中国外多见于罐头、腊肠和香肠等肉制品，国内 80% 是发酵的豆制品，其次是发酵的面制品。

本菌也可致婴儿肉毒病，为感染性食物中毒。当婴儿（特别是半岁以内的婴儿）食入被肉毒梭菌芽胞污染的食品后，芽胞出芽繁殖，产生的毒素经肠道吸收而致病。症状与肉毒毒素引起的食物中毒相似，病死率不高（1%～2%）。

此外，肉毒梭菌也可通过感染伤口或外科手术切口侵入体内，在深部组织中生长繁殖并产生肉毒毒素，导致肉毒中毒，出现神经末梢麻痹症状，临床少见。

（二）生物学特性

革兰阳性粗大杆菌，大小（1～1.2）μm×（4～6）μm，菌体直或稍弯，两端钝圆，单个或成双排列，有时呈链状。有周鞭毛，无荚膜。20～25℃时在菌体次极端形成卵圆形芽胞，直径大于菌体，使细菌呈汤匙状或网球拍状。

该菌为严格厌氧菌。营养要求不高，厌氧血琼脂 35℃培养 18～24 小时，形成直径为 3～5mm、不规则、灰白色、半透明的菌落，有 β 溶血。在卵黄平板上，除 G 型外，其他肉毒梭菌均可产生局限性不透明区和珠光层。在庖肉培养基中能消化肉渣，使之变黑，有腐败恶臭。

除 G 型外，各型均发酵葡萄糖和麦芽糖，不发酵乳糖；液化明胶、H_2S 阳性、脂酶阳性、卵磷脂酶、吲哚和硝酸盐还原试验均阴性。G 型肉毒梭菌生化反应不活跃，除能液化明胶外，其他生化反应均为阴性。

根据所产生毒素的抗原性不同，肉毒梭菌分为 A、B、C1、C2、D、E、F、G 8 个型，其中 A、B、E、F 对人致病，以 A、B 型最常见，E、F 型偶见。我国报告的大多是 A 型。各型毒素的药理作用都是相同的，但因抗原性不同，只能被各自的抗毒素中和。

其芽胞抵抗力很强，可耐 100℃高温 1 小时以上。其毒素也具有一定的耐热性，80～90℃加热 5～10 分钟或煮沸 1 分钟可破坏。

（三）微生物学检验

由于肉毒梭菌在自然界分布广泛，且细菌本身并不致病，因此，仅从标本中检出该菌并无诊断价值，实验室诊断主要检测毒素，其次才是病原菌的分离培养。毒素检测常用的方法是小白鼠腹腔注射法检测毒素的毒力，然后用特异性抗毒素中和试验为毒素分型，也可用免疫学技术直接测定毒素。初代培养常接种庖肉培养基，次代培养可接种厌氧血琼脂和卵黄琼脂平板，取可疑菌落做最后鉴定。

四、艰难梭菌

艰难梭菌（*C. difficile*）是抗生素相关性腹泻和伪膜性肠炎的病原菌，因其对氧极为敏感，分离培养困难而得名。

（一）临床意义

艰难梭菌是人和动物肠道中的正常菌群，在幼儿的粪便中最常见。肠道中的乳杆菌、双歧杆菌、D 群链球菌和真菌等对其具有拮抗作用。长期使用氨苄西林、头孢菌素、克林霉素及红霉素等抗生素，尤其是克林霉素之后，引起肠道菌群失调，肠道中的正常菌群生长受到抑制，削弱或失去对艰难梭菌的拮抗作用，致使耐药的艰难梭菌在肠道中过度繁殖并产生毒素而致病，导致抗生素相关性腹泻（antibiotic-associated diarrhea，AAD），临床表现为水样便、黏液脓性便、血便和稀便，有时可见坏死的黏膜，其 027 型高产毒株曾在世界多个国家发生爆发流行。

此外，艰难梭菌是伪膜性肠炎（pseudomembranous colitis，PMC）最主要的病原菌之一，有资料显示，几乎 100% 的伪膜性肠炎是由艰难梭菌引起的。艰难梭菌亦可引起气性坏疽、脑膜炎、肾盂肾炎、腹腔、阴道感染及菌血症等，已成为医院内感染的重要病原菌之一。

（二）生物学特性

革兰阳性粗长杆菌，大小（1.3～1.6）μm×（3.6～6.4）μm，培养 48 小时后常转为革兰阴性。芽胞为卵圆形或长方形，位于菌体的次极端，无荚膜，有些菌株有周鞭毛，能运动（图 17-3A）。

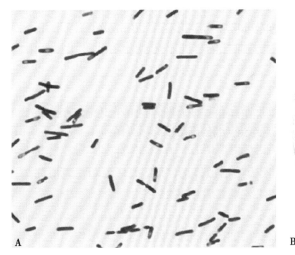
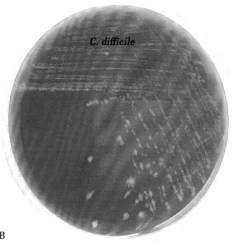

图 17-3　艰难梭菌
A. 光镜图（革兰染色）；B. 菌落（厌氧血平板）

本菌为严格的专性厌氧菌，用常规的厌氧培养法不易生长。最适温度为 30～37℃，在 25～45℃均可生长。在厌氧血平板上，培养 48 小时后，形成直径 3～5mm、圆形、白色或淡黄色、边缘不齐、表面粗糙、不溶血的菌落（图 17-3B）。在环丝氨酸 - 头孢西丁 - 果糖 - 卵黄琼脂（cycloserine-cefoxitin-fructose-agar，CCFA）平板上，形成较大的表面粗糙、边缘不齐的黄色菌落，在 366nm 紫外线照射下，可见黄绿色荧光。

艰难梭菌能发酵葡萄糖、果糖、甘露醇产酸，水解七叶苷、液化明胶，不分解蛋白质、乳糖、麦芽糖与蔗糖，不产生吲哚和 H_2S，不凝固牛奶、硝酸盐还原阴性、不分解卵磷脂酶及脂肪酶。产生少量乙酸、异丁酸、丁酸、异戊酸、戊酸和异己酸。

该菌可产生 TcdA、TcdB、CDT、水解酶、SLP 等多种毒力因子，其中尤以 A 毒素与 B 毒素最为重要，85%～95% 的标本中均可检出。毒素 A 为肠毒素，能使肠壁出血坏死，液体积蓄；毒素 B 为细胞毒素，能直接损伤肠黏膜细胞，造成伪膜性结肠炎。

艰难梭菌耐受甲酚、乙醇和大部分洗手液，其芽胞可在环境中存活 20 年，是医院内感染的重要原因，有研究显示含氯消毒剂可有效降低院内感染率。

（三）微生物学检验

艰难梭菌广泛存在于婴幼儿的粪便中，健康成人粪便艰难梭菌的携带率为 5%～10%，通常粪便中艰难梭菌的量达到 10^5～10^8CFU/g 才出现临床感染症状。因此，临床诊断艰难梭菌相关疾病重点是检测艰难梭菌的 A 或 B 毒素，包括分子生物学方法检测其毒力基因，分离培养可用于流行病学调查和临床感染的辅助诊断。

第三节　革兰阴性无芽胞厌氧杆菌

临床常见革兰阴性无芽胞厌氧杆菌（non-spore-forming anaerobic gram-negative bacilli）包括拟杆菌属（Bacteroides）、普雷沃菌属（Prevotella）、卟啉单胞菌属（Porphyromonas）和梭杆菌属（Fusobacterium）等。

一、拟杆菌属

（一）分类

拟杆菌属（Bacteroides）是临床上最重要的无芽胞厌氧菌，包括有 78 个种和 5 个亚种，其中与人类感染密切相关的主要有脆弱拟杆菌（B. fragilis）、多形拟杆菌（B. thetaiotaomicron）、吉氏拟杆菌（B. distasonis）、普通拟杆菌（B. vulgatus）、卵形拟杆菌（B. ovatus）等十几个种。根据其对胆盐的耐受情况，又分为耐胆盐的脆弱拟杆菌群和不耐胆盐的非脆弱拟杆菌群。代表菌为脆弱拟杆菌。拟杆菌属的 DNA G＋C 含量为 39～48mol%。

（二）临床意义

拟杆菌是人类口腔、肠道及女性生殖道的正常菌群，为条件致病菌，主要引起内源性感染，也可通过多种外源性途径引起机体各系统及组织的外源性感染，如菌血症或败血症、颅内感染、胸腔感染、腹腔感染及女性生殖系统感染等。其中尤以脆弱拟杆菌最常见，占临床厌氧菌分离株的 25%，占拟杆菌群的 60%，其次为多形拟杆菌、吉氏拟杆菌和普通拟杆菌。

（三）生物学特性

革兰阴性杆菌，大小为（0.8～1.3）μm×（1.6～8）μm，着色不均，多数菌种两端钝圆而浓染，中间不易着色或染色较浅，形似空泡。拟杆菌的陈旧培养物呈明显多形性。在液体培养基尤其在含糖培养基中为长丝状或其他形状。拟杆菌无芽胞、无鞭毛，脆弱拟杆菌可形成荚膜，部分菌株有菌毛。

专性厌氧，营养要求较高，培养基中需加入氯化血红素、维生素 K_1 及酵母浸出物等营养成分。在厌氧血平板上经 24～48 小时培养后，形成直径 1～3mm、圆形、微凸、表面光滑、半透明、灰白色、边缘整齐的菌落，多数菌株不溶血。20% 胆汁（或 2g/L 胆盐）或吐温 -80（0.02%）可促进脆弱拟杆菌群的生长。其在拟杆菌 - 胆汁 - 七叶苷（BBE）培养基上生长旺盛，菌落较大，能分解七叶苷，使培养基呈黑色，菌落周围有黑色晕圈。

（四）微生物学检验

标本直接涂片，革兰染色镜检，如发现革兰阴性无芽胞杆菌，着色不匀，且数量较多或呈多形性,菌细胞呈不规则肿胀,应考虑为拟杆菌。如细菌经耐氧试验证实为专性厌氧菌,在 BBE 平板上生长良好,菌落直径＞1mm,且在菌落周围出现黑色晕圈,对卡那霉素(1000μg)、万古霉素(5μg)和多黏菌素(10μg)均耐药,可初步鉴定为脆弱拟杆菌群。

生化鉴定要点:发酵葡萄糖、麦芽糖和蔗糖,水解七叶苷,主要代谢产物为乙酸和琥珀酸。生化鉴定特征为:触酶试验阳性,吲哚试验阴性;氧化酶和脲酶试验脆弱拟杆菌结果不确定而解脲拟杆菌阳性,硝酸盐还原试验脆弱拟杆菌阴性而解脲拟杆菌阳性。

二、普雷沃菌属

(一)分类

普雷沃菌属(*Prevotella*)是1990年从拟杆菌属分出的一个新菌属,包括43个种和1个亚种,其中产黑色素的有产黑色素普雷沃菌(*P. melaninogenica*)、中间普雷沃菌(*P. intermedia*)、人体普雷沃菌(*P. corporis*)、栖牙普雷沃菌(*P. denticola*)、洛氏普雷沃菌(*P. loescheii*)、变黑普雷沃菌(*P. nigrescens*)、谭氏普雷沃菌(*P. tannerae*)和苍白普雷沃菌(*P. pallens*),不产色素的有颊普雷沃菌(*P. buccae*)、口腔普雷沃菌(*P. oralis*)、二路普雷沃菌(*P. bivia*)、解糖胨普雷沃菌(*P. disiens*)、齿龈普雷沃菌(*P. oulorum*)等10多个菌种,代表菌为产黑色素普雷沃菌。普雷沃菌属 DNA G＋C 含量为37～51mol%。

(二)临床意义

普雷沃菌是人体口腔菌群的绝对优势菌,几乎所有口腔感染都有普雷沃菌的参与,也多见于头、颈部及胸腔感染。普雷沃菌也可寄居于女性生殖道等其他部位,二路普雷沃菌和解糖胨普雷沃菌常引起女性生殖道感染,而在口腔感染中少见。本属菌常与其他厌氧菌、需氧菌或兼性厌氧菌引起混合感染。

(三)生物学特性

革兰阴性球杆菌,大小为(0.8～1.5)μm×(1.0～3.5)μm,排列成双或短链,两端钝圆,有浓染和空泡。在液体培养基,尤其是在含糖培养基中呈多形性,菌体长短不一,长者达10μm 以上。无荚膜、无鞭毛、无芽胞。

本菌为专性厌氧菌,营养要求高,培养基中需加入氯化血红素和维生素 K_1,在厌氧血平板上生长良好,经2～3天培养后,菌落呈圆形、微凸、半透明、直径0.5～3mm,多数菌株呈 β溶血。产黑色素的细菌菌落起初为灰白色,逐渐变为浅棕色,5～7天后变为黑色(图17-4)。在黑色素产生之前,用波长366nm 紫外线照射可见橘红色荧光,但黑色素出现后荧光消失。

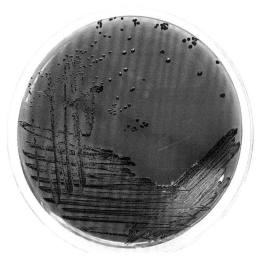

图 17-4　产黑色素普雷沃菌的菌落特征

在卡那万古冻溶血平板（KVLB）上生长更佳，可早期产生黑色素。本属大多数菌株对 20% 胆汁敏感，在含 20% 胆汁的培养基中不生长。

（四）微生物学检验

革兰阴性球杆菌，染色不均，菌体中间似有空泡，具有多形性。厌氧血平板上，产黑色素的细菌菌落呈浅棕色或黑色，在紫外线照射下产生橘红色荧光，20% 胆汁能抑制生长，可初步鉴定为产黑色素普雷沃菌。生化鉴定要点：发酵葡萄糖、乳糖和蔗糖，绝大多数菌种不分解七叶苷，不产生吲哚，触酶和脂酶多数阴性。在 PYG 培养基中主要代谢产物为乙酸和琥珀酸。

三、卟啉单胞菌属

（一）分类

卟啉单胞菌属（*Porphyromonas*）是 1988 年从 Bacteroides 分出的一个新菌属，现有 17 个种，与人类健康有关的主要有 3 个种，即不解糖卟啉单胞菌（*P. asaccharolytica*）、牙髓卟啉单胞菌（*P. endodontalis*）和牙龈卟啉单胞菌（*P. gingivalis*）。代表菌为不解糖卟啉单胞菌。DNAG＋C 含量为 45～54mol%。

（二）临床意义

卟啉单胞菌主要分布于人类口腔，也可存在于人类泌尿生殖道和肠道。在正常人体的检出率低，可从多种临床标本如口腔、胸腔、皮肤、软组织、阴道、阑尾的病灶中分离出。主要引起人类牙周炎、牙髓炎、根尖周炎等口腔感染，也可引起肺、胸膜炎、阑尾炎和细菌性阴道炎，尚可引起头、颈和下呼吸道感染。

（三）生物学特性

卟啉单胞菌为革兰阴性短杆菌或球杆菌，大小约（0.5～0.8）μm×（1.0～3.0）μm，无芽胞、无鞭毛。

专性厌氧，营养要求较高，维生素 K_1 和氯化血红素可促进本菌生长及黑色素的产生，冻溶血较非冻溶血更有利于早期产生黑色素。本属细菌均产生色素，在厌氧血平板上培养 3～5 天，可形成光滑、有光泽、凸起、直径 1～3mm 的棕色菌落，继续培养 6～10 天后逐渐转为黑色菌落。在色素产生之前，用波长 366nm 紫外线照射，可见红色荧光。

（四）微生物学检验

卟啉单胞菌的鉴定特征：革兰阴性杆菌或球杆菌，染色不均。在厌氧血琼脂上，菌落逐渐从边缘向中心由棕色变为黑色。在未出现黑色前，紫外线照射可产生红色荧光。生化鉴定要点：不发酵糖类，不水解七叶苷，液化明胶，多数菌株吲哚阳性，触酶和脂酶试验阴性。在 PYG 培养基中的主要代谢产物为乙酸、丙酸和异戊酸等。

卟啉单胞菌与产黑色素的普雷沃菌在厌氧血平板上均能产生黑色素，形成黑色菌落，应注意鉴别。普雷沃菌可发酵葡萄糖，主要代谢产物为乙酸和琥珀酸，而与人类有关的 3 种卟啉单胞菌均不发酵葡萄糖，代谢产物主要为乙酸和丁酸。不解糖卟啉单胞菌可通过检测 α- 岩藻糖苷酶与牙髓卟啉单胞菌和牙龈卟啉单胞菌进行鉴别。前者 α- 岩藻糖苷酶为阳性，后两者为阴性。

四、梭 杆 菌 属

（一）分类

梭杆菌属（*Fusobacterium*）是临床较常见的革兰阴性无芽胞厌氧杆菌，因其形态细长、两端尖细如梭形而得名。本属菌共有 21 个种和 7 个亚种，临床标本中常见的有具核梭杆菌（*F. nucleatum*）、坏死梭杆菌（*F. necrophorum*）、死亡梭杆菌（*F. mortiferum*）和溃疡梭杆菌

（*F. ulcerans*）。代表菌是具核梭杆菌。DNAG+C含量为26～34mol%。

（二）临床意义

梭杆菌是寄生于人类口腔、上呼吸道、肠道和泌尿生殖道的正常菌群，可引起各种软组织感染，是口腔感染（如奋森溃疡性咽峡炎）、肺脓肿及胸腔等感染的常见病原菌。也可从肠道感染、尿路感染、手术感染灶以及血液等多种临床标本中分离到。在临床感染中以具核梭杆菌最常见。坏死梭杆菌是毒力很强的厌氧菌，是扁桃体周围脓肿中最常分离到的厌氧菌，也是Lemierre综合征（又称咽峡后脓毒症）的致病菌。

（三）生物学特性

梭杆菌为革兰阴性杆菌，菌体纤细长丝状，常呈多形性。典型的形态特征为梭形，两端尖细、中间膨大，大小（5～10）μm×1μm，有时菌体中有革兰阳性颗粒存在。无鞭毛、无芽胞。

严格厌氧，在厌氧血平板上生长良好，经48小时培养后，菌落直径1～2mm，圆形、凸起、灰白色、光滑、透明或半透明。典型菌株呈不规则圆形、面包屑样，用透视光观察菌落常显示珍珠样光斑点。一般不溶血。陈旧菌落的周围常可见一扩散环，但菌落呈R型。

（四）微生物学检验

梭杆菌的鉴定特征：革兰阴性梭杆菌，两端尖细，中间膨大，呈梭状。菌落呈面包屑样。大部分菌种对胆汁敏感，在20%胆汁中不生长。本菌生化反应较弱，多数不发酵糖类，少数菌株对葡萄糖、果糖可出现弱发酵反应。大多数菌种吲哚阳性，脂酶试验阴性，不分解七叶苷，不还原硝酸盐。对卡那霉素和多黏菌素敏感，对万古霉素耐药。梭杆菌主要代谢产物是丁酸，很少或不产生异丁酸和异戊酸，而拟杆菌不产生丁酸，可产生异丁酸和异戊酸，纤毛菌产生大量乳酸而不产生丁酸，可通过气液相色谱分析加以鉴别。

第四节 革兰阳性无芽胞厌氧杆菌

革兰阳性无芽胞厌氧杆菌（non-spore-forming anaerobic gram-positive bacilli）种类很多，与人类健康有关的主要有丙酸杆菌属（*Propionibacterium*）、真杆菌属（*Eubacterium*）、放线菌属（*Actinomyces*）、蛛网菌属（*Arachnia*）、乳杆菌属（*Lactobacillus*）和双歧杆菌属（*Bifidobacterium*）6个菌属。各个属之间的菌落形态和生化反应很相似，鉴定较难，表17-6总结了常见革兰阳性无芽胞厌氧杆菌的主要鉴定特征。

表17-6 革兰阳性无芽胞厌氧杆菌的主要鉴定特征

	丙酸杆菌属	蛛网菌属	放线菌属	乳杆菌属	双歧杆菌属	真杆菌属
严格厌氧性	V	V	V	V	+	+
动力	–	–	–	–	–	V
触酶	V	–	–+	–	–	–
主要代谢产物	丙酸	丙酸	琥珀酸	乳酸	醋酸加乳酸	丁酸
吲哚	V	–	–	–	–	–
硝酸盐还原	V	+	V	–	–	V
DNA（G+C）mol%（Tm）	53～67	63～65	55～68	32～53	55～67	30～35

注：+：90%以上菌株阳性；–：90%以上菌株阴性；V：11%～89%菌株阳性；–+：多数菌株阴性

一、丙酸杆菌属

（一）分类

丙酸杆菌属（*Propionibacterium*）因发酵葡萄糖产生丙酸而命名，本菌属共有16个种，新的分类将丙酸蛛网菌（*P. propionicum*）从蛛网膜菌属划归丙酸杆菌属。与人类感染有关的主要有痤疮丙酸杆菌（*P. acnes*）、贪婪丙酸杆菌（*P. avidum*）和颗粒丙酸杆菌（*P. granulosum*）三个种，其中以痤疮丙酸杆菌最常见。DNA G+C 含量为 53～67mol%。

（二）临床意义

丙酸杆菌属主要寄生在人体皮肤与乳制品及青贮饲料中。痤疮丙酸杆菌是人体皮肤的优势菌，主要存在于毛囊皮脂腺与汗腺中，与痤疮和酒渣鼻有关。贪婪丙酸杆菌常引起鼻窦炎及许多皮肤皱褶潮湿处的慢性感染，也曾从血液、脑脓肿、伤口和软组织溃疡灶分泌物及粪便中分离出。颗粒丙酸杆菌常与痤疮丙酸杆菌同时存在于病灶中，致病性未明。此外，本菌属也是血培养、腰穿及骨髓穿刺液培养最常见的污染菌。

（三）生物学特性

丙酸杆菌为革兰阳性杆菌，大小（0.5～0.8）μm×（1～5）μm，菌体微弯呈棒状，一端钝圆，另一端渐细或变尖，单个、成对或呈 V 和 Y 字形排列，无芽胞和鞭毛，染色不匀，陈旧培养物常呈长丝状，多形性明显。

厌氧或微需氧，大部分菌株在严格厌氧条件下生长较快，部分菌种数次转种后，可变为兼性厌氧菌。在 30～37℃，pH 7.0 时生长最快，吐温 -80 可刺激大部分菌株生长。在厌氧血平板上不溶血，培养 48 小时后菌落直径 0.5～1.5mm，圆形、凸起、有光泽、半透明、白色，随培养时间和菌种不同可呈灰黄、黄褐、粉红、红色或橙色。

（四）微生物学检验

丙酸杆菌属的鉴定要点：革兰阳性无芽胞厌氧杆菌，常呈棒状，厌氧环境下数次转种后，可变为兼性厌氧菌。发酵葡萄糖产生丙酸，通常触酶试验阳性。对卡那霉素和万古霉素等敏感，对黏菌素等耐药。一般来说，革兰阳性无芽胞厌氧杆菌若触酶试验和吲哚试验皆为阳性，则可初步鉴定为痤疮丙酸杆菌。常见菌种间的鉴定参照表17-7。

表 17-7　丙酸杆菌属常见菌种的鉴别

菌种	乳糖	麦芽糖	蔗糖	七叶苷水解	明胶液化	硝酸盐还原	吲哚	触酶	在PYG培养基中产生的脂肪酸
痤疮丙酸杆菌	−	−	−	−	+	+	+⁻	+	A, P, (iv)
贪婪丙酸杆菌	+⁻	+	+	+	+	+	−	+	A, P, (iv)
颗粒丙酸杆菌	−	+⁻	+	−	−	−	−	+	A, P, (iv)

注：+：90%以上菌株阳性；−：90%以上菌株阴性；V：11%～89%菌株阳性；代谢产物：A：乙酸；P：丙酸；iV：异戊酸

二、真杆菌属

（一）分类

真杆菌属（*Eubacterium*）共有 53 个种，其中十几个种与临床感染有关，包括迟缓真杆菌（*E. lentum*）、黏液真杆菌（*E. limosum*）和产气真杆菌（*E. aerofaciens*）等。临床上以迟缓真杆菌和黏液真杆菌最多见。DNA G+C 含量为 30～35mol%。

（二）临床意义

真杆菌是人及动物口腔和肠道正常菌群的组成成员，对机体有营养、生物拮抗和维持肠道微生态学平衡等功能。少数菌种如迟缓真杆菌、黏液真杆菌和不解乳真杆菌等常从脓肿和外伤等混合感染标本中分离得到，而血培养中少见。

（三）生物学特性

革兰阳性杆菌，具有多形性，形态变化从球杆状到长杆状，大小（0.2～2）μm×（0.3～10）μm。单个或成双排列，偶见短链状。无芽胞，少数菌株有鞭毛。专性厌氧，在厌氧血平板上经

37℃培养48小时形成直径0.5～2mm的圆形、扁平或微凸、半透明或不透明、不溶血的小菌落,20%胆汁可促进其生长。

（四）微生物学检验

真杆菌的鉴定特征:革兰阳性无芽胞厌氧杆菌,菌落小,不溶血。20%胆汁可促进其生长。多数菌种生化反应活跃,发酵糖类,主要产生丁酸,少数菌种如迟缓真杆菌,不发酵任何糖类。多数菌种触酶和吲哚试验阴性,大多数不还原硝酸盐。

三、双歧杆菌属

（一）分类

双歧杆菌属（*Bifidobacterium*）现有46个种和亚种。与人类密切有关的有青春双歧杆菌（*B. adolescentis*）、短双歧杆菌（*B. breve*）、长双歧杆菌（*B. longum*）、两歧双歧杆菌（*B. bifidum*）、婴儿双歧杆菌（*B. infantis*）、蜜蜂双歧杆菌（*B. globosum*）、小链双歧杆菌（*B. catenulatum*）、齿双歧杆菌（*B. dentium*）等8个种。代表种为两歧双歧杆菌。DNA G＋C含量为55～67mol%。

（二）临床意义

双歧杆菌是人和动物肠道中重要的正常菌群,小肠上部几乎无本属菌,小肠下部肠内容物细菌数量可达$10^3/g$～$10^5/g$,粪便中可达$10^8/g$～$10^{12}/g$,口腔和阴道中也有双歧杆菌栖居。这些细菌在体内有维持人体微生态平衡的重要作用,能合成多种人体所必需的维生素,拮抗多种肠道病原微生物,故有抗感染、增强机体免疫力、抗肿瘤、调节肠道菌群关系、营养保健和抗衰老等作用。此外,本菌还可控制内毒素血症和提高人体的抗辐射能力,是目前应用最为广泛的益生菌（probiotic）。迄今为止,本菌属中仅齿双歧杆菌常从口腔、生殖道及下呼吸道标本中分离出来,被认为可能具有潜在致病性。本属细菌对杆菌肽、青霉素G、红霉素、克林霉素和氨苄西林高度敏感,对氨基糖苷类抗生素、多黏菌素、萘啶酸和甲硝唑等耐药。

（三）生物学特性

革兰阳性杆菌,呈高度多形性,大小（0.5～1.3）μm×（1.5～8）μm,可单个、成双、Y和V形排列,有时可呈短链状或呈栅栏状平行排列。有时菌体弯曲,一端或两端膨大,菌体着色不均,无芽胞、无鞭毛、无荚膜。

本菌为专性厌氧菌,但不同菌种对氧的敏感性不同,极少数菌种在10% CO_2环境中能够生长。最适pH范围为pH 6.5～7.0,低于pH 4.5或高于pH 8.5不生长。最适生长温度为37～41℃。在厌氧血平板上形成圆形、光滑、不透明、不溶血,呈乳白色或灰褐色的中、小菌落。

（四）微生物学检验

双歧杆菌营养要求高,分离培养常选用BL或BS血琼脂。其鉴定要点包括:革兰阳性无芽胞厌氧杆菌,着色不均,有高度多形性,常有分叉或呈棒状。生化反应不活跃,仅分解葡萄糖和乳糖,主要代谢产物为乙酸和乳酸,且乙酸和乳酸的摩尔浓度比为3:2。大多数细菌触酶阴性,不产生吲哚,不还原硝酸盐。

四、乳杆菌属

（一）分类

乳杆菌属（*Lactobacillus*）因其发酵糖类产生大量乳酸而命名,有150多个种和亚种组成,其中大多数为兼性厌氧菌,仅约20%的菌种为专性厌氧菌。与人类密切相关的有嗜酸乳杆菌（*L. acidophilus*）、德氏乳杆菌（*L. delbrueckii*）、加氏乳杆菌（*L. gasseri*）、发酵乳杆菌（*L. fermentum*）、干酪乳杆菌（*L. casei*）、植物乳杆菌（*L. plantarum*）、卷曲乳杆菌（*L. crispatus*）、詹氏乳杆菌（*L. jensenii*）、唾液乳杆菌（*L. salivarius*）、短乳杆菌（*L. brevis*）等 10 个菌种，其中以嗜酸乳杆菌最常见。DNA G＋C 含量为 32～53mol%。

（二）临床意义

乳杆菌主要寄生于人和动物的消化道及生殖道，是维持宿主肠道和阴道微生态平衡的重要菌群，对致病菌的繁殖有抑制作用，尤其在维持阴道的自净作用方面起主导作用。本属细菌中仅极少数有致病性。口腔中寄生的嗜酸乳杆菌与龋齿形成有关，也可能与发酵性腹泻有关。加氏乳杆菌为条件致病菌，偶可引起亚急性心内膜炎、败血症或脓肿等。青霉素和氨基糖苷类联合应用可杀灭乳杆菌。

（三）生物学特性

革兰阳性细长杆菌，大小（0.5～1.2）μm×（1.0～10.0）μm。成双、短链或栅栏状排列，有些菌株两端染色较深。无芽胞、多数菌种无鞭毛。

本属细菌可为专性厌氧、兼性厌氧或微需氧，在 5%～10% CO_2 的环境中能生长，但在厌氧环境中生长更好。最适温度 30～40℃。耐酸，最适 pH 5.5～6.2，在 pH 5.0 或更低的环境中也能生长。在中性或偏碱性的环境中生长不佳或不能生长。在厌氧血平板上形成直径2～5mm，圆形、凸起、表面粗糙、边缘不整齐的菌落。一般呈灰白色或乳褐色，部分菌种呈黄褐色、橙色、铁锈红色或砖红色。

（四）微生物学检验

标本直接涂片染色镜检见革兰阳性无芽胞的大杆菌可初步诊断，分离培养常用 MRS 营养琼脂或葡萄糖血清琼脂。鉴定要点包括：发酵多种糖类产生乳酸，不分解蛋白质，触酶试验、吲哚试验、明胶液化试验和硝酸盐还原试验均阴性。

第五节　厌氧性球菌

厌氧性球菌（anaerobic cocci）是临床厌氧菌感染的重要病原菌，约占临床厌氧菌分离株的25%。革兰阳性厌氧球菌包括消化球菌属（*Peptococcus*）、消化链球菌属（*Peptostreptococcus*）、瘤胃球菌属（*Ruminococcus*）等菌属以及葡萄球菌属和链球菌属中的部分菌种。革兰阴性厌氧球菌有韦荣球菌属（*Veillonella*）、氨基酸球菌属（*Acidaminococcus*）、巨球菌属（*Megasphaera*）和互营球菌属（*Syntrophococcus*）四个菌属。临床感染中尤以消化球菌属、消化链球菌属和韦荣球菌属最常见。

一、消化球菌属

（一）分类

消化球菌属（*Peptococcus*）有 8 个种，包括黑色消化球菌（*P. niger*）、不解糖消化球菌（*P. asaccharolyticus*）、产吲哚消化球菌（*P. indolicus*）和大消化球菌（*P. magnus*）等，临床最常见的是黑色消化球菌。DNA G＋C 含量为 50～51mol%。

（二）临床意义

黑色消化球菌主要寄居在女性生殖道中，偶见于其他临床标本。该菌常与需氧菌混合引起腹腔感染、肝脓肿、生殖道及盆腔感染。

（三）生物学特性

黑色消化球菌系革兰阳性球菌，直径 0.3～1.2μm，成双、成堆或呈短链状排列。无动力，无芽胞。专性厌氧，营养要求高，生长缓慢，在厌氧血平板上，经厌氧培养 2～4 天形成圆形凸起、光滑、边缘整齐、有光泽、不溶血的黑色小菌落。暴露于空气后菌落成浅灰色。传代数次之后，在血平板上黑色消失，通过庖肉培养后又可产生黑色素。不发酵糖，触酶阳性，靛基质试验、尿素酶试验、硝酸盐试验均阴性。对青霉素、红霉素、氯霉素、四环素及甲硝唑敏感。

（四）微生物学检验

标本呈黑色、有臭味是该菌感染的特点。标本直接涂片染色可初步报告，分离培养 2～4 天，菌落系统鉴定后可发最终报告。

二、消化链球菌属

（一）分类

消化链球菌属（*Peptostreptococcus*）目前包含 18 个种，常见的有厌氧消化链球菌（*P. anaerobius*）、大消化链球菌（*P. magnus*）、不解糖消化链球菌（*P. asaccharolyticus*）、吲哚消化链球菌（*P. indolicus*）和四联消化链球菌（*P. tetradius*）等。代表菌为厌氧消化链球菌。DNA G＋C 含量为 27～45mol%。

（二）临床意义

消化链球菌是人和动物口腔、上呼吸道、肠道和女性生殖道的正常菌群，可引起人体多种组织和器官感染，且以混合感染多见，占临床厌氧菌感染的 20%～30%。仅次于脆弱拟杆菌，尤以厌氧消化链球菌最常见。常引起腹腔感染、肝脓肿、外阴、阴道及盆腔感染、肺部和胸膜感染、口腔感染、颅内感染以及皮肤和软组织感染等。厌氧消化链球菌常与金黄色葡萄球菌和溶血性链球菌协同引起严重的创伤感染，称厌氧链球菌肌炎。该菌亦可由原发病灶口腔、牙周和泌尿道感染而引起细菌性心内膜炎。

（三）生物学特性

革兰阳性厌氧球菌，有时易染成阴性。镜检呈球形或卵圆形，菌体较小，直径 0.5～1.2μm，成双、四联、成团或短链状排列。无鞭毛、无芽胞。该菌生长缓慢，营养要求较高，吐温 -80 可促进其生长。在厌氧血平板上，形成光滑、凸起、灰白色、不透明、边缘整齐的小菌落，直径 1mm 左右。一般不溶血，偶尔有 α 或 β 溶血，培养物具有恶臭味。

生化反应不活泼，很少或不利用碳水化合物，代谢蛋白胨主要产生乙酸，触酶通常阴性，但可出现弱的或假的触酶反应。厌氧消化链球菌吲哚试验阴性，不解糖消化链球菌和吲哚消化链球菌吲哚试验阳性，吲哚消化链球菌还可还原硝酸盐。厌氧消化链球菌对聚茴香脑磺酸钠（SPS）特别敏感，于 5% SPS 滤纸片周围可出现直径大于 12mm 的抑菌环，可用于该菌的快速鉴定，其正确率可达 98%，见图 17-5。

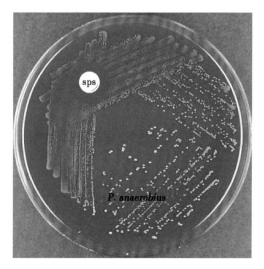

图 17-5　厌氧消化链球菌 SPS 抑制试验

（四）微生物学检验

本属细菌的培养物有恶臭气味,通过形态、染色、培养特征和 SPS 抑制试验、吲哚试验可初步鉴定,准确鉴定采用商品化鉴定系统。

三、韦荣球菌属

（一）分类

韦荣球菌属(*Veillonella*)为临床常见的革兰阴性厌氧球菌,共有 9 个种。人类标本中以小韦荣球菌(*V. parvula*)和产碱韦荣球菌(*V. alcalescens*)最常见,不典型韦荣球菌(*V. atypica*)、殊异韦荣球菌(*V. dispar*)和蒙彼利埃韦荣球菌(*V. montpellierensis*)也偶有报道。DNA G+C 含量为 36～43mol%。

（二）临床意义

韦荣球菌属是人和动物口腔、胃肠道和女性生殖道的正常菌群,可作为条件致病菌引起内源性感染,以混合感染多见,是临床最常见的革兰阴性厌氧性球菌。小韦荣球菌较常见于上呼吸道感染,也可引起中枢神经系统和泌尿生殖道感染,产碱韦荣球菌多见于肠道感染。

（三）生物学特性

韦荣球菌属为革兰阴性球菌,菌体极小,直径 0.3～0.5μm,成对或短链状排列,有时呈不规则聚集。无鞭毛,无芽胞。专性厌氧,但生长时需要有 CO_2。最适生长温度为 30～37℃,最适 pH 6.5～8.0。营养要求高,接种含万古霉素(7.5μg/ml)的乳酸盐琼脂平板(韦荣球菌培养基)有助于本菌的分离。培养 48 小时后,形成直径 1～2mm、圆形、凸起、不溶血、灰白色或灰绿色菌落。在紫外灯照射下,菌落能出现红色荧光,但暴露于空气 5～10 分钟后,荧光逐渐消失。韦荣球菌生化反应不活泼,不分解糖类,氧化酶阴性,硝酸盐还原试验阳性,触酶试验一般阴性,但某些菌种能产生不典型触酶。

（四）微生物学检验

临床标本直接涂片镜检,如发现革兰阴性细小球菌、成对或短链状排列,可初步判断"疑似韦荣球菌"。分离培养可接种血琼脂平板、厌氧血琼脂平板或韦荣球菌专用培养基,分别在厌氧和需氧环境中培养 48～72 小时,观察菌落形态和紫外线照射下的荧光特征,准确鉴定可选用商品化鉴定系统。

（刘根焰）

本章小结

厌氧菌是一群在有氧环境中不能生长或生长不良而在无氧环境中生长得更好的细菌。包括厌氧革兰阳性球菌、革兰阴性球菌、革兰阳性杆菌和革兰阴性杆菌,革兰阳性杆菌的芽胞位置和特征是厌氧菌重要的分类和鉴定依据。局部组织缺血、缺氧造成氧化还原电势(Eh)低、深部组织创伤和深部脓肿等厌氧环境是临床厌氧菌感染的重要因素。正确的标本采集和转运是厌氧菌分离培养的关键环节,其要点是避免正常菌群的污染和尽量减少标本在有氧环境中的暴露时间。梭状芽胞杆菌的种类最多,包括破伤风梭菌、产气荚膜梭菌、肉毒梭菌和艰难梭菌,分别引起破伤风、气性坏疽、肉毒病、抗生素相关性腹泻和伪膜性肠炎;革兰阴性厌氧杆菌常见于人体与外界相通腔道的正常菌群,也是这些部位内源性感染的重要病原菌;常见的革兰阳性无芽胞杆菌有丙酸杆菌、乳酸杆菌、双歧杆菌和优杆菌;厌氧球菌占临床厌氧菌分离株的 25%,常见的厌氧阳性球菌有消化球菌和消化链球菌,阴性球菌有韦荣球菌。

第十八章
衣原体检验

通过本章学习,你将能回答以下问题:

1. 什么叫衣原体?对人致病的衣原体主要有哪些?
2. 沙眼衣原体感染引起哪些疾病?
3. 常用的沙眼衣原体检验方法有哪些?
4. 对疑似沙眼衣原体感染的患者应采集什么标本?如何进行微生物学检验?
5. 对疑似肺炎嗜衣原体感染的患者应采集什么标本?如何进行微生物学检验?

第一节　概　述

衣原体($Chlamydia$)是一类专性寄生在真核细胞内,有独特发育周期,能通过细菌滤器的原核细胞型微生物。其体积略大于病毒,可在光学显微镜下观察到;含 DNA 和 RNA 及核糖体,具有近似革兰阴性细菌的细胞壁结构;对多种抗生素敏感;有独立的生活周期,但酶系统不完善,必须依靠宿主细胞提供代谢能量。

按第 9 版 Bergey 细菌分类手册,衣原体分类上属于衣原体目(Chlamydiales),下有衣原体科(Chlamydiaceae)、衣原体属($Chlamydia$)。衣原体属中按照抗原结构和 DNA 同源性的特点,分为沙眼衣原体($C. trachomatis$)、肺炎嗜衣原体($C. pneumoniae$)、鹦鹉热嗜衣原体($C. psittaci$)和兽类衣原体($C. pecorum$)4 种。此外,利用新的分子生物学分类法,根据 16S 和 23S 的 rRNA 同源性将衣原体目分为 4 个科,其中衣原体科分为嗜衣原体属和衣原体属,衣原体属包括沙眼衣原体、猪衣原体和鼠衣原体 3 个种;嗜衣原体属包括鹦鹉热嗜衣原体、流产嗜衣原体、肺炎嗜衣原体、家畜嗜衣原体、猫嗜衣原体和豚鼠嗜衣原体 6 个种。衣原体广泛寄生于人类、哺乳动物及禽类体内,仅少数致病,能引起人类疾病的衣原体主要有沙眼衣原体、肺炎嗜衣原体和鹦鹉热嗜衣原体,其中沙眼衣原体最为常见。

第二节　沙眼衣原体

沙眼衣原体($C. trachomatis$)不仅可致眼部感染,还可引起泌尿生殖道感染、性病淋巴肉芽肿和其他器官感染。西方国家 50% 以上的非淋球菌性尿道炎和宫颈炎由其所致,我国性病高发人群中沙眼衣原体的感染率也达 60% 左右,故沙眼衣原体日益受到医学界的关注。目前发现其有 18 个血清型,不同血清型引起不同部位的感染,其中沙眼感染的血清型为 A、B、Ba、C;性病淋巴肉芽肿感染的血清型为 L1、L2、L2a、L3;泌尿生殖道感染的血清型为 D～K。

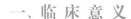

一、临床意义

沙眼衣原体感染范围较广，可侵害不同系统和器官，所致疾病主要有沙眼、包涵体性结膜炎、泌尿生殖道感染（如宫颈炎、输卵管炎及附睾炎等）、性病淋巴肉芽肿、新生儿肺炎及中耳炎等。

（一）沙眼

主要由沙眼亚种 A、B、Ba 和 C 血清型引起。传播方式为眼 - 眼或眼 - 手 - 眼。沙眼衣原体可感染结膜上皮细胞，并在其中繁殖形成包涵体。症状有流泪、黏性及脓性分泌物、结膜充血及滤泡增生等。晚期可出现结膜瘢痕、眼睑内翻、倒睫及角膜血管翳，严重者可导致失明。

（二）包涵体结膜炎

由沙眼亚种 B、Ba、D、Da、E、F、G、H、I、Ia、J 及 K 血清型感染引起。表现为婴儿型和成人型。婴儿型是婴儿经产道感染，引起滤泡性结膜炎，不侵犯角膜，不出现角膜血管翳。成人型则由性接触，经手至眼，亦可由接触污染的游泳池水被感染，引起滤泡性结膜炎。

（三）泌尿生殖道感染

主要由沙眼生物变种 D～K 血清型感染引起，经性接触传播，引起非淋菌性尿道炎。性接触传播引起的非淋菌性泌尿生殖道感染，易发展为持续感染或无症状携带者。男性多表现为尿道炎，可转变为慢性并周期性加重，也可合并附睾炎、直肠炎及前列腺炎等。女性可引起尿道炎、宫颈炎、盆腔炎及输卵管炎等。输卵管炎反复发作可导致不孕症或宫外孕。

（四）呼吸道感染

沙眼衣原体引起的肺炎多见于婴幼儿，由 D、Da、E、F、G、H、I、Ia、J 及 K 血清型感染引起。

（五）性病淋巴肉芽肿

由沙眼衣原体的性病淋巴肉芽肿生物变种（LGV）生物型 L1、L2、L2a 及 L3 感染引起。主要通过性接触传播，可侵犯男性腹股沟淋巴结，引起化脓性淋巴结炎和慢性淋巴肉芽肿，常形成瘘管；也可侵犯女性会阴、肛门及直肠，形成肠皮肤瘘管及会阴 - 肛门 - 直肠狭窄与梗阻。

二、生物学特性

（一）发育周期与形态染色

衣原体在宿主细胞内生长繁殖时具有独特的发育周期。在普通光学显微镜下观察衣原体可见两种大小和形态各异的颗粒。一种为小而致密的颗粒，称为原体（elementary body，EB）；一种为大而疏松的颗粒，称为网状体（reticulate body，RB）。原体具有强感染性，Giemsa 染色呈紫色，Macchiavello 染色呈红色。网状体，亦称为始体，以二分裂方式繁殖，为繁殖型，无感染性，Macchiavello 染色呈蓝色。原体具有感染性，感染后吸附于易感细胞表面，通过吞饮作用进入细胞内，由宿主细胞膜包围形成空泡。原体在空泡内发育、增殖成网状体。网状体代谢活跃，以二分裂方式繁殖，在空泡内形成许多子代原体。子代原体聚集，由膜包绕形成各种形态的包涵体。不同衣原体的包涵体形态及在宿主细胞的位置不尽相同，根据此特点可鉴别衣原体。子代原体成熟后即从破坏的感染细胞中释出，再感染新的易感细胞，开始新的发育周期，一个发育周期为 48～72 小时。

（二）抗原结构

根据细胞壁的不同成分，可分为属、种、型特异抗原。

1. 属特异抗原 位于胞壁，为脂多糖 LPS，类似革兰阴性菌的脂蛋白 - 脂多糖复合物。

可用补体结合试验检测。

2. 种特异抗原 多数衣原体的种特异抗原位于主要外膜蛋白（major outer membrane protein，MOMP）上，可用补体结合试验和中和试验检测，借此可鉴别不同种衣原体。

3. 型特异抗原 根据主要外膜蛋白抗原可将每种衣原体分为不同血清型或生物型（biovar）。型特异性差别的分子基础是由氨基酸可变区的顺序变化决定的。常用的检验方法是单克隆抗体微量免疫荧光试验。

（三）抵抗力

衣原体对热和常用消毒剂敏感，60℃仅能存活5～10分钟，-70℃可保存数年，冷冻干燥保存30年以上仍有活性。用75%乙醇半分钟或2%来苏液5分钟均可杀死衣原体。红霉素、强力霉素和四环素等有抑制衣原体繁殖的作用。

三、微生物学检验

（一）检验程序

沙眼衣原体检验程序见图18-1。

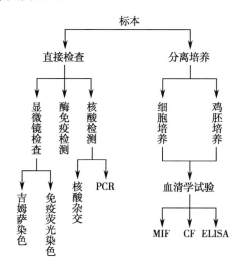

图 18-1 沙眼衣原体检验程序

（二）标本采集

1. 眼和泌尿生殖道 沙眼和包涵体结膜炎患者，用拭子在结膜上穹隆或下穹隆用力涂擦，或取眼结膜刮片；沙眼衣原体尿道炎患者，因沙眼衣原体仅感染柱状及鳞柱状上皮细胞，故女性可采集宫颈拭子标本、男性采集尿道拭子标本及尿液。

2. 性病淋巴肉芽肿 采集患者淋巴结脓汁，用肉汤或组织培养营养液适当稀释，以供分离培养。

（三）标本直接检查

1. 直接显微镜检查 衣原体感染时可在宿主细胞内出现包涵体，用光学显微镜观察有一定预诊意义，特别在眼结膜、尿道及子宫颈上皮细胞内发现典型包涵体更有参考价值。包涵体的检出对急性、严重的新生儿包涵体性结膜炎的诊断价值大，对成人眼结膜和生殖道感染的诊断意义次之（图18-2）。一般采用Giemsa染色法，标本涂片干燥后染色镜检，原体染成紫红色，始体呈蓝色，此法简单易行，但敏感性较低。

2. 抗原检测

（1）免疫荧光法：用直接荧光抗体试验（direct fluorescence antibody test，DFA）检测上皮细胞内的典型衣原体抗原。

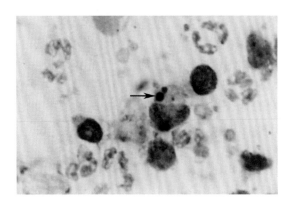

图 18-2　沙眼衣原体包涵体（Giemsa 染色）

（2）酶免疫法：由于脂多糖（LPS）的含量和溶解度远远大于 MOMP，故酶免疫测定（enzyme immunoassay, EIA）均采用酶标记抗衣原体 LPS 的单克隆或多克隆抗体，通过分光光度计对酶催化的底物显色反应进行检测。

（3）胶体金法：利用沙眼衣原体可溶性抗原 LPS 的单克隆抗体，采用胶体金免疫层析双抗体夹心法，可快速检测女性宫颈分泌物和男性尿道分泌物中的沙眼衣原体。

3. 核酸检测

（1）PCR 法：检查尿道和宫颈拭子、初段晨尿等标本中特异性 DNA 片段。此法敏感性较高，临床慎用。

（2）DNA 探针法：用 ^{125}I 标记的沙眼衣原体 rDNA 探针检测宫颈标本的衣原体，该法检测只需 1 小时，且无放射危害，其敏感性和特异性与细胞培养相比分别为 82.8% 和 99.4%。

（四）分离培养和鉴定

1. 细胞培养　分离沙眼衣原体的细胞有 HeLa-229 或 McCoy 细胞等。在装有盖玻片的小培养瓶中加入 HeLa-229 或 McCoy，加入 Eagle 氏液或 199 营养液、10% 灭活小牛血清等，培养 24 小时细胞长成单层。将标本拭子浸入含抗生素的稀释液中制成 10%～20% 悬液，接种到上述培养瓶中，37℃培养 72 小时，取出盖玻片做 Giemsa 染色。如标本中有沙眼衣原体，则染色后可见蓝色、深蓝色或暗紫色的包涵体。初代分离培养 72～96 小时后传代或盲传。90% 有症状患者的标本第 1 代即可见包涵体，而无症状患者需传代后才得到阳性结果。细胞培养法的敏感性为 80%～90%，特异性 100%，是目前确诊沙眼衣原体感染最可靠的方法，也是评价其他衣原体检测法的标准。

2. 鸡胚培养　1955 年我国学者汤飞凡（1897～1958）采用鸡胚卵黄囊接种法在世界上首次分离培养出沙眼衣原体，他是世界上发现重要病原体的第一个中国人，开创了沙眼衣原体的实验研究工作。实验所用鸡胚须来自饲料中不添加抗生素的养鸡场，且种鸡应无衣原体感染。培养后如卵黄囊膜涂片发现衣原体、连续传代鸡胚死亡，且血清学鉴定为阳性，即为阳性分离结果。

（五）抗体检测

目前检测抗体的血清学方法在常规临床诊断中价值不大。因不易获得衣原体感染患者的急性期和恢复期双份血清，且性传播疾病的高危人群多有慢性重复感染，体内原有抗体水平较高，故限制了血清学方法的应用。用于检测血清中特异性抗体的方法有补体结合试验（CF）、微量免疫荧光试验（MIF）、酶免疫法等，其中 CF 敏感性和特异性较差，而 MIF 敏感性和特异性较高。

第三节　肺炎嗜衣原体

肺炎嗜衣原体（*Chlamydophila pneumoniae*）是衣原体属中的一个新种，只有一个血清型，即 TWAR 株衣原体。这是根据最初分离的两株病原体，即 1965 年自一名台湾小学生眼结膜分离的一株衣原体（TW-183），和 1983 年自美国大学生急性呼吸道感染者咽部分离的另一株衣原体（AR-39），因两株衣原体的抗原性相同，因此将这两株的字头合并后，称作 TWAR 株。肺炎嗜衣原体是一种引起呼吸道疾病的重要病原体。

一、临床意义

TWAR 在人与人之间经飞沫或呼吸道分泌物传播，亦可在家庭或医院等场所相互传染。TWAR 感染具散发和流行交替出现的特点，其扩散较为缓慢，潜伏期平均 30 天左右，在感染人群中流行可持续 6 个月左右。TWAR 主要引起青少年急性呼吸道感染，如肺炎、支气管炎、咽炎和鼻窦炎等。起病缓慢，临床常表现有咽痛、声音嘶哑等症状，还可引起心包炎、心肌炎和心内膜炎。近年来还发现 TWAR 与冠状动脉硬化和心脏病的发生有关。

二、生物学特性

原体直径为 0.38μm，在电镜下呈梨形，并有清晰的周浆间隙，原体中无质粒，感染细胞中形成包涵体，包涵体中无糖原。TWAR 株与鹦鹉热嗜衣原体、沙眼衣原体的 DNA 同源性 <10%，而不同来源的 TWAR 株都具有 94% 以上的 DNA 同源性，其限制性内切酶的图谱相同。TWAR 只有一个血清型，外膜蛋白顺序分析完全相同，98kDa 蛋白为特异性抗原。其单克隆抗体与沙眼衣原体及鹦鹉热嗜衣原体无交叉反应。TWAR 株用 Hep-2 和 H-292 细胞系较易分离和传代，但在第一代细胞内很少能形成包涵体。

三、微生物学检验

（一）检验程序

肺炎嗜衣原体检验程序同图 18-1。

（二）标本采集

由于痰液标本对培养细胞有毒性作用，一般取支气管肺泡灌洗液和鼻咽部拭子，标本最好用膜式滤菌器除去杂菌，不加抗生素。若做血清学检查可采集患者外周血标本。

（三）标本直接检查

1. 直接显微镜检查　同沙眼衣原体直接显微镜检查。

2. 特异性核酸检测　采用限切酶 Pst I 对 TWAR DNA 酶切后，可获得一段 474bp 的核酸，其他两种衣原体无此 DNA 片段。采用 PCR 技术，检测 TWAR 特异性核酸片段。

（四）分离培养和鉴定

用 HL 和 Hep-2 细胞培养肺炎嗜衣原体较易生长，用 McCoy 细胞及其他传代细胞分离培养肺炎嗜衣原体较困难。细胞分离培养常选用 HEP-2 和 H-292 细胞系，35℃ 48 小时培养后，可用荧光标记的单克隆抗体作直接或间接法荧光染色，观察并计算包涵体数目（图 18-3）。如果第 1 代培养包涵体阴性，则盲传至第 2 代，培养 48 小时后，荧光抗体染色镜检。若仍为阴性则盲传至第 3 代，培养 48 小时后，再检测。根据 3 代培养结果，以出现包涵体与否作出结论性报告。

（五）抗体检测

目前诊断 TWAR 感染较敏感的方法是用微量免疫荧光试验检测血清中的抗体。分别

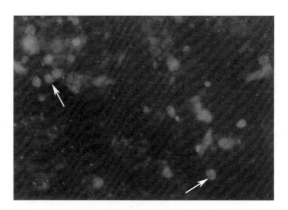

图 18-3　肺炎嗜衣原体包涵体（荧光抗体染色）

检测 TWAR 特异性的 IgM 和 IgG 抗体，有助于区别近期感染和既往感染，也有利于区别原发感染和再感染。凡双份血清抗体滴度增高 4 倍或以上，或单份血清 IgM 抗体滴度≥1∶16，或 IgG 抗体滴度≥1∶512，可确定为急性感染。

第四节　鹦鹉热嗜衣原体

鹦鹉热嗜衣原体（*Chlamydophila. psittaci*）因首先从鹦鹉体内分离到而得名，可感染鹦鹉科鸟类、家禽、家畜和野生动物等，主要存在于动物肠道内，由粪便排出污染环境，以气溶胶传播，人接触后易引起鹦鹉热，可表现为非典型肺炎。

一、临床意义

感染鹦鹉热嗜衣原体的患者多呈急性发病，发冷、头痛及喉痛、不适，体温 38℃，很快上升到 39～40℃；典型临床表现为非典型肺炎，干咳、少量黏痰，有时呈铁锈色，X 线检查可见肺部单个或者多个实变性阴影。严重病例可累及心血管及神经系统，表现为心肌炎、心内膜炎、脑膜炎和脑炎等症状，可在心肌炎患者心肌内的巨噬细胞中检查到包涵体。

二、生物学特性

鹦鹉热嗜衣原体也有衣原体独特的生活周期。包涵体较致密，形态不一，不含糖原，碘染色为阴性，是与沙眼衣原体鉴别的要点之一（沙眼衣原体含糖原，碘染色呈阳性）。

三、微生物学检验

（一）检验程序
鹦鹉热嗜衣原体检验程序同图 18-1。

（二）标本采集
采取患者的血液、痰或咽喉含漱液。如为血块，加肉汤或组织培养液制成 10% 悬液。痰液标本一般加 2～10 倍体积的含抗生素的灭菌肉汤用力振摇成乳悬液，室温 1～2 小时后，低速离心取上清液接种。尸检材料取肺、脾、肝等组织和腹腔、心包渗出液。

（三）标本直接检查
1. 直接显微镜检查　Giemsa 或 Machiavello 染色法观察衣原体的原体和网状体。Giemsa 染色可观察包涵体。

2. 抗原检测

（1）免疫荧光法：以衣原体属、种或型的单克隆抗体与荧光素结合后，用免疫荧光方法检测组织或细胞中衣原体抗原的存在或用于衣原体分型。

（2）酶免疫法（EIA）：采用衣原体可溶性抗原 LPS 的抗体，能在数小时内完成组织或细胞中的衣原体可溶性抗原的检测，适用于同时检测大量标本。

3. 核酸检测

（1）DNA 探针法：以衣原体 MOMP 基因、属特异 LPS 表位基因及其他鹦鹉热嗜衣原体保守序列设计和制备探针，采用斑点杂交或 Southern 印迹杂交试验，可准确、灵敏地检测出标本中的鹦鹉热嗜衣原体，也可用于种内株系鉴别。

（2）PCR 法：除常规 PCR 外，目前已开发多种荧光定量 PCR 方法，可快速、准确、灵敏地检测出标本中衣原体。

（四）分离培养和鉴定

1. 鸡胚培养　鹦鹉热嗜衣原体的分离常用鸡胚卵黄囊接种与传代，可取得满意效果，详见沙眼衣原体分离培养。

2. 小鼠分离　选择腹腔接种、颅内接种及滴鼻接种进行试验。最具特征性的表现为小鼠嗜睡和麻痹，胀气的十二指肠上覆盖一层薄的黏性渗出物，全肺叶有实变。

3. 细胞培养　细胞培养常用 PL 细胞、BHK 细胞及 Vero 细胞等，鹦鹉热嗜衣原体均能生长。但直接用于临床标本的分离培养效果不好，最好先接种鸡胚卵黄囊，经繁殖后再细胞培养易于成功，其原因可能是临床标本中衣原体数量较少。

（五）抗体检测

检验方法有补体结合试验（CF）、间接血凝试验（IHA）及酶联免疫吸附试验（ELISA）等。取患者急性期和恢复期双份血清，CF 抗体效价呈 4 倍升高者可作诊断。单次 CF 抗体结果，效价高于 1∶64 也可诊断。

（夏乾峰）

本章小结

衣原体是一类严格在真核细胞内寄生，有独特发育周期，能通过细菌滤器的原核细胞型微生物，现归属于广义细菌中的一类微生物。引起人类疾病的衣原体主要有沙眼衣原体、肺炎嗜衣原体和鹦鹉热嗜衣原体，其中沙眼衣原体最为常见。

沙眼衣原体不仅可致眼部感染，还可引起泌尿生殖道感染、性病淋巴肉芽肿和其他器官感染。沙眼衣原体专性活细胞内寄生，可用鸡胚或 HeLa-229、McCoy 等细胞传代细胞培养，细胞培养法是目前检测沙眼衣原体的金标准方法。临床标本可经 Giemsa 染色直接显微镜检查，免疫荧光法、酶免疫法、胶体金法可检测抗原，探针法、PCR 法可检测核酸，目前临床较少使用检测血清特异性抗体的方法。

肺炎嗜衣原体只有一个血清型，人与人之间经飞沫或呼吸道分泌物传播，主要引起青少年急性呼吸道感染，可致肺炎、支气管炎、咽炎和鼻窦炎等。肺炎嗜衣原体在感染细胞中形成包涵体，包涵体中无糖原。鹦鹉热嗜衣原体可感染鹦鹉科鸟类、家禽、家畜和野生动物等，主要存在于动物肠道内，由粪便排出污染环境，以气溶胶传播，人接触后易引起鹦鹉热，表现为非典型肺炎。其包涵体较致密，形态不一，不含糖原，碘染色为阴性，此为区别于沙眼衣原体的鉴别要点之一。肺炎嗜衣原体和鹦鹉热嗜衣原体感染检测的方法与沙眼衣原体相似。

第十九章
立克次体检验

通过本章学习，你将能回答以下问题：

1. 立克次体有哪些共同特点？
2. 致病性立克次体有哪些传播媒介和传播方式？
3. 对疑似斑疹伤寒立克次体感染的患者应采集什么标本？如何进行微生物学检验？
4. 对疑似恙虫病立克次体感染的患者应采集什么标本？如何进行微生物学检验？

第一节　概　　述

立克次体（rickettsia）是一类微小的杆状或球杆状、革兰染色阴性，除极少数外严格细胞内寄生的原核细胞型微生物。其生物学特性如形态结构、化学组成及代谢方式等方面与细菌类似。立克次体是引起斑疹伤寒、恙虫病、Q热等传染病的病原体，首先由美国青年医师Howard Taylor Ricketts发现，为纪念他在研究斑疹伤寒时不幸感染而献身，故以他的名字命名此类微生物。立克次体病多数是自然疫源性疾病，呈世界性或地方性流行，人类多因节肢动物吸血而受到感染。我国发现的立克次体病主要有斑疹伤寒、Q热和恙虫病等。

近年来，随着立克次体分子生物学研究的迅速发展（包括DNA序列分析、分子杂交、rRNA同源性分析等），特别是16SrRNA序列分析应用于立克次体分类，从遗传学角度探讨立克次体间的亲缘关系。原有的立克次体分类已不能准确反映立克次体目、科及各种属的面貌，代之而起的是根据基因组对立克次体进行新的分类。按第9版Bergey细菌分类手册，立克次体目分为3个科，即立克次体科（Rickettsiaceae）、无形体科（Anaplasmataceae）和全孢菌科（Holosporaceae）。其中对人类致病的主要有3个属，即立克次体科的立克次体属（Rickettsia）和东方体属（Orientia）以及无形体科的埃立克体属（Ehrlichia）（表19-1）。立克次体属又分为2个生物群，即斑疹伤寒群和斑点热群。

表19-1　常见立克次体的分类、所致疾病和流行环节

属	群	种	所致疾病	传播媒介	储存宿主	地理分布
立克次体属	斑疹伤寒群	普氏立克次（R. provazekii）	流行性斑疹伤寒	人虱	人	世界各地
		斑疹伤寒或莫式立克次体（R. typhi or mooseri）	地方性斑疹伤寒	鼠虱	啮齿类	世界各地
		加拿大立克次体（R. canada）	加拿大斑疹伤寒	蜱	兔	加拿大东部
	斑点热群	立氏立克次体（R. rickettsii）	落基山斑点热	蜱	啮齿类	西半球

续表

属	群	种	所致疾病	传播媒介	储存宿主	地理分布
		西伯利亚立克次体 (R. sibirica)	北亚蜱传斑疹伤寒	蜱	啮齿类	东北亚、中国
		澳大利亚立克次体 (R. australis)	昆士兰热	蜱	有袋动物，野鼠	澳大利亚
		康氏立克次体 (R. conorii)	纽扣热	蜱	小野生动物	地中海地区、非洲、中东等
		小株立克次体 (R. akari)	立克次体痘	革蜱	家鼠	美国、东北亚、南非
东方体属		恙虫病东方体 (O. tsutsugamushi)	恙虫病	恙螨	啮齿类	亚洲、大洋洲
埃立克体属		腺热埃立克体 (E. sennetsu)	腺热埃立克体病	蜱	啮齿类	日本、马来西亚
		查菲埃立克体 (E. chaffeensis)	人单核细胞埃立克体病	蜱	啮齿类	美国、南美
		嗜吞噬细胞埃立克体 (E. phagocytophilum)	人粒细胞埃立克体	蜱	人、狗	北美、欧洲

立克次体的共同特点是：①有多种形态，主要为球杆状，革兰染色阴性，大小介于细菌和病毒之间；②除少数外均为专性活细胞内寄生；③菌体内同时含有 DNA 和 RNA 两类核酸物质，以二分裂方式繁殖；④以节肢动物为储存宿主或传播媒介；⑤大多是人畜共患病的病原体；⑥对多种抗生素敏感。

第二节 立克次体属

一、临床意义

普氏立克次体（R. prowazekii）是流行性斑疹伤寒（又称虱传斑疹伤寒）的病原体。患者是唯一传染源，体虱是主要传播媒介，传播方式为虱 - 人 - 虱。体虱叮咬患者后，立克次体进入虱肠管上皮细胞内繁殖，但不经卵感染子代，故体虱只是传播媒介而不是储存宿主。当受染虱再去叮咬健康人时，立克次体随粪便排泄于皮肤上，进而可从搔抓的皮肤破损处侵入体内。此外，立克次体在干虱粪中能保持感染性达两个月左右，也可经呼吸道或眼结膜使人感染。该病的流行多与生活条件的拥挤和卫生状况差有关，因此多发生于战争、饥荒及自然灾害时期。人感染立克次体后，经两周左右的潜伏期骤然发病，主要症状为高热、头痛及皮疹，有的伴有神经系统、心血管系统或其他脏器损害。病后免疫力持久，与斑疹伤寒立克次体感染有交叉免疫。

斑疹伤寒立克次体（R. typhi）也称莫氏立克次体（R. mooseri），是地方性斑疹伤寒（又称鼠型斑疹伤寒）的病原体。啮齿类动物是主要储存宿主，传播媒介主要是鼠蚤或鼠虱，感染的自然周期是鼠蚤、鼠虱 - 啮齿类动物 - 鼠蚤、鼠虱。鼠蚤叮吮人血时，常排粪便于皮肤上，粪便中的立克次体可从搔抓的皮肤破损处侵入体内。带有立克次体的干燥蚤粪也可经口、鼻、眼结膜进入人体而致病。该病的临床症状与流行性斑疹伤寒相似，但发病缓慢、病情较轻，很少累及中枢神经系统、心肌等。

二、生物学特性

斑疹伤寒立克次体比细菌小,呈明显的多形性,有球形,球杆状,长杆状及长丝状等,在感染细胞内大多聚集成团分布在胞浆内(图 19-1)。Gimenez 法染色后呈红色,外表含有黏液层和微荚膜结构。

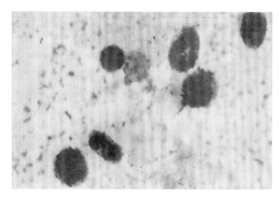

图 19-1 斑疹伤寒立克次体(Giemsa 染色)

必须在真核细胞内才能生长繁殖,培养时需要 CO_2。通常采用 5~9 日龄鸡胚作卵黄囊接种,于 32~35℃培养 4~13 天内死亡,鸡胚死亡时间与接种剂量大小呈直接相关。普氏和莫氏立克次体能在多种单层细胞上生长繁殖。豚鼠可作立克次体的初代分离,选择雄性豚鼠作腹腔接种,经一定时间的潜伏期后呈典型的热曲线(40℃或以上),可维持数日。

有群特异性和种特异性两种抗原。大部分立克次体与普通变形杆菌 X 菌株的菌体耐热多糖抗原有共同的抗原性,故可用这些菌株代替立克次体抗原进行凝集反应检测抗体,这种交叉凝集试验被称为外斐反应,可辅助诊断立克次体病。

对热敏感,耐低温和干燥,在干虱粪中能保持感染性达两个月左右。对四环素和氯霉素类抗菌药物敏感,而磺胺可刺激其增殖。

三、微生物学检验

(一)检验程序

斑疹伤寒立克次体检验程序见图 19-2。

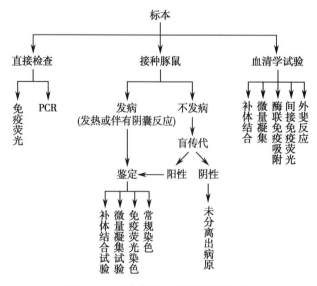

图 19-2 斑疹伤寒立克次体检验程序

（二）标本采集

1. 患者血液标本 立克次体病的发热期均有立克次体血症存在，因此血液为最常用的标本。在发病初期或急性期较易检出立克次体。因此，患者于病程第一周内，尽量争取在使用抗菌药物前采血，立即在患者床侧接种动物或培养基。如果在发病一周后采血，最好使血液凝固，留血清做血清学诊断，再将血块制成 20%～50% 悬液接种，以避免血清中可能存在的抗体或抗菌药物。作血清学诊断时，则需在病程早期及恢复期分别采集血，作双份血清试验。

2. 活检或尸检材料 肺、肝、脾、淋巴结及心瓣膜赘生物等标本，除制作印片供直接检查及一部分固定作病理检验外，分别研磨加稀释液制成 10%～20% 悬液，低速离心后取上清接种。若考虑标本可能有细菌污染，可加青霉素 500～1000IU/ml，室温作用半小时。

（三）标本直接检查

1. 免疫荧光检测 用于脏器检查。制备标本片薄而均匀，组织结构清晰，固定后用荧光抗体染色，常见脾、肺及心瓣膜中有立克次体，也可在肝、肾及皮疹活检组织中检出。

2. 核酸检测 PCR 敏感性高，所需样品量只需 ELISA 实验的 1/5。以编码 17kDa 蛋白的基因和编码普氏和莫氏立克次体 169kDa 蛋白的基因作为扩增靶区。引物 R17-1、R17-2 在 65℃ 条件下能扩增普氏和莫氏立克次体 DNA。在琼脂凝胶上产生一条 340bp 的核酸带；引物 R169-1、R169-2 仅能扩增普氏立克次体 DNA，产生一条 432bp 的核酸带。两种引物同时使用，扩增后普氏立克次体可产生 340bp 和 432bp 两条带，而莫氏立克次体只产生 340bp 一条带。该法敏感性可达 0.05ng DNA 水平，重复性好，操作方便，对两型立克次体早期、鉴别诊断和自然生态宿主调查研究具有较大价值。

（四）分离培养

1. 动物接种 选用健康雄性豚鼠接种以便观察阴囊肿胀现象。每日测体温，至 40℃ 发热时采血或脏器悬液、接种鸡胚卵黄囊或细胞培养以分离立克次体；感染莫氏立克次体豚鼠在发热 1～2 日内出现阴囊红肿，解剖可见腹股沟淋巴结肿大、充血、脾大 2～3 倍，有腹水；有阴囊反应者，睾丸有小出血点，鞘膜充血并有浆液性渗出物等。鞘膜涂片可查到立克次体。

2. 鉴定 用免疫荧光法鉴定感染动物脏器、鸡胚卵黄囊、细胞培养物中的特异性抗原，以已知抗原测定动物恢复期血清中的相应抗体。必要时用补体结合试验、微量凝集试验等，作群和种的鉴定。

3. 分离株繁殖及保存

（1）鸡胚卵黄囊培养：收获卵黄囊，经涂片染色镜检，含立克次体较多而又未发现细菌的卵黄囊膜，或将其做成适当浓度的悬液置 −70℃ 冰箱保存，或冰冻干燥保藏。

（2）细胞培养：选鸡胚、成纤维、人羊膜及 HeLa 等细胞，接种培养和鉴定后将立克次体大量繁殖的感染细胞置 −70℃ 储存。

（五）抗体检测

立克次体病常用的血清学诊断方法除外斐反应、间接免疫荧光（IFA）试验及酶联免疫吸附试验（ELISA）外，还有补体结合（CF）试验、微量凝集（MA）试验、间接血凝（IHA）试验及胶乳凝集（LA）试验等。

（1）外斐反应：除 Q 热、立克次体痘及罗沙利马体感染为阴性外，其他为阳性（表 19-2）。患者 OX 凝集素上升较晚，在病程 2 周左右方出现阳性，病程中双份血清试验，若效价有 4 倍增长，方有诊断意义。有些病例在病程中效价不见上升，如复发型斑疹伤寒以及约 15% 的经疫苗接种后感染斑疹伤寒的病例。有些轻症斑疹伤寒或某些发病严重者，其他血清学试验阳性，但外斐反应可为阴性。斑点热患者外斐反应效价通常为 OX_{19} 高于 OX_2，但也有

OX_2 较高者。若仅出现 OX_2 阳性，则对诊断斑点热有特殊意义。

表 19-2　外斐反应

立克次体	变形杆菌菌株		
	OX_{19}	OX_2	OX_K
流行性斑疹伤寒	4+	+	-
地方性斑疹伤寒	4+	+	-
斑点热	4+ 或 +	+/4+	-
恙虫病	-	-	4+
腺热	-	-	2+

（2）IFA 试验：为目前诊断立克次体病常用的方法。用已知立克次体抗原（感染鸡胚卵黄囊或细胞培养悬液）制片，以低稀释度的患者血清初筛，见有呈典型立克次体形态的明亮荧光颗粒者，判为阳性。再将病程早期及晚期血清分别作双倍或 4 倍稀释以测效价，如呈 4～8 倍增长者可明确诊断。

（3）ELISA：ELISA 间接法检测标本中的 IgM 抗体对早期诊断有价值。将立克次体抗原吸附于固相载体，与患者标本中的抗体结合后，再加入酶标二抗与之结合，最后加入底物显色。该方法简便可靠。

（4）CF 试验：CF 试验原来是立克次体病血清学诊断的经典试验，虽然敏感性不如 IFA 和 ELISA，但特异性好。一般在立克次体病发病一周内，血清中即有 CF 抗体出现，以后逐渐上升，至第 3 周达最高峰，然后逐渐降至较低的效价，并可保持几年不消失，但也有在病后几周即转阴性者。患者恢复期血清与斑疹伤寒群及斑点热群立克次体可溶性抗原试验的阳性结果，只能说明该群立克次体的感染。

第三节　东 方 体 属

一、临 床 意 义

东方体属只有恙虫病东方体（*O. tsutsugamushi*）一种，也称为恙虫病立克次体（*R. tsutsugamushi*），是恙虫病的病原体，在恙螨和许多动物中广泛存在，具有典型的自然疫源性。恙虫病主要流行于啮齿类动物，感染后多无症状，是恙虫病的主要传染源。此外，兔类、鸟类也能感染或携带恙螨而成为传染源。恙虫病东方体寄居在恙螨体内，可经卵传代，故恙螨既是传播媒介，又是储存宿主。

恙螨叮咬人时，立克次体侵入人体，叮咬处先出现红色丘疹，成水疱后破裂，溃疡处形成黑色焦痂，是恙虫病特征之一。病原体在局部繁殖后经淋巴系统入血循环，其死亡后释出的毒素样物质是主要致病因素，可引起发热、皮疹，全身淋巴结肿大及各内脏器官的血管炎病变。严重者常出现并发症，包括肺炎、肝炎、心脏病变、肾功能损害、脑膜炎和脑炎等。

二、生物学特性

恙虫病东方体具有多形性，但以短杆状或球杆状为常见。革兰染色阴性；Giemsa 染色呈紫红色；Macchiavello 染色呈蓝色（其他立克次体呈红色）；Gimenez 染色呈暗红色（其他立克次体呈鲜红色），背景为绿色。Macchiavello 染色和 Gimenez 染色可以鉴别恙虫病东方体和其他立克次体。细胞内寄生的恙虫病东方体分布在细胞质内，密集于细胞核旁（图 19-3）。

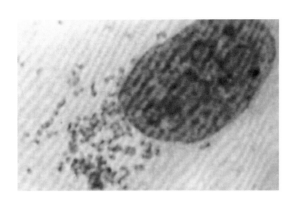

图 19-3　恙虫病东方体在宿主细胞近核处（Giemsa 染色）

1. 动物接种　小鼠对恙虫病东方体最敏感，刮取感染小鼠腹膜上的黏液涂片检查，可见细胞质内有大量立克次体，尤以腹膜上皮细胞内多见，常密集于细胞核旁。脾、肝、肾、脑、肺组织印片，也可检出细胞质内的恙虫病东方体。

2. 细胞培养　恙虫病东方体可以在多种细胞内生长、繁殖，一般采用 Vero、L929 细胞进行培养。细胞感染需要适宜的温度和吸附时间，通常以 37℃吸附 1 小时，培养温度 32℃为宜，恙虫病立克次体繁殖缓慢，用 Vero 细胞培养 8～9 天，细胞开始变圆，堆积呈葡萄状；至 12～15 天，立克次体生长繁殖到顶峰，但细胞不脱落。恙虫病立克次体在细胞质内生长繁殖，在细胞核旁高度密集，但不侵入细胞核。

恙虫病东方体具有耐热性多糖抗原和特异性抗原，与变形杆菌 OX_k 株有共同的抗原成分，在 Weil-Felex 反应中，恙虫病患者血清与 OX_k 抗原发生凝集而不与 OX_{19} 和 OX_2 发生凝集。

三、微生物学检验

（一）检验程序
恙虫病东方体检验程序同图 19-2。

（二）标本采集
同斑疹伤寒立克次体标本采集。

（三）标本直接检查
1. 抗原检测　ELISA 间接法是检测标本的特异性抗原或抗体的最常用方法。

2. 核酸检测　普通 PCR 可检出 20ng 恙虫病立克次体 DNA；套式 PCR 法可检出 200pg，是目前最为快速、特异、敏感的实验室诊断方法，可用于急性期患者的早期诊断。两种方法的引物均是在 56KDa 蛋白抗原基因或 58KDa 蛋白抗原基因序列上设计。

（四）分离培养
接种小鼠分离病原。取早期患者的血液（病程 7 天以内者），如为晚期病例，一般用血块制成悬液，将标本接种小鼠腹腔 0.5～1.0ml，接种 4～8 只，一般多在 7～18 天死亡。感染小鼠有明显症状，如耸毛、弓背团缩、闭目、厌食、腹部膨大、呼吸急促等，大多在病态出现 24 小时内濒死。在小鼠濒死前或死亡不久时解剖，可见皮下淋巴结肿大充血，脾肿大，有黏稠的腹腔渗出液，以 Giemsa 染色镜检，在靠近细胞核旁边可见成堆排列的立克次体。也可接种 Vero 细胞、L929 细胞进行立克次体分离培养。细胞培养 10～15 天，取细胞涂片，Giemsa 染色镜检。

（五）抗体检测
同斑疹伤寒立克次体抗体检测。

第四节 其他立克次体

旧版细菌分类手册中,立克次体目对人类致病的有五个属,包括立克次体属（Rickettsia）、东方体属（Orientia）、埃立克体属（Ehrlichia）、柯克斯体属（Coxiella）和巴通体属（Bartonella）。第9版 Bergey 细菌分类手册,已经将柯克斯体属归入军团菌目,巴通体属归入根瘤菌目。本节简要介绍埃立克体属、柯克斯体属和巴通体属。

一、临床意义

埃立克体属有腺热埃立克体、查菲埃立克体和人粒细胞埃立克体3个种。腺热埃立克体可导致人腺热埃立克体病,可能由蜱传播,也可能由于摄食生鱼引起。临床表现为发热头痛、淋巴细胞数增加,并出现非典型淋巴细胞。查菲埃立克体可引起人单核细胞埃立克体（HME）病,主要侵犯人的单核细胞和巨噬细胞,传播媒介为美洲钝眼蜱和肩突硬蜱。人粒细胞埃立克体是人粒细胞埃立克体（HGE）病的病原体,主要侵犯人粒细胞,传播媒介是肩突硬蜱。

贝纳柯克斯体又称 Q 热柯克斯体,是引起 Q 热的病原体。传染源主要是受染的牛、羊等家畜,以蜱为传播媒介,对人感染力特别强,通过接触、呼吸道、消化道等途径使人及动物发生感染。Q 热除有发热、头痛及肌肉痛外,以出现肺炎和肝炎为其临床特征。慢性 Q 热主要表现为心内膜炎。

汉赛巴通体是引起杆菌性血管瘤-杆菌性紫癜和猫抓病的病原体。杆菌性血管瘤-杆菌性紫癜常在免疫低下者（如 HIV 感染者和接受免疫抑制剂治疗的患者）发生,与接触猫有关,但也有 1/3 的患者无猫接触史。猫抓病患者多有与猫或狗接触史,抓咬部位形成丘疹脓疱,继而出现淋巴结肿大,约 10% 病例有肉芽肿性结膜炎、骨质溶解、肺炎及中枢神经系统损害等。

二、生物学特性

3 种病原体在形态学上均非常相似,在感染的宿主细胞内排列不规则,细胞内分布的位置也各异。埃立克体在细胞质内形成包涵体形似桑葚子,又称为桑葚体;贝纳柯克斯体在细胞质空泡（吞噬溶酶体）内繁殖;而五日热巴通体却黏附于细胞外表面生长繁殖。除五日热巴通体可在无细胞培养基中生长外,其他两种病原体均只有在活细胞中生长。

三、微生物学检验

（一）检验程序
埃立克体属检验程序同图 19-2。

（二）标本采集
同斑疹伤寒立克次体标本采集。其中埃立克体感染患者可取外周血制备血涂片,染色检查;巴通体感染患者可取活检病理组织染色检查。

（三）标本直接检查
1. 标本染色直接检查　埃立克体感染患者可取外周血制备血涂片,经 Giemsa 或 Wright 染色,在光镜下发现粒细胞及单核细胞胞质或血小板内有圆形、深紫色的桑葚体,可作为急性期埃立克体病的一种简便和有效的辅助诊断方法。巴通体感染患者活检病理标本和淋巴结活检用 Warthin- Starry 染色能查见多形性菌体。

2. 核酸检测　可分别采用 3 种病原体的 16SrRNA 保守序列设计引物或做基因探针。

对临床标本作 PCR，其扩增产物经序列测定或用特异性 DNA 探针鉴定，可直接作出病原诊断。

（四）分离培养

查菲埃立克体可用犬巨噬细胞系（DH82），腺热埃立克体用小鼠的巨噬细胞系（P388D1），人粒细胞埃立克体则用人的粒细胞白血病细胞系（HL-60）作为其体外培养的宿主细胞。将3ml 抗凝血的白细胞层，接种细胞单层，置 37℃的 5% CO_2 培养箱中培养，每隔 3～4 天换一次细胞维持液，并刮少许细胞涂片，用 Giemsa 染色，在光镜下检查埃立克体包涵体。

贝纳柯克斯体分离只是在该地区尚未证明有 Q 热存在，病情特别严重，病原不能确定的流行中才有必要。将标本接种于豚鼠或培养细胞，观察其发病与否或生长情况，经形态学和血清学等鉴定后作出结论。

可将巴通体感染患者血液标本先经溶血和离心处理，待长出菌落后作生化反应，分析其细胞脂肪酸和 16SrRNA 序列等加以鉴定。

（五）抗体检测

同斑疹伤寒立克次体抗体检测。

（夏乾峰）

本章小结

立克次体是一类微小的杆状或球杆状、革兰染色阴性，除极少数外严格细胞内寄生的原核细胞型微生物。普氏立克次体导致流行性斑疹伤寒，病人是唯一传染源，体虱是主要传播媒介，传播方式为虱 - 人 - 虱。斑疹伤寒立克次体导致地方性斑疹伤寒，啮齿类动物是主要储存宿主，传播媒介主要是鼠蚤或鼠虱。普氏立克次体和斑疹伤寒立克次体与变形杆菌 OX_{19} 和 OX_2 株有共同抗原。免疫荧光染色直接检测病原体，PCR 检测核酸；免疫荧光法可鉴定感染动物脏器、鸡胚卵黄囊、细胞培养物中的特异性抗原。抗体检测多用外斐反应、IFA 试验、ELISA、CF 试验等。

恙虫病东方体引发恙虫病，恙螨是恙虫病东方体的传播媒介，又是储存宿主。恙虫病东方体借助恙螨的叮咬而在鼠间传播。恙螨幼虫叮咬人时，立克次体侵入人体，溃疡处形成黑色焦痂，是恙虫病特征之一。恙虫病东方体接种小鼠最敏感，可在 Vero、L929 细胞等多种细胞中培养。ELISA 检测特异性抗原，PCR 可直接检测核酸。与普通变形杆菌 OX_K 有共同抗原，抗体检测多用外斐反应、CF 试验和免疫荧光试验。

埃立克体可导致人埃立克体病；贝纳柯克斯体是引起 Q 热的病原体；汉赛巴通体是引起杆菌性血管瘤 - 杆菌性紫癜和猫抓病的病原体。埃立克体在细胞质内形成包涵体形似桑葚子，又称为桑葚体；贝纳柯克斯体在细胞质空泡（吞噬溶酶体）内繁殖；而五日热巴通体却黏附于细胞外表面生长繁殖。3 种病原体的微生物学检验方法与立克次体属的检验方法相似。

第二十章

支原体检验

第一节 概 述

支原体(*Mycoplasma*)是一类无细胞壁,形态上呈高度多形性,可通过滤菌器,能在无生命培养基中生长繁殖的最小的原核细胞型微生物。1898 年被法国人 Nocard 和 Roux 首次从患有胸膜炎的牛胸腔积液中分离出,因其能形成有分枝的长丝,1967 年正式命名为支原体。

在生物学分类上,支原体归属于柔膜体纲(Mollicutes)、支原体目(Mycoplasmatales)、支原体科(*Mycoplasmataceae*)。支原体科分为四个属,即支原体属(*Mycoplasma*)、血虫体属(*Eperythrozoon*)、血巴尔通氏体属(*Haemobartonella*)和脲原体属(*Ureaplasma*)。支原体在自然界分布广泛,目前已分离出 200 余种,寄居于人体的有 16 种,其中对人致病的支原体主要有肺炎支原体(*M. pneumoniae*)、人型支原体(*M. hominis*)、生殖支原体(*M. genitalium*)等,条件致病支原体主要有解脲脲原体(*Ureaplasma urealyticum*,Uu)、穿透支原体(*M. penetrans*)、发酵支原体(*M. fermentans*)和梨支原体(*M. pirum*)等。此外,支原体常污染细胞培养,给实验室病毒分离、单克隆抗体制备等工作带来一定困难。

根据支原体对葡萄糖、精氨酸和尿素的分解能力、红细胞吸附等特性的不同可对其进行鉴别(表 20-1)。

表 20-1 人类主要支原体的生物学特性

支原体	葡萄糖	尿素	精氨酸	吸附细胞	致病性
肺炎支原体	+	−	−	红细胞	肺炎、支气管炎
解脲脲原体	−	+	−		泌尿生殖道感染
人型支原体	−	−	+		泌尿生殖道感染
生殖支原体	+	−	−		泌尿生殖道感染
穿透支原体	+	−	+	红细胞、CD4$^+$T 淋巴细胞、巨噬细胞	条件感染,多见于艾滋病

支原体的许多生物学特性与细菌 L 型相似,如无细胞壁、高度多形性、能通过滤菌器、在固体培养基中形成"油煎蛋"样菌落、对低渗敏感、对青霉素不敏感等。但细菌 L 型的细

胞壁缺失属于表型变异,在无抗生素等诱因作用下易返祖为原菌,而支原体细胞壁缺失属于基因型变异,在遗传上与细菌无关。支原体细胞膜含有胆固醇,故分离培养时需添加胆固醇,而细菌L型细胞膜不含胆固醇,培养时无需添加胆固醇(表20-2)。

表 20-2　支原体与细菌 L 型的异同

	支原体	细菌 L 型
形态	多形性	多形性
大小	0.2~0.3μm	0.6~1.0μm
细胞壁	无	无
细胞膜	有胆固醇	无胆固醇
菌落	"油煎蛋"样	"油煎蛋"样
滤菌器	能通过	能通过
遗传性	与细菌无关	与原菌相同
返祖	不能	能
青霉素	不敏感	不敏感
致病性	支原体肺炎、泌尿生殖道感染等	慢性感染

第二节　肺炎支原体

肺炎支原体(*Mycoplasma pneumoniae*,Mp)是引起人类呼吸道感染的病原体之一,除能引起上呼吸道感染外,还能引起间质性肺炎,本病约占非细菌性肺炎的1/3以上,个别患者出现脑膜炎等肺外并发症。

一、临床意义

肺炎支原体依靠黏附因子P1蛋白黏附于呼吸道上皮细胞,吸取宿主细胞的养料而生长繁殖,产生毒性代谢产物如过氧化氢、核酸酶等,导致宿主细胞肿胀、坏死和脱落等。病理改变以间质性肺炎为主,又称为原发性非典型性肺炎或支原体肺炎,与肺炎链球菌引起的典型肺炎不同,其临床表现和X线胸片所见均类似病毒性肺炎。肺炎支原体主要通过飞沫传播,多发生于夏末秋初。易感染儿童和青少年,5~15岁发病率最高。临床症状有咳嗽、发热、头痛、咽喉痛及肌肉痛,5~10天后消失,但肺部X线改变可持续4~6周。

二、生物学特性

肺炎支原体缺乏细胞壁,仅有细胞膜,呈高度多形性,典型形态似酒瓶状,也可呈球形、球杆形、分枝状及丝状等。一端有一种球状的特殊结构(图20-1),能使支原体黏附在宿主呼吸道黏膜上皮细胞表面,与致病性有关。革兰染色阴性,但不易着色,吉姆萨染色(Giemsa stain)呈淡紫色。电镜下观察,细胞膜由三层结构组成,厚7.5~10.0nm。其中内外两层为蛋白质和多糖的复合物,中间层为脂质。脂质中胆固醇含量占36%,在抵抗细胞外部渗透压、维持细胞膜完整性方面有一定作用。故凡能作用于胆固醇的物质,如两性霉素B、皂素等均可导致支原体细胞膜破裂而死亡。所有肺炎支原体均具有P1膜蛋白和菌体蛋白,为其主要的特异性免疫原,也是目前血清学诊断的主要抗原。

肺炎支原体有DNA和RNA两种核酸,基因组为环状双股DNA。测序研究结果表明肺炎支原体的基因组大小已从几百万个碱基对缩减到现在的几十万个,其原因可能为,在进化过程中肺炎支原体丢失某些氨基酸合成或参与DNA修复的相关编码基因,故寄生于宿主细胞时需掠夺其营养物质。同时，这也是支原体体外人工培养困难的原因之一。支原体基因组中表达黏附素、可编译表面抗原的基因数量多，利于其入侵宿主和逃逸宿主免疫系统的监视。

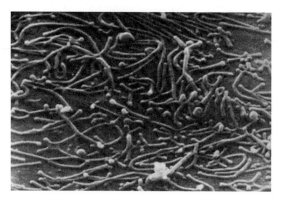

图 20-1　肺炎支原体（扫描电镜×5500）

肺炎支原体营养要求较高，培养时需添加 10%～20% 的动物血清，以提供支原体不能合成的胆固醇和其他长链脂肪酸，同时还需加入 10% 酵母浸液、组织浸液及辅酶等才能生长。肺炎支原体在 37℃、pH 7.8～8.0、5% CO_2 的微氧环境中生长较好。繁殖较慢，常以二分裂方式繁殖，繁殖周期为 3～4 小时。此外也可通过断裂、出芽及分枝等方式繁殖，因胞质分裂常落后于核酸复制而形成多核丝状体。肺炎支原体在固体培养基中形成直径 10～100μm 的菌落，初次分离时菌落呈细小的草莓状，反复传代后呈典型的"油煎蛋"样菌落（图 20-2）。在液体培养基中常呈轻度混浊。

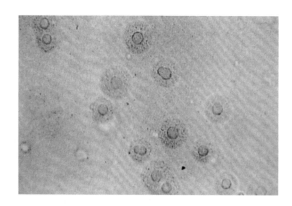

图 20-2　肺炎支原体"油煎蛋"样菌落

肺炎支原体的抗原物质主要是细胞膜上的蛋白质及糖脂。糖脂抗原能刺激机体产生补体结合抗体、生长抑制抗体和代谢抑制抗体。另外，糖脂抗原与多种其他支原体、人体红细胞膜 I 型抗原、肺炎链球菌 23 型、32 型及 MG 链球菌有共同抗原，可引起交叉反应，特异性较差。P1 膜蛋白和菌体蛋白特异性强，能刺激机体产生持久的高效抗体。P1 膜蛋白是支原体的主要型特异性抗原，其抗原性常用生长抑制试验（growth inhibition test，GIT）与代谢抑制试验（metabolism inhibition test，MIT）鉴定。GIT 是将含有型特异性抗血清的滤纸片置于接种有支原体的固体培养基上，经培养出现同型血清抑制该型支原体生长的现象；MIT 是将支原体接种在含有抗血清的葡萄糖（酚红）培养基中，若抗体与支原体型别相对应，则抑制该支原体分解葡萄糖，酚红不变色。此两种方法可将某些支原体分成若干血清型。

支原体无细胞壁，对理化因素较细菌敏感，对热抵抗力差。50℃ 30 分钟或 55℃ 5～15 分钟死亡。耐寒，-20℃ 可存活 1 年，冷冻干燥可长期保存。耐碱，对酸和有机溶剂较敏感，易被消毒剂、清洁剂灭活。对干燥敏感,标本应尽快接种。对青霉素、亚甲蓝及醋酸铊有抵抗力,可用于分离培养时去除杂菌。

三、微生物学检验

(一)检验程序

肺炎支原体检验程序见图20-3。

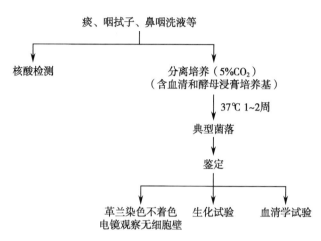

图 20-3　肺炎支原体检验程序

(二)标本采集

取患者痰、咽拭子、鼻咽洗液、支气管分泌物、胸腔积液及血清等标本。因肺炎支原体有黏附细胞作用,故以拭子标本为宜。支原体对热和干燥较敏感,取材后应立即接种,或置于蔗糖磷酸盐缓冲液转运培养基中。4℃能保存24小时,−70℃或液氮能长期保存。

(三)标本直接检查

1. 显微镜检查　肺炎支原体无固定形态,染色结果不易与标本中的组织碎片等区别,因此患者标本直接镜检的诊断意义不大。

2. 核酸检测　可快速诊断肺炎支原体感染。目前某些实验室利用 PCR 法从患者痰标本中检测肺炎支原体 DNA,PCR 引物多选自 16S rRNA 基因或 P1 蛋白基因。PCR 技术具有特异性好、敏感性高、快速、简便的优点,但在实验中要注意引物的选择和标本的处理方法,以避免污染。

3. 基因探针　根据核苷酸链碱基互补配对的特性,用核酸探针检测标本中是否存在互补的目的核酸。此法特异性强,与其他支原体无交叉反应,但敏感性不如 PCR 技术。

(四)分离培养和鉴定

1. 分离培养　是确诊肺炎支原体感染的可靠方法之一。常用含有 20% 小牛血清、新鲜酵母浸液的脑心浸液培养基,培养基中加入青霉素、醋酸铊,以防杂菌。通常先将标本接种于含葡萄糖、酚红、亚甲蓝指示剂的液体培养基中增菌,37℃培养 1～2 周,当培养液 pH 改变、培养基由紫色变为绿色、且液体清晰时,可考虑肺炎支原体生长。再转种固体培养基,5% CO_2 环境中 37℃培养。初分离时,一般 10 天左右长出菌落,菌落密集圆形,常不出现"油煎蛋"样,数次传代后菌落开始典型。肺炎支原体分离培养阳性率不高(培养敏感性仅40% 左右),且需时长,故不适于临床快速诊断,但对流行病学调查有重要意义。近年来国外使用 SP-4 培养基分离肺炎支原体,能提高分离率30%～40%。

2. 鉴定　挑选可疑菌落进行生化反应和血清学鉴定。肺炎支原体发酵葡萄糖,不分解精氨酸和尿素(表 20-1),还原亚甲蓝,能使无色的氯化三苯四氮唑(TTC)还原为粉红色的甲噁。在分离培养过程中,常规的某些生物学特性已能提供初步鉴定。如呼吸道标本能在含葡萄糖培养基中生长产酸,使酚红指示剂变黄,生长的菌落能吸附红细胞,即可推测标本中有肺炎支原体;而发酵支原体能很快使培养基变色,但生长的菌落不能吸附红细胞。进一步鉴定需用特异性抗血清做 GIT 与 MIT。

(五)抗体检测

由于肺炎支原体不易培养,临床上很少用分离培养的方法来鉴定呼吸道标本中的肺炎支原体。血清学试验目前是检测肺炎支原体感染的主要手段,包括 ELISA、补体结合试验、免疫荧光试验等。若患者恢复期血清的 Mp 抗体滴度较急性期有 4 倍以上的升高则有助于诊断。

1. 冷凝集试验和 MG 链球菌凝集试验　对支原体肺炎有辅助诊断价值。方法是将患者稀释血清与人 O 型 Rh 阴性红细胞在 4℃做凝集试验。约 50% 肺炎支原体感染者为阳性(效价≥1:64),效价越高或双份血清呈 4 倍以上升高,则肺炎支原体近期感染的可能性越大。冷凝集试验是检测患者血清中冷凝集素的一种非特异性试验,感染呼吸道合胞病毒、腮腺炎病毒及流感病毒等也可呈阳性。MG 链球菌凝集试验为非特异性凝集试验。肺炎支原体感染后,约 1/3 的患者血清中可出现能凝集甲型链球菌 MG 株的抗体,效价≥1:20,而病毒性肺炎患者常无此抗体出现,故本试验有助于两者的鉴别。

2. 补体结合试验(CF)　采用有机溶媒提取肺炎支原体糖脂半抗原做 CF,若双份血清抗体效价升高 4 倍以上或单份血清效价≥1:64~1:128 时,80% 的病例表明近期有感染。但由于肺炎支原体感染起病缓慢,患者一般在发病数日或一周后才就诊,此时血清抗体已出现或已达到一定浓度,故难以满足双份血清 4 倍以上升高的诊断标准。此外,该实验操作繁琐,试验采用的脂质抗原与人体组织及某些细菌有共同抗原,有时可出现交叉反应。

3. ELISA　敏感性和特异性高,快速、经济,用 170KDa 的 P1 蛋白和 43KDa 多肽检测相应抗体,为目前诊断肺炎支原体感染的可靠方法。

第三节　解脲脲原体

解脲脲原体(*Ureaplasma urealyticum*,Uu)也称溶脲脲原体,1954 年 Shepard 首先从非淋球菌尿道炎(NGU)患者的尿道分泌物中分离获得,因其培养时形成的菌落细小,曾称为 T 支原体(T-mycoplasmas)。按此菌分解尿素的特性而命名为解脲脲原体。解脲脲原体与人类多种疾病有关,现已被列为性传播疾病的病原体。

一、临床意义

解脲脲原体是人类泌尿生殖道最常见的寄生菌之一,为条件致病菌,致病机制可能与侵袭性酶和毒性产物有关。Uu 黏附于宿主细胞后可产生磷脂酶,分解细胞膜中的磷脂,损伤细胞膜;Uu 的尿素酶可分解尿素产生氨,对宿主细胞有急性毒性作用;Uu 产生 IgA 蛋白酶,破坏泌尿生殖道黏膜表面 IgA 的局部抗感染作用,有利于解脲脲原体黏附于泌尿生殖道黏膜的表面而致病。

Uu 最常引起非淋菌性尿道炎,是本病中仅次于衣原体(占 50%)的重要病原体,主要通过性接触传播和母婴传播。此外 Uu 还与前列腺炎、附睾炎、阴道炎、宫颈炎、流产及不育等有关。

二、生物学特性

解脲脲原体在液体培养基中以球形为主,直径为 0.05~0.3μm(图 20-4),常单个或成对排列,能通过 0.45μm 的滤菌器。革兰染色阴性,但不易着色,吉姆萨染色呈紫蓝色。解脲脲原体无细胞壁,细胞膜由三层结构构成,内、外两层由蛋白质组成,中层为类脂质,膜厚度为7.5~10.0nm,胞内含核糖体和双股DNA。

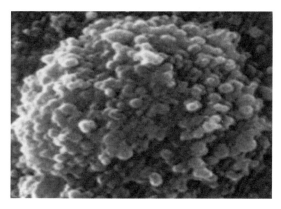

图20-4 解脲脲原体(扫描电镜×5500)

解脲脲原体营养要求较高,需要供给胆固醇和酵母浸液,最适pH为5.5~6.5。常用的基础培养基为牛心消化液,在液体选择培养基中37℃培养18~24小时,分解尿素产NH_3,培养基变为红色;在固体培养基中,置于95% N_2、5% CO_2气体环境下,37℃培养2~3天,形成细小(10~40μm)、周边较窄的"油煎蛋"样菌落,需用低倍镜观察。

解脲脲原体含有脂多糖抗原、蛋白质抗原和脲酶抗原,后者是解脲脲原体种特异性抗原,可与其他支原体区别。解脲脲原体有16个血清型,其中第4型引起疾病的频率最高。将16个血清型的标准菌株分为A、B两群,A群含2、4、5、7、8、9、10、11、12型;B群含1、3、6、14型。A群各型均含有16kDa和17kDa多肽,B群各型含有17kDa多肽,13血清型含有16kDa多肽。利用能识别16kDa和17kDa多肽的单抗可鉴定Uu血清群。

解脲脲原体无细胞壁,对渗透作用特别敏感,易被脂类溶媒、清洁剂、酒精、特异性抗体及补体溶解。对醋酸铊不敏感。对热抵抗力差,4℃存活2周左右,−70℃可存活2~3年。

三、微生物学检验

(一)检验程序

解脲脲原体检验程序见图20-5。

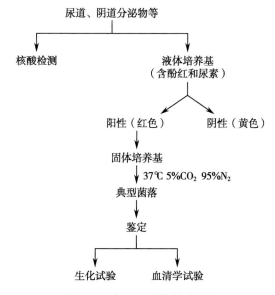

图20-5 解脲脲原体检验程序

（二）标本采集

用无菌试管或无菌瓶收集非淋菌性尿道炎患者的中段尿、慢性前列腺炎患者按摩后的前列腺液、原因不明的不育症患者的精液、阴道炎与宫颈炎患者的炎性分泌物等。

（三）标本直接检查

1. 核酸检测　以部分尿素酶基因的核苷酸序列为模板合成相应引物，进行体外扩增，解脲脲原体 16 个血清型均见 460bp 的 DNA 片段。通过对 PCR 产物的核酸杂交和序列分析可将各种支原体鉴别分类，该法敏感性高。DNA 探针技术是直接用缺口转移法制备 P 标记的 DNA 探针，测定时将标本粗提 DNA 100μl 点样到硝酸纤维膜上，与放射性探针杂交。此法敏感，可检测 50～100pg 的 DNA。

2. 免疫斑点试验（IDT）　检测抗原提取物，敏感、特异、快速，不需特殊仪器，易于推广。可作为临床 Uu 感染者病原检查的特异诊断方法，此法也可检测 Uu 培养物。

（四）分离培养和鉴定

1. 分离培养　将标本接种于含尿素、精氨酸和酚红指示剂的液体培养基中，标本中若有解脲脲原体存在，则 37℃培养 24～48 小时，解脲脲原体分解尿素或精氨酸产氨，培养基 pH 上升至 7.6～8.6，液体培养基颜色由橙黄色转变成红色，即为阳性。解脲脲原体在液体培养基中不出现菌膜、浑浊及沉淀生长现象。如培养基出现浑浊则表明有杂菌污染，不能报告解脲脲原体阳性。液体培养阳性者应及时转种相应琼脂平板，置于 5% CO_2、95% N_2 环境中做次代培养，Uu 在 A8 琼脂平板中 1～3 天出现圆形、棕色菌落。以放大镜或低倍镜观察菌落形态，需注意支原体菌落与水泡、水、脂质滴物及其他杂质的区分。

2. 鉴定　取培养物分别作吉姆萨染色、革兰染色和细胞壁染色，观察菌体形态。Uu 分解尿素产氨，不分解葡萄糖和精氨酸（表 20-1），氯化三苯四氮唑还原阴性。进一步鉴定需用特异性抗血清做 GIT 与 MIT。

泌尿生殖道感染支原体的血清学检查临床意义不大。

第四节　其他支原体

一、穿透支原体

穿透支原体（*M. penetrans*）是 1990 年 Lo 从 AIDS 患者尿中分离到的新支原体，因能吸附宿主细胞并能穿入细胞内而得名。

（一）临床意义

穿透支原体凭借顶端结构黏附于尿道上皮细胞、红细胞、单核细胞及 $CD4^+T$ 淋巴细胞，穿过细胞膜进入细胞内繁殖，导致宿主细胞受损、死亡。Mpe 为条件致病菌，通过性接触传播，能促进无症状 HIV 感染者进展为有症状的 AIDS，是加速 AIDS 进程的协同因子，Mpe 感染可能是 AIDS 的辅助致病因素。

（二）生物学特性

Mpe 形态为杆状或长烧瓶状，长 0.8～2μm，宽 0.2～0.4μm，一端为尖形结构，与肺炎支原体相似，具有黏附和穿入细胞的作用。可通过 0.45μm 孔径的滤膜。Mpe 营养要求高，培养基中需添加血清，在改良 SP-4 培养基中生长，形成"油煎蛋"样菌落。生长缓慢，初代培养多需 10 天以上。在液体培养基中生长时呈透明状，无明显混浊或沉淀。

（三）微生物学检验

1. 标本采集　用无菌棉拭子在 AIDS 患者或 HIV 感染者咽部蘸取黏液，洗脱于 3ml 改良 SP-4 培养基中；血清、尿液标本 2500r/min 离心 20 分钟，弃去上清，取沉淀物与 3ml 改良

SP-4 培养基混匀。上述标本培养液均用 0.45μm 孔径的滤膜过滤后分离培养,也可取 AIDS 患者组织做免疫组化及电镜等技术检测。

2. 标本直接检查　采用 Mpe 套式 PCR(nPCR),靶基因为 Mpe 的 16S rRNA 基因特异性片段,Mpe nPCR 最终扩增长度为 410bp。双重套式 PCR(DN-PCR)也以 16S rRNA 基因为靶基因,外套引物用 Mpe 与发酵支原体 Mf 共用,内套引物则用 Mpe 种特异建立 N-PCR 扩增体系,可扩增出特异性 Mpe DNA,此法为灵敏、特异、快速的 Mpe 检验方法。

3. 分离培养和鉴定

(1)分离培养:每份标本液用改良 SP-4 培养基稀释成不同浓度(1∶10、1∶50、1∶100),37℃培养,每天观察颜色变化。若由红色变为黄色,透明无沉淀,为"培养可疑阳性";再用滤膜过滤,滤液转种传代。当培养基颜色再次由红色变为黄色,则为"初代培养阳性"。应同步设培养基对照以便比较。若标本观察 30 天仍不变色则为"培养阴性"。AIDS 相关支原体一般在 10~14 天后变色,阳性培养物应进一步鉴定。分离培养 AIDS 相关 Mpe 难度较大,如有条件应在做培养基培养的同时结合细胞培养法,分离培养与 PCR 检测同时进行。

(2)鉴定

1)生化反应:Mpe 能发酵葡萄糖,分解精氨酸,不分解尿素(表 20-1)。培养物接种含 1% 葡萄糖的 SP-4 培养基(发酵葡萄糖试验),若能分解葡萄糖,则培养基颜色由红色变为黄色。培养物接种含精氨酸(不含葡萄糖)的 SP-4 培养基(水解精氨酸试验),若能水解精氨酸,则 pH 上升。培养物接种仅含尿素的 SP-4 培养基(分解尿素试验),观察 pH 变化。

2)代谢抑制试验(MIT):取 10^4CCU/ml 阳性培养物,分别加入 2 支含 3ml 改良 SP-4 培养基中,其中 1 支加入适量抗 Mpe 标准血清作为试验管,另 1 支不加抗血清作为对照管,37℃培养。若试验管培养基颜色不变(生长被抑制),对照管颜色由红色变为黄色(支原体生长),则为阳性,该培养物为 Mpe。根据抗血清型别进行 Mpe 分型。

4. 抗体检测　国外学者在 HIV 感染者中用 ELISA 法检测出大量 Mpe 抗体,其中无症状者阳性率为 20%,AIDS 患者为 40%。

二、人型支原体

人型支原体(*M. hominis*)主要寄居在生殖道,可通过性接触传播,引起附睾炎、宫颈炎、盆腔炎和产褥热,新生儿可致肺炎、脑膜炎及脑脓肿。

人型支原体为球杆状,基因组大小为 700kbp。最适 pH 为 7.2~7.4。在液体培养基中,因人型支原体分解精氨酸产氨,pH 升至 7.8 以上而死亡。在固体培养基上形成 100~200μm 较大、典型的"油煎蛋"样菌落。

实验室检查常用的方法是分离培养和核酸检测。将泌尿生殖道标本接种液体培养基,培养 24~48 小时后分解精氨酸产碱,酚红指示剂由淡红色变为红色。再取阳性培养物转种固体培养基,在 95% N_2、5% CO_2 的气体环境下,37℃培养 3 天左右,用低倍镜观察菌落。可疑菌落经形态、培养及生化反应做初步鉴定,人型支原体能分解精氨酸,不分解尿素和葡萄糖(表 20-1),进一步鉴定需用特异性抗血清做 GIT 与 MIT。PCR 法可快速检测泌尿生殖道标本 16S rRNA 基因,特异性强,适于大批量标本检测。

三、生殖支原体

生殖支原体(*M. genitalium*)通过性接触传播,引起尿道炎、宫颈炎及盆腔炎等,且与男性不育有关。

生殖支原体形态为烧瓶状,长 0.6~0.7μm,顶宽 0.06~0.08μm,底宽 0.3~0.4μm,有一明显的颈部,宽约 7nm。基因组大小为 580kbp。营养要求高,需在不含醋酸铊的 SP-4 培养基中才能生长，菌落呈典型的"油煎蛋"样。生长缓慢，初次分离培养需 50 多天，传代培养亦需 30 多天。生殖支原体顶端结构的黏附素 MgPa 与肺炎支原体的 P1 黏附蛋白在血清学上有交叉反应。

生殖支原体能发酵葡萄糖，不分解尿素和精氨酸（表 20-1）。因其培养较困难，且生长缓慢，故临床上通过培养方式鉴定生殖支原体意义不大。核酸检测是实验室诊断生殖支原体最好的方法，目前主要用 PCR 技术检测 16S rRNA 基因和 MgPa 基因，敏感性高，特异性强。

（刘晓春）

本章小结

支原体是一类无细胞壁，呈高度多形性，可通过滤菌器，能在无生命培养基中生长繁殖的最小的原核细胞型微生物。支原体营养要求较高，典型菌落呈"油煎蛋"样，对青霉素不敏感。肺炎支原体、解脲脲原体、人型支原体及穿透支原体等可引起人类致病，如原发性非典型性肺炎、泌尿生殖道感染等。肺炎支原体采用牛心消化液为基础、添加 20% 小牛血清、酵母浸液的培养基做分离培养，根据生化反应、生长抑制试验、代谢抑制试验、ELISA 及冷凝集试验等进行鉴定，也可用 PCR 法快速检测。解脲脲原体具有尿素酶，在含尿素的培养基中能分解尿素产氨，使培养基变红。实验室通过形态检查、分离培养、生化反应、生长抑制试验及代谢抑制试验等鉴定，也可用检测核酸、检测抗原等方法快速鉴定。在 AIDS 患者和 HIV 感染者中穿透支原体的感染率较高，其形态为杆状或长烧瓶状，检查方法包括生化试验、代谢抑制试验、PCR 及抗体检测。

第二十一章
螺旋体检验

通过本章学习，你将能回答以下问题：

1. 致病性螺旋体有哪些？各引起什么疾病？
2. 梅毒螺旋体有何生物学特点？疑似患者应采集什么标本？如何对可疑梅毒患者进行血清学诊断？
3. 伯氏疏螺旋体引起什么疾病？对疑似患者如何进行微生物学检验？
4. 钩端螺旋体有何生物学特性？对疑似患者应做哪些微生物学检查？

螺旋体（spirochete）是一类细长、柔软、螺旋状、运动活泼的原核细胞型微生物，有细胞壁、拟核，以二分裂方式繁殖，对抗生素敏感。因其基本结构和生物学特性与细菌相似，分类学上划归细菌范畴。

螺旋体种类繁多，在自然界和动物体内广泛存在。分类上螺旋体目分为螺旋体科、蛇形螺旋体科和钩端螺旋体科3个科13个属。对人致病的主要有密螺旋体属（*Treponema*）、疏螺旋体属（*Borrelia*）和钩端螺旋体属（*Leptospira*）3个属（表21-1）。

表 21-1　与人类感染相关螺旋体

属	病原体（种或亚种）	疾病
密螺旋体属	苍白密螺旋体苍白亚种	梅毒
	苍白密螺旋体地方亚种	地方性梅毒
	苍白密螺旋体极细亚种	雅司病
	品他密螺旋体	品他病
疏螺旋体属	回归热疏螺旋体	流行性回归热
		地方性回归热
	伯氏疏螺旋体，伽氏疏螺旋体，埃氏疏螺旋体	莱姆病
钩端螺旋体属	问号钩端螺旋体	钩端螺旋体病

第一节　密螺旋体属

密螺旋体包括致病性和非致病性两大类。对人致病的有苍白密螺旋体（*T. pallidum*）和品他密螺旋体（*T. carateum*）两个种。苍白密螺旋体又分3个亚种：苍白亚种（*subsp. pallidum*）、地方亚种（*subsp. endemicum*）和极细亚种（*subsp. pertenue*），分别引起人类梅毒、地方性梅毒和雅司病。品他密螺旋体引起人类品他病。

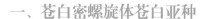

一、苍白密螺旋体苍白亚种

又称梅毒螺旋体，人是唯一自然宿主。

（一）临床意义

梅毒螺旋体有很强的侵袭力，致病物质主要有荚膜样物质、外膜蛋白和透明质酸酶。有毒株能以宿主细胞的纤维粘连蛋白覆盖其表面，以保护菌体逃避宿主吞噬细胞的攻击。梅毒患者机体出现的组织破坏和病灶，主要是患者免疫系统对该部位螺旋体感染的免疫损伤过强所致。

梅毒螺旋体在自然情况下只感染人类，引起性传播疾病——梅毒。人是梅毒的唯一传染源。梅毒可分为获得性和先天性两种，前者主要经性接触传播，后者通过胎盘从母体传染胎儿。

1. 获得性梅毒 临床上分为三期。

Ⅰ期（初期）梅毒 感染后3周左右，在感染局部出现无痛性硬下疳，多见于外生殖器。硬下疳溃疡渗出液中有大量梅毒螺旋体，感染性极强。一般4～8周后，硬下疳常自愈。

Ⅱ期（中期）梅毒 多发生于硬下疳出现后2～8周。全身皮肤、黏膜常有梅毒疹，可出现全身或局部淋巴结肿大，有时亦累及骨、关节、眼及其他脏器。在梅毒疹和淋巴结中有大量梅毒螺旋体存在。初次出现的梅毒疹经过一定时期后会自行消退，但隐伏一段时间后又可出现新的皮疹。Ⅰ期、Ⅱ期梅毒传染性强，破坏性较小。

Ⅲ期（晚期）梅毒 发生于感染2年以后，亦可长达10～15年。病变波及全身组织和器官，常累及皮肤、肝、脾和骨骼。基本损害为慢性肉芽肿，局部因动脉内膜炎引起缺血而使组织坏死。晚期梅毒损害也常出现进展和消退交替出现。病损部位螺旋体少但破坏性大。若侵害中枢神经系统和心血管，可危及生命。

2. 先天性梅毒 又称胎传梅毒。系母体梅毒螺旋体通过胎盘感染胎儿所致，多发生于妊娠4个月之后。梅毒螺旋体经胎盘进入胎儿血流，并扩散至肝、脾、肾上腺等大量繁殖。引起胎儿的全身性感染，导致流产、早产或死胎；或出生呈现马鞍鼻、锯齿形牙、间质性角膜炎和先天性耳聋等特殊体征的梅毒儿。

（二）生物学特性

梅毒螺旋体大小为$(0.10～0.15)\mu m \times (7～8)\mu m$，有8～14个致密而规则的小螺旋，两端尖直，运动活泼。有细胞壁和细胞膜，细胞壁外尚有包膜，细胞膜内为含细胞质和核质的螺旋形原生质圆柱体。圆柱体上紧绕着3～4根周浆鞭毛（也称轴丝或内鞭毛），与运动有关。运动方式有移行、屈伸、滚动等。革兰染色阴性，但不易着色。Fontana镀银染色法可将螺旋体染成棕褐色，也可用荧光抗体染色（图21-1）。

目前，梅毒螺旋体尚不能在无细胞培养基中生长。在3%～4%氧浓度条件下，在含活兔尾上皮细胞培养中能有限生长，但增殖慢，约30小时才分裂一次，并只能维持数代。在体内，可用新西兰雄兔睾丸进行梅毒螺旋体的分离、传代。

梅毒螺旋体的抵抗力极弱。对温度和干燥特别敏感，50℃ 5分钟被杀死，100℃即刻死亡，血液中的梅毒螺旋体在4℃放置3天后死亡，因此，4℃血库存放3天以上的血液无传播梅毒的危险。梅毒螺旋体离体1～2小时死亡。对常用化学消毒剂敏感，1%～2%石炭酸处理数分钟可杀灭。对青霉素、四环素、红霉素或砷剂均敏感。

（三）微生物学检验

1. 标本 可取湿性渗出液（Ⅰ期梅毒取硬下疳渗出液，Ⅱ期梅毒取梅毒疹渗出液或局部淋巴结抽出液），也可采集血液。标本应及时送检。

2. 显微镜检查 将渗出液或淋巴液置玻片上，暗视野显微镜检查梅毒螺旋体的形态和

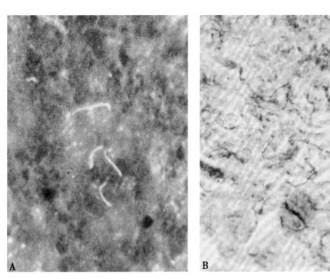

图 21-1 梅毒螺旋体

A. 睾丸组织（荧光抗体染色）；B. 病理组织（镀银染色×1000）

运动情况。如见沿其长轴滚动、屈伸、旋转、前后移行等活泼运动，即有诊断意义；但阴性不能排除梅毒感染。主要适用于Ⅰ期梅毒的硬下疳、先天梅毒的皮肤黏膜、胎盘、部分Ⅱ期梅毒皮肤黏膜损害等分泌物。暗视野检查是诊断早期梅毒的有效方法，但敏感性低。也可将标本与荧光标记的梅毒螺旋体抗体作用后，荧光显微镜观察。如标本中存在梅毒螺旋体，可见特异荧光。此外，还可利用梅毒螺旋体的嗜银特性，用镀银染色法染色后，普通显微镜观察被染成黑褐色的梅毒螺旋体。

3. 血清学诊断 人体感染梅毒螺旋体后，除产生特异性抗体外，还产生一种非特异性抗体—反应素（reagin）。反应素的来源有两种假说①梅毒螺旋体表面存在的脂质所引起；②梅毒螺旋体破坏宿主细胞，由细胞释放的脂质所引起。因此，梅毒血清学试验有非密螺旋体抗原试验和密螺旋体抗原试验两类。

（1）非密螺旋体抗原试验：用牛心肌的心脂质作为抗原，测定患者血清中的反应素（抗脂质抗体）。检验方法主要有性病研究实验室试验（venereal disease research laboratory，VDRL）、快速血浆反应素环状卡试验（rapid plasma reagin，RPR）和甲苯胺红不加热血清试验（toluidine red unheated serum test，TRUST）。

VDRL 是 1946 年由美国性病研究实验室创建，并以该实验室名称命名的方法。原理是以胆固醇为载体，包被心脂质构成 VDRL 抗原微粒，与血清中的反应素结合后出现凝集现象为阳性反应；不发生凝集为阴性反应。试验在玻片上进行，可以定性或半定量，结果需用低倍显微镜观察。由于试剂需现配现用，目前实验室已很少采用。

RPR 是 VDRL 试验的改良。原理是用未经处理的活性炭颗粒（直径 3～5μm）吸附 VDRL 抗原。此颗粒若与待测血清中的反应素结合，则形成肉眼可识别的黑色凝集块。试验在专用纸卡的反应圈（内径 18mm）内进行，可以用于定性或半定量。

TRUST 是用甲苯胺红颗粒代替 RPR 中的碳颗粒作为指示物，此颗粒若与待测血清中的反应素结合，则形成肉眼可识别的红色絮状物，其原理、操作步骤、结果判读等与 RPR 试验基本相同。

RPR 和 TRUST 适用于对大量标本的筛检。由于反应素在非梅毒患者血清中也有出现，如风疹、水痘等病毒性感染；类风湿性关节炎、系统性红斑狼疮等自身免疫病；麻风、疟疾等细菌感染性疾病；吸毒者甚至个别健康人亦可呈阳性。此外，RPR 和 TRUST 的敏感性高但特异性较低,故结果分析和判定时,须结合临床资料。

(2)密螺旋体抗原试验:用梅毒螺旋体抗原检测血清中特异性抗体,可确诊梅毒。常用的检验方法有荧光密螺旋体抗体吸收试验(fluorescent treponemal antibody-absorption,FTA-ABS)、梅毒螺旋体抗体明胶颗粒凝集试验(treponema pallidum particle agglutination assay,TPPA)、TP-ELISA试验和快速免疫层析试验。

FTA-ABS是用梅毒螺旋体Nichols株的抗原悬液在玻片上涂成菌膜,吸附待检血清中的IgG抗体,再用荧光素标记的羊抗人IgG抗体,检测待检血清中的梅毒螺旋体抗体。因待检血清预先经吸附剂去除了非特异性抗体,故特异性较高。

TPPA是用超声裂解梅毒螺旋体Nichols株抗原致敏明胶粒子,此粒子与待测血清中的梅毒螺旋体抗体结合可形成肉眼可识别的凝集。

ELISA是用超声裂解的梅毒螺旋体Nichols株为抗原检测待测血清中的梅毒螺旋体抗体。该法灵敏度高,试剂稳定、价廉,是目前梅毒血清学诊断的常用方法。

快速免疫层析试验采用吸附有显色标记的梅毒螺旋体重组抗原的滤纸条,快速检测血浆或全血中的梅毒螺旋体抗体。此法简便、快速,结果与常规密螺旋体抗原试验有较好的一致性,可用于标本的快速筛查。

WHO推荐用VDRL、RPR法对血清进行过筛试验,阳性者用FTA-ABS、FTA-ABS双染色法、TPPA和ELISA等进行确认。先天性梅毒较难诊断,可取脐血用RPR半定量每月监测1次,连续6个月检测反应素效价,或用VDRL定量检查抗体效价变化,若效价增高或稳定在高水平,则表明先天梅毒。神经梅毒应检测脑脊液中的梅毒螺旋体抗体。

也可用PCR技术检测梅毒螺旋体或用免疫印迹法测定梅毒螺旋体特异性抗体。

二、其他密螺旋体

密螺旋体属中与人类有关的尚有苍白密螺旋体地方亚种、极细亚种以及品他密螺旋体,分别引起地方性梅毒、雅司病和品他病。这些非性传播疾病大多发生于经济较落后地区的儿童。

微生物学检查可取皮肤标本,在暗视野显微镜下观察有无密螺旋体的存在;也可用梅毒血清学试验检测血清中有无相应抗体。由于苍白密螺旋体地方亚种、极细亚种和品他密螺旋体与梅毒螺旋体在形态、抗原结构,甚至DNA同源性方面基本相同,不易区别,因此必须结合临床资料才能确定病原体。

第二节　疏螺旋体属

疏螺旋体属亦称包柔螺旋体属。大小为$(8\sim40)\mu m \times (0.2\sim0.5)\mu m$,有$3\sim10$个稀疏而不规则的螺旋,呈波状。其中部分对人类、哺乳动物或禽类有致病性。对人致病的主要有伯氏疏螺旋体、回归热螺旋体,均通过吸血昆虫媒介传播,分别引起莱姆病和回归热。

一、伯氏疏螺旋体

伯氏疏螺旋体(*B. burgdorferi*)是莱姆病的病原体。莱姆病最初于1977年在美国康涅狄格州的莱姆镇发现。5年后Burgdorfer从硬蜱体内和患者身上分离出伯氏疏螺旋体,证实为蜱媒传染病。该病分布广泛,全球已有70多个国家报告发现该病。我国于1985年在黑龙江省林区首次发现莱姆病,1988年从病人血液中分离到病原体。迄今,在我国已证实29个省和自治区人群中存在莱姆病的感染。

（一）临床意义

伯氏疏螺旋体致病物质主要有表面黏附蛋白和内毒素。伯氏疏螺旋体具有黏附并侵入某些组织细胞的能力，将伯氏螺旋体加至人皮肤或成纤维细胞，可观察到螺旋体黏附、穿入并在成纤维细胞的胞质内生存。螺旋体也能黏附到人脐带静脉内皮细胞，并可被多价特异免疫血清或特异单克隆抗体抑制。伯氏疏螺旋体新分离株对小鼠毒力强，在人工培养基中多次传代后可丧失毒力。伯氏疏螺旋体细胞壁中有 LPS 组分，具有内毒素作用。

莱姆病是一种由伯氏疏螺旋体感染引起的自然疫源性传染病。病原体的储存宿主主要是野生和驯养的小型哺乳动物和鸟类，硬蜱是主要传播媒介。伯氏疏螺旋体在蜱的中肠生长繁殖，当蜱叮咬宿主时，可通过染有病原体的肠内容物反流、唾液或粪便而传播该病原体。

莱姆病患者的个体差异明显，轻者可为亚临床感染或仅累及单个系统，严重者可同时出现皮肤、神经系统、关节、心脏等多脏器损害。人被硬蜱叮咬后，伯氏疏螺旋体在局部繁殖；经 3～30 天潜伏期，在叮咬部位出现一个或数个慢性移行性红斑，随后逐渐扩大，形成外缘有鲜红边界、中央呈退行性变的圆形皮损，皮损直径可达 5～20cm；一般 2～3 周后皮损自行消退，偶留有斑痕与色素沉着。莱姆病早期还可有乏力、头痛、发热、肌痛等类似病毒感染的症状。晚期主要表现为慢性关节炎、慢性神经系统或皮肤异常。未经治疗的莱姆病病人，约 80% 可发展至晚期，时间长短不一，可在发病后约 1 周内出现，也可超过 2 年后出现。

（二）生物学特性

伯氏疏螺旋体大小为 $(11～37)\mu m \times (0.18～0.25)\mu m$，两端稍尖，运动活泼，有扭转、翻滚、抖动等多种运动方式。在培养基中数个螺旋体可不规则地缠绕一起呈卷圈状。不同菌种周浆鞭毛数自 2～100 根不等。周浆鞭毛与运动有关。革兰染色阴性，但不易着色。Giemsa、Wright 或镀银染色均佳。

营养要求高，培养基需含有长链饱和与不饱和脂肪酸、葡萄糖、氨基酸和牛血清蛋白等，其中最重要的营养物质为 N-乙酰葡糖胺。微需氧，5%～10% CO_2 促进生长。适宜温度为 35℃。生长缓慢，在液体培养基中分裂 1 代至少需要 6 小时，一般需培养 1 周方可观察到生长。在 1% 软琼脂固体培养基中的菌落常生长在近表面，呈细小、边缘整齐、直径约 1mm 的菌落。

抵抗力弱，60℃ 1～3 分钟即死亡，用 0.2% 甲酚皂或 1% 苯酚处理 5～10 分钟即被杀死。对青霉素、红霉素等敏感。

（三）微生物学检查

培养和直接镜检较为困难，目前诊断莱姆病主要依靠血清学试验和分子生物学检验技术。

1. 标本采集　早期取病损皮肤组织、淋巴结抽出液、血液、关节滑膜液、脑脊液、尿液等。

2. 显微镜检查　用暗视野显微镜直接观察标本中的伯氏疏螺旋体的形态和运动，该法简便、直观。因患者标本内螺旋体数量太少，故阳性率低，诊断价值不大，可作为一种辅助检测手段，此法也可用于蜱的内脏组织和人工培养物的检查。

3. 分离培养和鉴定　从感染蜱中分离螺旋体较易，而从损伤皮肤中分离较难。体外培养可将标本接种在 BSK（Barbour-Stoenner-Kelly）复合培养基中，35℃培养 2～3 周，观察生长情况（少数须培养至 12 周）。其间定期用暗视野显微镜检查，阴性可盲传一次。动物感染是一种经典的分离方法，常用小白鼠、金地鼠、兔、狗等动物，但一般实验室很少使用。

4. 血清学诊断　血清学检测是诊断莱姆病的主要方法。检测患者血清和脑脊液中的抗体可用 ELISA 及 IFA 等。发病后数周，用 ELISA 常可测出伯氏疏螺旋体抗体，常用 ELISA 检测 IgM 和 IgG，对结果可疑者再用免疫印迹法加以证实。此外，莱姆病患者血清在补体参与下可迅速杀灭伯氏疏螺旋体，此现象可用暗视野显微镜观察，具有高度特异性。

5. 分子生物学检测　用 PCR 技术检测标本中伯氏疏螺旋体的特异 DNA 序列，该法具有快速且敏感性高的特点。

二、回归热疏螺旋体

回归热疏螺旋体（*B. recurrentis*）是引起回归热的病原体。根据传播媒介昆虫的不同，回归热可分为两类：一为虱传回归热，或称流行性回归热；另一为蜱传回归热，又称地方性回归热。我国流行的回归热主要是虱传型。回归热的临床特点为急起急退的高热，全身肌肉酸痛，一次或多次复发；肝、脾肿大，重症可出现黄疸和出血倾向。

流行性回归热主要通过体虱在人类中传播。当虱吸吮病人血液后，螺旋体从中肠进入血液、淋巴大量繁殖，不进入唾液和卵巢。螺旋体经皮肤创伤进入人体，在血流中大量繁殖。患者高热持续 3～4 天后热退，隔 1 周左右又高热；反复发作 3～9 次，亦有多达十余次者。

地方性回归热主要通过软蜱传播，储存宿主是啮齿类动物。螺旋体在蜱的体腔、唾液、粪便内均可存在，以卵传代。故蜱叮咬人后，病原体可直接从皮肤创口注入体内。地方性回归热的病程及临床表现与流行性回归热相似，只是病程较短、症状较轻。

回归热疏螺旋体的检查可取发热期外周血制成湿片，暗视野显微镜检查可见螺旋体运动活泼；直接涂片后 Giemsa 或 Wright 染色，镜检可见螺旋体长为红细胞直径的 2～4 倍，螺旋稀疏不规则，呈波状。如发热期未能查到螺旋体，取抗凝血 0.2～1ml 接种乳鼠腹腔，每日取尾静脉血镜检，若阳性 1～3 天可查到大量疏螺旋体；也可用 BSK 培养基培养蜱或患者血液中的回归热螺旋体。回归热螺旋体的抗原易自发变异，血清学诊断十分困难。

第三节　钩端螺旋体属

钩端螺旋体的螺旋较密螺旋体更细密而规则，数目更多，菌体一端或两端弯曲成钩状。

钩端螺旋体属种类较多，包括问号钩端螺旋体（*L. interrogans*）和腐生性双曲钩端螺旋体（*L. biflexa*），并陆续有新种发现。其中问号钩端螺旋体能感染人和动物，引起人畜共患的钩端螺旋体病。

一、临床意义

钩端螺旋体病简称钩体病，是一种人畜共患传染病。我国已从 50 多种动物中检出致病性钩端螺旋体，鼠类和猪为主要储存宿主。动物感染钩端螺旋体后，大多呈隐性感染，不发病。但在肾脏中长期存在，持续随尿不断排出，污染水源和土壤。人类与污染的水或土壤接触而感染。钩端螺旋体也可感染胎儿，导致流产；偶有经哺乳传给婴儿或经吸血昆虫传播。

钩端螺旋体具有类似细菌外毒素和内毒素的致病物质。①钩端螺旋体的细胞壁中含有内毒素样物质（endotoxin-like substance，ELS）或称脂多糖样物质（lipopolysaccharide-like substance，LLS），其引起的病理变化与内毒素相似，只是活性较低。重症患者的症状与病变亦与革兰阴性菌内毒素血症类同。这种 ELS 与革兰阴性菌的内毒素 LPS 在结构上有一定差异，可能与 ELS 的毒性较低有关；②波摩那型、犬型、七日热型等钩端螺旋体可产生溶血素，能破坏红细胞膜而溶血。溶血素不耐热，56℃ 30 分钟失活；对氧稳定；可被胰蛋白酶破坏；③钩端螺旋体患者急性期血浆中存在一种细胞毒性因子（cytotoxicity factor，CTF），可致小鼠肌肉痉挛、呼吸困难而死。钩端螺旋体无毒株不产生 CTF。

钩端螺旋体能穿透完整的黏膜或经皮肤破损处进入人体。病原体进入后即在局部迅速繁殖，并经淋巴系统或直接进入血循环引起菌血症。由于钩端螺旋体的血清型别不同、毒力不一，宿主免疫水平差异，临床表现轻重相差甚大。轻者类似感冒，仅出现轻微的自限性发热；重者可有明显的肝、肾、中枢神经系统损害，肺大出血，甚至死亡。钩端螺旋体病的特点是起病急、高热、乏力、全身酸痛、眼结膜充血、腓肠肌压痛、浅表淋巴结肿大等。

二、生物学特性

钩端螺旋体大小为（0.1～0.2）μm×（6～12）μm。螺旋细密而规则，形似细小珍珠排列的细链。菌体一端或两端呈钩状，运动活泼，常呈 C、S 或 8 字形。电镜下观察钩端螺旋体为圆柱状，最外层为外膜，其内为螺旋状的肽聚糖层和细胞膜包绕的原生质，有两根细丝位于外膜和肽聚糖层之间，各由一端伸展至菌体中央，但不重叠。革兰染色阴性，但不易着色。常用 Fontana 镀银染色法，钩端螺旋体被染成棕褐色（图 21-2）。

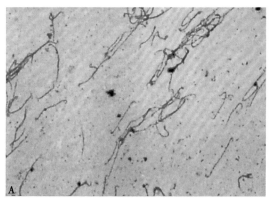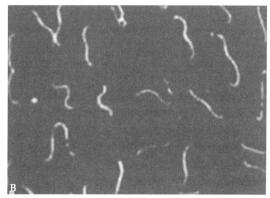

图 21-2　问号钩端螺旋体

A. 镀银染色×1000；B. 暗视野显微镜×1500

钩端螺旋体营养要求复杂，常用 Korthof 培养基，除基本成分外，尚需加 10% 兔血清或牛血清，血清除促进钩端螺旋体生长外，还能中和其在代谢过程中产生的毒性物质；需氧或微需氧；适宜生长温度为 28～30℃。在人工培养基中生长缓慢，分裂一次需 6～8 小时。在液体培养基中，28℃培养 1～2 周，呈半透明云雾状生长。在固体培养基上，28℃培养 1～3 周，可形成透明、不规则、扁平、直径约 2mm 的菌落。如将琼脂浓度降至 0.8%～1.0%，培养 3～10 天后可在培养基表面下形成针尖大小的半圆形菌落。

钩端螺旋体对热抵抗力弱，60℃即死亡；0.2% 来苏儿、1∶2000 升汞、1% 石炭酸处理 10～30 分钟被杀灭；对青霉素敏感。在湿土或水中可存活数月，这对本菌的传播有重要意义。

钩端螺旋体有多种抗原：①属特异性抗原（genus-specific antigen，GP-Ag）只存在于钩端螺旋体属中。故 GP-Ag 有助于钩端螺旋体病的血清学诊断，也可用于钩端螺旋体的分类和抗原结构的分析；②群特异性抗原（serogroup-specific antigen）系菌体脂质多糖复合物，存在于螺旋体内部；③型特异性抗原（serovar-specific antigen）系表面抗原，为多糖蛋白复合物。目前全世界已发现的致病性钩端螺旋体有 20 多个血清群、200 多个血清型，其中我国发现 37 个血清型。迄今，我国存在的致病性钩端螺旋体至少有 19 个血清群、75 个血清型，是发现血清型最多的国家。

三、微生物学检验

（一）检验程序

钩端螺旋体检验程序见图 21-3。

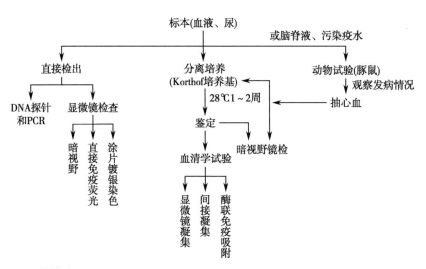

图 21-3　钩端螺旋体检验程序

（二）标本采集

钩端螺旋体可从临床标本和自然界的水中分离获得。临床标本主要包括血液、尿液、脑脊液和房水。发病早期（1 周内）取血液；2 周后取尿液；有脑膜刺激者取脑脊液；有眼部并发症者可取眼房水；用于钩端螺旋体的病原学检查。

（三）直接显微镜检查

将标本行差速离心集菌后作暗视野显微镜检查，或用 Fontana 镀银法染色后镜检。如发病早期的病人抗凝血，先 1000r/min 离心 10 分钟，除去红细胞，血浆再以 10 000r/min 离心 40 分钟，弃上清，取沉淀物镜检。此法对早期快速诊断有一定价值，但敏感性低，缺乏特异性且不能获得菌株及测知菌群类型，需要其他方法补其不足。也可用免疫荧光法或免疫酶染色法检查，以提高特异性和敏感性。

（四）分离培养和鉴定

将每份血液标本接种 2～3 管 Korthof 培养基 28℃培养。多数阳性标本在 1～2 周内可见培养液呈轻度混浊，以暗视野显微镜检查有无钩端螺旋体存在。若有钩体，则用已知诊断血清鉴定其血清群和血清型。分离培养应连续观察 30 天以上，仍无生长者方可确定为阴性。尿液标本一般需离心后取沉渣接种 2～4 管 Korthof 培养基，且培养基中需加抑菌剂（5- 氟尿嘧啶）。

动物接种是分离钩端螺旋体的敏感方法。将标本接种于幼龄豚鼠或金地鼠腹腔，接种 3～5 天后，可用暗视野显微镜检查腹腔液；亦可接种后 3～6 天取心脏血镜检和分离培养。动物死后解剖，可见皮下、肺部等有大小不等的出血斑，在肝、脾等脏器中有大量钩端螺旋体。

（五）血清学诊断

采集病程早、晚期双份血清，一般在病初和发病后第 3～4 周各采一次。有脑膜刺激症状者采取脑脊液检测特异抗体。目前常用显微镜凝集试验（microscopic agglutination test，MAT）检测血清中的钩端螺旋体抗体。MAT 是用标准株或当地常见菌株作抗原，分别与患者不同稀释度的血清混合，30℃作用 2 小时，滴片用暗视野显微镜检查。若待检血清中有某型抗体存在，则在同型抗原孔中可见钩端螺旋体凝集成团，形如小蜘蛛，一般患者凝集效价在 1:400 以上或双份血清效价增高 4 倍以上有诊断意义。间接凝集试验、补体结合试验、间接免疫荧光试验和 ELISA 等血清学方法也可用于诊断。

（六）分子生物学检测

用 PCR 技术、同位素或生物素标记的 DNA 探针技术检测钩端螺旋体，较培养法快速、敏感。此外,限制性内切酶指纹图谱可用于钩端螺旋体的菌株鉴定、分型以及抗原变异研究。

（楼永良）

本章小结

　　梅毒螺旋体是梅毒的病原体,人是梅毒的唯一传染源。获得性梅毒主要经性接触传播,先天性梅毒指胎儿通过胎盘从母体传染胎儿。梅毒螺旋体的螺旋致密、规则,两端尖直,数目较多,运动活泼,但抵抗力极弱。微生物学检验可采集渗出液、血液等标本,直接显微镜检查或血清学试验诊断,也可用 PCR 技术检测梅毒螺旋体。

　　伯氏疏螺旋体是莱姆病的病原体。莱姆病为自然疫源性传染病,主要传播媒介为硬蜱。微生物学检验可取早期病损皮肤、淋巴结抽出液、血液、脑脊液、尿液等标本,直接用显微镜检查或分离培养伯氏疏螺旋体;或 ELISA、IFA 法检测患者血清或脑脊液中的抗体;也可用 PCR 技术检测伯氏疏螺旋体。

　　问号钩端螺旋体是钩端螺旋体病的病原体。钩端螺旋体病为人畜共患传染病,主要储存宿主为鼠和猪。钩端螺旋体菌体一端或两端呈钩状,运动活泼,螺旋细密、规则,常呈 C、S 或 8 字形;营养要求复杂,需加 10% 兔血清或牛血清,多用 Korthof 培养基。微生物学检验可取血液、尿液、脑脊液等等标本,可直接用显微镜检查或分离培养钩端螺旋体;或显微镜凝集试验（MAT）检测患者血清中的钩端螺旋体抗体;也可用 PCR 技术及 DNA 探针技术检测钩端螺旋体。

第二十二章
真菌学概论

通过本章学习,你将能回答以下问题:

1. 真菌的概念?
2. 真菌的主要分类依据是什么?
3. 真菌的菌落特征有哪些?
4. 真菌孢子与细菌芽胞有何区别?
5. 真菌主要微生物学检验方法有哪些?

真菌(fungus)是一类具有典型细胞核,有核膜和核仁,胞质内有完整细胞器,不含叶绿素,无光合色素,细胞壁含有几丁质和β-葡聚糖的真核细胞型微生物。真菌分布广泛,种类繁多,目前被识别和描述的真菌有10万余种,其中大多数对人体无害,甚至有利。与人类和动物疾病相关的真菌有500余种,能引起人类感染性、中毒性及变态反应性疾病的致病真菌约50种。近年来,由于抗菌药物、免疫抑制剂及抗肿瘤药物等广泛应用导致机体菌群失调和免疫功能降低,从而使条件致病真菌感染明显增加。

第一节 分类与命名

一、分 类

真菌的分类单位,依次分为界(Regnum,Kingdom),门(Division,Phylum),纲(Classis,Class),目(Ordo,Order),科(Familia,Family),属(Genus),种(Species)。种是基本单位,种以下还有亚种(subspecies)。

真菌分类的主要依据为:有性生殖的各种器官、无性菌丝、孢子和菌落形态特征等。真菌分类系统较多,目前尚未统一,近年来趋向采用安斯沃斯(Ainsworth)等人的《真菌学词典》所介绍的分类系统。该系统认为真菌属于单独成立的真菌界(Fungi),界以下分为粘菌门(Myxomycota)和真菌门(Eumycota),通常所称的真菌即指真菌门菌。真菌门下分为5个亚门:鞭毛菌亚门(Mastigomycotina)、接合菌亚门(Zygomycotina)、子囊菌亚门(Ascomycotina)、担子菌亚门(Basidiomycotina)和半知菌亚门(Deuteromycotina)。其中与医学有关的有4个亚门:①接合菌亚门:营养体是菌丝体,绝大多数没有隔膜,有性繁殖形成接合孢子(zygospore),无性繁殖产生孢子囊孢子(sporangiospore)。如毛霉菌(*Mucor*)和根霉菌(*Rhizopus*)等;②子囊菌亚门:营养体是有隔膜的菌丝体,极少数是单细胞,有性生殖形成子囊和子囊孢子(ascospore),无性繁殖产生分生孢子(conidium)。如芽生菌属（*Blastomyces*）、组织胞浆菌属（*Histoplasma*）、小孢子菌属（*Microsporum*）、毛癣菌属（*Trichophyton*）和酵母菌属（*Saccharomyces*）等；③担子菌亚门：营养体是有隔膜的菌丝体，有性生殖形成担孢子。如致病性真菌新生隐球菌（*Cryptococcus neoformans*）；④半知菌亚门：也称不完全菌亚门，营养体是有隔膜的菌丝体或单细胞，对此类真菌生活史了解不完全，只有无性繁殖阶段，未发现其有性阶段，称为半知菌。在医学上有重要意义的绝大部分致病真菌属于此亚门。

最新的真菌分类把真菌界分为 4 个门，分别为接合菌门（Zygomycota）、担子菌门（Basidiomycota）、子囊菌门（Ascomycota）和壶菌门（Chytridiomycota）。而把属于半知菌亚门中的真菌划分到前 3 个门中，并取消了粘菌。另外，由于卡氏肺囊虫（*Pneumocystis carinii*, PC）囊虫壁的超微结构类似真菌细胞，大多数学者认为其应属于真菌，将其称为卡氏肺孢菌。

在真菌的现代分类学中引入了分子生物学技术，应用较多的主要有核糖体脱氧核酸（rDNA）序列测定，线粒体 DNA 限制性片段多态性（RFLP）分析，随机扩增多态性（RAPD）分析及脉冲场凝胶电泳（PFGE）分析等。应用分子生物学技术从遗传进化角度阐明真菌种群之间和种间内的分类学关系是目前真菌分类学研究的热点。

二、命　　名

真菌的命名采用生物学中一贯沿用的以"双名制"为基础的国际植物学命名法，即属名加种名，构成学名。真菌的学名用拉丁词或拉丁化的词构成。第一个词是属名，用拉丁文名词，第一个字母必须大写。第二个词是种名加词，用拉丁文形容词，字母一律小写。后面附首次发现并命名者的姓和命名年份（一般使用时可省略）。今后若有新的发现及更改，即种名发生转移，则再加上修改者的姓，而将最初命名者的姓加上括弧，并更改年份。

真菌的属名和种名加词往往是指产生孢子的方式、孢子的特点、菌落颜色或质地、气味或其他较显著的特征。此外，有些真菌的属名或种名加词用以对某真菌学家表示敬意，将其姓定为属名或种名加词。也有种名加词是由地方名称衍生而来或指生存场所。另有些寄生真菌的种名加词来自寄生植物的属名。当某真菌只知其属名，而其种名加词未确定时，其种名加词可用 sp. 或 spp. 表示。

第二节　生物学特性

一、形　态　特　征

与细菌相比，真菌的大小、形态、结构和化学组成均有很大的差异。真菌比细菌大几倍至几十倍，可以用普通光学显微镜观察。真菌的细胞是典型的真核细胞，真菌细胞具有细胞壁、细胞膜、细胞核、细胞器及细胞质。真菌细胞壁主要化学成分为几丁质（chitin）和 1,3- 葡聚糖，而细菌细胞壁主要化学成分为肽聚糖。

真菌按形态可分为单细胞和多细胞两类。单细胞真菌主要为酵母菌（yeast）和酵母样菌（yeast-like），菌体呈圆形或卵圆形，其形成的菌落为酵母型或类酵母型，临床常见的有念珠菌属和新生隐球菌。多细胞真菌由菌丝和孢子组成，菌丝伸长分支，交织成团形成菌丝体（mycelium），并长有各种孢子，这类真菌称为丝状菌（filamentous fungus），俗称霉菌（mold）。其形成的菌落为丝状型。对人致病的有皮肤癣菌等。有些真菌可因营养、温度、氧气等环境条件的改变，而两种形态发生互变，称为二相性（dimorphic）。真菌的菌落形态、颜色变化及真菌不同生长时期的镜下特征是正确鉴定真菌的重要依据。

（一）真菌的镜下形态

多细胞真菌的菌丝和孢子随真菌种类不同而形态不同，是鉴别真菌的重要依据。

1. 菌丝 菌丝是由孢子出芽形成的。孢子在环境适宜的条件下长出芽管，逐渐延长呈丝状即菌丝（hyphae）。当菌丝不断生长、分支并交织成团时，被称为菌丝体（mycelium）。菌丝因结构不同可分为有隔菌丝和无隔菌丝。有隔菌丝（septate hyphae）是由横隔将管状结构的菌丝分隔成一连串多细胞样的丝状体，如曲霉、青霉和毛癣菌等大多数丝状真菌的菌丝属于此类；无隔菌丝（nonseptate hyphae）无隔膜，整条菌丝为单个细胞，细胞质内有多个细胞核，根霉和毛霉的菌丝属于此类。菌丝在人工培养基中生长，按其着生情况可分为营养菌丝（vegetative hyphae）和气生菌丝（aerial hyphae）。菌丝向下生长，深入培养基内获取营养的菌丝称为营养菌丝；而从培养基表面长出向空中伸展的菌丝称为气生菌丝。部分气生菌丝发育到一定阶段可衍化为具有繁殖能力的繁殖菌丝（reproductive hyphae）。菌丝可有多种形态，如螺旋状、球拍状、结节状、鹿角状、梳状和关节状等，它们有助于真菌的鉴别。

2. 孢子 孢子是真菌的繁殖结构，分为有性孢子和无性孢子两类。有性孢子是由同一菌体或不同菌体上的两个细胞融合经减数分裂形成。无性孢子由菌丝上的细菌直接分化或出芽形成，是病原性真菌传播和延续后代的主要方式。真菌孢子抵抗力不强，加热 $60\sim70℃$ 短时间即死亡。真菌孢子与细菌芽胞不同，其区别见表 22-1。

表 22-1　真菌孢子与细菌芽胞的区别

	真菌孢子	细菌芽胞
抵抗力	不强，$60\sim70℃$ 短时间即死	强，煮沸短时间不死
数目	一条菌丝可产生多个孢子	一个细菌体只形成一个芽胞
作用	为繁殖方式之一	不是繁殖方式
形状	形状多种多样	圆形或椭圆形

（1）无性孢子：无性孢子根据形态分为分生孢子、叶状孢子和孢子囊孢子三种。①分生孢子（conidium）：分生孢子是真菌中最常见的一种无性孢子。它首先在繁殖菌丝的末端分化形成分生孢子梗，然后在梗上产生分生孢子。按其形态和结构可分为大分生孢子和小分生孢子。大分生孢子（macroconidium）体积较大，分隔成较多细胞，常呈梭形、棍棒型或梨形。其大小、细胞数和颜色是鉴定真菌的重要依据。小分生孢子体积较小，单细胞性，外壁薄，有球形、卵形、梨形以及棍棒状等各种不同形态。真菌都能产生小分生孢子，其诊断意义不大。②叶状孢子（thallospore）：叶状孢子是由菌丝细胞转变为分生孢子，有芽生孢子、关节孢子和厚膜孢子三种。芽生孢子（blastospore）由菌细胞直接出芽而形成，如酵母菌。芽生孢子长到一定大小一般会与母体脱离，若不与母体脱离，便延长呈丝状，形成假菌丝（pseudo hyphae），多数念珠菌属菌种可形成假菌丝。关节孢子（arthroconidium）是由菌丝生长到一定阶段后，出现很多横隔膜，然后从横膈膜处断裂形成矩形、筒形或短柱状的孢子。如毛孢子菌、球孢子菌等。厚膜孢子（chlamydospore）由菌丝内胞浆浓缩，细胞壁增厚，为躲避不利环境而形成的休眠细胞。当条件适宜时又可出芽繁殖。如白色念珠菌、絮状表皮癣菌等可产生。③孢子囊孢子（sporangiospore）：孢子囊孢子由菌丝末端膨大形成囊状结构即孢子囊。其内密集许多细胞核，每个核都被细胞质包围，分隔割裂成块，并逐渐形成孢子壁，最终成为孢子囊孢子。毛霉菌、根霉菌等丝状真菌和酵母样真菌可产生此类孢子。

（2）有性孢子：有性孢子分为卵孢子、接合孢子、子囊孢子和担孢子。多见于非致病性真菌。

（二）真菌的菌落特征

多数真菌的培养条件要求不高,在培养基上形成的菌落形态主要有以下两种。

1. 酵母型菌落　形态与一般细菌菌落相似,但较大些,菌落表面光滑、湿润、柔软、边缘整齐、奶酪样。菌细胞以单细胞芽生方式繁殖,不形成真、假菌丝。新生隐球菌的菌落属于此型。有些单细胞性真菌孢子出芽形成芽管,芽管延长不与母细胞脱离,形成假菌丝。假菌丝由菌落向培养基深部生长,这种菌落称为类酵母型(或酵母样)菌落,如念珠菌属的多数菌种。

2. 丝状型菌落　是多细胞真菌的菌落形式,由许多管状、分支的菌丝体和分生孢子组成。菌落呈羊毛状、鹅毛状、棉絮状、绒毛状和粉末状,正、反面呈不同的颜色。曲霉、青霉、毛霉和皮肤癣菌等的菌落属于此型。丝状型菌落的形态、结构和颜色常作为鉴别真菌的依据。

二相性真菌在35～37℃条件下培养,在体内或在含动物蛋白的培养基上可形成酵母型菌落;在22～28℃条件下培养,在普通培养基上可形成丝状型菌落,如马尔尼菲青霉菌、粗球孢子菌、副球孢子菌和申克孢子丝菌等。

二、培　养　繁　殖

（一）培养特性

真菌的营养要求不高,在一般的细菌培养基上能生长。常用沙保弱(Sabouraud)培养基培养,pH 4.0～6.0,需较高的湿度与氧气。浅部病原性真菌的最适培养温度为22～28℃,生长缓慢,约1～4周才出现典型菌落。某些深部病原性真菌一般在37℃生长最好,生长速度快,经3～4天即长出菌落,其营养要求和培养条件与一般病原性细菌相似。由于细菌和污染真菌生长迅速而影响病原性真菌的检出,分离培养真菌时常在沙保培养基中加入一定量的氯霉素和放线菌酮,前者用于抑制细菌,后者用于抑制污染真菌的生长。真菌的菌落分为酵母型菌落和丝状型菌落。

（二）繁殖方式

真菌经过营养阶段后,便进入繁殖阶段,依靠孢子和菌丝进行繁殖。真菌的繁殖方式通常分为无性繁殖和有性繁殖两类。

1. 无性繁殖　无性繁殖没有经过性细胞结合,而直接由营养体转变而成的繁殖方式。无性繁殖包括4种形式:

（1）出芽繁殖:为酵母菌的主要繁殖方式。单细胞真菌出芽,芽生的孢子脱离母细胞即完成繁殖。

（2）分裂繁殖:营养细胞分裂产生子细胞,以二分裂方式进行繁殖。此种类型不常见,有些二相性真菌在体内繁殖属于此种方式。

（3）芽管繁殖:有些真菌的孢子可萌发芽管,芽管延长后形成菌丝。

（4）生隔繁殖:有些分生孢子在分子孢子梗某一段落形成横隔,原生质浓缩后形成一个新的孢子,该孢子又可再独立进行繁殖。

2. 有性繁殖　有性繁殖是经过两性细胞结合的繁殖方式,通常经过质配、核配和减数分裂三个过程。质配指两个可亲和的性细胞或性器官的细胞质连同细胞核结合在同一个细胞中。核配指两个细胞的细胞核进行配合,核配结果形成二倍体细胞核。真菌从质配到核配之间的时间有长有短,这段时间称双核期,即每个细胞里有两个没有结合的细胞核,这是真菌特有的现象。核配后的二倍体细胞发生减数分裂,细胞核内染色体数目减半,恢复为原来的单倍体状态。

（刘文恩）

本章小结

　　真菌在生物界的地位尚未统一，但真菌属于真核细胞型微生物已被大家所公认。最新的真菌分类把真菌界分为4个门，分别为接合菌门、担子菌门、子囊菌门和壶菌门。

　　真菌与细菌相比，其大小、形态、结构和化学组成均有很大的差异。真菌的细胞是典型的真核细胞，真菌细胞具有细胞壁、细胞膜、细胞核、细胞器及细胞质。真菌细胞壁主要化学成分为几丁质（chitin）和1，3-葡聚糖，而细菌细胞壁主要化学成分为肽聚糖。真菌按形态可分为单细胞和多细胞两类，单细胞真菌主要为酵母菌和酵母样菌，多细胞真菌由菌丝和孢子组成。菌丝和孢子随真菌种类不同而形态不同，是鉴别真菌的重要依据。

　　真菌的营养要求不高，在一般的细菌培养基上能生长。常用沙保培养基培养，pH 4.0～6.0，培养温度需较高的湿度与氧气。在人工培养基上形成的菌落形态主要有酵母型和丝状型两种。

　　真菌经过营养阶段后，便进入繁殖阶段，依靠孢子和菌丝进行繁殖。真菌的繁殖方式通常分为无性繁殖和有性繁殖两类。

第二十三章
常见感染性真菌检验

1. 临床上常见的皮肤黏膜感染真菌有哪几类？
2. 如何鉴别毛癣菌属、表皮癣菌属和小孢子菌属？各有何生物学特征？
3. 怎样对临床上常见的皮肤黏膜感染真菌的药敏试验进行药物选择？
4. 常见引起侵袭性感染的真菌有哪几种？
5. 常见的致病性念珠菌有哪些？通过直接显微镜检如何辨别？
6. 新生隐球菌常见感染部位？如何进行快速病原学诊断？
7. 卡氏肺孢菌感染有何特征？

真菌种类繁多，有记载的真菌有 10 万以上，但对人类致病的有 400 种左右。

按侵犯人体组织和器官的不同，临床上将其分为引起皮肤黏膜感染的真菌和引起侵袭性感染的真菌。引起皮肤黏膜感染的真菌，是指主要侵犯机体皮肤及黏膜、毛发和指（趾）甲等皮肤附属器，主要包括皮肤癣真菌、表面感染真菌和皮下组织感染真菌。引起侵袭性感染的真菌，是指能侵袭深部组织和内脏，引起全身性感染的病原真菌或条件致病真菌，主要包括念珠菌属、隐球菌属、曲霉属、毛霉属和二相性真菌等。

第一节　皮肤黏膜感染真菌

一、分　类

临床上最多见的引起皮肤黏膜感染的真菌为皮肤癣真菌，包括：毛癣菌属、表皮癣菌属和小孢子菌属。

（一）毛癣菌属

毛癣菌属（*Trichophyton*）有 20 余种，其中 14 种能引起人和动物的感染。临床上常见的有红色毛癣菌（*T. rubrum*）、须毛癣菌（*T. mentagrophytes*，又称石膏样毛癣菌）、许兰毛癣菌（*T. schoenleinii*，又称黄癣菌）、紫色毛癣菌（*T. violaceum*）和断发毛癣菌（*T. tonsurans*）等。

（二）表皮癣菌属

表皮癣菌属（*Epidermophyton*）包括絮状表皮癣菌（*E. floccosum*）和斯托克表皮癣菌（*E. stockdaleae*）。

（三）小孢子菌属

小孢子菌属（*Microsporum*），共 17 种，对人致病的有 8 种，我国常见的有铁锈色小孢子菌（*M. ferrugineum*）、石膏样小孢子菌（*M. gypseum*）和犬小孢子菌（*M. canis*）等。

二、临床意义

（一）毛癣菌属

毛癣菌属易侵犯人体皮肤、指（趾）甲、毛发的角蛋白组织并生长繁殖，能产生数种角质溶解酶致病，可引起头癣、体癣、股癣、叠瓦癣、手癣、足癣及甲癣等。皮肤癣菌是接触传染，好发于夏秋季节。只有在停药后观察3周，如无任何复发，才能确定治疗痊愈，但痊愈后仍可再感染皮肤癣菌。少数过敏体质的皮肤癣病患者可出现过敏反应，表现为癣菌疹。

（二）表皮癣菌属

絮状表皮癣菌是表皮癣菌属内唯一的致病菌。絮状表皮癣菌是一种常见的皮肤癣菌，可引起皮肤感染，如股癣、足癣、体癣、手癣和甲癣。引起的股癣常两侧对称，边缘凸起，有丘疹和散在水疱，中央覆盖着鳞屑。引起的足癣常为水疱鳞屑型。该菌为接触性传染，尤其通过共用洗浴和健身设备。免疫力低下的患者还可引起侵袭性感染。

（三）小孢子菌属

小孢子菌属感染皮肤和毛发，很少感染指（趾）甲。铁锈色小孢子菌可引起头白癣，多见于儿童，成人极为少见，是一些地方流行区少年儿童中头癣的常见原因，也引起体癣，多见于颜面部、颈部及上肢，可单独或与白癣同时存在；石膏样小孢子菌偶然引起人类头皮和光滑皮肤的感染，许多动物被感染或携带本菌；犬小孢子菌是人类头癣和体癣的常见原因，小儿多见，也常是动物感染的原因。

三、生物学特性

（一）毛癣菌属

毛癣菌感染的皮屑、甲屑或病发经10% KOH溶液消化后镜检，可见有菌丝，其病发内、外可见菌丝或孢子。在沙保弱培养基上可见灰白、红、橙或棕色，表面呈绒毛状、粉末状或蜡状菌落。镜下可见梳状、球拍、螺旋或鹿角菌丝，葡萄状或梨状小分生孢子，细长薄壁大分生孢子（图23-1）。

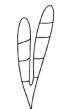 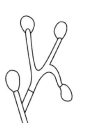 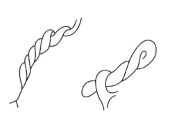 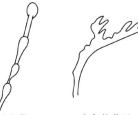

细长棒状大分生孢子　　梨形小分生孢子　　螺旋状菌丝　　结节状菌丝　　球拍状菌丝　　鹿角状菌丝

图 23-1　毛癣菌属形态特征

（二）表皮癣菌属

对人致病的只有絮状表皮癣菌。絮状表皮癣菌感染的皮屑和甲屑经10%KOH液消化后镜检，可见分枝断裂的有隔菌丝，少见孢子。在沙保弱培养基上培养后，菌落初为白色鹅毛状，以后转变为黄色粉末状。镜下可见球拍状菌丝、卵圆形或巨大棒状薄壁大分生孢子，无小分生孢子，在陈旧培养物中可见厚膜孢子（图23-2）。

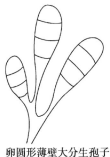

卵圆形薄壁大分生孢子

图 23-2　表皮癣菌属形态特征

(三)小孢子菌属

小孢子菌感染的皮屑和毛发经 10% KOH 处理后镜检,皮屑中有分枝断裂菌丝,在毛发中呈现小孢子镶嵌的鞘包裹着发干。在沙保弱培养基中可见白色、棕黄色或黄褐色、粉末或绒毛状菌落。镜下可见梳状、球拍状或结节状菌丝,卵圆形小分生孢子、厚壁梭型(纺锤形)大分生孢子(图 23-3)。

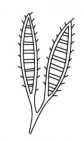 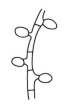 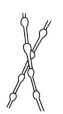

纺锤形大分生孢子　　卵圆形小分生孢子　　球拍状菌丝　　破梳状菌丝

图 23-3　小孢子形态特征

四、微生物学检验

(一)检验程序

皮肤黏膜感染真菌检验程序见图 23-4。

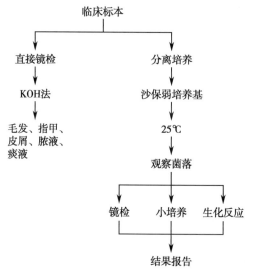

图 23-4　皮肤黏膜感染真菌检验程序

(二)标本采集

采集皮屑前先用 70% 乙醇消毒,取新发生的皮肤损害边缘皮屑;指甲近尖端下面或背面外表用刀刮去再采集甲屑;头发标本用消毒镊子拔取无光泽病发,有些断发要用无菌刀尖掘出,如吴氏光(一种波长约 365nm 紫外线的光源)阳性者(其病发和头皮出现荧光),仅拔发荧光的头发,黄癣采集黄癣痂。将采集标本盛于清洁纸袋,鳞屑要用黑纸包好。

(三)显微镜检查

皮屑标本用 10% KOH 液制成湿片,指甲用 25% KOH 或 25% NaOH 含 5% 甘油处理,也可加入 5% Parker 墨水或氯唑黑 E 以增加阳性率。镜检可见透明、有隔,常有分枝的菌丝及成链的关节孢子,三个癣菌属难以鉴别。在病发中可见发外型孢子、发内型孢子(图 23-5),

不同皮肤癣菌属感染后有所不同,如毛癣菌属有发外型孢子和发内型孢子,而小孢子菌属感染病发只有发外型孢子。

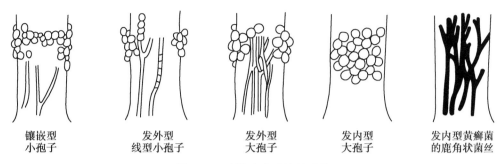

| 镶嵌型
小孢子 | 发外型
线型小孢子 | 发外型
大孢子 | 发内型
大孢子 | 发内型黄癣菌
的鹿角状菌丝 |

图 23-5　皮肤癣菌感染的毛发

(四)分离培养与鉴定

皮屑、甲屑和病发标本,先用 70% 乙醇或在青、链霉素混合液内处理 5 分钟,再用生理盐水洗 3 次,然后接种沙保弱琼脂斜面或平板(培养基中加入 0.05% 氯霉素,加或不加 0.05% 放线菌酮),25℃培养,每周观察菌落形态及颜色,直至第四周。挑取菌落镜检菌丝和孢子,也可作棉蓝染色后镜检或作小培养后镜检。必要时做其他鉴定如毛发穿孔试验、脲酶试验和特殊营养需要试验等来鉴定皮肤癣菌(表 23-1)。毛发穿孔试验是将人若干头发剪成 1cm长,置于已加入 25ml 蒸馏水和 2~3 滴 10% 酵母浸膏液的平皿内,高压灭菌。将待检皮肤真菌接种于平皿内,置 25℃培养四周,每周检查一次,每次取数根毛发置载玻片上,经乳酚棉蓝染色后,置低倍镜下观察。若毛发有裂口或陷凹者为阳性,否则为阴性。每次同时用已知石膏样毛癣菌和红色癣菌作阳性和阴性对照,如须毛癣菌为毛发穿孔试验阳性。

表 23-1　常见皮肤黏膜感染真菌的鉴定

癣菌	菌落	培养物镜检	其他鉴定
红色毛癣菌	菌落白色绒毛状或蜡状,有的粉末状,反面红色、有时黄色	大、小分生孢子,厚壁孢子,梳状菌丝、球拍菌丝、结节状菌丝等	毛发穿孔试验阴性,脲酶阴性,37℃生长良好,玉米培养基产红色素
石膏样毛癣菌	菌落粉末、颗粒或绒状,反面淡黄、棕色、淡红色或褐色,菌落中心有结节状小隆起,有时可见不规则放射状条纹	单个或成簇小分生孢子,有些菌株有棒状大分生孢子有螺旋菌丝、结节状菌丝等	毛发穿孔试验阳性,脲酶阳性,37℃生长良好
紫色毛癣菌	生长缓慢,紫色绒毛或蜡状菌落,背面无色至深紫色,外周有一圈无色环	大、小分生孢子较少见,可见厚壁孢子、结节状菌丝等	硫胺素促进生长和孢子形成
断发毛癣菌	生长较慢,菌落可呈黄色、奶油色、白色、粉红色等,中央隆起或扁平,绒毛状至粉状,背面棕黄色或棕红色	大分生孢子罕见,有棒状小分生孢子,陈旧培养物可见厚壁孢子	脲酶阳性,硫胺素促进生长
许兰毛癣菌蒙古变种	生长慢,菌落蜡状、初白色继呈灰黄或深褐色、皱褶,边缘有放射状菌丝,陈旧培养物可见白色气生菌丝、培养基裂开	大、小分生孢子少见,有厚壁孢子、鹿角状菌丝等	37℃不能促进生长,米饭培养基上有小分生孢子

癣菌	菌落	培养物镜检	其他鉴定
石膏样小孢子菌	生长快，菌落浅黄褐色、粉末或绒状，背面红棕色	梭形、薄壁大分生孢子，有小分生孢子、结节状菌丝等	诱生有性型
狗小孢子菌	生长快，菌落扁平、表面白色或棕黄色、绒毛状，反面黄橙色	梭形厚壁大分生孢子，小分生孢子稀少	毛发穿孔试验阳性，米饭培养基上生长好并形成孢子
铁锈色小孢子菌	生长慢，菌落蜡状、起皱、金黄色，边缘下沉，陈旧培养呈白色绒毛状	常无分生孢子，有厚壁孢子、球拍菌丝、梳状菌丝等	在 Lowenstein-Jensen 培养基上呈淡黄菌落，可与苏丹毛癣菌红褐色鉴别
絮状表皮癣菌	生长慢，菌落棕黄、扁平至放射状皱褶、粉状或绒状，反面黄褐色	棒状壁光滑大分生孢子，无小分生孢子，陈旧培养中厚壁孢子多，随培养时间延长菌丝增多，呈羊毛状，黄绿色	

五、药敏试验的药物选择

皮肤黏膜感染真菌除对咪唑类药物敏感，如咪康唑、酮康唑、联苯苄唑、克霉唑、益康唑、舍他康唑、布托康唑、芬替康唑、噻康唑、特康唑、伊曲康唑、氟康唑及伏立康唑等，同时对特比萘芬、阿莫罗芬、利拉萘酯及环吡酮胺等药物敏感。临床治疗时常两种药物联合使用。

第二节 侵袭性感染真菌

一、酵母型真菌

（一）分类

1. 念珠菌属 念珠菌属（*Candida*）（假丝酵母菌）有 150 多个种，常见致病的有 11 种：白念珠菌（*C. albicans*）、热带念珠菌（*C. tropicalis*）、克柔念珠菌（*C. krusei*）、光滑念珠菌（*C. glabrata*）、近平滑念珠菌（*C. parapsilosis*）、星形念珠菌（*C. stellatoidea*）、克菲念珠菌（*C. kefyr*）、季也蒙念珠菌（*C. guilliermondi*），维斯念珠菌（*C. viswanathii*）、葡萄牙念珠菌（*C. lusitaniae*）、都柏林念珠菌（*C. dublinniensis*）等，其中以白念珠菌为最常见的致病菌。

2. 隐球菌属 隐球菌（*Cryptococcus*）包括 17 个种和 8 个变种，其中对人致病的最主要是新生隐球菌（*Cryptococcus neoformans*）及其变种（新生隐球菌新型变种 *C. neoformans var. neoformans*、新生隐球菌格特变种 *C. neoformans var. gattii* 和新生隐球菌格鲁比变种 *C. neoformans var. grubii*）。

（二）临床意义

1. 念珠菌属 白念珠菌广泛分布于自然界，通常存在于人的体表、口腔、上呼吸道、肠道和阴道黏膜上，当机体发生正常菌群失调或抵抗力降低时，白念珠菌可侵犯人体多个部位，引起各种念珠菌病：女性的念珠菌性阴道炎、外阴炎；男性念珠菌龟头炎、包皮炎；体质虚弱婴儿的鹅口疮；念珠菌性肠炎、肺炎、膀胱炎、肾盂肾炎和心内膜炎等；中枢神经系统白色念珠菌病，如脑膜炎、脑膜脑炎、脑脓肿等。

热带念珠菌广泛分布于自然界，在人体表和外界相通的腔道中也存在，是先天性免疫缺陷患者的条件致病菌。热带念珠菌可引起皮肤、黏膜和内脏念珠菌病。

克柔念珠菌可引起系统性念珠菌病，特别是先天性免疫缺陷患者和大量接受抗菌药物治疗的患者。光滑念珠菌为人体的一种腐生菌，可导致泌尿生殖道感染，也是新生儿的条件致病菌。

2. 隐球菌属 隐球菌属一般为外源性感染。经呼吸道侵入人体，由肺经血行播散时可侵犯所有脏器组织，主要侵犯肺脏、脑及脑膜，也可侵犯皮肤、骨和关节。新生隐球菌病好发于细胞免疫功能低下者，如 AIDS、恶性肿瘤、糖尿病、器官移植及大剂量使用糖皮质激素者。新生隐球菌的致病物质是荚膜。

（三）生物学特性

1. 念珠菌属 白念珠菌呈圆形或卵圆形，直径 3～6μm。革兰阳性，着色不均匀。出芽方式繁殖，在组织内可见芽生孢子、假菌丝，在玉米粉培养基中可产生假菌丝和厚膜孢子（图 23-6）。热带念珠菌菌体卵圆形，可见芽生孢子及假菌丝，菌丝上芽生孢子可产生分支或呈短链状。在沙保弱培养基上形成米色或灰色的酵母样菌落，有时表面有皱褶。

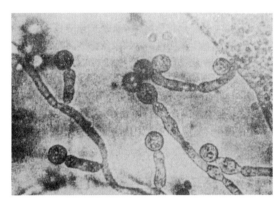

图 23-6　白念珠菌

2. 隐球菌属 新生隐球菌在组织中呈圆形或卵圆形，直径一般为 4～6μm，外周有宽厚荚膜，荚膜较菌体大 1～3 倍，折光性强，一般染色法不易着色而难以发现而得名。常采用墨汁负染色法，在黑色背景下可镜检到透亮菌体和宽厚荚膜（图 23-7）。非致病性隐球菌无荚膜。

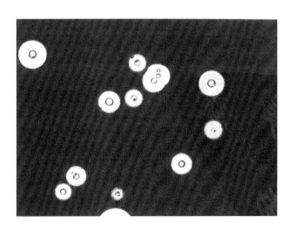

图 23-7　新生隐球菌（墨汁负染色）

新生隐球菌有明显的生物学多态性。新生隐球菌有 A、B、C、D 4 个血清型，它们又归入 2 个变种组：①新生隐球菌新生变种（*C. neoformans var. neoformans*），有性阶段为新生线黑粉菌（*Filobasidiclla neoformans*），血清型为 A、D；②新生隐球菌格特变种（*C. neoformans var. gattii*），有性阶段为棒杆孢线黑粉菌（*filobasidiella bacillis pora*），血清型为 B、C。

（四）微生物学检验

1. 检验程序 深部真菌检验程序见图 23-8。

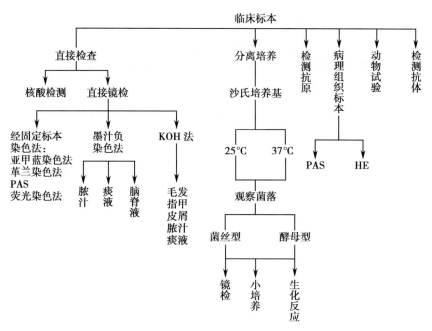

图 23-8 深部真菌检验程序

2. 标本采集 根据感染部位的不同，采集不同的标本。采集标本时应避免病灶周围正常菌群污染。对于疑似隐球菌性脑膜炎患者，以腰椎穿刺术无菌采集脑脊液 3～5ml，特殊情况可采用小脑延髓池或脑室穿刺术，标本采集后应立即送检。

3. 标本直接检查

（1）直接显微镜检查：取标本直接涂片，革兰染色后镜检，显微镜下见到革兰阳性、圆形或卵圆形菌体或孢子及假菌丝（图 23-6），可确认为念珠菌感染。克柔念珠菌可见假菌丝成对称分枝，有细长的芽生孢子。光滑念珠菌镜下可见卵圆形芽生孢子，细胞尖端单芽，无真假菌丝，不产生厚壁孢子。用患者脑脊液作墨汁负染色检查是诊断隐球菌脑膜炎最简便、快速的方法。常规细胞染色可发现隐球菌，但易误诊和漏诊。如用 PAS 染色后新生隐球菌呈红色。

（2）G 试验：也称鲎试验，可测定 1-3-β-D- 葡聚糖，后者是多种不同种类真菌细胞壁的共有成分，部分可激活马蹄蟹的协同凝集酶 -G 因子，用显色反应经分光光度计可测其浓度。血液及无菌体液中检出 1-3-β-D- 葡聚糖为深部真菌，如念珠菌、曲霉菌和酵母菌等感染的标志，但不能确定为何种深部真菌感染。

（3）抗原检测：取患者血清做 ELISA、免疫印迹法等检测白念珠菌抗原，如烯醇化酶、甘露聚糖抗原及念珠菌热敏抗原。

（4）抗体检测：早期诊断可采用患者血清作 ELISA 夹心法、免疫酶斑点试验，方法简便、快速。也可用乳胶凝集试验和对流免疫电泳试验等检测血清中抗白念珠菌抗体。

（5）核酸检测：用 PCR 法将白念珠菌 DNA 分子扩增后以分子探针检测，具有较好的敏感性和特异性。现有学者提出用短肽噬菌体展示技术与 ELISA 结合，高分辨率熔解曲线与真菌通用引物 PCR 结合鉴定白念珠菌及其他念珠菌。

4. 分离培养 将标本接种在沙保弱培养基上，25℃或 37℃培养 1～4 天后，白念珠菌可在培养基表面出现奶油色类酵母型菌落，镜检可见假菌丝和芽生孢子。热带念珠菌在沙保弱培养基上形成色暗而干燥的菌落。克柔念珠菌在沙保弱琼脂培养基上 25℃培养 2～3 天，呈扁平、干燥、灰黄色、可见皱褶菌落。光滑念珠菌在沙保弱培养基上 25～37℃培养 2～3 天，形成奶油色乳酪样菌落。

将标本接种在沙保弱培养基上，病原性隐球菌在 25℃和 37℃培养的可生长，而非病原性隐球菌在 37℃时不生长。培养 2～5 天后观察菌落形态特点，并取菌落作印度墨汁负染色镜检。

5. 鉴定

（1）念珠菌

1）芽管形成试验：将念珠菌接种于 0.2～0.5ml 人或动物血清中，37℃培养 1.5～4 小时，镜检观察有无芽管形成。白念珠菌可形成芽管，但并非所有的白色念珠菌都形成芽管，其他念珠菌一般不形成芽管。试验时应设立阳性对照（白色念珠菌）和阴性对照（热带念珠菌）。但热带念珠菌在血清中培养 6 小时或更久时也可形成芽管，所以要注意试验培养时间。

2）厚膜孢子形成试验：将念珠菌接种于玉米粉培养基 25℃培养 1～2 天后，仅白色念珠菌在菌丝顶端、侧缘或中间形成厚膜孢子。

3）糖同化或发酵试验：念珠菌凡能发酵某种糖，一定能同化该糖，故只需做那些不被发酵糖的同化试验。糖发酵试验是将培养物接种糖发酵管，25℃培养，一般观察 2～3 天，对不发酵或弱发酵管可延长至 10 天或 2～4 周。同化试验所有的基础培养基含（NH4）$_2$SO$_4$、KH$_2$PO$_4$、MgSO$_4$·7H$_2$O、Cacl$_2$·2H$_2$O、NaCl 和酵母浸膏，试验时再分别加入各种糖。同时以葡萄糖和基础培养基作对照。观察结果时要观察有无酵母生长或液体培养基是否变混浊。各种念珠菌糖发酵及同化试验结果见表 23-2。

表 23-2 念珠菌属的同化及发酵试验

菌种	同化试验				发酵试验			
	葡萄糖	麦芽糖	蔗糖	乳糖	葡萄糖	麦芽糖	蔗糖	乳糖
白念珠菌（C. albicans）	+	+	+	−	⊕	⊕	−	−
热带念珠菌（C. tropicalis）	+	+	+	−	⊕	⊕	⊕	−
克柔念珠菌（C. krusei）	+	−	−	−	⊕	−	−	−
光滑念珠菌（C. glabrata）	+	−	−	−	⊕	−	−	−
近平滑念珠菌（C. parapsilosis）	+	+	+	−	⊕	−	−	−
克菲念珠菌 *（C. kefyr）	+	−	+	+	⊕	−	⊕	⊕ △
季也蒙念珠菌（C. guilliermondii）	+	+	+	−	⊕	−	⊕	−

*：以往称假热带念珠菌（C. pseudotropicalis）；△：菌种变异；+：比阴性对照长得好；−：长得不如对照或不发酵；⊕发酵产气。

4）氯化三苯基四氮唑反应：取沙保弱培养基上的菌落接种至加入 0.05g/L 氯化三苯基四氮唑（TZC）的葡萄糖蛋白胨琼脂，热带念珠菌在此培养基上生长后使培养基变为深红色或紫色，而白念珠菌不使培养基变色（淡红），其他念珠菌使培养其变为红色。

现在临床用商品化的显色培养基可快速鉴定白念珠菌和其他念珠菌（图 23-9）。在显色培养基上，白念珠菌的菌落呈绿色或翠绿色，热带念珠菌呈蓝灰色或铁蓝色，克柔念珠菌呈粉红色或淡紫色，光滑念珠菌则形成白色或紫红色菌落。

5）动物试验：将念珠菌悬液注射 1ml 于家兔耳静脉或注射 0.2ml 于小白鼠尾静脉，观察 5～7 天，注意动物是否死亡。剖检时如发现脏器有多种小脓肿，即为白念珠菌感染。其他念珠菌对动物无致病性。

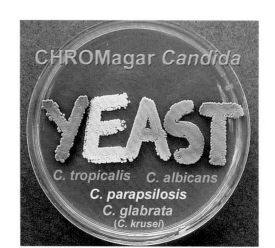

图 23-9　念珠菌显色培养基鉴定念珠菌

（2）隐球菌属

1）酚氧化酶试验：将菌落接种 L- 多巴枸橼酸铁和咖啡酸培养基中，经 2～5 天培养，新生隐球菌呈棕黑色菌落。用已知新生隐球菌和浅白隐球菌分别作阳性和阴性对照。

2）脲酶试验：新生隐球菌能产生脲酶，可分解尿素琼脂培养基的尿素形成 NH_4 和 CO_2，使培养基 pH 升高，从而培养基由黄色变为粉红色。白念珠菌为阴性。

3）糖同化及发酵试验：新生隐球菌能同化葡萄糖、半乳糖、蔗糖和肌醇和棉子糖，但不能发酵糖和醇类，硝酸盐还原试验阴性。非致病性隐球菌则不能同化肌醇。

（五）药敏试验的药物选择

白念珠菌对两性霉素 B 及其脂质体、三唑类（如氟康唑、伊曲康唑、伏立康唑及泊沙康唑等）、棘白菌素类（如卡泊芬净、阿尼芬净及米卡芬净等）及 5-FC 等药物敏感，但对 5-FC 极易产生耐药性。临床治疗时常两种药物联合使用；热带念珠菌对两性霉素 B 敏感，对唑类药物（氟康唑、伊曲康唑等）较敏感；克柔念珠菌对两性霉素 B 敏感，对氟康唑天然耐药；光滑念珠菌对两性霉素 B 敏感，对氟康唑等有较高的耐药性。隐球菌属对两性霉素 B 及其脂质体、5-FC、氟康唑和伊曲康唑等敏感，临床治疗时常两种药物联合使用。

二、丝　状　真　菌

（一）分类

曲霉（Aspergillus）种类很多，达 900 余种，其中大多数曲霉只发现了无性阶段，它们归属于半知菌亚门、半知菌纲、念珠菌目、念珠菌科、曲霉菌属，少数菌种具有有性阶段，它们归属于子囊菌门、子囊菌纲、散囊菌目、散囊菌科。常见的曲霉包括烟曲霉、黄曲霉和黑曲霉。

毛霉主要是毛霉科，毛霉科中的根霉属（Rhizopus）、梨头霉属（Absidia）、毛霉属（Mucor）、根毛霉属（Rhizomucor）是常引起毛霉病的菌，其中以根霉属最为常见，尤其是少根根霉（Rhizopus arrizus Fisher 1892）和米根霉（Rhizopus oryzae Went et prinsen Geerlings 1895）两种最多见。

镰刀菌属（Fusarium）又称镰孢霉属，目前属内含有 20 多个种，常见引起人类感染的镰刀菌主要有茄病镰刀菌（F. solani）、串珠镰刀菌（F. moniliforme）、层生镰刀菌（F. proliferatum）、尖孢镰刀菌（F. oxysporum）和半裸镰刀菌（F. semitectum）等。

（二）临床意义

曲霉是条件致病菌，到目前为止，20～30 种可导致人类疾病。其中最常见的是烟曲霉、黄曲霉和黑曲霉。正常人体对曲霉有极强免疫力，只有在人体免疫功能降低时才能致病，如长期使用广谱抗菌药物、免疫抑制剂、肾上腺皮质激素等,尤其是 AIDS 等可诱发曲霉病。此外,现已有动物试验证明曲霉产生的毒素如黄曲霉毒素、杂色曲霉素有致癌作用,黄曲霉毒素可能与人类原发性肝癌发生有关。

毛霉可致毛霉病,本病是一种发病急,进展快、病死率极高的系统性条件致病性真菌感染。免疫功能低下者易感染,尤其是慢性消耗性疾病如糖尿病、白血病、长期应用化疗、皮质类固醇激素的患者最易感染。临床上常见的有眼眶及中枢神经系统的毛霉病。此外还可发生于肺部、胃肠道、皮肤等处。由于毛霉病发病急、进展快,疾病的诊断常在病死后尸检才明确。

镰刀菌生态适应性强,属于兼寄生或腐生生活。镰刀菌可引起眼内炎、角膜炎、溃疡、甲真菌病、皮肤感染、脓皮病、关节炎、肺炎部感染、心内膜炎、脑脓肿和真菌血症等。

(三)生物学特性

曲霉菌具有特征性结构,由分生孢子头和足细胞(称分生孢子梗)两部分组成。分生孢子头包括分生孢梗茎、顶囊、瓶梗、梗基和分生孢子链。顶囊为分生孢子梗顶端膨大的部分。在顶囊表面只有瓶梗称单层小梗。瓶梗成熟后在其顶端形成孢子并逐个外推,最后形成不分支的分生孢子链。足细胞为厚壁膨大的菌丝细胞。一侧垂直向上延长形成分生孢子孢梗茎(简称孢梗茎)。有些曲霉如构巢曲霉能产生壳细胞,为一种具有厚壁的顶生或间生的囊状细胞,有球形、长形、弯曲或其他不规则形状。有的种则伴随闭囊壳产生,闭囊壳是有性生殖器官,其壁薄,由一层或数层多角形细胞构成,不同种其形状和颜色不同(图 23-10)。

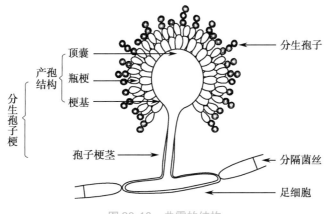

图 23-10 曲霉的结构

毛霉有无隔菌丝,在一些陈旧培养基中偶见有隔菌丝。有些霉菌有匍匐菌丝(stolon),在培养基表面横向生长,其产生的假根(rhizoid)伸入培养基内,孢囊梗与假根对生。在孢囊梗顶端形成孢子囊,内生孢子囊孢子。孢子囊内有球形或近球形的囊轴(columella),囊轴基部与孢囊梗相连处成囊托(apophysis)。

镰刀菌在 PDA 平板上 25℃ 培养 10 天后生长,大多数镰刀菌可产生大量分生孢子和分生孢子梗,其形态接近于自然条件下所见的形态,表型变异小。

(四)微生物学检验

1. 曲霉菌属

(1)标本直接检查

1)显微镜检查:将标本置于载玻片上,加 1~2 滴 10%~20% 的 KOH。如果待检物是组织块,必须先切碎,加上盖玻片轻压。镜下可见较粗的分生孢子头,顶端膨大形成顶囊,顶囊上有小梗,小梗上有许多小分生孢子,透明二叉分支型(即分枝呈 45° 角)有隔菌丝是曲霉菌的特征性表现。

2）抗原、抗体检测：包括抗原、抗体及代谢产物检测。抗原检测用抑制性 ELISA 测定患者血清中曲霉抗原，如 GM 试验检测半乳甘露聚糖。抗体检测即检测患者血清中抗曲霉抗体，常用免疫扩散检测，也可用对流免疫电泳、ELISA、生物素 - 亲和素联免疫吸附测定（BALISA）、放射免疫测定（RIA）及间接免疫荧光法等。代谢产物检测即 G 试验检测细胞壁成分 1-3-β-D 甘露聚糖，且 G 试验和 GM 试验联合可提高曲霉的检出率。

（2）分离培养：标本接种沙保弱琼脂，室温培养后菌落形成快。因为曲霉有许多种，其菌落形态差异非常大，有的是黑色，有的是绿色、黄色、橙色或白色。

（3）鉴定

1）显微镜检查：将菌落涂片镜检可见特征性的分生孢子头和足细胞。根据不同的曲霉的形态和菌落特征确定菌种。表 23-3 列出了部分种曲霉的特性。

表 23-3 曲霉特征

群	培养	镜检	致病
烟曲霉（Aspergillus fumigatus）	菌落扩延、蓝绿色至烟绿色，37～45℃生长良好	单层瓶梗，分生孢子头圆柱形，分生孢子梗无色或绿色、光滑，无闭囊壳	肺曲霉病
黄曲霉（A. flavus）	菌落表面黄绿色、羊毛状，有的 37℃生长比 25℃好	单层和双层瓶梗，孢子头放射形，有的呈圆柱状，孢子梗黄绿色、粗糙	肺、外耳道曲霉病，甲癣
黑曲霉（A. niger）	菌落初为白色羊毛状，继而黑色或黑褐色，粗绒状	单层和双层瓶梗，孢子头球形放射状、褐至黑色、孢子梗无色至褐色、光滑病	外耳道、肺和脓皮症样曲霉
土曲霉（A. terreus）	菌落表面绒状、肉桂色或褐色	双层瓶梗，孢子头紧密圆柱形，孢子梗无色光滑，有次生孢子	过敏性曲霉病，皮肤、指甲和外耳道曲霉病
构巢曲霉（A. nidulans）	菌落奶油、密黄、暗绿色、背面紫红	双层瓶梗，孢子头柱形，孢子梗褐色，光滑，闭囊壳紫色，有壳细胞	外耳道，咽喉、肺曲霉病、皮肤指甲损害
杂色曲霉（A. versicolor）	菌落绿色、逐渐变黑	双层瓶梗，孢子头放射形或疏松圆柱状，孢子梗无色、黄或浅褐色、光滑，有壳细胞	皮肤、外耳道曲霉病
灰绿曲霉（A. glaucus）	菌落绿色、粗糙羊毛状	单层瓶梗，孢子头放射形，孢子梗无色或浅褐、光滑，有黄色闭囊壳	皮肤、眼、耳感染
棒曲霉（A. clavatus）	菌落初为白色，后呈蓝绿色	单层瓶梗，孢子头棍棒状，顶囊长棒形，孢子梗无色、光滑	过敏性肺泡炎

2）皮肤试验：对过敏性支气管肺炎病人可用曲霉抗原提取液作皮试。Ⅰ型变态反应在 15～20 分钟发生阳性反应；Ⅱ型变态反应在 4～10 小时出现阳性反应。

2. 毛霉目真菌

（1）标本直接检查：用 20% KOH 将标本制成湿片，直接镜检可见折光性强的粗大菌丝，直径 6～15μm，无隔或少数分隔、壁薄、偶见孢子囊及孢子囊梗。

（2）分离培养：将临床标本接种于不含放线菌酮的麦芽糖培养基、马铃薯培养基及沙保弱琼脂培养基，25℃或 37℃培养，毛霉生长较快。初起菌落表面呈棉花样、白色，渐变为灰褐色或其他颜色，顶端有黑色小点。镜检菌丝无隔或极少分隔，孢囊梗直接由菌丝长出，常单生,分枝或极少不分枝。毛霉病发病凶险,且毛霉又常污染痰及环境,故直接镜检往往较培养更有意义。

（3）鉴定

1）显微镜检查:毛霉鉴定依据是菌落形态、色泽及分枝状态,有无接合孢子及结合孢子的特点,孢子囊的形态,有无囊轴、囊领和囊托,生长温度,有无厚壁孢子等。毛霉、根霉与梨头霉的形态特点(图23-11～图23-13)和鉴别要点见表23-4。

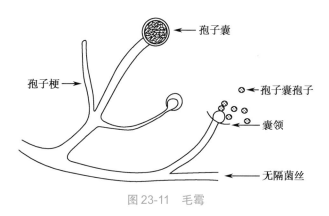

图 23-11 毛霉

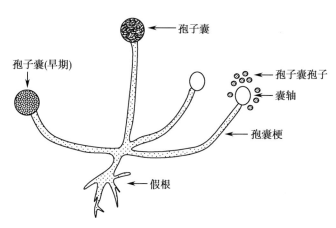

图 23-12 根霉

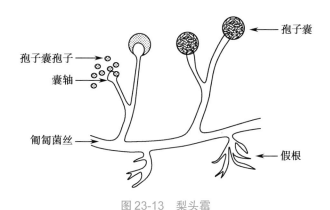

图 23-13 梨头霉

2）抗体检测:用匀浆抗原检测毛霉抗体的敏感性和特异性都较高。也可用免疫荧光技术在组织切片中检测和鉴定毛霉。

表 23-4　毛霉属、根霉属和梨头霉属的鉴别要点

特性	毛霉属	根霉属	梨头霉属
匍匐菌丝和假根	无	明显,孢囊梗与假根对生	有,孢囊梗着生于匍匐菌丝中间
囊轴	多形态	近球形	近球形,常突起
囊托	无	有,有时不明显	有,明显,锥形
孢囊梗	直接由菌丝长出,多数为无色	单根或成串,常不分枝,多数棕色	分枝多呈匍匐串状或梳状,无色
孢囊孢子	卵圆或椭圆形	近球形或不规则	球形或卵形

3. 镰刀菌

（1）标本直接检查：可见分支、分隔的透明菌丝,直径 3～8μm,与曲霉菌的镜下特征相似,偶见镰刀状大分生孢子（图 23-14、图 23-15）。

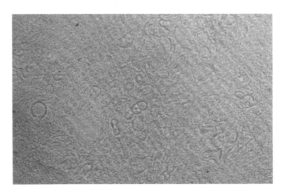

图 23-14　镰刀菌（直接镜检）

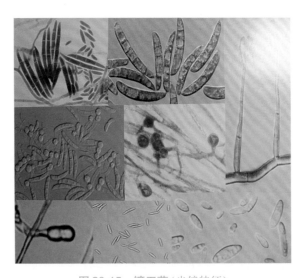

图 23-15　镰刀菌（光镜特征）

（2）分离培养：用于镰刀菌鉴定的培养基有燕麦培养基（oatmeal agar,OA）、马铃薯葡萄糖琼脂（potato dextrose agar,PDA）、石竹叶琼脂（carnation leaf agar,CLA）、合成琼脂（synthetic agar,SNA）、KCl 培养基和土壤琼脂。PDA 和 OA 可用以观察菌落形态和色泽,产孢子有时较少。KCl 培养基可用以观察分生孢子链的形成。土壤培养基有利于快速形成厚壁孢子,一般只需 4～6 天,而其他培养基则需要较长时间,如 PDA 平板上 25℃培养 10 天后生长。

（3）鉴定：可根据形态鉴定镰刀菌，常见镰刀菌形态鉴定见表23-5。

表23-5 常见镰刀菌形态鉴定表

形态特点	茄病镰刀菌	串珠镰刀菌	尖孢镰刀菌	半裸镰刀菌
菌落颜色（PDA）	白色、浅黄色、淡蓝色	浅紫色、淡粉色、白色	白色、淡紫色	橘红色
大分生孢子	较多、粗壮	较少、披针形、细长	细长、顶细胞似喙状	纺锤形
小分生孢子	假头状着生	串状、假头状着生	假头状着生	较少
瓶梗类型	简单瓶梗，瓶梗较长	简单瓶梗	简单瓶梗，瓶梗较短	多出瓶梗和简单瓶梗
厚壁孢子	顶生或间生	无	顶生或间生	少见

（五）药敏试验的药物选择

曲霉菌属对制霉菌素、两性霉素B及其脂质体、伏立康唑、泊沙康唑、伊曲康唑、卡泊芬净、米卡芬净等敏感。毛霉目真菌对两性霉素B、伊曲康唑、特比奈芬等敏感。

三、卡氏肺孢菌

（一）分类

卡氏肺孢菌核糖体RNA的核苷酸序列与真菌有更多的同源性。染色特性也类似真菌。因此，现在大多数学者认为卡氏肺孢菌应归属于真菌。但由于抗真菌药物对卡氏肺孢菌无效，故有的学者提出将其归为类真菌。

（二）临床意义

卡氏肺孢菌可寄生于多种动物，也可寄生于健康人体。广泛分布于自然界，如土壤和水等。卡氏肺孢菌病的传播途径主要是空气传播，在健康人体内，多为无症状的隐性感染。当宿主免疫力下降时，潜伏的卡氏肺孢菌在病人肺内大量繁殖扩散，使肺泡上皮细胞受损，导致间质性浆细胞肺炎，又称卡氏肺孢菌性肺炎（PCP）。卡氏肺孢菌病是AIDS最常见、最严重的机会感染性疾病，病死率高达70%～100%。

（三）生物学特性

卡氏肺孢菌生活史有包囊和滋养体两种形态。包囊为感染型，滋养体为繁殖型，呈二分裂法繁殖。

（四）微生物学检验

1. 标本直接检查

（1）显微镜检查：患者痰液、支气管肺泡灌洗液或肺活检组织中检查PC是确诊本病的重要依据。常用的染色方法有姬姆萨染色、果氏环六亚甲基四胺银染色（GMS）和亚甲胺蓝染色。

（2）抗原检测：用单克隆抗体来检测病人血清中卡氏肺孢菌抗原，有较好的敏感性和特异性。

（3）抗体检测：检测人群血清中卡氏肺孢菌抗体，可用于流行病学调查，临床诊断价值不大。

2. 核酸检测 分子生物学诊断技术应用于诊断卡氏肺孢菌病，主要有PCR法和基因探针。现已将卡氏肺孢菌线粒体中的5S rDNA和16S rDNA扩增成功。基因探针可用于标本检测，其敏感性和特异性都可以，但技术难度高。现有学者提出将PCR与基因探针联合用于卡氏肺孢菌的诊断。

（五）药敏试验的药物选择

抗真菌药物对卡氏肺孢菌无效。

四、二相性真菌

（一）分类

组织胞浆菌常见的有两个种：一为荚膜组织胞浆菌（*Histoplasma capsulatum*，*Darling* 1905）；二为组织孢浆菌的杜波变种（*Histoplasma capsulatum var，duboisii Drouhet* 1957），或称杜波组织胞浆菌。

马尔尼菲青霉（*Penicillium marneffei*）其特征是双相真菌，在自然界中以菌丝形式存在，在组织中则可形成小圆形到椭圆形细胞。

（二）临床意义

组织胞浆菌传染性极大，全世界约有 30 多个国家发现有组织胞浆菌病，本病原发者可侵犯各年龄组男女，男女患病之比为 3∶1。在淋巴瘤、白血病、霍奇金病、AIDS 或用肾上腺皮质激素治疗者常可感染本菌。

马尔尼菲青霉可引起马尔尼菲青霉病（感染），引起广泛性播散性感染，最初通过吸入而致肺部感染，随后进入血流引起菌血症，并随血流播散引起其他部位感染。在疾病过程中临床表现脸部、躯干和四肢出现粉刺样皮肤丘疹。近十年来，随着艾滋病患者的增多，播散性马尔尼菲青霉病发病率逐渐升高。患者本身基础性疾病或应用免疫抑制剂等可能是重要的易感因素。

（三）生物学特性

组织胞浆菌是一种二相性真菌，在 25℃培养时呈典型菌丝体，可以发现特征性齿轮状大分生孢子，大约有 30% 菌株有此特征（图 23-16）。在 37℃培养时为酵母型，位于细胞内或外。

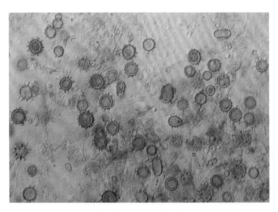

图 23-16　组织胞浆菌（×400）

马尔尼菲青霉在 4% 沙保弱琼脂上，3～4 天开始生长。在马铃薯葡萄糖琼脂基上，菌落生长较快，2 天后开始生长，初为浅白色绒毛状，以后变成淡青黄色，亦可产生玫瑰红色素并逐渐扩展到整个培养基。37℃培养为酵母相，在上述培养基上生长非常缓慢，可见圆形、椭圆形、长形酵母样菌体，有脑回样皱褶，浅灰褐色或奶酪色，湿润（图 23-17、图 23-18），可见关节孢子（图 23-19）。

（四）微生物学检验

1. 组织胞浆菌属

（1）标本直接检查

1）显微镜检查：大多数真菌病通过 KOH 制备标本直接镜检观察。但对于组织胞浆菌病来说，这种检查很难确定是否找到真菌细胞，应涂片染色后检查。痰液等标本涂片后先

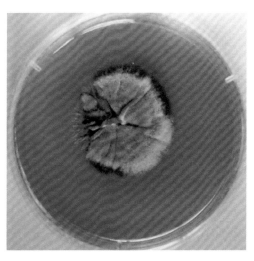

图 23-17　马尔尼菲青霉（菌丝相）

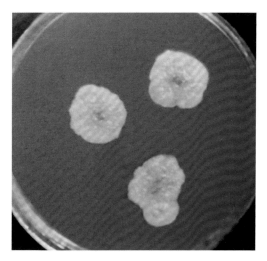

图 23-18　马尔尼菲青霉（酵母相）

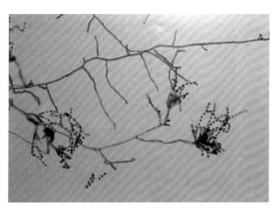

图 23-19　马尔尼菲青霉（菌丝相×200）

用甲醇固定 10 分钟，再用吉姆萨染色镜检，如在油镜下发现典型菌体结构，通常在大单核细胞或多形核细胞，有时在组织细胞外，多聚集成群，应怀疑为荚膜组织胞浆菌。皮损、脓液等标本用 20% KOH 涂片后镜检，可见 12～15μm 直径的厚壁酵母细胞，细胞内可见脂肪小滴，可疑为杜波组织胞浆菌。

2）抗原检测：取患者痰液作免疫荧光法染色后镜检，可快速检测其抗原，但特异性差，仅作组织胞浆菌初筛试验。现有学者提出用一种巢氏 PCR 检测组织胞浆菌中特异性 100-KD 蛋白质以诊断组织胞浆菌病。

（2）分离培养：将临床标本接种于含抗菌药物的沙保弱培养基上，25℃培养，生长缓慢，有时需 4～6 周才开始生长，逐渐形成白色至棕色绒毛状菌落。当转种于血琼脂培养基上，37℃培养，很快形成酵母型菌落，形态特征与直接镜检所见相同。

（3）鉴定：取可疑菌落涂片染色镜检，并做脲酶试验和明胶液化试验。荚膜组织胞浆菌能分解尿素，而杜波组织胞浆菌则不分解尿素；杜波组织胞浆菌在 24～96 小时内可液化明胶，而荚膜组织胞浆菌则不能液化明胶。另外，可用补体结合试验、免疫扩散、乳胶凝集试验等检测血清中组织胞浆菌抗体，其中以补体结合试验的敏感性和特异性最高。

2. 马尔尼菲青霉

（1）标本直接检查

1）涂片染色镜检：取骨髓涂片、皮肤印片或淋巴结活体组织瑞氏染色后镜检，可见到典型圆形或卵圆形有明显横隔的孢子，常在巨噬细胞内（图 23-20）。

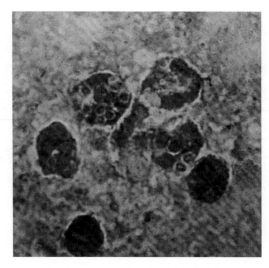

图23-20 马尔尼菲青霉（组织涂片）

2）抗原检测：用荧光素标记纯化的兔超免疫球蛋白 G，通过 ELISA 定量检测患者尿中马尔尼菲青霉抗原，可为患者提供有价值的快速诊断方法，并可作为该病流行的常规诊断方法。

（2）分离培养：将标本直接接种在 4% 沙保弱培养基上，约 3～4 天开始生长。菌落最初呈浅灰褐色膜样或淡黄色绒毛状，中央气生菌丝呈白色绒毛状，向周围扩展，逐渐形成淡灰褐色微带淡红色绒毛状。2 周后变成棕红色蜡样、皱褶，并有白色绒毛样菌丝，菌落周围培养基、背面产生红葡萄酒色并扩展到整个培养基。

（3）鉴定：马尔尼菲青霉的孢子易与荚膜组织胞浆菌孢子相混淆，但前者孢子常有横隔，从不出芽。

（五）药敏试验的药物选择

组织胞浆菌对两性霉素 B、酮康唑、咪康唑、伊曲康唑及泊沙康唑等敏感。马尔尼菲青霉对米卡芬净、两性霉素 B 及伊曲康唑等敏感。

（刘文恩）

本章小结

临床上最多见的引起皮肤和软组织感染的真菌为皮肤癣真菌，包括毛癣菌属、表皮癣菌属和小孢子菌属。皮屑标本用 10% KOH 液制成湿片，指甲用 25% KOH 或 25% NaOH 含 5% 甘油处理。镜检可见透明、有隔，常有分支的菌丝及成链的关节孢子，三个癣菌属难以鉴别。

毛癣菌在沙保弱培养基上可见灰白、红、橙或棕色，表面呈绒毛状、粉末状或蜡状菌落。镜下可见梳状、球拍、螺旋或鹿角菌丝，葡萄状或梨状小分生孢子，细长薄壁大分生孢子；絮状表皮癣菌在沙保弱培养基上菌落初为白色鹅毛状，以后转变为黄色粉末状。镜下可见球拍状菌丝、卵圆形或巨大棒状薄壁大分生孢子，无小分生孢子，在陈旧培养物中可见厚膜孢子；小孢子菌在沙保弱培养基中可见白色、棕黄色或黄褐色、粉末状或绒毛状菌落。镜下可见梳状、球拍状或结节状菌丝，卵圆形小分生孢子、厚壁梭形（纺锤形）大分生孢子。

引起侵袭性感染的真菌主要有酵母菌、丝状真菌、卡氏肺孢菌及二相性真菌等，其中以酵母菌感染较常见，常见的酵母菌包括念珠菌属和隐球菌属。现在临床用商品化的产色培养基可快速鉴定白念珠菌和其他念珠菌。

新生隐球菌的致病物质是荚膜。新生隐球菌在组织中呈圆形或卵圆形，直径一般在 4～6μm，外周有宽厚荚膜，荚膜较菌体大 1～3 倍，折光性强，一般染色法不易着色而难以发现而得名。用患者脑脊液作墨汁负染色检查是诊断隐球菌脑膜炎最简便、快速之方法。

常见的丝状真菌包括曲霉、毛霉及镰刀菌。曲霉是条件致病菌。标本接种沙保弱琼脂，室温培养后菌落形成快，呈毛状，一般为黄绿色。将菌落涂片镜检可见特征性的分生孢子头和足细胞。根据不同的曲霉的形态和菌落特征确定菌种。毛霉病发病凶险，而毛霉又常污染痰及环境，故直接镜检往往较培养更有意义。镜检菌丝无隔或极少分隔，孢囊梗直接由菌丝长出，常单生，分枝或极少不分枝。镰刀菌在 PDA 平板上 25℃培养 10 天后生长，大多数镰刀菌可产生大量分生孢子和分生孢子梗，其形态接近与自然条件下所见的形态，表型变异小。

卡氏肺孢菌生活史有包囊和滋养体两种形态。果氏六亚甲基四胺银（GMS）染色及姬氏染色后可检查有无卡氏肺孢菌。

二相性真菌中组织胞浆菌，在 25℃培养时呈典型菌丝体，在 37℃培养时为酵母型，位于细胞内或外。马尔尼菲青霉在 25℃培养为青霉相，37℃酵母相可见圆形、椭圆形、长形酵母样菌体，可见关节孢子。

第二十四章
病毒学概论

通过本章学习,你将能回答以下问题:

1. 病毒与细菌主要异同点是什么?
2. 病毒的分类依据有哪些?
3. 病毒的生物复制周期是怎样的?
4. (+)ssRNA 和 (−)ssRNA 病毒复制时有何区别?

病毒(virus)是一类非细胞型微生物。成熟、完整的病毒颗粒称为病毒体(virion),由核心和衣壳组成。病毒的特点是体积微小,可通过除菌滤器,只含有一种类型核酸(DNA 或 RNA),缺少编码线粒体和核糖体的基因,必须在活的细胞内寄生,以复制的方式繁殖后代;对抗菌药物不敏感,对干扰素敏感。

1892 年首次发现烟草花叶病毒至今已发现四千余种动、植物病毒,其中有五百多种对人类有致病性。在临床感染中,由病毒引起的约占 75%,有些传染性强,传播迅速,流行广泛,死亡率高,后遗症严重,有些病毒感染还与肿瘤和自身免疫病密切相关。近几年来,新现和再现病毒的感染和生物安全已成为全球性重大问题,因此病毒感染的防治具有重要意义。

第一节　分　类

一、分类依据与原则

由于病毒与一般细胞生物有着很大不同,因此很难根据经典的分类单元——界、门等进行分类。1966 年成立的国际病毒分类委员会(international committee on taxonomy of virus;ICTV)创建了一套病毒分类规则。科是 ICTV 使用的最高分类单元。

二、分类系统与命名

自 1991 年建立病毒的电子数据库(ICTVdB)起,ICTV 多次修订了病毒的分类命名系统,将病毒分类为科、属、种三级或科、亚科、属、种四级。属名的英文为斜体,科名首字母大写,种名不大写也不用斜体。①科:词尾为"-viridae",仅在 5 个病毒科(痘病毒科、疱疹病毒科、细小病毒科、副载病毒科和反转录病毒科)中分亚科,亚科名的词尾为"-virinae"。②属:词尾为"-virus",属下分类为不同的病毒种。③ ICTV 要求采用英文的普通名字,而不是拉丁文的双命名术语来命名病毒的"种",例如:对狂犬病毒的命名为弹状病毒科(Rhabdoviridae);狂犬病毒属(*Lyssavirus*);狂犬病毒种(rabies virus)。

　　1995 年，ICTV 的病毒分类报告中提出把含反转录酶的病毒归为一类，病毒分为 DNA 病毒、RNA 病毒和反转录病毒，这说明在分类学上已从重视病毒的基因结构上升到关注基因功能以及病毒与宿主细胞间的相互作用。一些重要病毒的分类特征见表 24-1、表 24-2、表 24-3。临床上为方便于诊断、治疗和预防，也常以传播途径来划分病毒类型（表 24-4）。

表 24-1　主要感染脊椎动物的 DNA 病毒特征

核酸	科	亚科	属	种	病毒特点
dsDNA	痘病毒（线性 DNA）	脊椎动物痘病毒	正痘病毒	天花病毒、牛痘病毒	砖形，复合对称，有包膜
			副痘病毒	口疮病毒	
			软疣痘病毒	人传染性软疣病毒	
	疱疹病毒（线性 DNA）	α 疱疹病毒	单纯疱疹病毒	单纯疱疹 1 和 2 型	球形，立体对称，有包膜
			水痘病毒	水痘 - 带状疱疹病毒	
			乙型疱疹病毒	伪狂犬病病毒	
		β 疱疹病毒	巨细胞病毒	人巨细胞病毒	
			鼠巨细胞病毒	鼠巨细胞病毒	
		γ 疱疹病毒	淋巴隐病毒	Epstein-Barr 病毒	
				人疱疹病毒 8 型	
			细长病毒	松鼠猴疱疹病毒 1 型	
	腺病毒（线性 DNA）		哺乳动物腺病毒	人腺病毒 A～F	球形，20 面立体对称，无包膜
			禽腺病毒	禽腺病毒	
	乳多空病毒		乳头瘤病毒	人乳头瘤病毒	球形，20 面立体对称，无包膜
	多瘤病毒		多瘤病毒	JC 病毒	球形，20 面体立体对称，无包膜
ssDNA	细小病毒（线性 DNA）	细小病毒	细小病毒	小鼠细小病毒	球形，20 面立体对称，无包膜
			红细胞病毒	B19 病毒	
			依赖病毒	腺伴随病毒	
		浓核症病毒	浓核病毒	昆虫小病毒	

表 24-2　主要感染脊椎动物的 RNA 病毒特征

核酸	科	亚科	属	种	病毒特点
−ssRNA	副黏病毒	副黏病毒	副流感病毒		球形，螺旋对称，有包膜
			流行性腮腺炎病毒		
			新城疫病毒		
		麻疹病毒	麻疹病毒		
			犬温热病毒		
		肺病毒	呼吸道合胞病毒		
		偏肺病毒	人偏肺病毒		
	弹状病毒	水疱性病毒	水疱性口炎类病毒		子弹形，螺旋对称，有包膜
		狂犬病病毒	狂犬病病毒		
			类狂犬病病毒		
	丝状病毒	丝状病毒	埃博拉病毒		长丝状，螺旋对称，有包膜
			马尔堡病毒		

续表

核酸	科	亚科	属	种	病毒特点
	正黏病毒		甲型和乙型流感病毒	甲型流感病毒	球形,螺旋对称,有包膜
				乙型流感病毒	
			丙型流感病毒	丙型流感病毒	
	布尼亚病毒		汉坦病毒	汉坦病毒	球形,螺旋对称,有包膜
			内罗病毒	新疆出血热病毒	
	沙粒病毒		沙粒病毒	拉沙热病毒	球形,有包膜
				淋巴细胞性脉络丛脑炎病毒	
+ssRNA	小 RNA 病毒		肠道病毒	脊髓灰质炎病毒(1~3型)	球形,20 面立体对称,无包膜
				柯萨奇病毒(A组,B组)	
				埃可病毒	
				新肠道病毒	
			鼻病毒	人类鼻病毒	
			嗜肝病毒	甲型肝炎病毒	
			口蹄疫病毒	口蹄疫病毒	
			心病毒	脑 - 心肌炎病毒	
	杯状病毒		杯状病毒	诺瓦克病毒	球形,病毒表面有杯状,凹陷,无包膜
	肝炎病毒		戊型肝炎病毒	戊型肝炎病毒	
	星状病毒		星状病毒	人星状病毒	球形,表面结构呈星状,无包膜
	披膜病毒		风疹病毒	风疹病毒	球形,20 面立体对称,有包膜
			甲病毒	马脑炎病毒	
	黄病毒		黄病毒	乙型脑炎病毒	球形,20 面立体对称,有包膜
				登革病毒	
				黄热病病毒	
				森林脑炎病毒	
			丙型肝炎病毒	丙型肝炎病毒	
	冠状病毒		冠状病毒	冠状病毒	球形,螺旋对称,包膜表面花冠状突起
				严重急性呼吸综合征病毒(SARS)	
dsRNA	呼肠孤病毒		轮状病毒	人类轮状病毒	球形,立体对称,RNA 分节段,无包膜
			正呼肠孤病毒	呼肠孤病毒 1, 2, 3	
			环状病毒	*Orbi* 病毒	
			科罗拉多蜱传热病毒	科罗拉多壁虱热病毒	
	双链 RNA 病毒		水生双链 RNA 病毒	鱼类传染性胰腺病毒	球形,无包膜
			禽双链 RNA 病毒	传染性法氏囊病病毒	

注:① SARS: severe acute respiratory syndrome;②丁型肝炎病毒目前公认是缺陷病毒,其分类学地位尚未确定,故表中未列出

表 24-3 DNA 和 RNA 反转录病毒的分类特征

核酸	科	亚科	属	种	病毒特点
dsDNA	嗜肝 DNA 病毒		正嗜肝 DNA 病毒	乙型肝炎病毒	大球形、小球形、管形三种颗粒，立体对称，有包膜
			禽嗜肝 DNA 病毒	鸭肝炎病毒（DHBV）	
ssRNA	反转录病毒	RNA 肿瘤病毒	人嗜 T 淋巴细胞病毒	人 T 细胞白血病病毒	球形，未知/复合对称有包膜
		慢病毒	慢病毒	免疫缺陷病毒（人、猫科，猿和牛）	
		泡沫病毒	泡沫病毒	泡沫病毒	

注：DHBV: duck hepatitis B virus

表 24-4 按照病毒传播方式和感染部位分类

病毒类型	特征	相关病毒
虫媒病毒	借助昆虫（蚊、蜱、螨虫）叮咬传播	黄病毒、披膜病毒、布尼亚病毒、部分呼肠病毒
胃肠道感染病毒	经粪-口途径感染人体，引起胃肠道或肠道外症状	小 RNA 病毒（脊髓灰质炎病毒，柯萨奇病毒等）；杯状病毒、轮状病毒、星状病毒、部分腺病毒
呼吸道病毒	以呼吸道为传播途径，引起呼吸道或呼吸道以外病变	正黏病毒、副黏病毒、鼻病毒、腺病毒、冠状病毒、风疹病毒
肝炎病毒	以侵害肝脏为主，引起肝炎	甲、乙、丙、丁、戊型肝炎病毒
性传播病毒	性接触传播	人乳头瘤病毒、艾滋病毒、某些疱疹病毒等

病毒分类可以从整体上了解病毒的起源、进化、共性以及个性特点，以便更好地揭示病毒的生物学特性，控制病毒感染。病毒分类的依据和原则是病毒的基本性质，主要包括①病毒的大小与形态：大、中、小三型病毒，形态呈球形、丝状、子弹状、砖形和蝌蚪状。②核衣壳的对称类型：螺旋对称型，20 面体立体对称型和复合对称型。③有无包膜及刺突。④病毒基因组的特征：核酸类型是 DNA 或者是 RNA；核酸链是线状或环状；是否分节段；核苷酸序列及 G+C 含量等。⑤天然宿主范围：动物病毒、植物病毒和细菌病毒。⑥传播方式、媒介种类，以及致病性、组织嗜性和病理学特性等。

三、类似病毒的因子

在通常情况下，病毒被认为是最小的微生物，然而，研究发现，自然界还存在着比病毒更小的致病因子，其构成、化学组分和复制也不同于常规病毒，又称亚病毒因子（subviral agent）包括卫星病毒（satellites）、类病毒（viroids）和朊粒（prions）。卫星病毒和类病毒主要引起植物疾病，与人类疾病有密切关系的是朊粒，朊粒为仅有蛋白成分的致病因子，分类学上尚未确定归属。

第二节 基 本 特 性

一、形态学特性

病毒大小单位为纳米（nanometer, nm）。不同病毒体大小差别很大，一般介于 20～250nm，根据病毒颗粒大小分为大、中、小三型，大型病毒为 200～300nm，如痘病毒，光学显微镜下勉强可见，中型病毒如流感病毒、疱疹病毒等，为80～160nm；小型病毒如鼻病毒、脊髓灰质炎病毒等。多数病毒小于160nm，需借助电子显微镜才能观察到。

病毒的形态多样，多数呈球形或近似球形，少数为丝状、子弹状、砖形和蝌蚪状，植物病毒多呈杆状（图24-1）。

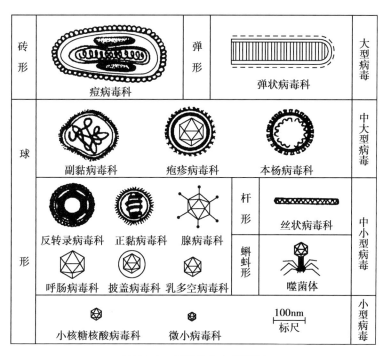

图24-1 病毒的大小与形态

二、结　　构

病毒体的基本结构由核酸和蛋白质构成，核酸位于核心，只含有一种类型（DNA或RNA），蛋白质包裹核酸形成保护性外壳称为衣壳，核心和衣壳共同组成核衣壳（图24-2）。有些病毒的核衣壳就是病毒体，也称裸病毒（naked virus），有些病毒的核衣壳外另有一层包膜，带有包膜的病毒称为包膜病毒（enveloped virus）。

病毒所含基因量少，仅为细菌基因组的1/1000～1/10，小病毒仅携带3～4个基因，大病毒可达数百个基因。由于核酸决定病毒的感染性，故称感染性核酸，裸露的核酸易被核酸酶分解破坏，又不易吸附细胞，故病毒核酸的感染力比病毒体弱，但因其不受相应病毒受体的限制，故感染宿主的范围比病毒体广泛。

衣壳由一定数量壳粒聚合而成。根据壳粒数量及排列方式不同，病毒衣壳的排列呈现三种对称型，即螺旋对称型、20面体立体对称型和复合对称型（图24-2），可作为病毒鉴定和分类的依据。

有包膜的病毒是在成熟过程中，核衣壳出芽时从宿主细胞向外释放时获得的，含有宿主细胞的膜成分，表面常有突起称为刺突（spike）。包膜的主要成分是脂类，对脂溶剂敏感，乙醚因能破坏包膜而灭活病毒，故常用来鉴定病毒有无包膜。

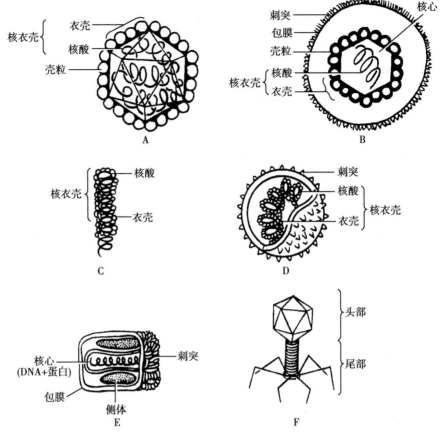

图 24-2 病毒的基本结构

A、B：20面体立体对称；C、D：螺旋对称；E、F：复合对称；A、C：裸病毒；
B、D 及 E：包膜病毒；E：砖块形，痘类病毒；F：蝌蚪形，噬菌体

三、增　殖

病毒以复制方式进行增殖，从病毒进入细胞开始，经基因组复制到子代病毒释放的全过程，称为一个复制周期（replication cycle），包括吸附、穿入、脱壳、生物合成、组装、成熟和释放等连续的过程。

1. 吸附（absorption）　即病毒体与易感细胞的特异性结合，是病毒增殖的第一步。吸附是特异的、不可逆的，这种特异性决定了病毒的嗜组织特征。

2. 穿入（penetration）　吸附在易感细胞的病毒穿过细胞膜进入细胞内的过程称为穿入。穿入的方式有三种：①胞饮（pinocytosis）或内吞（endocytosis）：胞质膜内陷将病毒包裹其中，形成类似吞噬泡的结构使病毒进入胞质内，无包膜病毒一般以此方式穿入；②融合（fusion）：有包膜的病毒依靠吸附部位的酶作用及包膜与细胞胞质膜的同源性等，发生病毒包膜与胞质膜的融合，使病毒核衣壳进入胞质内；③转位作用（transposition）：少数无包膜病毒吸附于宿主细胞膜时，其衣壳蛋白的某些多肽成分发生改变，使病毒可直接穿过细胞膜，称为转位。此外噬菌体吸附于宿主菌后，噬菌体尾部插入宿主菌细胞内，将其头部内的核酸通过尾髓直接注入宿主菌内，称为转染。

3. 脱壳（uncoating）　穿入胞质中的核衣壳脱去蛋白质壳，使基因组核酸裸露的过程称为脱壳。脱壳必须有酶的参与，多数病毒在穿入时已在细胞溶酶体酶作用下脱壳，有些病毒具有特异性水解病毒衣壳蛋白的酶称为脱壳酶。

4. 生物合成（biosynthesis）　病毒体经脱壳后，病毒基因组释放进入细胞中，开始病毒的

生物合成：包括基因组的复制（genome replication）和基因表达（gene expression）两部分。DNA 病毒的合成按遗传中心法则进行，即"DNA-RNA-protein"，除痘类病毒在胞质内复制以外，DNA 病毒都是在细胞核内复制 DNA，在胞质内合成蛋白质；（+）ssRNA 病毒按照"（+）ssRNA→protein"的方式进行合成，（-）ssRNA 病毒的合成按照"（-）ssRNA→（+）ssRNA→protein"的方式进行；反转录病毒合成中先以病毒 RNA 为模板转录出互补 DNA 链，构成 RNA：DNA 杂交中间体，由病毒 RNA 酶 H 水解去除 RNA 链，使单链 DNA 进入细胞核内互补另一条 DNA，形成双链 DNA 并以前病毒的形式整合于宿主细胞 DNA 中，当病毒复制时前病毒先从细胞 DNA 上脱离下来，在宿主细胞提供的依赖 DNA 的 RNA 聚合酶作用下转录出病毒 RNA，再按 RNA 病毒的方式进行复制。

5. 组装（assembly）**与成熟**　子代病毒的核酸与蛋白质合成后，衣壳蛋白对病毒核酸进行包装形成核衣壳，完成组装。成熟是由蛋白酶对一些病毒蛋白进行切割加工，使组装好的病毒发育为具有感染性的病毒体，无包膜病毒组装成核衣壳即为成熟的子代病毒；包膜病毒组装核衣壳后还需获得包膜才成为完整成熟的病毒体。

6. 释放（release）　成熟病毒向细胞外释放有两种方式，无包膜病毒使宿主细胞破裂而一次性将病毒全部释放至细胞外；包膜病毒通过芽生方式，从宿主核膜或细胞膜上获得包膜，出芽释放，细胞一般不死亡，仍可分裂繁殖。

四、遗传和变异

病毒在增殖过程中常发生基因组中碱基序列的置换、缺失或插入，引起基因突变。病毒因基因突变而发生表型改变的毒株称为突变株（mutant）。

1. 基因突变

（1）条件致死性突变株（conditional-lethal mutant）：是只能在某种条件下增殖的病毒株，如温度敏感性突变株（temperature-sensitive mutant，ts）在 28～35℃条件下可增殖，而在 36～40℃条件下不能增殖。主要原因是高温下 ts 株的基因所编码的酶蛋白或结构蛋白质失去功能，使病毒不能增殖。

（2）宿主范围突变株（host-range mutant，hr）：是指病毒基因组的突变影响了对宿主细胞的感染范围，能感染野生型病毒不能感染的细胞。例如可对分离的流感病毒株等进行基因分析，及时发现该病毒株是否带有非人源（禽、猪）的血凝素（H5、H7 等）而发生宿主范围的变异。

（3）耐药突变株（drug-resistant mutant）：常因编码病毒酶的基因突变导致药物作用的靶酶特性改变，使病毒对药物产生抗性而能继续增殖。

2. 基因重组与重配　两种病毒同时或先后感染同一宿主细胞时发生基因的交换，产生具有两个亲代特征的子代病毒，并能继续增殖，该变化称为基因重组（gene recombination），其子代病毒称为重组体（recombinant）。对于基因分节段的 RNA 病毒，如流感病毒、轮状病毒等，通过交换 RNA 节段而进行基因的重组称为基因重配（gene reassortment）。一般而言，发生重配的概率高于基因重组的概率。

3. 基因整合　某些病毒感染宿主细胞的过程中，病毒的 DNA 片段可插入细胞染色体 DNA 中，这种病毒基因组与细胞基因组的重组过程称为基因整合（gene integration）。多种 DNA 病毒、反转录病毒等均有整合宿主细胞染色体的特性，整合既可引起病毒基因的变异，也可引起宿主细胞染色体基因的改变，易导致细胞转化发生肿瘤等。

当两种病毒感染同一细胞时，除可发生上述的遗传物质变异外，也可发生非遗传物质变异，即病毒基因产物的相互作用，包括互补、表型混合与核壳转移等，产生子代病毒的表型变异。

（刘　新）

本章小结

病毒是一大类体积微小、结构简单,严格细胞内寄生的非细胞型微生物。以其所含核酸类型分为 DNA 病毒、RNA 病毒和反转录病毒。对病毒的分类是认识病毒的第一步,也是实验室诊断的基础,特别对分子生物学诊断是必要的导向。病毒一般分类为科、属、种三级或科、亚科、属、种四级。

类似病毒的因子与一般病毒的构成、化学组分和复制方式不同,包括卫星病毒、类病毒。朊粒是仅有蛋白成分的致病因子,分类学上尚未确定归属。

第二十五章

呼吸道病毒检验

通过本章学习，你将能回答以下问题：

1. 何谓呼吸道病毒？主要包括哪些病毒？分别引起什么疾病？
2. 甲型流感病毒为何容易引起流感大流行？
3. 如何对流感病毒进行微生物学检验？
4. 麻疹病毒、呼吸道合胞病毒实验室诊断的常用方法有哪些？
5. 腺病毒、风疹病毒实验室诊断的常用方法有哪些？

呼吸道病毒（viruses associated with respiratory infections）是指能侵犯呼吸道并导致呼吸道病变或以呼吸道途径感染而主要引起呼吸道以外组织器官病变的病毒。前者如流感病毒、呼吸道合胞病毒、鼻病毒等；后者如麻疹病毒、腮腺炎病毒、风疹病毒等。临床常见呼吸道病毒及引起的主要疾病见表 25-1。

表 25-1　常见呼吸道病毒及所致主要疾病

科（亚科）		属	代表种	所致疾病
正黏病毒科		甲型流感病毒属	甲型流感病毒	流行性感冒
			禽流感病毒	流感样综合征
		乙型流感病毒属	乙型流感病毒	流行性感冒
		丙型流感病毒属	丙型流感病毒	流行性感冒
		索戈托病毒属	索戈托病毒	流感样综合征
副黏病毒科	副黏病毒亚科	麻疹病毒属	麻疹病毒	麻疹、亚急性硬化性全脑炎
		腮腺炎病毒属	腮腺炎病毒	流行性腮腺炎、睾丸炎、脑膜炎
		副流感病毒属	副流感病毒	普通感冒、支气管炎
	肺病毒亚科	肺病毒属	人呼吸道合胞病毒	婴幼儿支气管炎、肺炎
冠状病毒科		冠状病毒属	传染性支气管炎病毒	普通感冒、上呼吸道感染
			SARS 冠状病毒	严重急性呼吸系统综合征
小 RNA 病毒科		鼻病毒属	人鼻病毒 A、B 型	普通感冒、上呼吸道感染
披膜病毒科		风疹病毒属	风疹病毒	风疹、先天性风疹综合征
呼肠病毒科		正呼肠病毒属	哺乳动物正呼肠病毒呼肠病毒 3	上呼吸道感染、腹泻
腺病毒科		哺乳动物腺病毒属	人腺病毒 C 型	小儿肺炎、上呼吸道感染
		禽腺病毒属	禽腺病毒 A 型	

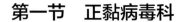

第一节 正黏病毒科

正黏病毒科（Orthomyxoviridae）包括甲型流感病毒属（*Influenzavirus A*）、乙型流感病毒属（*Influenzavirus B*）、丙型流感病毒属（*Influenzavirus C*）及索戈托病毒属（*Thogotovirus*）。各属的代表种分别为甲型流感病毒、乙型流感病毒、丙型流感病毒及索戈托病毒。

一、流行性感冒病毒

流行性感冒病毒（influenza virus）简称流感病毒，是引起流行性感冒的病原体。

（一）分类

流感病毒属于正黏病毒科，根据核蛋白（nucleoprotein, NP）和基质蛋白（matrix protein, MP）抗原性的差异，分为甲型流感病毒、乙型流感病毒及丙型流感病毒。甲型流感病毒根据其包膜上的血凝素（hemagglutinin, HA）和神经氨酸酶（neuraminidase, NA）抗原性的差异，分为若干亚型，HA 有 16 个亚型，即 H1～H16；NA 有 9 个亚型，即 N1～N9。乙型及丙型流感病毒尚未发现亚型。

（二）临床意义

流行性感冒简称流感，是由流感病毒引起的一种常见的急性呼吸道传染病。甲型流感病毒容易发生变异，传染性强，常引起大流行。乙型流感病毒引起局部、中小型流行，而丙型流感多为散发感染。

流感通过飞沫传播，多发生于冬春季，潜伏期 1～3 天，临床以高热、畏寒、乏力、头痛、全身酸痛等全身中毒症状为特征，轻者仅表现咳嗽、咽痛、流涕、打喷嚏、鼻塞等上呼吸道卡他症状，重者表现高热不退、全身衰竭、剧烈咳嗽、血性痰、呼吸急促、发绀等一系列肺炎症状。小儿患病可发生抽搐和惊厥。有些患者还出现腹痛、腹泻、呕吐等肠道症状。婴幼儿、年老体弱或有慢性心肺疾患病人，常在流感后期发生继发性细菌感染。

（三）生物学特性

流感病毒呈球形，直径 80～120nm，新分离株可呈丝状。丝状体含 RNA 量多于球状体，感染性较强（图 25-1）。

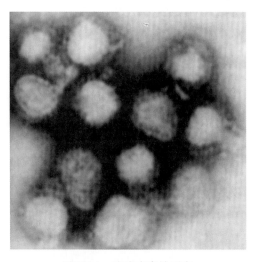

图 25-1 流感病毒的形态

病毒体的结构主要包括病毒核酸与蛋白组成的核衣壳和包膜（图 25-2）。核衣壳是病毒体的核心，呈螺旋对称，由病毒核酸与一个或几个包含 PB2、PB1 和 PA 的 RNA 聚合酶结合,并被 NP 覆盖,共同形成核糖核蛋白(ribonucleoprotein,RNP)。流感病毒的核酸是单负链分节段 RNA,甲型和乙型流感病毒基因组分 8 个节段,丙型流感病毒分 7 个节段,每个节段均为独立基因组,这一特点使基因在复制中易发生基因重组导致病毒变异。甲型流感病毒基因组的总长度为 13.6kb,1~6 节段编码 PB2、PB1、PA、HA、NP、NA,第 7 节段编码基质蛋白 MP,第 8 节段编码非结构蛋白 NS1 和 NS2。病毒的包膜由基质蛋白 M1 和脂质双层组成,基质蛋白 M1 是病毒的主要结构成分,与病毒包装、出芽和形态有关,基质蛋白 M2 嵌于脂质双层中形成膜离子通道,参与病毒复制。包膜表面镶嵌有许多突出于病毒表面呈辐射状的糖蛋白刺突,根据结构和功能的不同分为 HA 和 NA。HA 和 NA 抗原结构极易发生变异,是甲型流感病毒亚型分类的主要依据。

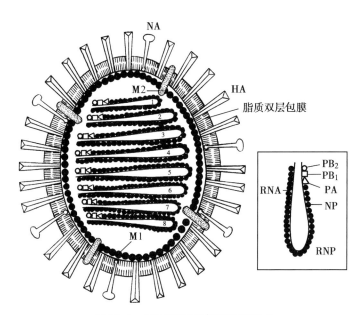

图 25-2　甲型流感病毒结构示意图

流感病毒可在鸡胚和培养细胞中增殖,细胞培养可用狗肾传代细胞(Madin-Darby canine kidney,MDCK)、人胚肾与猴肾细胞等。流感病毒在鸡胚和细胞中增殖但不引起明显的细胞病变,可用红细胞凝集试验来判断病毒的感染与增殖。自人体内分离的流感病毒可感染多种动物如雪貂、小鼠、地鼠和豚鼠等。

(四)微生物学检验

1. 检验程序　流感病毒检验程序见图 25-3。

2. 标本采集与处理　无菌采集急性期患者(发病后 3 天内)鼻腔洗液、鼻拭子、咽喉拭子及咽漱液等,必要时采集支气管分泌物。标本采集后应低温保存并迅速送检,不能立即检查的应置 -70℃冻存。血清学诊断需采集双份血清检测抗体水平。

3. 标本直接检查

(1)显微镜检查:电镜观察是快速诊断方法,镜下可见球形或丝状病毒颗粒。

(2)抗原检测:常采用薄膜免疫层析技术检测甲/乙型流感的抗原。在测试条的膜上有单独的区域分别固定有特异性的甲型和乙型流感单克隆抗体和有色金结合物,后者也是由特异的甲型和乙型流感抗体组成。拭子标本需要一个标本制备步骤,即将拭子上的样本洗脱到提取液中,然后将检测条放入提取液中。15 分钟时,根据在甲/乙型流感检测区域是否存在红色或粉色线条来判读检测结果。对于一个有效的检测,其对照区应可见一条红色或粉色的对照线。

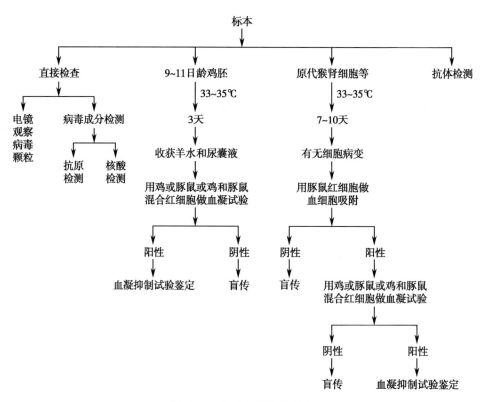

图 25-3　流感病毒检验程序

（3）核酸检测：可用 RT-PCR（最好采用 Real-Time RT-PCR）检测病毒 RNA，用于分型鉴定。

4. 分离培养和鉴定　分离培养是实验室诊断流感的金标准。分离培养前应充分振荡标本液，置 4℃ 5～10 分钟，待其自然沉淀，取上清液 3ml，按每毫升加青霉素 250 单位和链霉素 250μg，混匀置 4℃，2 小时后即可接种。分离甲、乙型流感病毒可接种 9～11 日龄鸡胚，分离丙型流感病毒则用 7～8 日龄鸡胚。初次接种选择羊膜腔，传代培养可接种尿囊腔，接种后鸡胚置 33～34℃培养 2～3 天（丙型需 5 天），收获羊水或尿囊液进行血凝试验，阳性者再用血凝抑制试验（hemagglutination inhibition，HI）鉴定型别，也可检测病毒抗原或病毒 RNA 进行分型鉴定。阴性者应盲传 3 次，仍为阴性，则证实无病毒生长。标本也可接种 MDCK、人胚肾或猴肾细胞培养，但病毒增殖后并不出现明显 CPE，常用血凝试验或免疫荧光法来检测病毒存在。如 10～15 天后仍为阴性，则可盲传一代。动物接种较少应用。

5. 抗体检测　常需双份血清检测抗体水平。采集病人急性期（早期 1～5 天）和恢复期（发病后 2～4 周）的双份血清进行 HI 检测，抗体效价升高 4 倍或以上即有诊断意义。

二、禽流感病毒

禽流感病毒（avian influenza virus，AIV）属于正黏病毒科、甲型流感病毒属，是禽流行性感冒（简称禽流感）的病原体。

（一）临床意义

禽流感病毒能在禽类中造成严重的全身性疾病，病死率常达 100%，1997 年之前没有禽流感病毒感染人类的报道，近十几年，禽流感多次呈暴发性、大范围性流行，涉及多个国家和地区。目前确定能感染人类的禽流感病毒有 8 种，分别是 H5N1、H5N2、H7N2、H7N3、H7N7、H7N9、H9N2 及 H10N7。人禽流感多发于亚洲地区，1997 年香港首次出现 H5N1 禽流感病毒感染人病例，截至 1997 年底共有 18 例人感染 H5N1 禽流感，其中 6 例死亡。印度尼西亚和柬埔寨是目前世界上遭受人禽流感比较严重的国家。

密切接触感染的禽类及其分泌物、排泄物、受病毒污染的水以及直接接触病毒毒株等均可经呼吸道感染，迄今为止，还没有高致病性禽流感病毒能在人与人之间直接传播的证据。禽流感临床表现类似普通流感，主要为发热、流涕、鼻塞、咳嗽、咽痛、头痛及全身不适。有些患者可表现眼结膜炎，部分患者可有恶心、腹痛、腹泻、稀水样便等消化道症状。

（二）微生物学检验

可采用禽流感病毒快速筛查试剂盒检测鼻咽拭子、鼻腔洗液等呼吸道标本中的禽流感病毒抗原，只需 15 分钟即可获得结果；也可采用 RT-PCR 检测呼吸道标本（咽拭子、鼻拭子、鼻咽或气管抽取物、痰）中的流感病毒的核酸；亦可采用鸡胚和细胞培养分离病毒，并通过血凝及 HI 试验鉴定病毒。

第二节　副黏病毒科

副黏病毒科（*Paramyxoviridae*）包括麻疹病毒、腮腺炎病毒、副流感病毒、呼吸道合胞病毒等，其许多生物学特性与正黏病毒相似，核衣壳呈螺旋对称，有包膜的负链 RNA 病毒，但其核酸不分节段，不易发生基因重组和变异。

一、麻　疹　病　毒

麻疹病毒（measles virus，MV）属于副黏病毒科、麻疹病毒属（*Morbillivirus*），是麻疹的病原体。

（一）临床意义

人是麻疹病毒唯一的自然宿主。麻疹好发于冬春季节，传染性极强，人群对麻疹普遍易感，我国 6 个月至 5 岁的儿童发病率最高。其临床特征为发热、流鼻涕、咳嗽、眼结合膜炎，出现特殊的柯氏斑（又称麻疹黏膜斑）和广泛的皮肤斑丘疹。年幼体弱的患儿易继发细菌性肺炎，是导致死亡的主要原因。极少数患儿在恢复后会发生慢发病毒感染，即亚急性硬化性全脑炎（subacute sclerosing panencephalitis，SSPE），表现为大脑功能渐进性衰退，反应迟钝、精神异常、运动障碍，最后昏迷、强制性瘫痪等，1～2 年内死亡。

麻疹病毒只有一个血清型，麻疹病后人体可获得牢固的免疫力。但 20 世纪 80 年代以来，各国均有关于麻疹病毒抗原性变异的报道。核苷酸序列分析表明，麻疹病毒存在基因漂移。

（二）生物学特性

麻疹病毒呈球形，直径为 120～250nm，核心为不分节段的单股负链 RNA，核衣壳呈螺旋对称，有包膜，包膜内部为膜蛋白（membrane protein，M），表面有 HA 和融合蛋白（fusion protein，F）刺突。麻疹病毒对人胚肾、人羊膜、Vero、HeLa、Hep-2 等多种细胞敏感，新分离株常需盲传后才出现 CPE。

（三）微生物学检验

典型的病例可根据临床症状确诊，对于轻型及其他不典型病例需进行实验室检验。

1. 标本采集与处理　取发病早期的鼻咽拭子、鼻咽洗液、痰、血、尿以及双份血清。

2. 标本直接检查

（1）显微镜检查：取初期（出疹前 2 天和出疹后 1 天）鼻咽分泌物、尿沉渣脱落细胞涂片，经 HE 染色，显微镜观察细胞融合和多核巨细胞特征，观察胞质和胞核内嗜酸性包涵体，电镜观察包涵体内的麻疹病毒颗粒。

（2）抗原检测：应用免疫荧光法或 ELISA 检测发病早期患者标本的抗原成分，可做早期诊断。

（3）核酸检测：应用 RT-PCR 检测病毒 RNA。

3. 病毒分离和鉴定 对发病早期鼻咽拭子或洗液、血等标本，经常规处理后接种原代人胚肾细胞、Vero、Hela 等细胞分离麻疹病毒，7～10 天后待出现轻微 CPE 或红细胞吸附试验阳性时，应用免疫荧光法、ELISA、核酸杂交等进行鉴定。

4. 抗体检测 应用 ELISA 检测血清特异性 IgM 可协助诊断，或检测患者双份血清中的抗体，若效价 4 倍增高可确诊。

二、腮腺炎病毒

腮腺炎病毒（mumps virus）属于副黏病毒科、副黏病毒亚科、副黏病毒属，是流行性腮腺炎的病原体。

（一）临床意义

人是腮腺炎病毒唯一宿主。病毒主要经呼吸道传播，引起流行性腮腺炎，好发于儿童。感染除累及腮腺外，亦可累及睾丸、卵巢、胰腺、中枢神经系统等组织器官引起相应临床症状，病后可获牢固免疫力。

（二）生物学特性

病毒呈球形，直径 100～200nm，核酸为不分节段单股负链 RNA，核衣壳呈螺旋对称，有包膜，包膜内部为 M 蛋白，表面有血凝素/神经氨酸酶（hemagglutinin neuraminidase，HN）和 F 蛋白刺突。腮腺炎病毒能在鸡胚羊膜腔中增殖，也可在猴肾、HeLa、Vero 等细胞中增殖，并使细胞融合，出现多核巨细胞。

（三）微生物学检验

根据典型病例的临床表现，易于诊断，但不典型病例需做实验室检验。

1. 标本采集与处理 采集发病早期的唾液、脑脊液及双份血清。

2. 标本直接检查

（1）抗原检测：应用免疫荧光法检测发病早期患者标本的抗原成分，可做早期诊断。

（2）核酸检测：应用 RT-PCR 检测病毒 RNA。

3. 病毒分离培养 采用原代恒河猴肾细胞或人胚肾细胞进行分离培养，典型病毒增殖特征是出现细胞融合及多核巨细胞，没有出现典型特征的标本可通过红细胞吸附试验、红细胞吸附抑制试验进一步鉴定。

4. 抗体检测 应用 ELISA 检测血清特异性 IgM 可协助诊断，或检测患者双份血清中的抗体，若效价在 4 倍或 4 倍以上升高有诊断意义。

三、副流感病毒

副流感病毒（parainfluenza virus，PIV）属于副黏病毒科副黏病毒亚科、副黏病毒属，是引起轻型流感样症状的呼吸道病毒。

（一）临床意义

病毒主要通过飞沫或密切接触传播，可感染各年龄人群，2 岁以下婴幼儿易发生下呼吸道感染，而成人以上呼吸道感染为主，一般不引起病毒血症。约 25% 感染者引起细支气管炎和肺炎，2%～3% 可引起严重的哮吼（急性喉气管支气管炎）。

（二）生物学特性

副流感病毒呈球形，体积较流感病毒大，直径 125～250nm，核酸为不分节段单负股 RNA，核衣壳呈螺旋对称，包膜上有 HN 和 F 蛋白刺突。副流感病毒可在鸡胚、多种原代细胞或传代细胞中培养,如猴肾细胞系 LLCMK2 或狗肾 MDCK 细胞等。豚鼠、地鼠、雪貂等对病毒敏感。

（三）微生物学检验

1. 标本采集与处理 采集发病早期的患者鼻咽分泌物、鼻咽漱液、涂抹咽后壁的咽拭子。

2. 标本直接检查

（1）显微镜检查:标本涂片经 HE 染色,用光学显微镜观察上皮细胞胞质内的嗜酸性包涵体,但不能确诊。必要时可用电镜直接检测病毒颗粒。

（2）抗原检测:用间接免疫荧光法和 ELISA 检测患者标本的抗原成分。

3. 病毒的分离和鉴定 常采用传代猴肾细胞系 LLCMK2 进行分离培养,副流感病毒生长缓慢且 CPE 不明显,可用豚鼠红细胞进行红细胞吸附试验鉴定病毒的存在。分离到的病毒可用血凝抑制试验、中和试验或补体结合试验进行鉴定。

四、呼吸道合胞病毒

呼吸道合胞病毒(respiratory syncytial virus,RSV)属于副黏病毒科肺病毒亚科肺病毒属,是引起世界范围内婴幼儿下呼吸道感染的最常见病毒,在世界各地均有流行。

（一）临床意义

呼吸道合胞病毒主要通过飞沫传播或直接接触手、污染物而感染。潜伏期一般为 4～5 天,感染后先在鼻咽上皮细胞内增殖,然后扩散至下呼吸道,很少引起病毒血症。主要引起 6 个月以上婴儿支气管炎、肺炎等下呼吸道感染,以及较大儿童和成人的鼻炎、感冒等上呼吸道感染。

（二）生物学特性

病毒呈球形,直径 120～200nm,核酸为不分节段的单股负链 RNA,包膜表面有 F 蛋白和 G 蛋白刺突。RSV 可在 HeLa、Hep-2 等多种细胞中增殖并引起明显的 CPE,形成融合细胞,胞内可有嗜酸性包涵体。猩猩、狒狒、大鼠、小鼠、雪貂等对 RSV 敏感,感染后血清抗体增高,但多无症状。

（三）微生物学检验

1. 标本采集和处理 无菌采集急性期患者鼻腔洗液、鼻拭子、咽喉拭子及咽漱液等,必要时采集支气管分泌物。

2. 标本直接检查

（1）抗原检测:应用免疫荧光法、ELISA 直接检测标本中 RSV 抗原成分。

（2）核酸检测:应用 RT-PCR 检测病毒 RSV-RNA。

3. 病毒分离和鉴定 该法是最可靠的检验方法。采用传代细胞系如 Hela 和 Hep-2 细胞等培养病毒。培养 3～7 天出现 CPE,即细胞融合形成多核巨细胞,胞质内可见嗜酸性包涵体,即可做出初步诊断。

第三节 其他呼吸道病毒

一、腺病毒

腺病毒(adenovirus)属于腺病毒科、哺乳动物腺病毒属。人类腺病毒(human adenovirus)目前有 49 个血清型,根据其基因的同源性分为 A-F6 个组(或亚属)。

腺病毒在人体多种组织器官中均有发现,与许多临床疾病有关。主要通过呼吸道和接触传播,可引起咽炎、扁桃体炎、眼结膜热、肺炎、流行性角结膜炎、胃肠炎、急性出血性膀胱炎、肝炎及尿道炎等。病后可获得对同型病毒的持久免疫力。

腺病毒呈球形,直径 70～90nm,核酸为双股线状 DNA,无包膜,核衣壳 20 面体立体对称。病毒只能在人源的组织细胞中增殖,可出现明显的 CPE,在受染细胞核内形成嗜酸性包涵体。腺病毒最敏感的细胞是人胚肾细胞。

微生物学检验依据临床表现采集不同标本。可在电镜下检查病毒颗粒,或用免疫学方法检测病毒抗原、分子生物学方法检测病毒核酸。病毒分离培养根据可能感染的血清型别选择 Hela、Hep-2、A549、KB 和 293 等传代细胞分离病毒,出现 CPE 后,进行血清学鉴定。抗体检测可用于诊断。

二、风疹病毒

风疹病毒(rubella virus)属于披膜病毒科、风疹病毒属,是引起风疹的病原体。风疹病毒只有一个血清型。

人是风疹病毒唯一自然宿主,病毒经呼吸道传播,儿童是主要易感者。儿童风疹以低热、全身皮疹为特征,常伴有耳后、枕部淋巴结肿大,由于全身症状轻,病程短,无需特殊治疗。妊娠早期(20 周内)感染风疹,将会严重损害胎儿,引起先天性风疹综合征(congenital rubella syndrome,CRS)。

风疹病毒呈不规则球形,直径 50～70nm,核酸为单股正链 RNA,核衣壳为 20 面体立体对称,外被双层包膜,包膜上有血凝素活性的刺突。风疹病毒能在多种细胞中增殖,并在某些细胞中引起 CPE。

早期采取患者标本应用 PCR 或核酸杂交技术检测病毒核酸,或将新鲜标本经过处理后接种原代人胚肾、非洲绿猴肾 Vero、BHK-21 等细胞,出现 CPE 后收集病毒,用酶或荧光素标记单克隆抗体进行鉴定。可以用 ELISA 检测先天性风疹综合征患儿抗风疹病毒 IgM 抗体或从母体获得的 IgG 抗体进行诊断。

三、冠状病毒

冠状病毒(coronavirus)属于冠状病毒科、冠状病毒属,由于病毒包膜表面有向四周伸出的突起,形如花冠而得名。目前从人分离的冠状病毒主要有普通冠状病毒 229E、OC43 和 SARS 冠状病毒(severe acute respiratory syndrome coronavirus,SARS-CoV)。

病毒主要通过飞沫传播,冬春季流行,主要感染成人或较大儿童,引起普通感冒和咽峡炎,SARS-CoV 可引起严重急性呼吸系统综合征(severe acute respiratory syndrome,SARS)。SARS 是 2002 年底至 2003 年上半年在世界范围内流行的一种急性呼吸道传染病,主要症状有发热、咳嗽、头痛、肌肉关节酸痛以及干咳、胸闷、呼吸困难等呼吸道感染症状,大多数 SARS 患者能够自愈或治愈,病死率约 14%。

冠状病毒呈球形,直径 80～160nm,核心为单正链 RNA,核衣壳为螺旋对称,有包膜,包膜表面有多形性冠状突起。

微生物学检验依据临床表现采集不同标本,可在电镜下直接观察呈花冠状的病毒颗粒,或用 ELISA 检测病毒抗原,也可用 RT-PCR 检测 SARS-CoV 的核酸,进行快速诊断。病毒分离率低,最好用人胚气管做器官培养,培养 SARS-CoV 可选用 Vero 细胞系,病变细胞呈局灶性、变圆、折光变强,晚期呈现葡萄串状。用中和试验、IFA、ELISA 等方法检测抗体,如双份血清标本抗体阳转,或滴度 4 倍或 4 倍以上升高则有临床意义。凡涉及 SARS-CoV 活病毒的操作,均须在 BSL3 生物安全级别实验室进行。

四、鼻病毒

鼻病毒(rhinovirus)属于小 RNA 病毒科、鼻病毒属。曾将鼻病毒划分在肠道病毒属,命名为埃可病毒28型。后来发现两属病毒有很大差别,1963年将此病毒命名为鼻病毒,至少有115个血清型。

鼻病毒是普通感冒的主要病原体,引起至少50%的上呼吸道感染,常导致婴幼儿和原有慢性呼吸道患者的支气管炎和支气管肺炎。由于病毒型别多而且抗原性易发生变异,故鼻病毒易再次感染。

病毒呈球形,直径15~30nm,单股正链RNA,核衣壳呈20面体立体对称,无包膜。能在人胚肾及二倍体细胞中增殖。

早期采集咽拭子、鼻拭子、鼻黏膜活检组织、鼻咽洗液等标本用人二倍体细胞系分离培养,通常根据病毒性状,特别是对酸稳定性试验以及中和试验鉴定血清型。抗体检测是用血清学试验检测双份血清抗体效价,如呈4倍或以上增高则有诊断意义。但由于鼻病毒血清型太多,尚难以进行常规检查。

五、呼 肠 病 毒

呼肠病毒(reovirus)属于呼肠病毒科、呼肠病毒属。是一类既能感染呼吸道,又能感染胃肠道的病毒。

呼肠病毒可在鸡胚尿囊膜、尿囊以及猴、狗、豚鼠等动物体内增殖,对Hela、KB、FL等细胞也很敏感。大多数人在儿童期被感染,且多呈亚临床状态。在轻型上呼吸道感染和胃肠道疾病患者中均可分离到病毒。呼肠病毒具有共同的补体结合抗原,其血凝素可凝集人O型红细胞,血凝抑制抗体与中和抗体具有型特异性。

(孙丽媛)

本章小结

本章主要介绍呼吸道病毒的分类、临床意义、生物学特性及微生物学检验。

流感病毒属正黏病毒科,根据核蛋白和基质蛋白抗原性的差异,分为甲型流感病毒、乙型流感病毒及丙型流感病毒。病毒核酸为分节段的单股负链RNA。甲型流感病毒NA、HA抗原性极易发生变异,常引起大规模流行。分离培养是实验室诊断流感的金标准,初次接种选择鸡胚羊膜腔,传代培养可接种尿囊腔;可用电镜观察病毒,亦可直接检测标本中的病毒抗原或病毒RNA;双份血清抗体效价升高4倍或以上即有诊断意义。

禽流感病毒属于甲型流感病毒属,是禽流感的病原体。目前确定能感染人类的禽流感病毒有8种,分别是H5N1、H5N2、H7N2、H7N3、H7N7、H7N9、H9N2及H10N7,常采用禽流感病毒快速筛查试剂盒检测禽流感病毒抗原进行禽流感筛查。

麻疹病毒、腮腺炎病毒、副流感病毒、呼吸道合胞病毒属于副黏病毒科,其核酸不分节段,不易发生基因重组和变异。麻疹病毒是麻疹的病原体,腮腺炎病毒是流行性腮腺炎的病原体。麻疹和腮腺炎根据典型病例的临床表现,易于诊断,但不典型病例需做实验室检验,可直接检测病毒抗原、核酸,亦可通过病毒的分离培养进行鉴定。

风疹病毒可导致先天和后天感染,是先天新生儿畸形的主要病因之一,可以用ELISA检测先天性风疹综合征患儿抗风疹病毒IgM或从母体获得的IgG进行诊断。

第二十六章
肠道病毒检验

通过本章学习，你将能回答以下问题：

1. 常见的人类肠道病毒有哪几种？
2. 肠道病毒属的主要特点是什么？
3. 能够引起神经系统疾病的肠道病毒有哪些？致病特点有何不同？
4. 新型肠道病毒包括哪几种？有何临床意义？
5. 肠道病毒的检验程序是什么？包括哪些检验方法？
6. 能引起急性肠胃炎的病毒有哪些？如何快速诊断？
7. 能引起手足口病的病毒有哪些？如何鉴别检验？

第一节　概　　述

肠道病毒（enterovirus）是一类经消化道感染并引起肠道或其他组织器官病变的病毒，主要包括小 RNA 病毒科（Picornaviridae）的脊髓灰质炎病毒（poliovirus）、柯萨奇病毒（coxsackievirus）、埃可病毒（ECHO virus）、新肠道病毒以及其他病毒科的轮状病毒（rotavirus, RV）、肠道腺病毒（enteric adenovirus）、杯状病毒（calicivirus）、星状病毒（astrovirus）等。

脊髓灰质炎病毒、柯萨奇病毒、埃可病毒、新型肠道病毒很少引起明显消化道疾病，主要侵犯神经系统、肌肉、心肌、皮肤等靶器官，引起脊髓灰质炎、脑膜炎、心肌炎、手足口病等；轮状病毒、肠道腺病毒、杯状病毒以及星状病毒主要引起以腹泻为典型症状的急性胃肠道感染，因此又称为急性胃肠炎病毒。

第二节　人类肠道病毒

人类肠道病毒属于小 RNA 病毒科（Picornaviridae）肠道病毒属（enterovirus），有 70 多个血清型，主要包括①脊髓灰质炎病毒Ⅰ、Ⅱ、Ⅲ型；②柯萨奇病毒 A、B 组，A 组包括 A1～A22、A24 型（原 A23 型已归入埃可病毒 9 型），B 组包括 B1～B6 型；③人类肠道致细胞病变孤儿病毒（enteric cytopathogenic human orphan virus，ECHOV），简称埃可病毒，包括 1～9，11～27，29～33 型（10 型归到呼肠病毒、28 型归到鼻病毒 1A、34 型归到柯萨奇病毒 A24）；④新型肠道病毒，是 1969 年后陆续分离到的，有 4 个血清型，即 68～71 型。

肠道病毒属的共同特征有：①病毒体呈球形，直径 17～30nm，无包膜，衣壳为 20 面体对称；②核心为单股正链 RNA，有感染性；③在宿主细胞质内增殖，以溶原方式释放，引起细胞病变；④耐乙醚，耐酸，pH 3～5 条件下稳定，不易被胃酸和胆汁灭活，对热和化学消毒剂抵抗力不强，56℃ 30 分钟可被灭活，对各种强氧化剂、紫外线、干燥敏感；⑤经粪 - 口途径传播,以儿童感染为主,临床表现多样化。

一、脊髓灰质炎病毒

脊髓灰质炎病毒是脊髓灰质炎的病原体,主要损害脊髓前角运动神经细胞,引起机体的迟缓性麻痹,主要在儿童期致病。脊髓灰质炎又叫小儿麻痹症,曾导致成千上万儿童瘫痪,是世界卫生组织(WHO)推行计划免疫进行重点防控的传染病之一。1988 年 WHO 提出要在 2000 年全球消灭脊髓灰质炎病毒野毒株引起的麻痹型病例,这是继天花后被要求消灭的第二个传染病。2001 年 10 月,WHO 在日本京都召开会议,做出了脊髓灰质炎已在包括中国在内的西太平洋地区消灭的结论。

(一) 分类

脊髓灰质炎病毒可根据衣壳蛋白 VP1 抗原性不同,分为 I、II、III 型。其物理性状相同,RNA 碱基组成相似,各型间的核苷酸有 36%～52% 的同源性。

(二) 临床意义

传染源为患者或隐性感染者,后者不仅人数众多,且不易被发现和控制,因而对本病的扩散和流行起着重要作用。脊髓灰质炎病毒主要通过污染的饮食、生活用品等经消化道传播,也有报道经空气飞沫传播。未感染或接种人群普遍易感,出生 4 个月以下婴儿可能保留母体携带的抗体而具有保护性。

根据病程及病情,脊髓灰质炎临床疾病过程(图 26-1)可分为:隐性感染、顿挫型脊髓灰质炎、无麻痹性脊髓灰质炎、麻痹性脊髓灰质炎、恢复期及后遗症期。

(1)隐性感染:脊髓灰质炎病毒自口、咽或肠道黏膜侵入机体后,一天内即可到达扁桃体、咽壁淋巴组织、肠壁集合淋巴组织等局部淋巴组织中生长繁殖,并向局部排出病毒。潜伏期为 2～10 天,起病缓急不一,大多有低热或中等热度,乏力不适,伴有咽痛、咳嗽等上呼吸道症状,或有恶心、呕吐、便秘、腹泻、腹痛等消化道症状,神经系统尚无明显异常。上述症状持续数小时至 4 天,若此时人体免疫力较强,可将病毒控制在局部,形成隐性感染。

(2)顿挫型脊髓灰质炎:约 5% 的感染者体内病毒进一步侵入血流(第一次病毒血症),两天后到达各处非神经组织,如呼吸道、肠道、皮肤黏膜、心、肾、肝、胰、肾上腺及全身淋巴组织中繁殖。如果此时血循环中的特异性抗体足够中和病毒,则疾病发展至此为止,形成顿挫型脊髓灰质炎,患者仅有上呼吸道及肠道症状,而不出现神经系统病变,患者多于发病 1～4 日体温迅速下降而痊愈。

(3)无麻痹性脊髓灰质炎:当体内病毒量大、毒力强,机体免疫力低下时,病毒随血流播散至全身淋巴组织和易感的非神经组织处并繁殖,然后再次大量进入血液循环(第二次病毒血症),体温再次上升(称双峰热),此时病毒可经血脑屏障侵入脊髓前角运动神经细胞,引起无菌性脑膜炎。一部分患者进入瘫痪前期,出现神经系统症状如头痛,颈、背及四肢肌肉痛,感觉过敏。可因颈、背肌痛而出现颈部阻力及阳性克氏征、布氏征,肌腱反向及浅反射后期减弱至消失,但无瘫痪。轻症患者 3～4 天体温下降,症状消失而病愈。

(4)麻痹性脊髓灰质炎:1%～2% 的患者在发病 2～7 天后体温开始下降,发展为麻痹性脊髓灰质炎,出现肢体瘫痪。瘫痪可突然发生或在短暂肌力减弱之后发生,腱反射常出现减弱或消失。在 5～10 天内可相继出现不同部位的瘫痪,并逐渐加重。临床上分为:①脊髓型麻痹,较多见,呈弛缓性瘫痪,可累及任何肌肉或肌群,病变大多在颈、腰部脊髓,故常出现四肢瘫痪,尤以下肢多见。病变出现在颈、胸部脊髓时,可影响呼吸。偶见尿潴留或失禁、便秘,常与下肢瘫痪并存,多见于成人。②延髓型麻痹,病情多严重,常与脊髓麻痹同时存在,可出现脑神经麻痹、呼吸中枢损害、血管舒缩中枢损害等,导致呼吸障碍及昏迷。③脑型，极少见，表现为烦躁不安、失眠或嗜睡，可出现惊厥、昏迷及痉挛性瘫痪，严重缺氧时也可有神志改变。

（5）恢复期及后遗症期：急性期过后1～2周病肌以远端起逐渐恢复，腱反射也逐渐正常。轻症患儿1～3个月恢复功能，重症者常需6～18个月或更久才能恢复。1～2年后仍不恢复留有后遗症，长期瘫痪的肢体可发生肌肉痉挛、萎缩和变形，下肢受累者出现跛行，甚至不能站立。

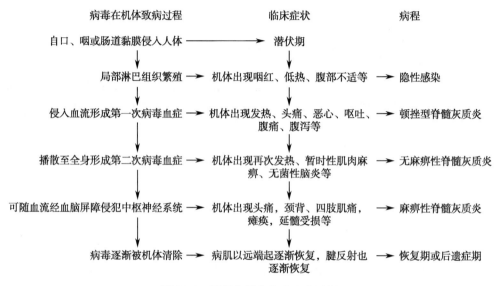

图 26-1　脊髓灰质炎临床疾病过程

我国从1960年开始自制脊髓灰质炎减毒活疫苗，一种是三型单价糖丸，另一种是混合多价糖丸，为Ⅰ、Ⅱ、Ⅲ型混合物。目前普遍采用后一类型疫苗，此型疫苗可在 -20℃ 保存 2 年，4～8℃ 保存 5 个月。一般首次免疫应在婴儿第 2 个月龄时开始，连服 3 次，间隔4～6周，4 岁和 7 岁时再各加强免疫一次。95% 以上的接种者可产生长期免疫，并可在肠道内产生特异性抗体 sIgA。

（三）生物学特性

脊髓灰质炎病毒在电镜下呈球形颗粒，相对较小，直径20～30nm，呈 20 面体立体对称。病毒颗粒中心为单股正链 RNA，外围由 32 个衣壳微粒形成外层衣壳，无包膜。壳微粒含 4 种结构蛋白 VP1、VP3 和由 VP0 裂解而成的 VP2 和 VP4。VP1 位于衣壳表面，可诱导中和抗体的产生，具有型特异性，据此将病毒分为Ⅰ、Ⅱ、Ⅲ型。VP1 对人体细胞膜上受体有特殊亲和力，与病毒的致病性和毒性有关。VP2 与 VP3 半暴露，具抗原性。VP4 为内在蛋白，与 RNA 密切结合，当 VP1 与敏感细胞上受体结合后，VP4 暴露，衣壳松动，病毒基因以脱壳方式侵入细胞。

脊髓灰质炎病毒培养以人胚肾、人胚肺、人羊膜及猴肾等原代细胞最为敏感，在 Hela、Vero 等细胞中也易培养，最适培养温度为 37℃，培养后可引起细胞圆缩、脱落等细胞病变。

脊髓灰质炎病毒无包膜，故可抵抗乙醚、乙醇和胆盐。在 pH 3.0～10.0 的环境中病毒可保持稳定，对胃液、肠液具有抵抗力，利于病毒在肠道生长繁殖。病毒生存能力很强，在污水及粪便中可存活 4～6 个月，-20～-70℃ 可存活数年，但对高温及干燥敏感，煮沸立即死亡，加温 56℃ 半小时可被灭活，紫外线可将其杀死。各种氧化剂、2% 碘酊、甲醛、升汞及1：1000 高锰酸钾均可很快使病毒灭活，丙酮、苯酚的灭活作用较缓慢。70% 酒精、5% 来苏水无消毒作用，抗生素及化学药物也无效。

（四）微生物学检验

1. 肠道病毒检验程序 见图 26-2。

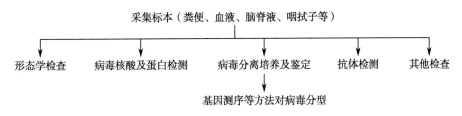

采集标本（粪便、血液、脑脊液、咽拭子等）

形态学检查　　病毒核酸及蛋白检测　　病毒分离培养及鉴定　　抗体检测　　其他检查

基因测序等方法对病毒分型

图 26-2　肠道病毒检验程序

2. 标本采集 发病两周以内，间隔 24～48 小时，收集两份足量粪便标本（每份应在 8 克左右），密封后在冷藏条件下由专人运送至合格实验室尽快分离病毒，短期保存要在冷冻或冷藏条件下（2～8℃），长期保存要在 −80℃。发病早期 1 周内可采集咽部标本，整个病程中均可采集粪便标本用于病毒的分离。

3. 标本直接检查

（1）显微镜检查：通过电子显微镜观察标本中的病毒颗粒，或用病毒特异性抗体对病毒进行免疫电镜检查。

（2）核酸检测：标本可采用病毒 cDNA 做核酸杂交或设计特异性核酸序列引物做 RT-PCR，设阴性对照和阳性对照，扩增出特异性产物为阳性结果。也可通过实时荧光定量 RT-PCR 对标本中病毒特异性核酸进行半定量。

（3）抗原检测：可采用免疫荧光、ELISA 等方法直接检测标本中的病毒抗原。

4. 分离培养和鉴定 粪便标本需要预处理，在生物安全柜中取大约 2g 粪便标本加至标记好的含 1g 玻璃珠、1ml 氯仿、10ml PBS 的离心管中；拧紧离心管，剧烈震荡 20 分钟；4℃ 4000r/min 离心 20 分钟；在生物安全柜中收集上清液并加至有外螺旋盖的冻存管中（如果上清液不清澈，应再用氯仿处理一次）；于 4℃ 4000r/min 离心 30 分钟。取上清液接种人或猴肾原代细胞或 Hela、Vero 等细胞分离病毒。病毒在细胞内增殖迅速，于 24～48 小时可出现典型细胞病变，细胞圆缩、堆积、坏死、脱落，3 天后细胞全部发生病变。对分离出的病毒可通过免疫学检测或基因测序等技术进行鉴定和分型。

5. 抗体检测 单份血清 IgG 抗体阳性不能鉴别曾经或近期感染，需要动态观察。采集双份血清，第 1 份在发病后尽早采集，第 2 份相隔 2～3 周之后。脑脊液或血清抗脊髓灰质炎病毒 IgM 抗体阳性或双份血清 IgG 抗体效价有 4 倍升高者，有诊断意义。中和抗体诊断价值较高，可以对病毒分型，在发病时出现，病程 2～3 周后达高峰，终身保持。

二、柯萨奇病毒与埃可病毒

柯萨奇病毒（Coxsackie virus，CV）是 1948 年 Dalldorf 和 Sickles 从美国纽约州柯萨奇镇（Coxsackie）两名临床症状疑似麻痹型脊髓灰质炎患儿粪便中分离出来的，因而得名。埃可病毒（ECHO virus）最早是 1951 年在脊髓灰质炎病毒流行期间，从健康儿童粪便中分离出来的。当时不清楚这类病毒与人类疾病的关系，故命名为人类肠道致细胞病变孤儿病毒，简称埃可病毒。

（一）分类

迄今为止，柯萨奇病毒有 29 个血清型，根据病毒对乳鼠的致病特点及对细胞敏感性不同，分为 A（CVA）和 B（CVB）两组，A 组包括 A1～A22、A24 型（原 A23 型已归入埃可病毒 9 型），B 组包括 B1～B6 型。埃可病毒有 31 个血清型，包括 1～9，11～27，29～33 型（10 型

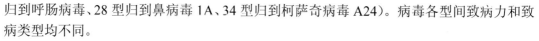

归到呼肠病毒、28 型归到鼻病毒 1A、34 型归到柯萨奇病毒 A24）。病毒各型间致病力和致病类型均不同。

（二）临床意义

传染源是患者或无症状病毒携带者，主要通过粪 - 口途径传播，也可通过呼吸道或眼部黏膜感染。

柯萨奇病毒和埃可病毒均可经消化道感染人体，在咽部和肠道淋巴组织中增殖，潜伏期为 1～2 周，经过两次病毒血症后侵入靶器官（脊髓、脑、脑膜、心肌和皮肤等），产生浸润性感染，靶器官出现继发性炎症。两种病毒均以隐性感染为主，隐性感染与显性感染的比例约为 100∶1，出现症状者也大多为轻型或顿挫感染，严重感染者少见，可引起以下疾病：

（1）脑膜炎和轻度麻痹：脑膜炎的早期症状为发热、头痛、恶心、腹痛及全身不适。1～2 天后可出现背项僵硬、脑膜刺激征，也可出现呕吐、肌无力等。几乎所有的柯萨奇病毒和大部分埃可病毒都可引起脑膜炎和麻痹性中枢神经系统疾病。

（2）疱疹性咽峡炎：常发生在幼儿，主要由柯萨奇病毒 A 组 A1、A6、A8、A10 和 A22 型引起，表现为突然发热和喉痛，咽部充血、出现小红色囊疱疹，伴有吞咽困难、呕吐和腹痛等症状。

（3）手足口病：柯萨奇病毒 A16 为手足口病常见病原体，可造成暴发流行。特点是出红疹，最早出现在口腔黏膜，最后出现在手和脚。EV71 也是该病的常见病原体，柯萨奇病毒 A4、A5、A9、A10 和 B5 也可以引起该病。

（4）流行性胸痛：常由 CVB 引起，个别与 CVA 有关。症状为突发性发热和两侧胸部阵发性胸痛，常伴有腹痛和全身不适，症状可持续 2～3 周。

（5）心肌炎和心包炎：柯萨奇病毒与心肌疾病的关系密切，CVB 是原发性心肌疾病的主要病原体，成人和儿童均可受感染，可引起急、慢性心肌疾病。

（6）结膜炎：一般由柯萨奇病毒引起，也可由埃可病毒引起。CVA24 曾在历史上引起几次大流行，感染者患充血性结膜炎，少数患亚急性结膜炎，恢复常需 1～2 周。

（7）新生儿疾病：新生儿中柯萨奇病毒所致的感染比较常见，一部分是通过胎盘感染，另一部分是医院内感染，感染患儿出现嗜睡、喂养困难、发热、呕吐等症状。严重者出现心肌炎、心包炎、呼吸窘迫、胸膜炎、脑膜炎等，临床过程可以很快发展，甚至会导致死亡。

（8）胰腺疾病：还有一些关于柯萨奇病毒感染造成胰腺炎的病例，特别是在新生儿中由 CVB 引发的胰腺炎。

（三）生物学特性

柯萨奇病毒和埃可病毒在电镜下呈球形颗粒，较小，直径 17～30nm，呈 20 面体立体对称。病毒颗粒中心为单股正链 RNA，无包膜，核衣壳含 4 种结构蛋白 VP1、VP2、VP3 和 VP4。柯萨奇与埃可病毒的抗原性复杂，型别多，型内有抗原变异，故给病毒的血清学诊断和鉴定带来困难。

柯萨奇病毒和埃可病毒除少数几个型别必须在乳鼠、猴肾细胞中增殖外，其余都能在人二倍体细胞中培养，最适培养温度为 37℃，培养后可引起细胞圆缩、脱落等细胞病变。

两种病毒无包膜，故可抵抗乙醚、乙醇和氯仿等有机消毒剂，在 pH 3.0～10.0 的环境中病毒可保持稳定，-4℃可存活数周，-20～-70℃可存活数年，但对高温及干燥敏感，煮沸立即死亡，加温 56℃半小时、紫外线照射均可将其灭活。0.1mol/L 的盐酸、游离氯、3%～5% 甲醛均可很快使病毒灭活。

（四）微生物学检验

1. 柯萨奇病毒和埃可病毒检验程序　见图 26-2。

2. 标本采集　发病早期采集粪便、直肠拭子、咽拭子和血液标本等，密封后在冷藏条件下由专人运送至合格实验室尽快分离病毒,冷冻或冷藏条件下(2～8℃)可短期保存。送检的粪便标本在接种前要做预处理。

3. 标本直接检查 通过电子显微镜或免疫电镜观察;用核酸杂交或 RT-PCR、基因芯片、荧光免疫等技术来检测标本中病毒特异性的核酸序列和蛋白。

4. 分离培养和鉴定 脑膜炎患者可以从脑脊液中分离出病毒,发病早期咽拭子也可以分离出病毒。患儿发病早期可从血液中分离病毒,之后可从肛拭子和粪便中分离。根据不同临床症状,可以从病人尿液、疱疹液、结膜液或鼻咽分泌液中分离到病毒,尤其是 CVA24、CVA21 等。用 Hela 等细胞 37℃培养病毒 24～48 小时可出现典型细胞病变,细胞圆缩、堆积、坏死、脱落,3 天后细胞全部发生病变,离心去除细胞碎片,病毒留在上清液中。对分离出的病毒可通过免疫学方法、基因测序等技术来进行鉴定和分型。

5. 抗体检测 用免疫学方法检测病人血清中特异性抗体,作为辅助诊断。

三、新型肠道病毒

国际病毒分类委员会在 1976 年决定,对一些与柯萨奇病毒和埃可病毒在性质上重叠的新病毒,将不再划分到脊髓灰质炎病毒、柯萨奇病毒和埃可病毒,而是统一按发现的序号命名。当时已分类的有 67 型,故新命名的肠道病毒从 68 开始,为肠道病毒 68 型(enterovirus 68, EV68)、EV69、EV70 及 EV71。EV68 主要引起儿童毛细支气管炎和肺炎,EV70 主要引起急性出血性结膜炎,EV71 主要引起手足口病等,后两型在临床上较为常见,尤其是 EV71 近年来引起世界各国以及我国大陆和周边地区的暴发流行。

(一)肠道病毒 70 型

肠道病毒 70 型引起的急性出血性结膜炎在世界很多地区发生过大流行,1980 年中国也发生几次流行。病毒可经手、毛巾、眼科器械和昆虫媒介等传播,潜伏期一般为 1 天,少数可延至 6 天。起病急,迅速出现眼睑水肿、结膜充血、眼痛、畏光及流泪等症状。2～3 天后出现结膜下出血的典型表现,出血程度从小的出血点到片状出血。儿童病程较短,一般为 2～3 天,成人病程为 8～10 天,可痊愈。个别病例累及神经系统出现急性腰脊髓脊神经根病,该病多见于成年男性,在眼病几周后发生,临床症状类似脊髓灰质炎,可留后遗症,另还可伴发面神经瘫痪。

EV70 不同于其他肠道病毒,无嗜肠性,而是存在于眼结膜,最适生长温度为 33℃。发病早期(1～3 天),患者眼分泌物中病毒分离率高达 90% 以上,可用人源细胞系分离培养,用 RT-PCR 或免疫学方法检测病毒特异性核酸和蛋白,也可用 ELISA 检测病人血清中特异性抗体。

(二)肠道病毒 71 型

1974 年 Schmidt 等学者首次从患神经系统疾病的患者中分离到 EV71 病毒,随后,世界上许多国家相继报道了 EV71 在不同地区的流行情况。近年来,EV71 的感染在世界各地及我国呈上升趋势,1998 年我国台湾、深圳等地暴发了 EV71 大流行,2008 年我国安徽阜阳等地区相继暴发了 EV71 大流行。EV71 是手足口病的主要病原体之一,另柯萨奇病毒 A 组的 CVA16 型引起的手足口病也较为常见,其他型柯萨奇病毒及埃可病毒等也可致手足口病。低龄患儿和免疫功能低下的成人可出现脑膜炎、脑脊髓炎、神经源性肺水肿、心肌损害、循环障碍等重症,病情凶险,可致死亡或留有后遗症。目前尚无预防性疫苗和特异的抗病毒药物进行预防和针对性治疗。

EV71 的流行多见于春、夏、秋季,多发生于 6 岁以下儿童,偶尔也见成人感染病例。EV71 主要通过粪 - 口途径或密切接触传播,污染的水源、昆虫均可成为传播媒介。

EV71 病毒颗粒大致呈球形,无包膜,直径 24～30nm。病毒核心为单股正链 RNA,由

VP1、VP2、VP3、VP4 四种多肽构成的原聚体拼装成具有五聚体样结构的亚单位（壳微粒），60 个亚单位相互连接形成病毒的衣壳。同其他肠道病毒一样，EV71 对有机溶剂有抵抗性，但不耐高温和紫外线。

可根据 EV71 的流行季节和临床表现等对患者进行初步诊断。应在发病早期采集粪便、咽拭子、疱疹液等标本，出现神经系统症状时采集脑脊液标本。血清学诊断需要在急性期和恢复期采集双份血清标本。临床标本在运输和贮存过程中要避免反复冻融，如果不能确保 −20℃ 的条件，应该在 0～8℃ 运输和保存。常用 RD 细胞等人源细胞系来分离培养 EV71。当从病人标本中分离出病毒；或肠道病毒型特异性中和抗体滴度 ≥1∶256；或来自患者血清、疱疹液或脑脊液等标本中检测到病原体核酸；或恢复期血清中肠道病毒型特异性中和抗体较急性期有 4 倍或 4 倍以上增高；即认定为实验室确诊病例。

第三节　轮状病毒

轮状病毒（rotavirus，RV）是 1973 年澳大利亚学者 Bishop 等在研究儿童肠胃炎时在十二指肠黏膜上皮细胞中首次发现的，因为这些病毒颗粒形似车轮，而将其命名为轮状病毒（rota 来源于拉丁文，意为车轮）。RV 属于呼肠病毒科，是全世界范围内引起人类、哺乳动物和鸟类腹泻的重要病原体。全球每年患轮状病毒肠炎的儿童超过 1.4 亿，其中有数十万患儿死亡。我国秋冬季节常出现婴幼儿腹泻的发病高峰，这些病例中有 40%～60% 是由轮状病毒引起的。

一、分　　类

轮状病毒属于呼肠病毒科（Reoviridae）、轮状病毒属（Rotavirus），根据病毒基因结构和抗原性（结构蛋白 VP6）将轮状病毒（RV）分为 7 个组（A～G），A、B、C 三组轮状病毒既感染人类也感染动物，而 D、E、F、G 组迄今为止只在动物中发现。A 组 RV 在人类的感染最为常见，主要引起婴幼儿腹泻，根据病毒表面结构蛋白 VP6 又可将其分为 4 个亚组（Ⅰ、Ⅱ、Ⅰ+Ⅱ、非Ⅰ非Ⅱ），根据结构蛋白 VP7 和 VP4 又可将其分为 14 个 G 血清型和 19 个 P 血清型。1983 年我国病毒学家洪涛等发现了可以引起成人腹泻的轮状病毒，分类为 B 组，故也称为成人腹泻轮状病毒（adult diarrhea rotavirus，ADRV）。

二、临　床　意　义

传染源为患者或隐性感染者，在腹泻发生前及腹泻症状消失后均可检测到轮状病毒的排出，极易传播和造成密切接触的婴幼儿感染。轮状病毒主要经粪 - 口途径传播，通过污染的饮食、生活用品等经消化道传播，也有报道经空气飞沫传播。未感染或未接种人群普遍易感，出生 4 个月以下婴儿可能保留母体携带的抗体而具有保护性。

病毒侵入人体后，在小肠黏膜绒毛细胞内增殖，病毒结构蛋白 VP4 为主要致病因子，造成微绒毛萎缩、变短和脱落，引起肠腔内渗透压升高，导致电解质平衡失调，大量水分进入肠腔，同时病毒感染可使腺窝细胞增生，引起水和电解质分泌增加，重吸收减少，导致患者出现水样腹泻、呕吐、腹痛和脱水，并伴有发热等临床症状。机体感染轮状病毒后可产生 IgM、IgG、sIgA 抗体，但起主要保护作用的抗体是肠道 sIgA。由于抗体只对同型病毒具有中和作用，对异型病毒只有部分交叉保护作用，故病愈后还可发生重复感染。新生儿可通过胎盘从母体获得特异性 IgG，从初乳中获得 sIgA，故新生儿常不感染或仅为亚临床感染。控制传染源，切断传播途径是预防轮状病毒的主要措施。目前口服轮状病毒活疫苗可以有效预防婴幼儿轮状病毒腹泻，但对轮状病毒引起的病毒性腹泻尚无特效的治疗药物。轮状病毒感染的临床表现有：

（1）A 组感染：A 组轮状病毒的感染见于世界各地，温带地区以秋冬季为主，大龄儿童和成人常呈无症状感染，4 月龄至两岁婴幼儿常呈急性胃肠炎感染。潜伏期为 24～48 小时，表现为突然发病、排水样便或蛋花汤便或白色牛奶样便（无黏液、脓血和恶臭）、呕吐、发热和脱水，脱水程度较重。疾病的严重程度、病程长短、症状往往有个体差异。轻者可为亚临床感染、轻度腹泻，重者出现脱水、水电解质紊乱甚至死亡。免疫缺陷的儿童，可见长期排毒的慢性腹泻，一些可出现轮状病毒抗原血症及一过性肝炎。慢性感染儿童中，轮状病毒的基因组会发生显著改变，表现为 RNA 电泳时出现异常条带。

（2）B 组感染：B 组轮状病毒在我国不同地区引起成人腹泻的暴发流行，症状类似霍乱，无明显的季节性，以大龄儿童、成人为主，多为自限性感染。潜伏期 1～3 天，起病急，排黄色水样便，无黏液和脓血，平均每日腹泻 5～10 次，重者可超过 20 次，伴有腹痛、腹胀、恶心、呕吐、脱水及乏力等症状，病程 3～6 天。

（3）C 组感染：对人的致病性与 A 组相似，但发病率极低。

三、生物学特性

病毒颗粒呈球形，直径 60～80nm，20 面体立体对称，无包膜，有双层衣壳（图 26-3）。病毒核酸为双链 RNA，由 11 个基因片段组成，每个片段均含一个开放读码框（open reading frame，ORF），分别编码 6 个结构蛋白（VP1、VP2、VP3、VP4、VP6、VP7）和 5 个非结构蛋白（NSP1～NSP5）。VP4 蛋白可被蛋白水解酶和胰酶特异性地裂解为 VP5 和 VP8。VP1～VP3 位于核心，分别为病毒聚合酶、转录酶成分和鸟苷酸转移酶。VP4 是决定病毒毒力的蛋白，是病毒外壳的一个小的组成部分，具有血凝素活性，能诱导中和抗体产生，病毒感染细胞时能与细胞表面特异性受体结合。VP6 位于内衣壳，带有组和亚组特异性抗原。非结构蛋白为病毒酶活性调节蛋白，在病毒复制中起主要作用。

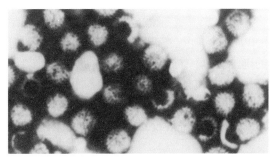

图 26-3　轮状病毒电镜下形态

轮状病毒的自然嗜性为小肠黏膜表面高度分化的细胞，但此类细胞的培养很难。常用原代猴肾细胞、传代猴肾细胞培养，在 37℃时病毒繁殖高峰出现在感染后 10～12 小时。

轮状病毒对理化因素及外界环境的抵抗力较强，在污水和粪便中可存活数日至数周。病毒经乙醚、氯仿、反复冻融、超声等处理，仍具有感染性。该病毒耐酸、碱，在 pH 3.5～10.0 之间均具有感染性。95% 的乙醇是最有效的病毒灭活剂，56℃加热 30 分钟也可将病毒灭活。

四、微生物学检验

（一）检验程序

轮状病毒检验程序见图 26-2。

（二）标本采集

采集发病早期的腹泻粪便，密封后在冷藏条件下由专人运送至合格实验室并尽快分离病毒，冷冻或冷藏条件下可短期保存。患者每克粪便中排出的病毒可达 10^{10} 个，将粪便加 PBS 或 Hanks 液制成 10% 悬液，4000r/min，4℃ 离心 10 分钟，取上清液检测或冻存。

（三）标本直接检查

1. 显微镜检查 轮状病毒最初是用电镜技术发现的，因其独特的形态易于辨认，可将粪便悬液低温超速离心，取沉渣经醋酸钠染色后用电子显微镜观察标本中的病毒颗粒。电子显微镜下可观察到病毒的内衣壳由 22～24 个呈辐射状结构的亚单位附着在病毒核心上，并向外延伸与外衣壳汇合形成车轮状（图 26-3）。电镜下可看到 4 种轮状病毒颗粒形态：双壳含核心颗粒、双壳空颗粒、单壳含核心颗粒和单壳空颗粒，其中仅双核含核心颗粒具感染性。也可通过免疫电镜技术进行鉴定和分型。

2. 核酸检测 标本可采用病毒 cDNA 做核酸杂交或用特异性的引物做 RT-PCR 和巢式 PCR，可确定 RV 的血清型，并可检测到不同型 RV 的混合感染。也可通过实时荧光定量 RT-PCR 对标本中病毒核酸进行半定量。

对病毒 RNA 进行聚丙烯酰胺凝胶电泳（PAGE）分析。抽提病毒 RNA 后，经 PAGE 电泳后将凝胶用硝酸银染色，对电泳条带进行分析。基因片段的分子量不同，在电泳后出现 11 个条带，分子量越小的泳动距离越远，将条带从大到小排序为基因 1 至基因 11。病毒株的基因不同，电泳后条带出现的位置就不同，可据此来对病毒株分类。一般而言，A 组轮状病毒基因组有其独特的电泳图谱，见图 26-4，A 组 RV 的 11 个基因片段在电泳后分布为四区，第一区包括 1～4 片段，第二区包括 5～6 片段，第三组包括 7～9 片段，第四者包括 10～11 片段，一到四区片段数量分布为 4:2:3:2，所有 A 组 RV 均具有相似的 4:2:3:2 的 RNA 电泳图谱（图 26-4 中 2、3、4 号图谱）。不同亚组及型别，某个片段所在的位置有所差异，故可据此而分型。有些 A 组 RV 株的第 11 基因泳动较慢，在 PAGE 胶上显示其位置在第 9 和第 10 基因之间，这样的图谱称为短型（图 26-4 中 2、3 号图谱），这些毒株多属于血清型 2 型，第一亚组。而长型毒株多属于第二亚组（图 26-4 中 4 号图谱），血清型 1、3、4 型。电泳图型不能作为区分病毒型别的唯一标准，一些电泳谱一致的毒株可以分属不同的血清型，同一型的毒株也可显示不同的电泳图谱。

3. 抗原检测 常用 ELISA 双抗体夹心法检测标本中轮状病毒的抗原，可通过检测 VP6 来确定是否为 RV 感染，也可通过检测组特异性抗原和亚组、血清型特异性抗原来将病毒分组，并确定亚组和血清型。实验中要严格设立对照，减少假阳性。

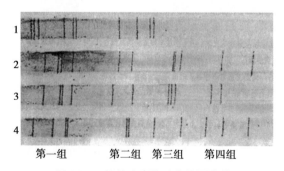

图 26-4 轮状病毒核酸电泳图比较

（四）分离培养和鉴定

用胰蛋白酶处理后可增加病毒感染性。将离心后的粪便标本用胰酶（10μg/ml）预处理，降解病毒多肽 VP3，接种细胞。用恒河猴胚肾细胞（MA104）或非洲绿猴肾传代细胞（CV-1）

分离病毒。初次最好用原代细胞进行几代适应培养，再用传代细胞大量增殖。可在培养基中加入低浓度的胰酶（0.5～1μg/ml）促进病毒增殖。对分离出的病毒可通过基因测序或免疫学方法来进行鉴定和分型。

第四节　其他急性胃肠炎病毒

一、肠道腺病毒

腺病毒（adenoviruses）发现于 1953 年，在自然界分布广泛，迄今已经发现 100 多个型别，属于腺病毒科（Aviadenovirus），分为哺乳动物腺病毒和禽腺病毒。可在人类呼吸道和消化道致病的腺病毒有 52 个型别，分别命名为 AD1～AD52，分为 A～F 六个亚属，能够引起急性咽炎、婴幼儿致死性肺炎、流行性结膜炎、膀胱炎和肠炎等多组织的炎症以及扁桃体、腺体组织和淋巴组织的隐性或持续性感染。一般腺病毒能在普通传代细胞上生长，而粪便中腺病毒仅选择性地在细胞上生长，称之为肠腺病毒，为 AD40 和 AD41。在病毒性胃肠炎中肠腺病毒检出率约为 5%～14%。

腺病毒主要为粪 - 口途径传播，也可通过呼吸道传播，但病毒主要在肠上皮细胞复制，所以粪便具有很高的传染性。腺病毒胃肠炎的最小发病年龄为 1 月龄，主要发生于 4 岁以下的婴幼儿。AD40 主要感染 1 岁左右婴儿，AD41 则感染年龄稍大的幼儿，全年均可发病，临床症状与轮状病毒引起的腹泻相似，但病情较轻。腺病毒性胃肠炎一般呈散发，潜伏期约 10 天，主要表现为腹泻，次数不定，呈水样便或稀便，少数可排出黏液，病程 4～8 天，常伴呕吐。部分患者有呼吸道症状，少数患者有发热，病程多为自限性，排毒时间约 1 周。某些患者失水较严重，个别重度失水者可死亡。

腺病毒颗粒无包膜，呈 20 面体对称，直径为 70～100nm，核心为双链 DNA。病毒对脂溶剂、胰酶、木瓜酶、RNA 酶及 DNA 酶有抵抗，对酸碱和温度耐受范围较宽，紫外线可将病毒灭活。

病毒分离的标本可取急性期病人的咽、肛门和结膜拭子及致病部位标本，迅速接种敏感细胞。腺病毒的最适培养细胞为原代人胚肾，也可在 HEP-2、Hela 和 KB 等上皮细胞系中培养，几天至几周后出现细胞病变效应。

可用电镜观察粪便中腺病毒，或用免疫检测技术进行鉴定和分型。粪便标本可用血凝抑制试验或 ELISA 检测腺病毒抗原。也可通过腺病毒基因组的物理图谱分析、DNA/DNA 杂交及 PCR 等技术检测标本中的病毒核酸，并测定型别。

二、杯状病毒

杯状病毒科（Caliciviridae）分为五个属，分别是：兔病毒属（Lagovirus）、诺瓦克病毒属（Norovirus）、札幌病毒属（Sapovirus）、水疱性病毒属（Vesivirus）、纽伯病毒属（Nebovirus）。其中诺瓦克样病毒和札幌样病毒主要感染人，二者合称为人类杯状病毒，是引起儿童和成人非细菌性胃肠炎的主要病原体之一，常在医院、餐馆、学校、托儿所、孤儿院、养老院、军队、家庭及其他人群中引起暴发流行。

诺瓦克病毒是 1968 年在美国俄亥俄州诺瓦克镇腹泻暴发中被发现而得名，是近年来食源性疾病暴发最重要的病原体之一，大部分都是通过污染食物或水源经粪 - 口途径传播的。潜伏期多在 24～48 小时，骤然起病，临床上有恶心、呕吐、腹部绞痛、头痛、发热、寒战、肌痛、咽红及腹泻等症状。儿童中，呕吐比腹泻更常见，成人则相反。病程从 2 小时至数天不等，自然感染者一般症状较轻，重者可引起脱水、酸中毒。

诺瓦克病毒颗粒直径为 26～35nm，呈 20 面体对称的球形颗粒，无包膜，基因组为单股正链 RNA。病毒不能在细胞或组织中培养，也不能使动物致病，对热、乙醚和酸耐受，pH 2～7 室温环境下 3 小时，或 20% 乙醚 4℃处理 18 小时，或 60℃加热 30 分钟，病毒仍有感染性。

粪便标本应在发病首日采集，不能超过发病急性期（48～72 小时），此时间内病毒排出量最多。标本置 4℃可存放 2～3 周，运输过程要保持低温。可通过免疫荧光染色检查粪便标本中病毒颗粒，或用 ELISA 检测腺病毒抗原或病人血清中抗体。也可通过 cDNA 探针杂交及 RT-PCR 等技术检测标本中的病毒核酸，或通过实时定量 PCR 对标本中病毒核酸进行半定量。

三、星状病毒

星状病毒（astrovirus，AstV）是 1975 年由 Appleton 和 Higgins 通过电镜从腹泻儿童粪便中发现的，镜下可见有 10% 左右的病毒颗粒表面均有 5～6 个星状突起，故而命名为星状病毒。AstV 属于星状病毒科（Astroviridae）包括哺乳类星状病毒和禽星状病毒两个属，根据其宿主不同，各病毒属又分为不同的病毒种，如哺乳类星状病毒属的人星状病毒、牛星状病毒和猪星状病毒等，每种病毒又可进一步分为不同的血清型或基因型。

AstV 病毒呈世界性分布，通过粪口途径传播，可引起婴幼儿、老年人及免疫功能低下者发生急性胃肠炎，既有散发又有暴发流行，常可引起院内感染。机体感染后主要症状为腹泻，也可表现为无症状的带毒者，儿童可出现水样便、呕吐、食欲减退，偶有发热、腹痛等。在人体，AstV 常出现和其他病原体混合感染的现象，最常见的是和轮状病毒混合感染，其次是杯状病毒和腺病毒等。

人星状病毒无包膜，核心为单股正链 RNA，病毒颗粒的直径为 28～30nm，电镜下可见病毒表面结构呈星形，具有鉴别意义。病毒可在 CaCo-2 等细胞系中繁殖。AstV 的鉴定方法包括：电镜直接观察、ELISA 检测标本中病毒抗原、分离培养病毒和分子生物学检测等方法。目前最常用的是 ELISA 测病毒抗原和 RT-PCR 扩增粪便或水中病毒特异性核酸序列。

（张晓延）

本章小结

肠道病毒颗粒较小，呈 20 面体对称，直径 17～30nm，无包膜，耐酸、耐乙醚和其他脂溶剂，对各种抗生素、抗病毒药、去污剂有抵抗作用。不同肠道病毒可引起相同的症状，同一种病毒也可引起不同临床表现。肠道病毒多见隐性感染，可引起轻微上感、腹部不适和腹泻等症状。脊髓灰质炎病毒、柯萨奇病毒、埃可病毒、新型肠道病毒很少引起明显消化道疾病，主要侵犯神经系统、肌肉、心肌、皮肤等靶器官，引起脊髓灰质炎、脑膜炎、心肌炎、手足口病等疾病。轮状病毒、肠道腺病毒、杯状病毒以及星状病毒主要引起以腹泻为典型症状的急性胃肠道感染。肠道病毒分离主要以粪便标本为主，致病部位标本为辅。常见的肠道病毒除诺瓦克病毒外，均在敏感细胞系分离培养。通过电镜观察标本中的病毒颗粒，可为鉴定病毒提供形态学上的依据，对于形态比较特殊的病毒如轮状病毒、星状病毒、杯状病毒，则更容易通过形态特征来鉴别。通过免疫荧光、ELISA 等免疫学方法、核酸探针、PCR、基因测序等技术可对病毒进行鉴定并分型。根据 2006 年 1 月 11 日卫生部制订的《人间传染的病原微生物名录》，除脊髓灰质炎病毒外，本章所学的肠道病毒：柯萨奇病毒、埃可病毒、肠道病毒 71 型、轮状病毒、肠道腺病毒、杯状病毒、星状病毒和目前分类未定的其他肠道病毒均属于危害程度第三类的病原微生物。对涉及病毒标本和病毒的分离、培养及检测等操作要在生物安全Ⅱ级或以上防护级别的实验室进行，要加强个体防护和环境保护。脊髓灰质炎病毒需要在生物安全Ⅲ级实验室进行分离鉴定，无脊髓灰质炎疫苗免疫史的人员要进行脊髓灰质炎疫苗免疫。灭活后的血清抗体检测与 PCR 检测可在生物安全Ⅰ级实验室进行。

第二十七章
肝炎病毒及检验

通过本章学习，你将能回答以下问题：

1. 什么是肝炎病毒？常见肝炎病毒有哪些？主要特性分别是什么？
2. 肠道传播的肝炎病毒有哪些？预后如何？其主要的检验方法是什么？
3. 乙型肝炎病毒有几种颗粒？哪种颗粒传染性最大？常见乙型肝炎病毒标志物模式及临床意义是什么？
4. 丁型肝炎病毒与乙型肝炎病毒间存在何种关系？
5. 丙型肝炎的实验室检验方法有哪些？

肝炎病毒（hepatitis virus）不是病毒分类学上的名称，是特指以侵害肝脏为主并引起病毒性肝炎的一组病毒。病毒性肝炎是国家法定乙类传染病，发病人数居法定传染病首位，其感染率和发病率高，具有传染性较强、传播途径复杂、流行面广泛等特点，已成为全球严重的公共卫生问题。目前公认的人类肝炎病毒有 5 种，分别是甲型肝炎病毒（hepatitis A virus，HAV）、乙型肝炎病毒（hepatitis B virus，HBV）、丙型肝炎病毒（hepatitis C virus，HCV）、丁型肝炎病毒（hepatitis D virus，HDV）和戊型肝炎病毒（hepatitis E virus，HEV），其主要特性见表 27-1。

表 27-1　5 种肝炎病毒的主要特性

特性	病毒				
	HAV	HBV	HCV	HDV	HEV
科	小 RNA 病毒科	嗜肝 DNA 病毒科	黄病毒科	—	肝炎病毒科
属	肝病毒属	正嗜肝病毒属	丙型肝炎病毒属	δ 病毒属	肝炎病毒属
病毒体大小	27nm	42nm	60nm	35nm	30～32nm
包膜	无	有（HBsAg）	有	有（HBsAg）	无
基因组类型	ssRNA	dsDNA	ssRNA	ssRNA	ssRNA
基因组大小	7.5kb	3.2kb	9.6kb	1.7kb	7.2kb
稳定性	耐热、耐酸	酸敏感	乙醚和酸敏感	酸敏感	热稳定
传播途径	粪 - 口途径	肠道外途径	肠道外途径	肠道外途径	粪 - 口途径
暴发性疾病	少见	少见	少见	常见	妊妇常见
慢性化	从不	常见	常见	常见	从不
致癌性	无	有	有	不明	无
发生情况	流行或散发性	主要是散发性	主要是散发性	主要是散发性	常为流行性

第一节　甲型肝炎病毒

甲型肝炎病毒属于小 RNA 病毒科（Picornaviridae）肝 RNA 病毒属（*Hepatovirus*）。

一、临床意义

HAV 是甲型病毒性肝炎的病原体。其感染呈全球分布。1988 年春季上海曾发生因生食毛蚶而暴发甲型肝炎流行，患者达 31 万人，死亡 47 例。HAV 主要通过肠道传播，有隐性感染和显性感染两种，后者引起急性甲型肝炎，传染源为患者或隐性感染者。病毒通常由患者粪便排出体外，经污染食物、水源、海产品及食具等传播而引起暴发或散发流行，潜伏期平均 28 天（15～50 天），发病较急，多出现发热、肝大、疼痛等症状，一般不发展为慢性肝炎和慢性携带者，除重症肝炎外，患者大多预后良好。甲型肝炎患者潜伏末期及急性期粪便有传染性。好发年龄为 5～30 岁。

甲型肝炎临床分为急性黄疸型、急性无黄疸型、亚临床型、急性淤胆型。临床表现从急性无黄疸型肝炎到急性重型肝炎。临床表现与患者年龄、感染病毒量有关。年龄越小症状越轻，3 岁以下多为隐性感染或无黄疸型肝炎，随着年龄增长，临床症状加重，成年人多表现为急性黄疸型肝炎。甲型肝炎感染后，机体在急性期和恢复早期出现 HAV IgM 型抗体，在恢复后期出现 HAV IgG 型抗体，并维持多年，对甲肝病毒的再感染具有免疫防御能力。

二、生物学特性

HAV 为直径约 27nm 球形颗粒，无包膜，衣壳蛋白呈 20 面体立体对称，单股正链 RNA 病毒。只有一个血清型。电镜下可见实心颗粒和空心颗粒两种（图 27-1）。前者是由衣壳蛋白和 RNA 基因组构成的完整成熟病毒体，有感染性和抗原性。后者为缺乏病毒核酸的空心衣壳，无感染性但有抗原性。

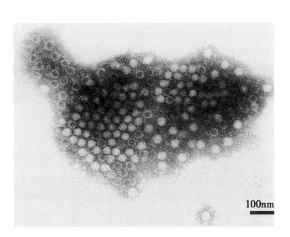

100nm

图 27-1　甲型肝炎病毒电镜图

HAV 基因组全长约 7.5kb，由 5′ 末端非编码区（5′ noncoding region，5′NCR）、开放读码框架（open reading frame，ORF）和 3′NCR 组成，G＋C mol% 仅为 38%，明显低于肠道病毒属。5′NCR 区约占全长 10%，是基因组的起始区和基因组中最保守的序列，在翻译过程中有重要作用。ORF 分为 P1、P2 和 P3 三个功能区，编码约 2200 个氨基酸的前体蛋白。P1 区编码衣壳蛋白，衣壳蛋白主要由 VP1、VP2 和 VP3 多肽组成，具有抗原性，可刺激机体产生中和抗体；而 VP4 多肽缺如或很少，一般检测不到。P2 和 P3 区编码非结构蛋白。P2 区编码 2A、2B 和 2C 蛋白。P3 区编码 3A、3B、3C 和 3D 蛋白，其中 3A 蛋白由一段 21 个疏水氨基酸残基组成，锚定细胞膜；3B 蛋白为病毒基因组连接蛋白（viral genome-linked protein，VPg），与病毒基因组的 5′ 端结合，具有启动病毒 RNA 复制的作用；3C 蛋白是蛋白酶，将前体蛋白进行剪切、加工，使之成为具有功能的结构和非结构蛋白；3D 蛋白是依赖 RNA 的 RNA 聚合酶。3′NCR 区位于编码区之后，后接 -poly A 尾，与 HAV RNA 的稳定性有关。

根据 HAV 核苷酸序列差异，将其分为 Ⅰ～Ⅶ 基因型，其中 Ⅰ、Ⅱ、Ⅲ 和 Ⅶ 型为感染人 HAV（hHAV），我国多为 Ⅰ 型；Ⅳ、Ⅴ 和 Ⅵ 型为感染猿猴 HAV。

三、微生物学检验

HAV 虽可在培养细胞中增殖，但不引起明显的细胞病变，难以判定病毒是否增殖，故实验室诊断一般不依靠分离病毒；病毒核酸检测目前尚未推荐用于常规临床检测，所以临床主要以免疫学检测为主。

（一）标本采集

依据标准操作规程（standard operation procedure，SOP）进行血清或血浆的采集、运送、处理和贮存，血清或血浆在 4℃ 可保存数周。粪便标本应在发病前 2 周或出现症状后数天内采集，儿童粪便排病毒的时间较长。

（二）检验方法

1. 显微镜检查 由于粪便标本中病毒含量较低且干扰因素多，直接电镜方法检测 HAV 难以在临床上常规开展。采用免疫电镜检测患者粪便上清液，与高效价的特异性抗体相互作用，观察形成的病毒 - 抗体聚集物，即采用单克隆抗体使 HAV 病毒颗粒聚集，病毒 - 抗体聚集物通过 A 蛋白或者抗免疫球蛋白结合到铜网上。尽管电镜技术非常有用，但因其耗时、繁琐、昂贵且需要训练有素的人员，难以适用于临床大量标本检测，故作为临床诊断技术已逐渐被其他方法所取代。

2. 免疫学检测

（1）抗体检测：①抗 HAV IgM 是诊断甲型病毒性肝炎的最重要和常用的特异性诊断指标。目前常用 IgM 抗体捕捉 ELISA 检测法，敏感性与特异性均较高。其原理是用抗人 IgM 重链（抗人链）包被 ELISA 微孔，样本中的人 IgM 抗体被捕捉，其中的抗 HAV IgM 与随后加入的 HAV 抗原及其酶标记的 HAV IgG 抗体（抗 HAV IgG-HRP）的结合物顺序结合，在反应孔表面形成抗人链 - 抗 HAV IgM-HAV Ag- 抗 HAV IgG-HRP 的免疫复合物，使底物显色。②抗 HAV IgG 或 HAV 总抗体，采集患者发病早期和恢复期血清，用 ELISA 或其他方法检测血清中抗 HAV IgG 或总抗体变化，有助于 HAV 感染的流行病学调查、了解个体既往感染或 HAV 疫苗接种后的效果。

（2）抗原检测：最早用于检测 HAV 抗原的方法为 RIA，但由于需要特殊设备及存在放射性污染等问题，已基本被 EIA 技术所取代。用 ELISA 检测时多采用双抗体夹心法检测，即用 HAV 抗体包被 ELISA 微孔板，后加入待测标本，标本中 HAV 抗原与固相表面的 HAV 抗体结合，再加入酶标记的 HAV 抗体，通过底物显色判断是否存在 HAV 抗原。若用硝基纤维素膜（nitrocellulose，NC）作为非特异性抗原捕获的高效固相载体，即 NC-ELISA 法，可提高检测的灵敏度。但由于 HAV 抗原检测缺乏商品化试剂，难以常规开展。

3. 核酸检测 检测 HAV 核酸的方法包括两大类，即核酸分子杂交与反转录 PCR（RT-PCR）。核酸检测法目前尚未推荐用于疑似急性甲型肝炎的常规检验方法。

（1）核酸分子杂交法：提取临床标本中的 HAV RNA，用非放射性核素（如地高辛或生物素）或放射性核素（如 ^{32}P）标记的 HAV 基因片段作为探针进行杂交反应，通过检测杂交信号判断标本中是否存在 HAV RNA。核酸分子杂交法比 ELISA 或者 RIA 检测 HAV 抗原的方法更为敏感。

（2）RT-PCR：提取标本中 HAV RNA，将其反转录成 cDNA，用 PCR 方法对 HAV 特异性 cDNA 进行扩增，PCR 扩增产物经琼脂糖凝胶电泳后进行溴化乙啶染色或经 Southern 杂交或者斑点杂交鉴定。利用包被在 PCR 反应管壁（微孔）上的 HAV 单克隆抗体吸附样本中的 HAV，然后加热变性释放出病毒 RNA，再进行 RT-PCR，进一步提高检测的敏感性，可检出样本中极微量的 HAV。PCR 引物多依据 5′NCR 中的保守序列设计合成。

（三）报告及解释

抗体检测是临床最主要的检验方法，用于患者有急性肝炎的临床症状（如疲乏、腹痛、食欲下降、恶心和呕吐等）和黄疸或血清氨基酸转移酶水平升高，或者患者可能曾暴露于甲肝病毒。抗 HAV IgM 是诊断甲型病毒性肝炎的最重要和常用的特异性诊断指标。抗 HAV IgG 或 HAV 总抗体在患者发病早期和恢复期，血清有 4 倍以上变化，提示甲型肝炎感染；单次测定用于流行病学调查、个体的既往感染或疫苗接种后的效果评价；抗 HAV IgG 出现于病程恢复期，较持久，甚至终生阳性，是获得免疫力的标志，一般用于流行病学调查。

作出急性或者既往感染的判断时，应考虑：①标本中检出病毒抗原和核酸，提示急性感染，但阴性结果不能排除感染。②存在 IgM 型抗体可确定急性或近期感染，但是阴性结果也不能排除感染。③总抗体或 IgG 型抗体是在所有急性感染者或既往感染者中均可检出，但难以确定初始感染时间。

甲型肝炎的临床经过与病毒标志变化见图 27-2。

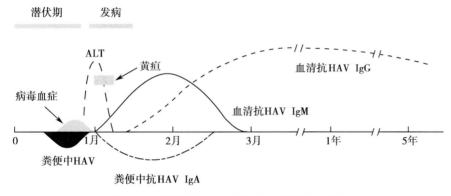

图 27-2 甲型肝炎的临床经过与病毒标志变化

第二节 乙型肝炎病毒

人类乙型肝炎病毒于 1998 年被国际病毒命名委员会正式划归新的病毒科——嗜肝 DNA 病毒科（Hepadnaviridae），属于正嗜肝病毒属（orthohepadnavirus）。

一、临床意义

HBV 是乙型病毒性肝炎的病原体。HBV 感染呈世界性流行，但不同地区感染的流行程度差异很大。据世界卫生组织报道，全球约 20 亿人曾感染过 HBV，其中 3.5 亿人为慢性感染者，每年约有 100 万人死于 HBV 感染所致的肝硬化、肝衰竭和原发性肝细胞癌。我国属高流行地区，2006 年全国乙型肝炎流行病学调查表明，我国 1～59 岁一般人群 HBsAg 携带率为 7.18%，5 岁以下儿童的 HBsAg 携带率仅为 0.96%。据此推算，我国现有的慢性 HBV 感染者约 9300 万，其中慢性乙型肝炎患者约 2000 万例。血清型主要是 adw、adr、ayw 和 ayr 4 种，我国长江以北 adr 占优势，长江以南 adr 和 adw 混存，新疆、西藏和内蒙古当地民族几乎均为 ayw。我国 HBV 基因型以 B 型和 C 型为主，其中北方以 C 型为主，而南方以 B 型为主，部分地区两者大致相当。

HBV 传播途径主要有三类：

1. 血液、血制品等传播　可经各种血制品、注射、手术、拔牙、针刺等传播。医院内污染的器械（如内镜、器械等）也可导致医院内传播。

2. 接触传播　通过唾液、剃须刀和共用牙刷等均可引起 HBV 感染。性行为，尤其男性同性恋之间也可传播 HBV。但尿液、鼻液和汗液传播的可能很小。

3. 母婴传播　包括母体子宫内感染、围产期感染和产后密切接触感染三种，其中主要是围产期感染，即分娩前后 15 天及分娩过程中的感染。

人感染后，病毒持续 6 个月仍未被清除者称为慢性 HBV 感染。感染时年龄是影响慢性化最主要因素。在围生（产）期、婴幼儿期感染 HBV 者中，分别有 90% 和 50%～80% 将发展成慢性感染，而在青少年和成人期感染 HBV 者仅 5%～10% 发展成慢性感染。其感染的自然史一般可分为 3 个期，即免疫耐受期、免疫清除期和非活动或低（非）复制期，而在成人期感染者一般无免疫耐受期。

乙型肝炎临床可分为急性乙型肝炎、慢性乙型肝炎、乙型肝炎肝硬化、携带者和隐匿性慢性乙型肝炎。急性乙型肝炎临床表现与甲型肝炎相似，多呈自限性，常在半年内痊愈。慢性乙型肝炎病程超半年，仍有肝炎症状、体征及肝功能异常者。乙型肝炎肝硬化是由慢性乙型肝炎发展的结果，其病理学特征是弥漫性纤维化伴有假小叶形成。乙型肝炎携带者又分为慢性 HBV 携带者和非活动性 HBsAg 携带者。隐匿性慢性乙型肝炎是指血中 HBsAg 阴性，但血和（或）肝组织中 HBV DNA 阳性，并有慢性乙型肝炎的临床表现。

二、生物学特性

在 HBV 感染患者血液中，可见到 3 种不同形态与大小的 HBV 颗粒（图 27-3）。①大球形颗粒：又称 Dane 颗粒，是完整的感染性病毒颗粒，呈球形，直径 42nm，具有双层衣壳。外衣壳由脂质双层与蛋白质组成，镶嵌有乙肝表面抗原（hepatitis B surface antigen，HBsAg）和少量前 S 抗原。病毒内衣壳是直径为 27nm 的核心结构，其表面是乙肝核心抗原（hepatitis B core antigen，HBcAg），核心内部含有 DNA、DNA 聚合酶和蛋白酶。血液中检出 Dane 颗粒标志着肝内病毒复制活跃。②小球形颗粒：是乙型肝炎患者血液中常见的颗粒，其直径 22nm，成分为 HBsAg 和少量前 S 抗原，不含 HBV DNA 和 DNA 聚合酶，无感染性，由组装 Dane 颗粒时产生的过剩病毒衣壳装配而成。③管形颗粒：成分与小球形颗粒相同，直径 22nm，长 100～700nm，由小球形颗粒连接而成。

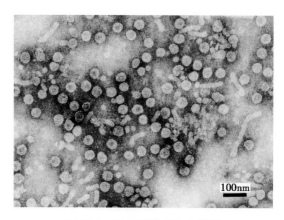

图 27-3　乙型肝炎病毒电镜图

HBV 基因组是不完全闭合环状双链 DNA，长链即负链，完全闭合，具有固定的长度，约 3.2kb，其 5′ 端有一短肽；而短链即正链，呈半环状，长度可变，其 5′ 端有一寡核苷酸帽状结构，可作为合成正链 DNA 的引物。长链和短链 5′ 端的黏性末端互补，使 HBV 基因组 DNA 形成部分环形结构。在正、负链的 5′ 端互补区的两侧有 11 个核苷酸（5′TTCACCTCTGC3′）构成的直接重复序列（direct repeat，DR）DR1 和 DR2，其中 DR1 在负链，DR2 在正链。DR 区在 HBV 复制中起重要作用。HBV 含 4 个部分重叠的 ORF，即前 S/S 区、前 C/C 区、P 区和 X 区。前 S/S 区编码大、中、小 3 种包膜蛋白；前 C/C 区编码 HBeAg 及 HBcAg；P 区编码 DNA 聚合酶，具依赖 DNA 的 DNA 聚合酶、依赖 RNA 的 DNA 聚合酶、反转录酶和 RNA 酶 H 活性；X 区编码 X 蛋白，具有抗原性。

根据 HBV 全基因序列差异≥8% 或 S 区基因序列差异≥4%，目前 HBV 分为 A-H 共 8 种基因型。其中 A 型常见于欧洲、北美和非洲，B 型和 C 型流行于亚洲，D 型见于全世界，E 型分布在非洲，F 型见于南美和阿拉斯加，G 型见于北美，H 型存在于中美。

三、微生物学检验

（一）标本采集

依据 SOP 进行血清或血浆采集、运送、处理和贮存。免疫学检测可用血清或血浆。核酸检测多用血清，如采用血浆，应为枸橼酸盐或者 EDTA 抗凝，因肝素可与 DNA 结合，从而干扰 Taq DNA 聚合酶作用，导致 PCR 假阴性。标本应在采集后 6 小时内处理，24 小时内检测，否则存放于 -70℃。

（二）检验方法

1. 显微镜检查 由于电子显微镜检查难以临床常规开展，故检查 HBV 感染一般不用该类方法。

2. 免疫学检测 检测 HBV 标志物是临床最常用的病原学诊断方法。目前常用 ELISA 定性测定 HBV 标志物用于判断是否感染 HBV；CLIA 定量 / 半定量测定用于 HBV 治疗效果的评估，HBV 疫苗接种效果的评价。HBV 标志物包括三个抗原抗体系统，HBsAg 与抗 HBs、HBeAg 与抗 HBe、HBcAg 与抗 HBc，由于 HBcAg 在血液中难以测出，故临床免疫学检测不包括 HBcAg，而抗 HBc 分为抗 HBc IgM 和抗 HBc IgG，因此 HBV 标志物检测俗称乙肝两对半检测。

（1）HBsAg 和抗 HBs：HBsAg 是 HBV 感染后第一个出现的血清学标志物，是诊断的重要指标之一。HBsAg 阳性见于急性肝炎、慢性肝炎或无症状携带者。急性肝炎恢复后，HBsAg 一般在 1~4 个月内消失，持续 6 个月以上则认为转为慢性肝炎。无症状 HBsAg 携带者是指肝功能正常的乙肝患者，虽然肝组织已有病变，但无临床症状。在急性感染恢复期可检出抗 HBs，一般是在 HBsAg 从血清消失后发生抗 HBs 阳转。抗 HBs 是一种中和抗体，是乙肝康复的重要标志。抗 HBs 对同型病毒感染具有保护作用，可持续数年。抗 HBs 出现是 HBsAg 疫苗免疫成功的标志。

（2）HBeAg 和抗 HBe：HBeAg 是一种可溶性抗原，是 HBV 复制及传染性强的指标，在潜伏期与 HBsAg 同时或在 HBsAg 出现稍后数天就可在血液中检出。HBeAg 持续存在时间一般不超过 10 周，如超过 10 周则提示感染转为慢性化。抗 HBe 出现于 HBeAg 阴转后，比抗 HBs 晚但消失早，其阳性表示 HBV 复制水平低，传染性下降，病变趋于静止（但有前 C 区突变者例外）。

（3）HBcAg 和抗 HBc：HBcAg 存在于病毒核心部分以及受染的肝细胞核内，是 HBV 存在和复制活跃的直接指标。血液中量微，不易检测。HBcAg 抗原性强，在 HBV 感染早期即可刺激机体产生抗 HBc，较抗 HBs 出现早得多，早期以 IgM 为主，随后产生 IgG 型抗体。

抗 HBc IgM 阳性多见于乙型肝炎急性期，但慢性乙肝患者也可持续低效价阳性，尤其是病变活动时；HBc 总抗体主要是抗 HBc IgG，只要感染过 HBV，无论病毒是否被清除，此抗体均为阳性，可持续存在数年。抗 HBc 不是保护性抗体，不能中和乙肝病毒。

3. 核酸检测　血清中存在 HBV DNA 是诊断感染最直接依据，可用定性 PCR 法、荧光定量 PCR 法和核酸杂交法检测。HBV DNA 定性和定量检测反映病毒复制情况或水平，主要用于慢性感染的诊断、血清 DNA 及其水平的监测以及抗病毒疗效。核酸杂交技术直接检测血清中 DNA。目前最常用的方法是定性 PCR 法和实时荧光定量 PCR 法。定性 PCR 法可使 DNA 在体外成百万倍扩增，提高敏感性，可在 HBsAg 阳性前 2～4 周检出 HBV DNA。实时荧光定量 PCR 法是指 PCR 反应体系中加入荧光基团，利用荧光信号积累实时监测整个 PCR 过程，通过测定每个反应管内的荧光信号值达到设定阈值时所经历的循环数来反映未知模板的核酸量，最后通过标准曲线对未知模板核酸量进行定量分析的方法。

4. HBV 基因型　目前 HBV 基因型主要使用 S 区基因测序或反转录酶（reverse transcriptase，RT）区基因测序的方法。常用的方法有：①基因型特异性引物 PCR 法；②限制性片段长度多态性（restricted fragment length polymorphisms，RFLP）分析法；③线性探针反向杂交法（Inno-line probe assay，INNO-LiPA）；④ PCR 微量板核酸杂交酶联免疫法；⑤基因序列测定法等。

5. HBV 耐药突变位点检测和 YMDD 突变的检测

（1）HBV 耐药突变位点检测：目前主要使用 P 基因区的 RT 区基因测序的方法，用来预测核苷类药物耐药情况，如拉米夫定、阿德福韦、恩曲他滨、恩替卡韦、替诺福韦酯和替比夫定等。

（2）YMDD 突变的检测：HBV 的 P 基因区存在基因变异（如 YMDD、YIDD 及 YVDD 变异等），采用溶解曲线方法进行检测，可预测拉米夫定耐药，其原理是耐药基因位点 YMDD 位于聚合酶 P 区（rtM204I 或 rtM204V），形成 YIDD 或 YVDD 变异（分别是 YMDD 中蛋氨酸（M）被异亮氨酸（I）或缬氨酸（V）所替代）。由于仅能检测 1 个突变位点，现逐渐被 HBV 耐药突变位点检测所取代。

（三）报告及解释

1. 免疫学检测　HBV 免疫学标志与临床关系较为复杂，必须对几项指标综合分析，可估计感染阶段及临床疾病预后（图 27-4，表 27-2）。对于临床治疗监测可用 HBsAg 定量检测和 HBeAg 血清学转换。

表 27-2　HBV 抗原、抗体检测结果的临床分析

HBsAg	抗 HBs	HBeAg	抗 HBe	抗 HBc	临床意义
+	−	+	−	−	潜伏期或急性乙肝早期
+	−	+	−	+	急性或慢性乙肝，传染性强（"大三阳"）
+	−	−	+	+	乙肝后期或慢性乙肝，复制水平低（"小三阳"）
−	+	−	+	+	乙肝康复，有免疫力
−	+	−	+	−	乙肝康复，有免疫力
−	+	−	−	−	乙肝康复或接种过疫苗，有免疫力
−	−	−	−	−	未感染过 HBV，为易感者

2. 核酸检测　HBV DNA 能反映病毒复制情况或水平，可用于评价疾病活动度（活动与非活动），筛查抗病毒治疗对象，判断治疗效果，优化抗病毒治疗，启动抗病毒治疗时的监测等。但 DNA 阳性及其拷贝数与肝脏病理损害程度不相关。

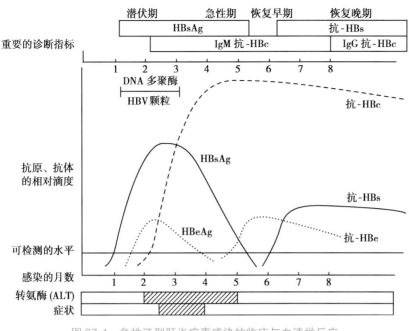

图 27-4 急性乙型肝炎病毒感染的临床与血清学反应

3. HBV 基因型 HBV 的基因型可能与感染慢性化及感染后病情转归有一定关系。基因型与预后的关系：C 型比 B 型更容易诱导与肝硬化和肝癌等相关疾病的发生，HBeAg 阳性率高，病毒复制较活跃，易形成持续病毒血症，免疫清除更晚。基因型与干扰素治疗的关系：不同基因型对抗病毒治疗药物的反应也存在着相当大的差异，其应答率依次为：B 型 >A 型 >C 型 >D 型 > 其他型。基因型与聚乙二醇干扰素（PEG IFN）治疗的关系：不同基因型的适宜条件不同，对于 A、B 或 C 型 HBeAg 阳性慢性乙肝患者，PEG IFN 治疗适宜人群为 ALT>2 倍高限或 HBV DNA<10^9 拷贝 /ml，而 D 基因型患者不宜选用 PEG IFN 治疗。

4. HBV 耐药突变位点检测和 YMDD 突变的检测 HBV 耐药突变位点检测在治疗前检测有助于判断用药是否有效；治疗中每 3～6 个月检测，有助于观察疗效，及时调整用药。注意核苷类药物耐药率随着服药时间延长而增加。各耐药突变位点检测与核苷类药物耐药的关系见表 27-3。YMDD 突变的检测常用于预测拉米夫定耐药。

表 27-3 耐药突变位点检测与核苷类药物耐药的关系

药物名称	检测位点
拉米夫定（LAM）	L80I、L80V、V173L、L180M、M204V、M204I
阿德福韦酯（ADV）	A181T、A181V、N236T
恩曲他滨（ADV）	V173L、L180M、M204V、M204I
恩替卡韦（ETV）	I169T、L180M、M204V、S202I、S202G、T184G、T184A、T184I、T184L、T184F、M250V、M250I、M250L
替诺福韦酯（TDF）	A194T
替比夫定（LdT）	M204I

第三节 丙型肝炎病毒

丙型肝炎病毒属于黄病毒科（Flaviviridae）的丙型肝炎病毒属（*Hepacivirus*）。

一、临床意义

HCV 是丙型病毒性肝炎的病原体，也是肠道外传播非甲非乙型肝炎的主要病原体，常引起肝炎慢性化。据世界卫生组织报道，全球 1.3 亿~1.7 亿慢性 HCV 感染者，每年新发感染者达 300 万~400 万，有超过 35 万人死于 HCV 相关肝脏疾病。所致感染呈世界分布，但各地人群感染率差异明显，例如在英国仅 0.04%~0.09%，而在埃及却高达 22%。我国各地抗 HCV 阳性率有一定差异，以长江为界，北方高于南方；随年龄增长而逐渐上升；男女间无明显差异。HCV 传染源包括患者和隐性感染者，传播途径多种多样，包括①血液传播，如注射毒品、输血或血制品、血液透析、器官移植等；②经破损的皮肤和黏膜传播；③母婴传播；④性接触传播。丙型肝炎能引起急性肝炎和慢性肝炎，其感染慢性化占 75%~85%，且慢性丙型肝炎与肝硬化和原发性肝癌关系十分密切。

二、生物学特性

HCV 呈球形，直径 30~60nm，由包膜、衣壳和核心三部分组成，其表面突起。包膜来源于宿主细胞膜，其中镶嵌病毒包膜蛋白；衣壳主要由核心蛋白构成；核心为一单正链 RNA。HCV 在体内的存在形式有 4 种，即完整 HCV 颗粒、不完整 HCV 颗粒、与免疫球蛋白或脂蛋白结合的颗粒和由感染细胞释放含 HCV 成分的小泡。

HCV 基因组是单正链 RNA，全长约 9.6kb，仅含有单一 ORF，编码 4 种结构蛋白和 6 种非结构蛋白（NS2、NS3、NS4A、NS4B、NS5A 和 NS5B）。自 5′ 端开始依次为 5′NCR、C（核心蛋白）、E1（包膜蛋白）、E2（包膜蛋白）、p7（跨膜蛋白）、NS2、NS3、NS4A、NS4B、NS5A、NS5B 及 3′NCR。5′NCR 对病毒复制及病毒蛋白转译有重要调节作用，其核苷酸序列最保守，可用于基因诊断。C 区和 E 区分别编码病毒核心和包膜蛋白。核心蛋白具有强的抗原性，可刺激机体产生抗体，几乎存在于所有患者血清且持续时间较长，有助于感染的诊断。E 区为基因中变异最大的部位，不同分离株的核苷酸差异可达 30% 左右，由于包膜蛋白抗原性改变而逃避免疫细胞及免疫分子识别，这是 HCV 容易慢性化的原因。NS2~NS5B 区编码非结构蛋白及酶类，对病毒复制和生长很重要，如 NS5B 编码依赖 RNA 的 RNA 聚合酶。3′NCR 对 RNA 结构稳定性的维持及病毒蛋白翻译有重要功能。根据 HCV 核苷酸序列差异，将 HCV 分为 6 个主要的基因型，即基因型 1~6，基因 1 型呈全球分布，占所有 HCV 感染的 70% 以上。我国较常见的是 1b 和 2a 基因型，其中以 1b 型为主。

三、微生物学检验

HCV 病毒颗粒在宿主外周血中的含量非常低，常规方法很难直接检测；到目前为止 HCV 没有常规培养的方法。目前丙型肝炎相关检验方法主要包括免疫学检测、核酸检测和 HCV 基因型检测。

（一）检验程序
丙型肝炎病毒检验程序见图 27-5。

（二）标本采集
免疫学检测标本可用血清或血浆。HCV RNA 检测多采用血清，如用血浆，应为枸橼酸盐或者 EDTA 抗凝，避免用肝素抗凝，因其对 DNA 聚合酶有抑制作用。由于血液中存在高浓度的蛋白酶和 RNA 酶，因此标本应在采集后尽快分离血清或血浆，并于 4~6 小时内冷藏或冻存。最好冻存在 −70℃ 及以下，因为在 −20℃ 时 HCV RNA 易发生明显降解。解冻后标本应持续保持在低温状态，避免反复冻融。

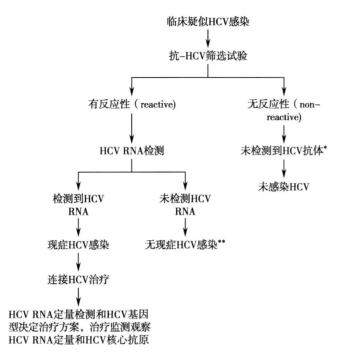

图 27-5　丙型肝炎病毒检验程序

* 如果患者 6 个月内暴露于 HCV，推荐进行检测 HCV RNA 或随访抗 HCV；
对于免疫低下患者，可考虑检测 HCV RNA

** 如果需要确定抗 HCV 是真阳性或生物学假阳性，以及如果样本重复测定
阳性，可进行另一种抗 HCV 的测定；如果患者 6 个月内暴露于 HCV，或具
有 HCV 临床表现，可进行 HCV RNA 随访和专科医生咨询

（三）检验方法

1. 免疫学检测　包括抗 HCV 和核心抗原检测两种。目前主要是检测抗 HCV。

（1）抗 HCV 检测：主要采用 ELISA 法或化学发光法，用重组或合成 HCV 多肽（如 C22、NS3～NS5 等非结构蛋白）作为包被抗原。目前试剂为第三代检测试剂，以 C22、C33、NS3 或 NS5 区的蛋白为抗原，敏感性和特异性均有所提高，但有部分 ALT 正常者或健康献血者存在假阳性问题。

（2）HCV 核心抗原检测：应用 ELISA 和 CLIA 检测血中 HCV 核心抗原是一种新近发展起来的检验方法，该法灵敏、准确、特异，可用于 HCV 感染诊断和监测。

2. 核酸检测（nucleic acid test，NAT）　RNA 是感染的直接证据，尤其是感染早期体内抗体产生前的诊断以及疗效评价方面具有特殊价值。核酸检验方法主要有 RT-PCR 和 bDNA。前者将靶序列反转录为 cDNA，再把 cDNA 进行扩增，用荧光探针实时定量测定，具有较好的敏感性。后者基于 bDNA 信号扩增系统，易于操作且适合定量，所谓 bDNA 是指人工合成的带有侧链的 DNA 片段，在每条侧链上都可以标记能被激发的标记物。HCV RNA 检测用于 HCV 血清学阳性患者、HCV 血清学阴性但无法解释肝脏疾病患者、HCV 血清学阴性且免疫低下的患者、怀疑急性 HCV 感染的患者以及需要治疗的患者。RNA 定性实验用于诊断 HCV 病毒血症，RNA 定量实验用于预测抗病毒治疗的反应和抗病毒治疗的监测。

3. 基因分型　HCV 的基因分型方法较多，主要包括直接双向测序、反向杂交、RFLP 和 FQ-PCR 等。HCV 基因分型有助于判定治疗的难易程度，制定抗病毒治疗的个体化方案，对治疗应答情况的预测和疗程的优化，同时对于流行病学研究具有重要作用。

（四）报告及解释

目前尚无证据说明抗 HCV 是保护性抗体，抗 HCV 存在仅表明 HCV 的感染。HCV RNA 为丙型肝炎早期诊断最有效指标。在急性丙型肝炎过程中，HCV RNA 可以由阳性转阴性，而多数慢性 HCV 感染者，其 RNA 可持续阳性。美国疾病预防控制中心 2013 年关于丙型肝炎感染检测的更新指南，指出抗 HCV 和 HCV RNA 检测结果的解释及处理，见表 27-4。通常 HCV 基因分型和 HCV RNA 定量检测用于需要治疗的患者，HCV RNA 定量用于丙型肝炎患者治疗监测。

表 27-4　丙型肝炎感染实验检测结果解释及处理

实验结果	解释	处理
抗 HCV 阴性	没有检测到 HCV 抗体	报告抗 HCV 阴性，不需要进一步处理；如果患者 6 个月内暴露于 HCV，推荐进行检测 HCV RNA 或随访抗 HCV；对于免疫低下患者，可考虑检测 HCV RNA
抗 HCV 阳性	推测 HCV 感染	重复阳性见于现症 HCV 感染，或既往 HCV 感染已治愈，或抗 HCV 的生物学假阳性；检测 HCV RNA 确定现症感染
抗 HCV 阳性 HCV RNA 阳性	现症 HCV 感染	建议患者进行专业医生咨询和连接医疗服务并治疗
抗 HCV 阳性 HCV RNA 阴性	不是现症 HCV 感染	多数情况不需要进一步处理；如果需要确定抗 HCV 是真阳性或生物学假阳性，以及如果样本重复测定阳性，可进行另一种抗 HCV 的测定；如果患者 6 个月内暴露于 HCV，或具有 HCV 临床表现，可进行 HCV RNA 随访和专科医生咨询

第四节　丁型肝炎病毒

丁型肝炎病毒属于 δ 病毒属（*Deltavirus*）。

一、临床意义

HDV 是与 HBV 密切相关的引起急性和慢性肝病的亚病毒病原体。其感染途径和疾病模式各地有所差异，如美国流行率低，主要通过静脉吸毒传播；希腊和意大利部分地区流行率较高，主要通过家庭密切接触传播。其传染源为患者，经输血或血制品、密切接触和母婴传播。HDV 属于缺陷病毒，必须在嗜肝 DNA 病毒辅助下才能复制，故 HDV 流行病学特点类似 HBV，HDV 与 HBV 的感染关系决定 HDV 感染的类型与病程。根据与 HBV 感染关系，可将 HDV 感染分为两种类型：同步感染（coinfection）和重叠感染（superinfection），前者是指与 HBV 同时或先后感染，可引起典型的急性病毒性肝炎，个别病例易发展为危及生命的重症肝炎，后者是指在慢性 HBV 感染的基础上发生 HDV 感染，这种感染中 HDV 复制水平较高，极易导致慢性乙型肝炎患者症状加重和慢性化，与肝硬化的发生也密切相关。

二、生物学特性

成熟 HDV 呈球形，直径为 35～37nm。颗粒内部由病毒 RNA 和丁型肝炎抗原（HDAg）组成，其包膜是 HBsAg。HDAg 是 HDV 编码的唯一蛋白质，仅有一个血清型。HDV 是一单股负链 RNA 病毒，以环状或线状两种形式存在，共有 9 个 ORF，其中 ORF5 能编码特异性抗原 HDAg。基因组长 1.7kb，是已知动物病毒基因组中最小者。HDAg 刺激机体产生抗 HD，但抗 HD 是非保护性抗体，不能中和与清除病毒，若呈持续高效价存在，可作为判定慢性丁型肝炎的指标。

三、微生物学检验

（一）标本采集

参阅 HBV 部分相关内容。

（二）检验方法

1. 显微镜检查　对于 HDV 显微镜检查迄今未用于临床。

2. 免疫学检测　免疫学检测主要包括抗原和抗体的检测。

（1）抗原检测：直接检查血或肝活检组织中 HDV 抗原，需用去垢剂处理去除其表面 HBsAg，然后再用荧光免疫或 ELISA 法检测。HDV 抗原主要存在于受感染的肝细胞核和胞质内，在 HDV 血症时血清中也可查到。

（2）抗体检测：①抗 HDV IgM 常采用捕获法 ELISA。检测原理是将抗人 IgM 重链（抗人链）包被 ELISA 微孔，加入待检血清，IgM 抗体被捕捉，其中的抗 HDV IgM 与随后加入的 HDV 抗原及其 IgG 抗体的辣根过氧化物酶（抗 HDV IgG-HRP）的结合物顺序结合，在反应孔表面形成抗人链 - 抗 HDV IgM-HDV Ag- 抗 HDV IgG-HRP 的免疫复合物，使底物显色。② HDV 总抗体常采用竞争法检测。检测原理是将 HDAg 包被微孔，加入待检血清，同时加入标记的 HD 抗体，血清中的 HD 抗体与标记的 HD 抗体竞争结合包被 HDAg，加入底物显色，颜色的深浅与血清中抗体的量成反比。

3. 核酸检测　HDV RNA 是病毒存在的直接证据。常用 RT-PCR 和核酸杂交法检测，敏感性和特异性均较高。HDV RNA 阳性提示存在 HDV 感染及病毒复制。

（三）报告及解释

血液中 HDV 抗原阳性主要见于急性 HDV 早期。在慢性 HDV 感染中，HDV 抗原可呈波动性反复阳性。在急性 HDV 感染时，抗 HDV IgM 是首先可以检出的抗体，尤其是联合感染时，抗 HDV IgM 往往是唯一可检出的标志物。在慢性 HDV 感染中，HDV 总抗体持续保持高滴度，即使 HDV 感染终止后仍可存在数年。HDV RNA 是 HDV 存在及复制的一个有用指标。

第五节　戊型肝炎病毒

戊型肝炎病毒属于肝炎病毒科（Hepeviridae）肝炎病毒属（*Hepevirus*）。

一、临床意义

HEV 是戊型病毒性肝炎的病原体，是一种严重危害人类健康的肝炎病毒。我国新疆南部在 1986～1988 年发生 HEV 大流行，近 12 万人发病，72% 为 15～44 岁的青壮年，其原因可能与 1986 年 7 月和 1987 年 6 月的两次大暴雨有关。主要通过肠道传播，易通过污染水源而导致大规模暴发流行，其传染源包括潜伏末期、急性早期患者或隐性感染者，迄今未见慢性化患者。HEV 传播具明显季节性，多发生于雨季或洪水后。HEV 主要侵犯青壮年，表现为重型肝炎的比例较高。戊型肝炎潜伏期 2～9 周，感染后主要为临床显性感染及隐性感染两类。该病为自限性疾病，发病后 6 周可自然康复。一旦病愈，获终生免疫。

二、生物学特性

HEV 为 20 面体球形颗粒，直径 27～34nm，无包膜，表面有锯齿状突起，形似杯状。HEV 有空心和实心两种颗粒，实心颗粒内部致密，是完整的 HEV 结构；空心颗粒内部含电荷透亮区，为缺陷的、含不完整 HEV 基因的病毒颗粒。

HEV 为单正链 RNA 病毒，基因组全长约 7.2kb，基因组结构为 5′-NCR-NS-S-NCR-Poly（A）-3′，共有 3 个互相重叠 ORF。不同地区来源的基因组结构基本相似，但基因序列有一定差异，同一地区 HEV 基因序列相对保持稳定。ORF1 主要编码病毒复制所需的依赖 RNA 的 RNA 聚合酶等非结构蛋白。ORF2 的核苷酸序列最保守，其中与 ORF3 重叠的部分又是 ORF2 中最保守的部分，主要编码病毒衣壳蛋白。ORF3 与 ORF1 和 ORF2 有部分重叠，其产物与细胞结构支架及病毒特异性免疫反应有关。

三、微生物学检验

戊型肝炎的诊断依据临床表现、流行病学资料和实验室检查。HEV 分离培养困难，因此病毒分离不适于 HEV 检查。采用 IEM 检查患者粪便中 HEV 病毒颗粒是一种特异性诊断技术，但由于技术困难和敏感性低，临床难以常规开展。检测 HEV 抗原的其他方法尚不成熟。因此，目前常用的 HEV 感染病原学诊断主要依据检测患者血清抗 HEV 抗体和 HEV RNA。

（一）标本采集

对疑似戊型肝炎的患者，尽早采集急性期血清标本。尽可能低温条件下运送和保存标本。4℃可保存数天，−20℃有利于保存 HEV 抗体活性。

（二）检验方法

1. 免疫学检测　目前商品化的 HEV 抗体 ELISA 检测试剂采用的抗原是 HEV 重组蛋白或合成肽。急性期血清抗 HEV IgM 阳性或恢复期血清抗 HEV IgG 滴度比急性期血清高 4 倍以上，提示 HEV 感染。在血清学诊断方法的选择及其结果的解释时，应当考虑到各种试剂在特异性和敏感性方面差异、对不同抗原的血清学反应模式以及不同地区 HEV 临床感染率方面的差异。

2. 核酸检测　应用 RT-PCR 检测患者血清、胆汁和粪便中的 RNA，是诊断急性戊型肝炎特异性最好的方法。急性期血清中 RNA 的检出率达 70%。由于有一定技术难度，RT-PCR 尚难以在临床上常规开展。

（三）报告及解释

HEV 报告及解释与 HAV 相似。

（陶传敏）

本章小结

肝炎病毒是指以侵害肝脏为主的一组病原体，人类肝炎病毒主要包括 HAV、HBV、HCV、HDV 和 HEV。

HAV 属小 RNA 病毒科，系单正链 RNA 病毒。主要通过肠道传播，传染源为患者或隐性感染者。实验室诊断以血清学检查为主。感染早期可检测病人血清中抗 HAV IgM；检测抗 HAV IgG 或 HAV 总抗体用于流行病学调查。

HBV 属嗜肝 DNA 病毒科正嗜肝病毒属，有大球形颗粒、小球形颗粒和管形颗粒三种。基因组长约 3.2kb，为部分双链环状 DNA，长链含有 S、C、P 与 X 4 个 ORF，编码 HBV 的全部遗传信息。主要传染源是无症状 HBsAg 携带者和患者，传播途径有血液、血制品等传播、接触传播和母婴传播。临床上 HBV 感染的病原学诊断主要依靠 HBV 标志物和核酸检测。HBV 标志物包括 HBsAg 和抗 HBs、HBeAg 和抗 HBe 以及抗 HBc（俗称两对半），临床上常用 ELISA 和 CLIA。血清中存在 HBV DNA 是诊断 HBV 感染最直接的证据。

HCV 属黄病毒科丙型肝炎病毒属,呈球形,由包膜、衣壳和核心三部分组成。其基因组是单正链 RNA,单一的 ORF,由 9 个基因区组成。HCV 感染慢性化比例高。主要传染源是患者和隐性感染者,传播途径多种多样,包括血液传播、经破损的皮肤和黏膜传播、母婴传播和性接触传播等。临床诊断 HCV 采用抗 HCV 检测及 PCR 法检测 HCV RNA。

HDV 属 δ 病毒属,是一种缺陷病毒,必须在 HBV 或其他嗜肝 DNA 病毒辅助下才能复制。HDV 是一单负链 RNA 病毒,基因组长 1.7kb。病毒颗粒内部为由病毒 RNA 基因组和 HDAg 所组成的核糖核蛋白体,其包膜是 HBsAg。丁型肝炎的传染源是慢性丁型肝炎患者。通过检测 HDV 感染的标志物以及 HDV RNA,结合 HBV 感染的检测,可作出 HDV 感染的实验室诊断。

HEV 属肝炎病毒科的肝炎病毒属,为球形颗粒无包膜,表面有锯齿状突起。HEV 为单正链 RNA 病毒,有 3 个互相重叠的 ORF。HEV 主要经肠道传播,通过污染水源可导致暴发流行,其传染源是潜伏末期和急性早期患者及亚临床感染者。实验室诊断主要采用抗 HEV 抗体和 HEV 核酸的检测。

第二十八章
反转录病毒

通过本章学习，你将能回答以下问题：

1. HIV 感染的诊断标准是什么？为什么筛查试验不能确定是 HIV 感染？
2. HIV 检测应该注意哪些问题？
3. HIV 的基因组结构有何特点？各结构基因及调节基因有何功能？

反转录病毒科（*Retroviridae*）是包括一大组含有反转录酶（reverse transcriptase）的 RNA 病毒，2013 年 ICTV 分类系统将其分为正反转录病毒亚科（Orthoretrovirinae）和泡沫病毒亚科（Spumaretrovirinae）2 个亚科，共 7 个属 61 个种（表 28-1）。

表 28-1 反转录病毒科的分类

名称	种的个数及代表种名
正反转录病毒亚科	
α 反转录病毒属	9 个种，白血病病毒
β 反转录病毒属	5 个种，小鼠乳腺瘤病毒
δ 反转录病毒属	4 个种，牛白血病病毒，灵长类嗜淋巴细胞病毒
ε 反转录病毒属	3 个种，玻璃梭鲈皮肤肉瘤病毒
γ 反转录病毒属	17 个种，小鼠白血病病毒
慢毒属	17 个种，人免疫缺陷病毒 1 型、2 型
泡沫病毒亚科	
泡沫病毒属	6 个种，猴泡沫病毒

第一节　人免疫缺陷病毒

人免疫缺陷病毒（human immunodeficiency virus，HIV）是人类获得性免疫缺陷综合征（acquired immunodeficiency syndrome，AIDS，艾滋病）的病原体。人免疫缺陷病毒包括 HIV-1、HIV-2 两个型，HIV-1 是引起全球艾滋病流行的主要病原体；HIV-2 主要分离自西部非洲，毒力较弱。

一、临床意义

AIDS 是一种严重危害人类健康的传染病，主要通过性接触、输血、注射、垂直传播等途径感染 HIV 后引起。AIDS 已成为全球最重要的公共卫生问题之一。

典型的 HIV 感染自然病程包括急性 HIV 感染期、慢性感染期和艾滋病期。各阶段的持续时间不等（可为数月至数年），且都有与各期相对应的特殊临床表现和实验室发现。机体从感染 HIV 到发展为 AIDS，大约需经 10 年时间，但不同个体间可有很大差异，有的人可从无症状期迅速发展为 AIDS，有的人则需经过漫长时期缓慢发展为 AIDS。

1. 急性 HIV 感染期　HIV 初次感染机体后，病毒在 CD4$^+$T 细胞和单核 - 巨噬细胞群中增殖和扩散，机体处于 HIV 的原发感染期。此期感染者血中出现 CD4$^+$T 细胞数减少、HIV 病毒数量增多，可有发热、淋巴结肿大、咽炎、皮肤斑丘疹和黏膜溃疡等自限性症状，也可不表现任何临床症状。极少数病例可出现急性神经疾病，如脑膜炎、脑炎、多发性周围神经病变或肌病等。这段时期感染者体内尚未产生针对 HIV 的抗体，处于"窗口期"，HIV 抗体检测阴性。

感染 6～8 周后，血清中开始出现 HIV 抗体。随着感染的进一步发展，体内产生的抗体逐渐增多，抗体检测转为阳性。研究发现，人体感染 HIV 后血清中出现抗体的平均时间为 45 天左右。

2. 慢性感染期　随后转入无症状 HIV 感染期，又称亚临床感染期。此期患者大多没有感染症状和体征，部分感染者可有颈部、腋下或腹股沟等处的浅表淋巴结肿大。感染者血清 HIV 抗体阳性，CD4$^+$T 细胞减少，CD4/CD8 比值下降（＜1.0）。此期可持续数月至数年，时间长短取决于病毒的增殖速度以及 HIV 对 CD4$^+$T 细胞的损伤程度。据美国 CDC 推算，该期 1～14 年，平均 6 年。

3. 艾滋病期　当机体免疫系统受破坏到一定程度，感染者出现持续性或间歇性的全身症状和"轻微"的机会性感染。全身症状包括持续性全身淋巴结肿大，乏力，厌食，发热，体重减轻、夜间盗汗，间歇性腹泻，血小板减少。轻微感染多发生于口腔和皮肤黏膜，常见口腔念珠菌、口腔黏膜毛状白斑、特发性口疮、牙龈炎，皮肤真菌感染、带状疱疹、单纯疱疹、毛囊炎、脂溢性皮炎、瘙痒性皮炎等。此阶段感染者血液中的病毒载量开始上升，CD4$^+$T 细胞减少速度明显加快。之后，感染者开始发生一种或几种指征性疾病，包括淋巴瘤、卡波西肉瘤，以及卡氏肺囊虫肺炎、弓形虫病、巨细胞病毒感染、隐球菌性脑膜炎、快速进展的肺结核等机会性感染。实验室检查可见 CD4$^+$T 细胞计数下降，血循环中病毒载量增多或 P24 抗原升高。HIV 感染者发展为 AIDS 的病程长短不一。

HIV 病毒感染以损伤宿主免疫系统为主要特征。HIV 病毒侵入机体后，能选择性侵犯 CD4$^+$T 细胞，引起以 CD4$^+$T 细胞缺损和功能障碍为主的严重免疫缺陷。此外，单核 - 巨噬细胞系统的细胞因表达少量 CD4$^+$ 受体亦可被 HIV 感染。HIV 感染机体后出现慢性感染与病毒的免疫逃逸机制有关：① HIV 直接损伤 CD4$^+$T 细胞，使机体免疫系统功能低下甚至丧失；②病毒基因整合于宿主细胞染色体中，进入一种"潜伏状态"，细胞不表达或表达很少的病毒蛋白，但一定条件下，该潜伏状态可迅速转化为激活表达大量子代病毒，成为体内长期存在的病毒储存库；③病毒包膜糖蛋白一些区段具有高变性，导致不断出现新抗原，逃避免疫系统识别；④ HIV 损害其他各种免疫细胞并诱导其凋亡。

二、生物学特性

HIV 病毒体呈球形，直径 100～120nm，由包膜和核心两部分组成。病毒体外层为脂蛋白包膜，其中嵌有 gp120 和 gp41 两种病毒特异的包膜糖蛋白，前者为表面刺突，后者为跨膜蛋白。核心为 20 面体对称的核衣壳，呈棒状或截头圆锥状，含病毒 RNA、反转录酶和核衣壳蛋白 P24（图 28-1，图 28-2）。

HIV 基因组是由 2 条相同的单股正链 RNA 在 5′ 端通过氢键互相连接形成的二聚体。病毒基因组全长约 9.7kb，有 3 个结构基因 *gag*、*pol*、*env* 和 6 个调控基因 *tat*、*rev*、*nef*、*vif*、*vpr*、*vpu/vpx*，在基因组 5′ 端和 3′ 均有一段 LTR（图 28-3）。

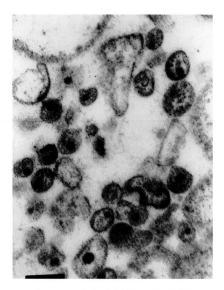

图 28-1 人免疫缺陷病毒（电镜）

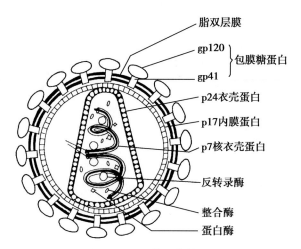

脂双层膜
gp120
gp41 ｝包膜糖蛋白
p24衣壳蛋白
p17内膜蛋白
p7核衣壳蛋白
反转录酶
整合酶
蛋白酶

图 28-2 HIV 的结构模式图

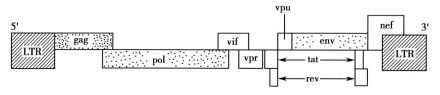

图 28-3 HIV 的基因组结构

（1）*gag* 基因：编码前体蛋白 p55，经蛋白酶裂解后形成核衣壳蛋白 p7、内膜蛋白 p17 和衣壳蛋白 p24。衣壳蛋白 p24 的特异性最强，与多数其他的反转录病毒无抗原交叉。HIV-1 与 HIV-2 的 p24 有轻度交叉反应。

（2）*env* 基因：编码前体蛋白 p160，经蛋白酶切割后形成 gp120 和 gp41 两种包膜糖蛋白。在 gp120 高变区 V3 肽段含有病毒体与中和抗体结合的位点，也是病毒体和宿主细胞表面的 CD4 分子结合的部位。gp41 的疏水性氨基酸末端具有介导病毒包膜与宿主胞膜融合的作用。

（3）*pol* 基因：编码病毒复制所需的酶类，p66 为反转录酶，p32 为整合酶。p66 具有多聚酶和核酸内切酶（Rnase H）的功能，与病毒复制密切相关。p32 与病毒 cDNA 整合于宿主细胞染色体中有关。

（4）LTR：是病毒基因组两端重复的一段核苷酸序列，含起始子、增强子、TATA 序列以及多个与病毒及细胞调节蛋白反应的区域，对病毒基因组转录的调控起关键作用。

HIV 基因表达调节机制复杂，6 个调节基因及主要功能为：① *tat* 基因：编码一种反式激活因子，与 LTR 上的应答元件结合后能启动及促进病毒基因的 mRNA 转录。正调节所有病毒蛋白的合成，促进病毒增殖和消灭潜伏状态。② *rev* 基因：编码一种转录后的反式激活因子，其作用是促进大分子 mRNA 从胞核向胞质转运，增加结构蛋白的合成。③ *nef* 基因：编码负调节蛋白，对病毒的结构蛋白和调节蛋白的表达均有下调作用。④ *vpu* 基因：编码病毒 Vpu 蛋白，在细胞内主要定位于细胞膜。促进病毒颗粒释放。⑤ *vif* 基因：编码 Vif 蛋白。Vif 蛋白是一个分子量为 23kDa 的病毒颗粒感染性因子，加强病毒的感染性。⑥ *vpr* 基因：编码病毒 Vpr 蛋白，Vpr 蛋白是一种反转录激活因子，具有促进感染细胞增殖和分化的作用，为病毒复制和基因表达提供适宜的环境条件。

HIV 的复制是一个特殊而复杂的过程。首先，HIV 病毒体的包膜糖蛋白刺突与细胞上的特异性受体结合；然后病毒包膜与细胞膜发生融合，核衣壳进入细胞质内并脱壳，释放RNA 以进行反转录复制。之后，以病毒 RNA 为模板，通过反转录酶的作用产生互补的负链 DNA，构成 RNA∶DNA 中间体；中间体中的亲代 RNA 链由 RNA 酶 H 水解去除，再以由负链 DNA 为模板合成正链 DNA，从而组成双链 DNA（即病毒 cDNA）；此时基因组的两端形成 LTR 序列，并由胞质移行到胞核中。在整合酶的作用下，病毒 cDNA 整合入细胞染色体中。这种整合的病毒双链 DNA 即为前病毒（provirus）。当前病毒活化、进行自身转录时，LTR 有启动和增强病毒转录的作用。在宿主细胞 RNA 多聚酶作用下，病毒 DNA 被转录成RNA；有些 RNA 经拼接后成为病毒 mRNA；另一些 RNA 则经加帽、加尾后成为病毒的子代RNA；mRNA 在细胞核糖体上先转译成多蛋白，在病毒蛋白酶的作用下，多蛋白被裂解成各种结构蛋白和调节蛋白；病毒子代 RNA 与一些结构蛋白装配成核衣壳，并由宿主细胞膜获得包膜组成完整的有感染性的子代病毒，最后以出芽方式释放到细胞外。

细胞表面的 $CD4^+$ 分子是 HIV 的主要受体。除 $CD4^+$ 受体外，HIV 尚需一些辅助受体才能使病毒包膜与细胞膜产生有效的融合作用。现已发现的辅助受体有 CXCR4 和 CCR5，CXCR4 是 HIV 的亲 T 细胞病毒株的辅助受体；CCR5 是 HIV 的亲巨噬细胞病毒株的辅助受体。一般在 HIV 感染早期，血液中以亲巨噬细胞病毒株占优势。随着疾病的发展，亲 T 细胞病毒株逐渐增多。在过渡期间可出现双亲嗜性的病毒株，最后以亲 T 细胞的病毒株为主，结果大量 $CD4^+$T 细胞受病毒感染而破坏。

HIV 是一种高度变异的病毒，从不同个体分离到的 HIV 毒株间有不同的基因遗传特性。HIV 变异在基因组内的分布是不均匀的，结构基因 env 和调节基因 nef 发生变异较常见。HIV 抗原的变异性是病毒逃避宿主免疫反应的主要机制。

HIV 在体外只能感染 $CD4^+$T 细胞和巨噬细胞。实验室常用新分离的正常人 T 细胞或病人自身分离的 T 细胞培养 HIV。HIV 可在某些 T 细胞株（如 H9，CEM）中增殖，感染后细胞出现不同程度 CPE，培养液中可测到反转录酶活性，培养细胞中可检测到病毒的抗原。恒河猴及黑猩猩可作为 HIV 感染的动物模型，但其感染过程及产生的症状与人类不同。

HIV 对理化因素的抵抗力弱。56℃ 30 分钟可灭活，0.2% 次氯酸钠、0.1% 漂白粉、70%乙醇、50% 乙醚、0.3% H_2O_2 或 0.5% 来苏处理 5 分钟均可灭活病毒。但病毒在室温（20～22℃）可保存活力达 7 天。

三、微生物学检验

HIV 感染的实验室检查主要包括病原学检查和血清学诊断两个方面，前者包括病毒分离培养、抗原检测、病毒核酸或多聚酶活性检测等，后者主要检测特异性抗体。目前，临床检测项目有 HIV 抗体、p24 抗原、HIV 病毒载量、$CD4^+$T 淋巴细胞计数等，各项检测应依据《全国艾滋病检测技术规范》的要求进行。检查结果主要用于 AIDS 的诊断、指导抗病毒药物的治疗，以及筛查和确认 HIV 感染者。

（一）标本采集
HIV 患者的血液、精液、阴道分泌物、乳汁、唾液、脑脊髓液、骨髓、皮肤及中枢神经组织等标本，均可分离到病毒。HIV 原发感染 2 周内，血液中无法检测到病毒；感染 2 周后，出现病毒血症，可检测病毒抗原或病毒反转录酶活性；感染 6～8 周后直到艾滋病病毒出现前，可检测病毒抗体；艾滋病期，可检测血清中 HIV 抗原。在不同时期应选择不同的检验方法。

用于抗体和抗原检测的血清或血浆等标本，短期（1 周）内检测的可 2～8℃ 保存，一周以上应存放于 -20℃ 或以下。用于核酸检测的标本，4 天内检测的可 4℃ 保存，3 个月以内应存放于 -20℃ 或以下，3 个月以上应置 -70℃ 以下。

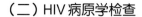

（二）HIV 病原学检查

1. 病毒分离与培养 分离病人的外周血单核细胞，与正常人单核细胞进行共培养。HIV 生长缓慢，经 7～21 天后出现不同程度的 CPE，最显著的为出现融合的多核巨细胞，此时可检测培养液中反转录酶活性或 p24 抗原来判断分离培养结果。该法检测结果可作为初期 HIV 感染 /AIDS 的诊断依据。病毒分离培养是检测 HIV 感染最精确的方法，但实验条件及技术要求较高，且需在 P3 级生物安全实验室内进行，临床上难以开展，多用于科学研究。

2. HIV-p24 抗原检测 通常采用夹心 EIA 法或间接 ELISA 法检测患者血清或血浆中的 p24 抗原。p24 抗原出现于抗体产生之前，抗体出现后则转阴；在 HIV 感染后期再度上升；在无症状的 HIV 感染者中，p24 抗原阳性者发展为艾滋病的可能性高于阴性者 3 倍。p24 抗原一般在机体感染后 2～3 周即可从血清中检出，1～2 个月后进入高峰，之后下降至难以测出的水平。p24 抗原可用于 HIV 感染的早期诊断、HIV 抗体不确定或 HIV-1 抗体阳性母亲所生婴儿的鉴别诊断，也可用于细胞培养中的 HIV 检测、抗 HIV 药物疗效的检测和 HIV 感染者病情发展的动态观察。

（三）HIV 感染的血清学诊断

HIV 抗体检测可用于诊断、血液筛查、监测等。临床常以 HIV 抗体检测结果作为 HIV 感染者诊断和术前筛查依据。HIV 抗体检测分为筛查试验和确认试验。筛查试验阳性，须做确证试验。筛查试验阴性，一般不需做确证试验。

1. 筛查试验 根据检测原理不同分为酶联免疫吸附法、凝集法和层析法，可对血液、唾液和尿液标本进行常规或快速检测。目前临床进行血液筛查常用的方法为 ELISA。目前的第三代 ELISA 试剂采用基因重组多肽抗原包被和标记，有较高敏感性和特异性的三代双抗原夹心试剂，可检测 HIV-1、HIV-2 和 HIV-1 型的 O 亚型，窗口期由 10 周缩短至 3～4 周。近来开发的第四代 ELISA 试剂为抗原抗体联合测定试剂，可同时检测 p24 抗原和抗 HIV-1/2 抗体。与第三代试剂相比，检出时间提前了 4～9 天，还可降低血液筛查的危险度。

在尚未建立艾滋病筛查实验室或大医院急诊手术前的 HIV 检查，可由经过培训的技术人员在规定的场所用快速试剂进行筛查试验。使用的快速试剂包括明胶颗粒凝集试验、斑点 ELISA、斑点免疫胶体金快速试验、艾滋病唾液检测卡等。筛查试验包括初筛试验和复检试验。

（1）初筛试验：选用符合要求的筛查试剂对标本进行初筛检测，对呈阴性反应的标本报告"HIV 抗体阴性"；结果呈阳性反应的标本，报告"HIV 抗体待复检"，需进一步做复检试验。

（2）复检试验：对初筛呈阳性反应的标本，需使用原有试剂（初筛试验试剂）和另外一种不同原理的试剂，或另外两种不同原理或不同厂家的试剂进行复检试验。如两种试剂复检均呈阴性反应，报告 HIV 抗体阴性；如均呈阳性反应，或一阴一阳，需送艾滋病确证实验室做确证试验。

2. 确证试验 HIV 抗体筛查呈阳性反应的标本由于存在假阳性的可能，必须作确认试验。方法有免疫印迹试验、条带免疫试验、放射免疫沉淀试验及免疫荧光试验，目前以免疫印迹试验最为常用。免疫印迹试验的大致步骤是：将提纯的 HIV 处理后，通过聚丙烯酰胺凝胶电泳使病毒蛋白质按分子量大小分开，然后在电场力作用下转移到硝酸纤维膜上待用。进行测定时，先用含动物血清蛋白的封闭液封闭膜上无蛋白部位，然后将待检血清与膜条反应；洗涤后加入酶标记的抗人 IgG；之后加入酶作用底物进行显色。若血清中含有 HIV 抗体，可与相应蛋白质结合并在相应的蛋白质部位出现色带，提示待测血清中含有抗该种蛋白的抗体，结果为阳性；膜条不出现色带，为阴性。该试验敏感性和特异性均较高。依据确认实验结果，可得出 HIV 抗体"阳性""阴性"或"不确定"结果。

（四）分子生物学检测

可用 RT-PCR、原位杂交、实时荧光定量 PCR 及其他分子生物学技术检测标本中 HIV-RNA 或细胞中的 HIV 前病毒 DNA。病毒核酸检测主要用于婴儿 HIV 感染的早期诊断、疑难样本的辅助诊断、病程监控及预测、指导治疗方案及疗效测定等。

HIV 核酸检测包括定性检测及定量检测。临床常对血浆、体液及组织等样品进行病毒载量检测，即测定游离病毒的 RNA 含量。HIV 载量检验方法有 RT-PCR、核酸序列扩增实验（NASBA）、支链 DNA 杂交实验（bDNA），每种技术均包括核酸提取、扩增或信号放大、定量检测三个部分组成。每一种 HIV RNA 定量系统都有其最低检测限，核酸定量检测时未测出不等于样品中不含有病毒 RNA，因此 HIV 核酸定性检测阴性，只可报告本次结果阴性，但不能排除 HIV 感染；HIV 核酸检测阳性，可作为 HIV 感染的辅助指标，不能单独用于 HIV 感染的诊断。

（五）其他

1. CD4⁺T 淋巴细胞检测　HIV 以 CD4⁺T 淋巴细胞为靶细胞，感染后可导致 CD4⁺T 淋巴细胞进行性下降，使机体免疫功能受损，最终因机会性感染及肿瘤而死亡。CD4⁺T 淋巴细胞绝对值的检测在了解机体的免疫状态以确定疾病分期，监测疾病进程、评估疾病预后、制定抗病毒治疗和机会性感染预防性治疗方案以及评估抗病毒治疗疗效等方面具有重要作用。

用于 CD4⁺T 淋巴细胞检测的方法有仪器自动检测法和手工操作法。仪器自动检测法包括流式细胞仪和专用的细胞计数仪，手工操作法需要显微镜或酶联免疫吸附实验设备。目前的标准方法为应用流式细胞仪检测，可得出 CD4⁺T 淋巴细胞的绝对值及占淋巴细胞的百分比。

2. 耐药性检测　高效抗反转录病毒治疗（HAART）是目前针对 HIV 最有效的治疗。由于 HIV 可产生自发性高频率的基因突变，在抗病毒药物选择性压力下 HIV 可促使耐药 HIV 株的产生，并进一步引起多种药物交叉耐药，可能成为将来遏制艾滋病流行的主要障碍。

目前常用的方法有基因型 HIV 耐药检测和表型 HIV 耐药性检测。表型 HIV 耐药性检测能直接测出感染的 HIV 毒株对药物的敏感性，并揭示已存在的或交叉耐药情况，有利于指导 HIV-1 感染者用药，不足之处为检测时间长、价格昂贵、技术要求高。基因型 HIV 耐药性检测通过从患者标本中分离 HIV RNA，应用核酸序列分析等技术确定病毒变异位点，参考已有数据库按不同亚型进行比较，在确认变异后，与既往耐药或交叉耐药数据比较，间接估计耐药情况。本法简单、快速、费用低，缺点是无法了解对药物的耐药程度。

第二节　人类嗜 T 细胞病毒Ⅰ型、Ⅱ型

人类嗜 T 细胞病毒Ⅰ型（HTLV-Ⅰ）和Ⅱ型（HTLV-Ⅱ）属于 δ 反转录病毒属（*delta Retrovirus*），是 20 世纪 80 年代初从 T 淋巴细胞白血病和毛细胞白血病患者外周血淋巴细胞中培养分离出的人类反转录病毒。

一、临床意义

HTLV-Ⅰ和 HTLV-Ⅱ仅感染 CD4⁺ 的 T 淋巴细胞并在其中生长，使受染的 T 细胞转化，最后发展成为 T 淋巴细胞白血病。

HTLV-Ⅰ和 HTLV-Ⅱ主要经输血、注射或性接触等途径传播，也可通过胎盘、产道或哺乳等途径传播。HTLV-Ⅰ导致成人 T 淋巴细胞白血病/淋巴瘤，在加勒比海地区、南美、日本西南部及非洲等地区呈地方性流行，在我国部分沿海地区偶见成人 T 淋巴细胞白血病。感染通常无症状，仅约 1/20 成人受染者可发展为 T 淋巴细胞白血病，表现为白细胞增高、全身淋巴结及肝脾肿大、皮肤损伤等。此外，HTLV-Ⅰ还可引起热带痉挛性下肢轻瘫及 B 细胞

淋巴瘤。HTLV-Ⅱ可引起毛细胞白血病。

HTLV-Ⅰ和HTLV-Ⅱ引起细胞恶变的机制还未完全明了。目前认为,病毒在复制过程中通过具反式激活作用的tax基因产物,使CD4$^+$T细胞的IL-2基因和IL-2受体基因异常表达,导致感染病毒的T细胞大量增生;由于HTLV前病毒DNA可整合于不同细胞的DNA上并使细胞转化,当这些细胞增殖时个别细胞DNA发生突变,突变细胞进一步演变成白血病细胞,随后由其不断增殖导致出现T细胞白血病。

二、生物学特性

HTLV呈球形,直径约100nm;病毒核心为RNA及反转录酶,衣壳含p18、p24两种结构蛋白;病毒包膜表面有刺突,为糖蛋白gp120,能与细胞表面CD4分子结合,与病毒的感染、侵入细胞有关。病毒基因组从5′端至3′端依次排列3个结构基因gag、pol、env和2个调节基因tax、rex,两端各有LTR,参与病毒基因的调控。gag、pol和env基因的功能与HIV基本一致。tax基因编码一种反式激活因子,可激活LTR增加病毒基因的转录,并能激活细胞的IL-2基因和IL-2受体基因,使其异常表达而促进细胞大量增长。rex基因编码的两种蛋白对病毒的结构蛋白和调节蛋白的表达有调节作用。HTLV-Ⅰ与HTLV-Ⅱ基因组的同源性接近50%。

三、微生物学检验

HTLV-Ⅰ或HTLV-Ⅱ病毒分离和抗体测定方法与检查HIV相似。应用免疫印迹法检测抗体可区别HTLV-Ⅰ、HTLV-Ⅱ和HIV三种病毒的抗体。

(楼永良)

本章小结

人免疫缺陷病毒(HIV)是艾滋病的病原体,主要通过性接触、输血、注射、垂直传播等途径传播。HIV病毒选择性侵犯CD4$^+$T细胞,引起以CD4$^+$T细胞缺损和功能障碍为主的严重免疫缺陷。典型HIV感染病程包括急性感染期、慢性感染期和艾滋病期。

HIV为有包膜的球形病毒,基因组全长约9.7kb,是由2条相同的单股正链RNA在5′端通过氢键互相连接形成的二聚体,有gag、pol、env 3个结构基因和tat、rev、nef、vif、vpr、vpu/vpx 6个调控基因。HIV的复制是一个特殊而复杂的过程。HIV具有高度变异性,对理化因素的抵抗力弱。

HIV感染的实验室检查包括病原学检查和血清学诊断两个方面。病原学检查可取病人的外周血单核细胞与正常人单核细胞进行共培养分离HIV,通过检测培养液中反转录酶活性或p24抗原判断分离培养结果;p24抗原出现于抗体产生之前,抗体出现后转阴。血清学诊断主要指HIV抗体检测,可用于诊断、血液筛查、监测等。临床常以HIV抗体检测结果作为HIV感染者诊断和术前筛查依据。HIV抗体检测分为筛查试验和确认试验。筛查试验阳性,须作确证试验。目前临床针对HIV感染的检查项目有HIV抗体、p24抗原、HIV病毒载量、CD4$^+$T淋巴细胞计数。HIV的检测中必须注意质量控制及生物安全。

人类嗜T细胞病毒(HTLV)属于反转录病毒科δ病毒属,主要经输血、注射或性接触等途径传播,也可通过胎盘、产道或哺乳等途径传播。HTLV为有包膜的球形病毒,病毒核心为RNA及反转录酶,有3个功能与HIV基本一致的结构基因gag、pol、env和2个调节基因tax、rex。HTLV-Ⅰ和HTLV-Ⅱ仅感染CD4$^+$T淋巴细胞并使受染T细胞转化,最后发展成为T淋巴细胞白血病。微生物学检验包括病毒分离鉴定及抗体检测。

第二十九章

通过本章学习，你将能回答以下问题：

1. 疱疹病毒中可感染人的病毒有哪几种？分别属于哪些亚科？
2. HCMV 抗原血症检测的原理是什么？有何诊断价值？
3. EBV 的 EBER 是什么？EBER 为什么可用于 EBV 的检测？
4. 哪种人疱疹病毒的基因组可整合到人基因组上？对诊断有何影响？

疱疹病毒（Herpesvirus）是一类可致人和动物疾病的 DNA 病毒，生物学分类属于疱疹病毒科（Herpesviridae），已经鉴定 100 余种。其结构为正 20 面体蛋白质衣壳包裹双链线形 DNA 基因组，衣壳外具有脂质包膜。根据生物学特性和 DNA 序列，疱疹病毒分为 α 疱疹病毒、β 疱疹病毒和 γ 疱疹病毒三个亚科，导致人类疾病的疱疹病毒称为人疱疹病毒（Human Herpesvirus），已发现八种，分别是 α 疱疹病毒亚科的 1 型单纯疱疹病毒（Herpes simplex virus type 1，HSV-1）、2 型单纯疱疹病毒（Herpes simplex virus type 2，HSV-2）、水痘 - 带状疱疹病毒（Varicella-zoster virus，VZV），β 疱疹病毒亚科的人巨细胞病毒（Human cytomegalovirus，HCMV）、人疱疹病毒 6 型（Human herpes virus 6，HHV-6）、人疱疹病毒 7 型（Human herpes virus 7，HHV-7），以及 γ 疱疹病毒亚科的 EB 病毒（Epstein-barr virus，EBV）和人疱疹病毒 8 型（Human herpes virus 8，HHV-8）。

第一节　单纯疱疹病毒

单纯疱疹病毒（Herpes simplex virus，HSV）是一种嗜神经的 DNA 双链病毒，是最早发现的人疱疹病毒，属于 α 疱疹病毒亚科单纯疱疹病毒属（*Simplexvirus*）。根据抗原性，分为 1 型单纯疱疹病毒（Herpes simplex virus type 1，HSV-1）和 2 型单纯疱疹病毒（Herpes simplex virus type 2，HSV-2）两种血清型。人类是其唯一宿主。

一、临床意义

HSV 感染比较普遍。HSV-1 通过唾液传播，包括亲吻、共用餐具等，原发性感染主要发生于 5 岁以内，70%～90% 成人曾感染 HSV-1。HSV-2 通过性传播，感染危害性女性大于男性，多性伴侣者 HSV-2 抗体阳性率较高。HSV-1 和 HSV-2 均可经分娩由母亲感染新生儿。

HSV 初次经破损的皮肤或黏膜引起原发感染时，多呈隐性感染，部分长期潜伏于三叉神经节、骶神经节等感觉神经节。当感染者免疫力低下或经物理性、化学性刺激时，HSV 可被激活，病毒复制，沿传出神经在其分布的皮肤、黏膜引起复发性感染。除脑膜炎外，多为局部症状。最常见为复发性口唇疱疹，常继发于感冒、流行性脑脊髓膜炎、大叶肺炎、疟疾等。亦可表现为生殖器疱疹、疱疹性角膜结膜炎及脑炎等。新生儿及免疫功能缺陷者易发生全身散播性感染，表现为脑、肝、肺、眼、肾上腺及全身皮肤黏膜疱疹性病变，病死率高。HSV-1 感染主要表现为口腔黏膜、唇周疱疹、咽喉痛、发热、口鼻麻木感或灼烧感，颈部淋巴结肿大等。HSV-2 感染主要表现为生殖器疱疹，男性出现阴茎或者大腿内侧水泡、溃疡，女性表现为外阴、阴道或子宫颈水泡、溃疡，有时伴异常分泌物。

二、生物学特性

HSV 病毒颗粒直径 120～300nm，呈球形，从外到内由包膜（envelop）、被膜（tegument）、衣壳（capsid）和核样物（core）四部分组成。包膜由来自于感染细胞核膜的脂质三分子层组成，病毒编码的糖蛋白，具有促进病毒吸附、穿透和免疫逃逸等作用。被膜层为致密结构，富含蛋白质。衣壳由 162 个壳粒（capsomer）组成对称的 20 面体。核样物为致密结构，包含病毒基因组 DNA。HSV 基因组是线性双链 DNA，HSV-1、HSV-2 分别为 152kb、155kb。基因组含有至少 94 个开放阅读框，编码至少 70 种蛋白质。HSV 基因组比较复杂，由长片段 L 和短片段 S 组成，L 包含单一长片段 U_L 及其两端的对称长重复序列 TR_L 和 IR_L，S 包含单一短片段 U_S 及其两端的对称短重复序列 TR_S 和 IR_S。目前已命名 11 种特异性抗原糖蛋白，其中型特异性抗原糖蛋白 gG 能区别 HSV-1 和 HSV-2。由于包膜富含脂质，故 70% 乙醇、漂白剂、酚类消毒剂等均能灭活 HSV，此外，在 pH 小于 5 或大于 10，温度大于 56℃环境中 30 分钟能使 HSV 失去感染性。

三、微生物学检验

（一）检验程序
HSV 检验程序见图 29-1。

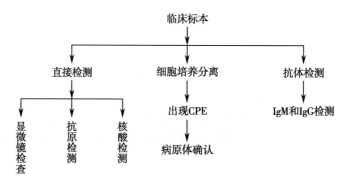

图 29-1 HSV 检验程序

（二）标本的采集
病毒培养采集角膜、口腔、生殖道等部位拭子置病毒运输培养基，低温冷藏运输，不宜冷冻，48 小时以后检测的标本置 −70℃保存。病毒运输培养基主要由 pH 中性的平衡盐溶液组成。组织标本亦应置病毒运输培养基，如需长期保存，应置含 50% 甘油的中性盐溶液或含 5% 胎牛血清的细胞培养液。气管抽吸液、脑脊液、清洁尿可直接检测，无需置病毒运输培养基。用于 PCR 检测的外周血以 EDTA，而非肝素抗凝。因为肝素会抑制 PCR 反应中 Taq 酶的活性。PCR 法检测的标本 4℃可存放 72 小时，否则置 −20℃保存。

（三）标本直接检查
1. 显微镜检查 损伤部位采集的细胞或组织经固定、染色后镜检，有时可见细胞特征性改变，如细胞增大或退化、有合胞体形成、染色质边集、细胞质呈"毛玻璃"样、核内出现包涵体等。这些细胞改变有助于诊断 HSV 感染，但敏感性和特异性较低，需要与 HSV 病毒特异性检验方法联合使用。

2. 抗原检测 常用直接荧光抗体法或间接荧光抗体法检测 HSV 抗原。直接荧光抗体法检测敏感性远低于 PCR 法，为病毒培养法的 10%～87%，当采用水疱性病变组织标本检测时敏感性较高，而愈合性组织标本检测敏感性偏低。

3. 核酸检测 HSV 的核酸检验方法主要有原位探针杂交法和 PCR 法。原位杂交法是运用特异性的 DNA 或 RNA 片段作为探针，探针上标记的分子基团作为检测信号。探针杂交法的敏感性有限，最低检测限度约为 1×10^5 拷贝 /ml，基本被 PCR 法取代。PCR 法是敏感性最高的直接检测技术。根据引物和检测程序，可以同时检测 HSV-1 和 HSV-2，也可以特异性区分 HSV-1 和 HSV-2。同时检测 HSV-1 和 HSV-2 是通过扩增这两种病毒的共有序列实现的，而区分 HSV-1 和 HSV-2 是通过特异性引物或探针、溶解曲线分析、限制性内切酶分析或 PCR 产物直接测序等方法实现的。

（四）分离培养和鉴定

分离培养用于诊断黏膜、生殖道和眼部的 HSV 感染。HSV 敏感性细胞主要有人二倍体成纤维细胞系如 MRC-5 和 WI-38、人表皮样癌细胞系如 Hep-2 和 A549 以及水貂肺细胞和横纹肌肉瘤细胞等，其中水貂肺细胞对 HSV 的敏感性较高。将无菌标本接种细胞后，95% HSV 5 天内出现细胞病变效应（cytopathic effect, CPE），5% HSV 需要 5～14 天才会出现 CPE，表现为细胞内点状颗粒，随后细胞变圆、变大、聚集成团，最终细胞裂解，从细胞培养瓶或培养板表层脱离。

其他病毒或毒力因子可能引起与 HSV 相似的 CPE，需要采用抗原检测法或核酸检测法对 CPE 阳性培养物进行病毒鉴定。

（五）血清学检测

HSV 血清学主要检测抗 HSV IgG 和 IgM 两种抗体。HSV-1 和 HSV-2 的病毒结构蛋白几乎都有很强的抗原交叉反应性，仅 1 型单纯疱疹病毒糖蛋白 G（gG1）和 2 型单纯疱疹病毒糖蛋白 G（gG2）的氨基酸同源性较低，约为 38%，且两者的单克隆抗体无交叉反应性，故 gG 作为理想的抗原应用于 HSV 型特异性血清学检测。目前仅有 gG1 特异性 IgG 检测和 gG2 特异性 IgG 检测能区分 HSV-1 和 HSV-2 感染，尚无 HSV-1 和 HSV-2 型特异性 IgM 抗体检测，IgM 抗体检测法用于检测 HSV 原发感染的血清转变。血清学检测包括免疫蛋白印迹法和 ELISA 法。

第二节　水痘 - 带状疱疹病毒

水痘 - 带状疱疹病毒（Varicella-zoster virus，VZV）是一种能引起水痘和带状疱疹的病原体，又被称为人疱疹病毒 3 型（Human herpes virus 3，HHV-3），属于 α 疱疹病毒亚科。VZV 只感染人，而且人对 VZV 普遍易感，水痘为 VZV 原发感染时的临床表现，而后病毒可在神经节中长期潜伏，当受到某些因素刺激时，潜伏的 VZV 被激活，引起带状疱疹。

一　临床意义

VZV 全球流行且具有高传染性，可通过接触感染者皮肤水疱液或黏膜分泌物传播，与其他人疱疹病毒不同的是，VZV 还可通过吸入感染者咳嗽或打喷嚏产生的气溶胶传播。VZV 的原发感染引起水痘，以全身性疱疹发热为特征，主要见于儿童。水痘的潜伏期为10～21 天，平均 14 天。VZV 通过上呼吸道黏膜感染机体，在扁桃体淋巴组织复制 4～6 天后，随淋巴细胞播散全身，引起低水平的原发性病毒血症。此后，VZV 进入网状内皮系统并在局部复制，导致较高水平的继发性病毒血症，感染皮肤上皮细胞，在上皮细胞中大量复制，引起疱疹，伴发热、乏力、腹部疼痛等症状，病程 1 周左右，较少发生严重并发症。原发感染后，VZV可经逆向轴突和血源播散至感觉神经节，潜伏于三叉神经节和脊髓后根神经节，受宿主特异性T细胞免疫系统调控。当免疫抑制或老年等因素导致该调控能力减弱时，VZV活化引起继发感染。继发感染有时无明显临床症状，当VZV沿神经轴突传播至皮肤细胞并开始增殖时，引起周围神经炎和相应皮肤炎症，临床表现为在神经支配的皮肤区域出现带状疱疹，常伴有持续数月的剧烈的神经性疼痛，有时感染眼部出现眼部带状疱疹。免疫功能受抑制的宿主可能出现面瘫和病毒性脑炎脑膜炎等表现。

二、生物学特性

VZV是中等大小的包膜球型病毒，直径180～200nm，具有疱疹病毒典型的正20面体球型结构。双链DNA分子长约125kb，是人疱疹病毒中基因组碱基数最小的病毒，基因组编码至少70个病毒基因。与HSV一样，VZV基因组由长片段L和短片段S连接而成，长片段L中间是U_L，两端是对称长重复序列TR_L和IR_L，短片段S中间是U_S，两端是对称短重复序列TR_S和IR_S。TR_L、IR_L、TR_S和IR_S均远比对应的HSV中的重复序列短。VZV DNA上的70个基因均匀地分布在两条链上，按立即早期基因IE、早期基因E和晚期基因L的次序表达。晚期基因L编码衣壳蛋白、糖蛋白等结构蛋白。潜伏期时，病毒只表达个别立即早期基因IE和早期基因E，晚期基因L不表达，处于低水平复制，并受机体免疫系统控制。VZV基因组较稳定，多样性较低，变异率比其他人疱疹病毒低5～50倍。

三、微生物学检验

（一）检验程序
水痘-带状疱疹病毒检验程序同图29-1。

（二）标本的采集
VZV感染者几乎均出现皮肤水痘或疱疹。水疱内液体含有高浓度的无细胞病毒，且采集方法简单易行，故水疱液体是确诊VZV感染的最主要标本。PCR检测可以拭子采集水疱液，置病毒运输培养基或生理盐水。VZV DNA很稳定，PCR法检测可采集血清、血浆、全血和外周血单核细胞（peripheral blood mononuclear，PBMC）保存于-20℃。然而，VZV极不稳定，-20℃冰冻后病毒活性极大地降低。故病毒培养时，应尽早接种，否则标本应加冷冻保护剂保存于-80℃。

（三）标本直接检查
1. 显微镜检查 最原始且最简单易行的是Tzanck试验，方法是取水疱基底部含有细胞的标本涂片，用瑞特-吉姆萨（Wright-Giemsa）染色。镜检可见多核巨细胞、多个嗜酸性核内包涵体。由于HSV、VZV感染均可以观察到此形态的病变细胞，故此方法不能用于VZV的特异性诊断。

2. 抗原检测 VZV抗原检测是住院病人VZV感染的首选实验诊断方法。采用无菌皮肤刮勺用力刮取疱疹基底部含细胞的标本，涂片，用低温丙酮固定，室温干燥，加荧光标记的VZV特异性单克隆抗体在37℃潮湿的培养箱中染色培养半小时，洗去未结合抗体，加盖玻片后在荧光显微镜下观察。也可采用间接荧光抗体法检测VZV抗原。

3. 核酸检测 PCR技术彻底改变了VZV相关中枢神经系统和散播性感染的诊断，是诊断VZV感染的重要方法。由于皮肤损伤部位标本易采集，且疱疹液VZV浓度高，PCR检测阳性率高，成为VZV诊断及基因分型的理想标本。VZV相关面瘫等患者皮肤表面无明显疱疹，可采集痂结或皮肤刮取物进行PCR检测。血清、血浆、全血、PBMC、CSF标本均可用于PCR检测。此外，PCR技术可快速鉴别VZV与其他病毒，特别是HSV-1和HSV-2引起的疱疹。荧光定量PCR方法因其高敏感性，更适合CSF标本的检测。

（四）分离培养和鉴定

病毒分离培养除用于 VZV 诊断外，还可用于 VZV 毒株基因分型、获取血清学试验所需的 VZV 感染性细胞以及 VZV 耐药性分析等。一般采用人包皮成纤维细胞，其他敏感性细胞包括二倍体人细胞系如胎儿肾细胞、胎儿肺细胞、A549 细胞和人黑色素瘤细胞，以及原代猴肾细胞等非人细胞系。市售 CV-1 和 MRC-5 混合细胞可用于包括 VZV 的疱疹病毒分离培养。接种后 4～14 天出现 CPE，表现为局灶性细胞圆缩和肿胀。

采用 PCR 方法或 VZV 特异性抗体染色法对 CPE 培养物进行鉴定。遗传学鉴定主要用于临床研究，如鉴别野生型和疫苗所致 VZV 感染，分析疫苗接种后出疹病因、疫苗与带状疱疹相关性，评估疫苗株传染性等。

（五）血清学检测

VZV 只有一个血清型。VZV 抗体水平是临床诊断、鉴别诊断 VZV 感染的重要依据。抗 VZV IgM 可用于诊断 VZV 原发感染，抗 VZV IgG 用于检测机体对 VZV 的免疫力。WHO 建立了抗 VZV IgG 国际标准参考血清。

第三节　人巨细胞病毒

巨细胞病毒（Cytomegalovirus，CMV）是一种可引起感染细胞肿大并出现巨大核内包涵体的病原体，自然界普遍存在，具有严格种属特异性，包括人、马、牛、猪、猫和鼠等 CMV。感染人的巨细胞病毒称为人巨细胞病毒（Human cytomegalovirus，HCMV），也称为人疱疹病毒 5 型（Human herpes virus 5，HHV-5）。

一、临床意义

HCMV 在全球普遍流行，各年龄均易感，感染率随年龄增长而升高，无季节性流行规律。感染来自患者的唾液、尿液、乳汁、泪液、粪便、阴道分泌物、血液及精液，包括先天性感染、围产期感染和后天性感染。先天性感染指母体 HCMV 通过血液经胎盘感染胎儿，围产期感染指母体 HCMV 通过产道或乳汁感染新生儿，后天性感染通过呼吸道、消化道或输血、器官移植等途径感染 HCMV。10%～15% HCMV 先天性感染胎儿在妊娠期和新生儿期出现宫内生长迟缓、黄疸、肝脾肿大、皮疹、心肌炎、肺炎、中枢神经系统病变、耳聋及脉络膜视网膜炎等表现。围产期感染者出生 3～12 周开始分泌或者排泄病毒，通常无临床表现。性接触是 HCMV 后天感染的重要途径。大多数免疫功能正常者感染 HCMV 后无显著临床表现，少数出现 EBV 感染所致传染性单核细胞增多症的类似表现，包括持续 2～3 周的发热、乏力、非典型性淋巴细胞增多和轻症肝炎等。与其他人疱疹病毒一样，原发感染后 HCMV 会在宿主体内终身潜伏于内皮细胞、淋巴细胞以及多种组织细胞，当受到外界刺激，特别是免疫功能抑制时，潜伏的 HCMV 被激活开始复制。

二、生物学特性

HCMV 病毒颗粒直径为 120～200nm，有典型的疱疹病毒结构。最外层为病毒的脂质双层包膜，厚约 10nm，现已知包膜含有至少 10 种病毒糖蛋白。包膜内为被膜，厚约 50nm，含有至少 14 种病毒蛋白。被膜内为核衣壳，直径约 100nm，由病毒壳体和包裹在内的病毒基因组组成。病毒壳体是由 162 个壳粒亚单位组成的对称 20 面体。最里面的基因组为线性双链 DNA，长 220～240kb，由长片段 L 段和短片段 S 段连接而成，含约 200 个开放阅读框，分为立即早期基因 IE、早期基因 E 和晚期基因 L。晚期基因 UL83 编码的磷蛋白 65（phosphoprotein 65，pp65）是病毒被膜内的最主要成分，占被膜蛋白致密颗粒 95%，具有丝

氨酸 / 苏氨酸蛋白激酶活性且高度保守。pp65 表达与病毒复制呈明显的相关性，且在潜伏感染时表达量极低，是临床用于 HCMV 活动性感染的指标。与其他疱疹病毒不同，电镜下，HCMV 病毒颗粒呈高比率的破损和球型致密体等形态特征。HCMV 对外界抵抗力差，56℃ 30 分钟、紫外线 5 分钟、脂溶性溶剂、强酸和反复冻融均能灭活。

三、微生物学检验

（一）检验程序

HCMV 检验程序同图 29-1。

（二）标本的采集

多种标本可用于诊断 HCMV 感染。已证实，免疫受损患者 HCMV 感染诊断和监测最好采集血液。纯化分离的血液白细胞用于 HCMV 抗原血症检测，全血、血浆、血清和纯化分离的外周血白细胞用于 HCMV DNA 检测。

（三）标本直接检查

1. 显微镜检查 病理组织标本经瑞特 - 吉姆萨、苏木精 - 伊红（hematoxylin-eosin）或帕帕尼科拉乌（Papanicolaou）等染色后，显微镜观察可见细胞及核巨大化，核内出现嗜碱性包涵体，细胞质偶见嗜酸性包涵体。含包涵体的核被清晰亮圈环绕，形似猫头鹰眼睛。这些特征性细胞形态学改变提示 HCMV 感染，与活动性感染相关。然而，并非所有 HCMV 感染细胞均发生形态学改变，此方法的敏感性较低，阴性结果不能排除 HCMV 感染。

2. 抗原检测 主要是应用特异性单克隆抗体和多克隆抗体直接检测标本 HCMV 抗原 pp65。在外周血白细胞中检测到 HCMV pp65 抗原称为 HCMV 抗原血症，抗原血症检测速度快、敏感性好、特异性高、操作简单，能在感染出现症状前几天检测，适用于 HCMV 感染的早期诊断。该方法结合病毒载量定量，预测和区分 HCMV 活动性感染和潜伏性感染，适用于高风险重症患者、艾滋病患者、器官移植受者、造血干细胞移植受者、先天性 HCMV 感染检测，评估抗病毒疗效等。

3. 核酸检测 近年来，HCMV 的核酸检测逐渐取代其他技术，以 PCR 技术应用最为广泛。HCMV DNA PCR 检验方法敏感性较高，可检出潜伏感染时的低水平 CMV-DNA，已用于巨细胞病毒感染的早期检测。同时扩增立即早期基因和晚期基因的多重 PCR，以及针对单一基因的槽式 PCR 提高了检测的敏感性和特异性。定性 PCR 阴性结果一般可排除 CMV 感染，缺点是不能区别潜伏感染和活动性感染。定量 PCR 通过检测标本中 HCMV DNA 载量水平，监测病毒复制的活跃程度，对 HCMV 早期感染的诊断、预测发病危险性和病情严重性、指导抗病毒治疗以及评价治疗效果更有价值。竞争性定量 PCR 和荧光定量 PCR 是目前研究和应用较为热门的定量 PCR 方法。定量 PCR 法比抗原血症检测敏感性高，可提前 8～14 天检测出 HCMV 感染，更有利于 CMV 感染的早期诊断。

（四）分离培养和鉴定

人成纤维细胞是分离 HCMV 最敏感的细胞，但其对 HCMV 的敏感性可随传代次数逐渐降低，应使用低传代次数的细胞。各类标本均可用于病毒培养分离，以唾液、尿液、生殖道分泌物、乳汁和白细胞为佳。细胞出现 CPE 的时间与标本中 HCMV 的含量相关，大多数标本接种后至少 4 周才会产生 CPE，白细胞则需要至少 6 周。新生儿尿液接种后 24 小时可出现 CPE。CPE 一般表现为：初期呈单个或多个局灶性病变，细胞肿大、变圆、折光性变强，含有黄褐色颗粒，Giemsa 染色核内或细胞质内可见嗜酸性包涵体，之后病灶逐渐扩大，形成明显蚀斑，最后整个单层贴壁细胞被破坏。

HCMV 产生的 CPE 与某些病毒，如腺病毒、水痘 - 带状疱疹病毒，以及毒性物质类似，需通过抗原检测或核酸检测等技术对阳性培养物进行鉴定。

（五）血清学检测

抗 HCMV IgM、抗 HCMV IgG 以及抗 HCMV IgG 的亲和力是 HCMV 感染的主要血清学指标。通常，HCMV 感染后，机体特异性抗 HCMV IgM 和 IgG 在 2～4 周相继出现。特异性抗 HCMV IgM 在体内持续时间不超过 4 个月。从血清中检出抗 HCMV IgM，提示患者近期发生了原发性 HCMV 感染或活动性 HCMV 感染。继发感染时，IgG 抗体滴度可显著升高，而 IgM 抗体为阴性。抗 HCMV IgG 阳性，未见抗体滴度动态升高，提示患者曾经感染，不一定发病。抗 HCMV IgG 的亲和力随免疫反应时间的推移会逐渐升高，检测 IgG 亲和力可用于区分原发感染和非原发感染。通常，血清特异性抗 HCMV 抗体在抗原血症后 1～2 周出现，然而，特别严重的 HCMV 感染患者可能不产生特异性抗体，器官移植患者由于免疫抑制剂的应用，影响机体免疫反应，使抗体产生延迟或缺如，故血清 HCMV 抗体诊断意义不大。

第四节　EB 病毒

EB 病毒（Epstein-Barr virus，EBV）又称为人疱疹病毒 4 型（Human herpes virus 4，HHV-4），是 1964 年英国科学家 Epstein 和 Barr 在研究非洲儿童的恶性淋巴瘤病因时，从瘤细胞培养中首先发现的一种病毒。EBV 是 γ 疱疹病毒亚科淋巴滤泡病毒属（*lymphocryptovirus*）中发现的唯一能感染人的病毒，具有嗜淋巴细胞特性，也可在上皮细胞中复制，能在淋巴细胞中建立起潜伏感染，刺激细胞的增生和转化。根据抗原基因的不同，EBV 分为 A、B 两型。

一、临床意义

EBV 在世界范围内广为流行。卫生环境较差的国家和地区，EBV 感染常发生在婴儿期。发达国家约 60% 的人在青春发育期前感染过 EBV，血清抗 EBV 阳性率，20 岁约 90%，40 岁几乎为 100%。EBV 主要通过唾液和性接触传播，也可通过器官移植和输血途径感染。EBV 主要感染淋巴细胞，也可以在咽部上皮细胞中复制，感染唾液腺等腺体，导致唾液中含有大量 EBV，在接吻或共用餐具时传播。唾液腺等腺体可持续数年分泌 EBV。

EBV 与多种疾病相关，临床表现复杂多样。EBV 是第一个被确认的人类致瘤病毒，与多种恶性肿瘤相关，EBV 相关性疾病及分类见表 29-1。EBV 主要潜伏于 B 淋巴细胞，在上皮细胞复制。随着年龄增长，EBV 感染后出现临床症状概率增加。婴幼儿及儿童时期，EBV 原发感染后潜伏于体内，几乎没有临床表现。青年期，约 50% EBV 感染出现临床表现，以传染性单核细胞增多症（infectious mononucleosis，IM）为主。IM 是由 EBV 感染引起的单核巨噬细胞系统急性增生性疾病，呈自限性，大多数预后良好。临床恢复后，病毒大量存在于唾液腺及唾液，可持续 18 个月。

表 29-1　EBV 相关性疾病和分类

疾病分类	疾病名称
非恶性疾病（non-malignant diseases）	
	传染性单核细胞增多症（infectious mononucleosis，IM）
	慢性活动性 EBV 感染（chronic active EBV，CAEBV）
	EBV 相关性慢性疲劳综合征（EBV-associated chronic fatigue syndrome）
	口腔毛状白斑病（oral hairy leukoplakia）
	类风湿性关节炎（rheumatoid arthritis，RA）
	系统性红斑狼疮（systemic lupus erythematosus，SLE）

疾病分类	疾病名称
恶性疾病（malignant diseases）	
获得性免疫缺陷患者	艾滋病相关性 B 细胞淋巴瘤（AIDS-associated B cell lymphomas）
	移植后淋巴增殖性疾病（post-transplant lymphoproliferative disorders，PTLD）
	淋巴瘤样肉芽肿病（lymphomatoid granulomatosis）
	MTX 相关性 B 细胞淋巴瘤（MTX-associated B-cell lymphoma）
先天性免疫缺陷患者	严重联合免疫缺陷相关性 B 细胞淋巴瘤（severe combined immunodeficiency-associated B-cell lymphoma）
	WAS 相关性 B 细胞淋巴瘤（Wiskott-Aldrich syndrome-associated B-cell lymphoma）
	X 连锁淋巴增殖性疾病相关性 B 细胞淋巴瘤（X-linked lymphoproliferative disorder-associated B-cell lymphomas）
B 细胞肿瘤	伯基特淋巴瘤（Burkitt lymphoma）
	经典型霍奇金淋巴瘤（classical Hodgkin's lymphoma）
T 细胞肿瘤	结外 NK/T 细胞淋巴瘤，鼻型（extanodal NK/T cell lymphoma，nasal type，ENKTL）
	病毒相关性噬血细胞综合征 T 细胞淋巴瘤（virus-associated HLH T-cell lymphoma）
上皮细胞肿瘤	非腺体性鼻咽癌（nonglandular nasopharyngeal carcinoma，NPC）
	淋巴上皮瘤样癌（lymphoepithelioma-like carcinoma）
	乳腺癌（breast carcinoma）
	肝细胞肝癌（hepatocellular carcinoma）
其他类型肿瘤	滤泡树突状细胞肉瘤（follicular dendritic cell sarcoma）
	多发性硬化（multiple sclerosis）
	平滑肌肉瘤（leiomyosarcoma）

二、生物学特性

EBV 的形态与其他疱疹病毒相似，呈球形、直径 150～180nm，从外到内由包膜、被膜、衣壳和核样物组成。最外层包膜由来自于感染细胞核膜的脂质双分子层组成，包膜上有病毒编码的糖蛋白，包膜内是富含蛋白质的被膜层。衣壳为 20 面对称体，由 162 个壳粒组成。核样物为直径 45nm 的致密物，主要含线性双链基因组 DNA，长 172kb。

EBV 感染 B 淋巴细胞后表达 EBNA1～EBNA6 六种病毒核抗原，以及 LMP1 和 LMP2 两种膜蛋白抗原，这些抗原常作为抗原检测的目标蛋白。根据 EBV 潜伏感染时在细胞中抗原表达的差异，将 EBV 潜伏感染分为 0、Ⅰ、Ⅱ、Ⅲ型。0 型潜伏中，只有 EBV 编码的 RNA（EBV-encoded RNA，EBER）和 BamHIA 基因的转录本表达。EBER 是非多聚腺嘌呤 RNA，具有非常稳定的二级结构，不会被翻译成蛋白质，通过干扰素通路和凋亡信号通路抑制机体对 EBV 的清除。EBER 在所有感染细胞中的拷贝数都很高，达到每个细胞 $1 \times 10^6 \sim 1 \times 10^7$ 个拷贝数，比细胞内 EBV 病毒粒子还要多，是 EBV 感染非常重要的检测指标。Ⅰ型潜伏在 0 型潜伏表达谱基础上，增加 EBNA1 和 LMP2 两种抗原。Ⅱ型潜伏在 Ⅰ型潜伏表达谱基础上，增加 LMP1 抗原。Ⅲ型潜伏期中，所有 EBNA 抗原均可表达。EBV 在裂解性复制时可表达 70 多种蛋白抗原，其中病毒衣壳抗原（virus capsid antigen，VCA）、早期抗原（early antigen，EA）和 EBNA 是临床诊断性指标。

三、微生物学检验

（一）检验程序

EB 病毒检验程序同图 29-1。

（二）标本的采集

5～10ml 肝素抗凝血可用于病毒细胞培养、EBV 转化 B 淋巴细胞、B 淋巴细胞中 EBV 抗原的免疫染色检测，标本采集后应尽快检测。EBV 抗原检测标本可在 4℃保存 24 小时。核酸检测标本主要有血液、脑脊液和活检组织，病毒培养采集含漱液、唾液和血液等，以含漱液为主。含漱液在无血清的平衡盐离子溶液中运送。用于核酸检测的活检组织采集后放入低温生理盐水或平衡盐离子溶液。建议活检或冰冻切片在甲醛中浸泡固定后再行抗原检测。

（三）标本直接检查

1. 显微镜检查 由于 EBV 呈常态性潜伏，组织中的病毒颗粒数量少，难以达到显微镜检测要求，故很少用此方法。

2. 抗原检测 EBV 抗原检测的目标抗原有很多种，如 EBNA1、EBNA2、LMP1、LMP2、BHRF1、BZLF1、BMRF1。EBNA1 是唯一可在所有 EBV 感染的细胞中表达的抗原，在抗原检测中应用较多。免疫组化法 EBV 抗原检测敏感性较低、操作繁琐，临床很少使用。

3. 核酸检测 核酸检测是 EBV 诊断的重要技术，检验方法有很多种，包括原位杂交、斑点印迹杂交、Southern blot 杂交和核酸扩增等。方法的选择与疾病相关。原位杂交技术是将 EBV DNA 或 RNA 杂交至与其互补的核苷酸序列探针，清除未杂交探针，杂交探针通过标记的基团自显像或色谱分析而被确定。EBER 作为在所有感染细胞中均高表达的 EBV 特异性小片段 RNA，成为最常用的探针结合序列。EBER 原位杂交检测敏感性很高、速度快，已成为检测组织切片中 EBV 潜伏感染和判断肿瘤是否与 EBV 相关的"金标准"。PCR 技术包括普通 PCR、槽式 PCR、多重 PCR 和荧光定量 PCR 等，都需要选择特异性高的 EBV 靶基因。荧光定量 PCR 是对患者体内 EBV 病毒载量进行监测的最为流行的方法。

（四）分离培养和鉴定

EBV 培养是将经过滤的唾液或含漱液接种于新鲜的人脐带血淋巴细胞，37℃培养 4 周，若出现大量的转化淋巴细胞，提示病毒培养阳性，需要对培养物进行鉴定。由于 EBV 分离鉴定耗时长而且需要特殊的培养细胞，不宜作为常规检验方法，主要用于 EBV 感染的发病机制、预防和治疗等研究。

采用免疫荧光技术或核酸检测等技术，检测转化淋巴细胞中的 EBV 抗原或 DNA，进行阳性培养物 EBV 鉴定。

（五）血清学检测

常用 EBV 感染血清学标志物包括抗 VCA IgM 及 IgG，抗 EA IgG、抗 EBNA1 IgG 和抗 EBNA2 IgG。原发感染急性期，抗 VCA IgM 及 IgG 同时迅速升高，随后抗 VCA IgM 逐渐减少，约 4 周后消失，抗 VCA IgG 抗体终身存在。抗 EA IgG 在急性感染后 3～4 周出现并升高，随后逐渐减少，3～6 个月后消失。抗 EBNA1 IgG 约在原发感染 3 个月后出现，一般终身存在，抗 EBNA2 IgG 在抗 EBNA1 IgG 之前出现并升高，随后逐渐减少，3～6 个月后消失。

第五节　人疱疹病毒 6、7、8 型

人疱疹病毒 6 型（Human herpes virus 6，HHV-6）是美国科学家 Ablashi 等于 1986 年从艾滋病合并淋巴细胞增生性疾病患者外周血单核细胞中分离的病毒，是第六个被发现的人疱疹病毒，是迄今发现的唯一可将其 DNA 整合至宿主染色体的疱疹病毒。HHV-6 分为 HHV-6A 和 HHV-6B 两型。人疱疹病毒 7 型（Human herpes virus 7，HHV-7）是美国科学家 Frenkel 等于 1990 年在健康人体外周血 T 细胞中分离的病毒，是第七个被发现的人疱疹病毒。HHV-6 和 HHV-7 是 β 疱疹病毒亚科、玫瑰疹病毒属仅有的两个成员。人疱疹病毒 8 型（Human herpes virus 8，HHV-8）又称为卡波西肉瘤相关性疱疹病毒（Kaposi's sarcoma-associated herpesvirus，KSHV），是美国科学家 Chang 等于 1994 年在艾滋病相关的卡波西肉瘤中发现的疱疹病毒，是第八个被发现的人疱疹病毒。HHV-8 是 γ 疱疹病毒亚科棒状病毒属（*Rhadinovirus*）成员，HHV-8 和同属于 γ 疱疹病毒亚科 EBV 共同特性是能在类淋巴细胞中复制和潜伏。

一、临床意义

HHV-6 感染全球广泛分布，90% 以上人群血清抗体呈阳性。HHV-6 感染无明显季节性，全年均可发生。原发性 HHV-6 感染多发生在 3 岁以内，随年龄增长，感染率呈增高趋势。在欧洲、美国和日本，HHV-6B 是婴幼儿感染的主要型别，HHV-6A 是成人感染的主要型别。在赞比亚，85% 以上无临床表现的婴幼儿体内可出 HHV-6A。唾液传播是 HHV-6 最主要的途径，90% 血清抗体阳性者唾液中可检出 HHV-6 DNA。此外，母婴垂直传播也是重要的传播途径。由于 HHV-6 可将其基因组整合至人基因组，从而将 HHV-6 遗传给新生儿，临床诊断 HHV-6 急性感染不可依赖核酸检测。约 25% 婴幼儿 HHV-6 原发感染表现为幼儿急疹（exanthem subitum，ES），特点为持续数日高热，随着发热减退，面部、躯干出现红疹，蔓延到肢体远端。成人原发感染 HHV-6 时常无临床表现，少数出现与传染性单核细胞增多症相似的表现，极少数表现为淋巴结病和急性重症肝炎等。

HHV-7 亦在全球广泛分布。在欧洲、美国和日本，60%～90% 人群 HHV-7 血清抗体呈阳性。由于来自母体的抗体减弱，婴儿 HHV-7 感染率随年龄逐渐上升，2 岁时达 50%，其后持续上升。唾液传播是最主要的途径，75% 血清抗体阳性者唾液检出 HHV-7 DNA，且超过 $1×10^6$ 基因组 /ml。HHV-7 也可在乳汁、尿液和阴道分泌物中检出，但无确凿证据表明，HHV-7 通过这些途径传播。与 HHV-6 不同，尚未发现 HHV-7 先天性感染。婴幼儿 HHV-7 原发感染约 5% 出现 ES，临床表现较 HHV-6 感染者轻微。HHV-7 所致严重感染包括偏瘫、癫痫发作等神经系统疾病。

HHV-8 感染流行病学差异较大。非洲感染率较高，为 22%～87%；欧洲、美国和日本感染率较低，为 1%～5%。在非洲，大部分感染者为婴幼儿及儿童，而美国大部分感染者为成人。各地传播途径有所不同，感染率较高的国家，以唾液传播为主，感染率低的国家，主要通过同性性行为、毒品注射、输血及器官移植等途径传播。HHV-8 原发感染临床表现因年龄、免疫功能而异，儿童常发热、出疹。免疫功能正常者表现为腹泻、疲劳、局部皮疹、淋巴结肿大等。免疫功能低下者出现卡波西肉瘤、发热、关节痛、淋巴结病、脾大及血细胞减少等表现。

二、生物学特性

HHV-6 病毒颗粒直径 120～200nm，呈球形，从外到内由包膜、被膜、衣壳和核样物组成。最外层包膜由脂质双分子层组成，包膜上有刺突均匀分布。被膜层富含蛋白质，边缘光滑整齐，与包膜层直接相连，没有明显的电子透明带。衣壳为 20 面对称体结构，由 162 个壳粒组成。核样物为直径约 50nm 的致密物，含线性双链基因组 DNA，长 160～170kb。基因组 DNA 包括 1 段 143～145kb 的特异性序列和 2 段 8～9kb 的末端正向重复序列，内含六核苷酸重复序列（GGGTTA），与脊椎动物的端粒酶 DNA 序列相同。基因组 DNA 含约

100 个开放阅读框,至少编码 70 余种蛋白。HHV-6A 和 HHV-6B 的基因组同源性达 96% 以上,分型依据病毒 DNA 的限制性核酸内切酶差异、核苷酸序列亲源性分析、对单克隆抗体的反应性以及引起疾病症状的差异等。HHV-6 基因组转录表达模式符合疱疹病毒科特征,即立即早期基因 IE、早期基因 E 和晚期基因 L 的表达模式。脂溶性溶剂、56℃ 1 小时或紫外照射 10 分钟均能灭活 HHV-6。

HHV-7 病毒颗粒直径 170nm 左右,有疱疹病毒典型的 20 面对称体结构。基因组为双链线性 DNA,全长 145kb,由单一的特异性 U 区和两端的末端正向重复序列组成,约有 100 个开放阅读框,编码至少 80 余种蛋白。HHV-7 基因组同样遵照立即早期基因 IE、早期基因 E 和晚期基因 L 的表达模式。HHV-7 的蛋白水解酶与 HHV-6 和 HCMV 蛋白酶在氨基酸水平上分别有 60% 和 38% 的同源性。

HHV-8 具有典型的疱疹病毒形态,直径 120~150nm。基因组 DNA 长 165kb,至少有 86 个开放阅读框,编码至少 80 种蛋白和 12 种 micro-RNA。HHV-8 至少有 4 种基因型在全球范围内流行。

三、微生物学检验

(一)检验程序

检验程序主要包括标本采集、标本保存和运输、标本检测和结果鉴定等。具体操作流程因病毒种类、检验方法而异。

(二)标本的采集

HHV-6 和 HHV-7 检测标本有唾液、血清、血浆和组织等。用于 PCR 检测的血清、血浆和细胞可冷冻运输。用于病毒培养的血液标本,以抗凝管采集,经蔗聚糖梯度离心 24 小时后再接种。

(三)标本直接检查

1. 显微镜检查 HHV-6 感染组织标本经 10% 磷酸盐甲醛溶液浸泡固定,石蜡包埋后制成 4μm 切片,以苏木素 - 伊红染色,显微镜下可见部分细胞含大的中间定位核,部分细胞含大的嗜伊红细胞核和细胞质包涵体。由于上述均为非特异性改变,故此法在临床检测中很少应用。

HHV-7 和 HHV-8 的显微镜检验方法、形态学变化与 HHV-6 相似。

2. 抗原检测 将外周血单核细胞涂片且室温干燥后或将组织标本制成 4μm 厚的切片后,用 -20℃ 丙酮固定 5 分钟,采用直接荧光法、间接荧光法或免疫酶法,用含荧光基团或化学发光催化基团的 HHV-6 特异性单克隆抗体,或 HHV-6 特异性单克隆抗体和带荧光基团或化学发光催化基团抗体标记细胞中可能存在的 HHV-6,在荧光显微镜下观察带荧光的细胞或在普通显微镜下观察有化学发光的细胞即为 HHV-6 感染细胞。荧光标记的 HHV-6 特异性单克隆抗体标记细胞后,也可用流式细胞技术检测 HHV-6 感染细胞。此外,标记 HHV-6A、HHV-6B 特异性单克隆抗体可对 HHV-6 进行分型。

除采用特异性单克隆抗体外,HHV-7 和 HHV-8 抗原检验方法与 HHV-6 相同。

3. 核酸检测 HHV-6 核酸检测包括原位杂交和 PCR,以 PCR 应用最为广泛,且能区分型别。PCR 包括普通 PCR、槽式 PCR、多重 PCR 和荧光定量 PCR。普通 PCR、槽式 PCR 和多重 PCR 只能定性分析 HHV-6 感染,不能区分潜伏感染和活动性感染。荧光定量 PCR 可以定量分析 HHV-6 DNA,当患者 HHV-6 DNA 水平显著高于健康对照组时,提示活动性感染。

HHV-7 和 HHV-8 的核酸检验方法与 HHV-6 相同。

(四)分离培养和鉴定

患者 PBMC 与激活的人脐带血淋巴细胞(cord blood lymphocyte,CBL)共同培养分离

HHV-6。接种 7~10 天后,若出现大的球形细胞和合体细胞,CBL 聚集减少等 CPE,判断为阳性,否则,将培养物传代到新鲜激活的 CBL,再经 7~10 天,若仍未出现 CPE,判断为阴性。阳性培养物需要进行特异性检测以确定 HHV-6 感染。

HHV-7 培养除选择最佳细胞 CBL 外,也可选用 SupT1 细胞,培养方法与 CBL 相同。

目前,尚未发现 HHV-8 敏感性细胞,未建立病毒分离体系。可采集原发性渗出型淋巴瘤(primary effusion lymphoma,PEL)患者腹水获得可能含有 HHV-8 的 PEL 细胞株。

HHV-6、HHV-7 或 HHV-8 阳性培养物可用抗原检测或核酸检测进行鉴定。

(五)血清学检测

HHV-6 血清学检验方法包括 ELISA、中和抗体试验和 IFA。基于 IFA 的 HHV-6 IgG 抗体亲和力试验可区分 HHV-6 新近原发感染和既往感染。高、低亲和力分别提示既往感染、原发性感染。抗体亲和试验还可用于区分 HHV-6 和 HHV-7 感染。原发感染出现发热 3~8 天,可检出 HHV-6 中和抗体。

HHV-7 血清学检验方法有中和抗体试验、免疫印迹试验、免疫沉淀试验、ELISA 和 IFA 等。免疫印迹试验、ELISA 和 IFA 检测原理相似,ELISA 敏感性较高,免疫印迹试验特异性较高。HHV-7 IgG 抗体亲和力试验同样可以区分 HHV-7 原发性感染和既往感染。

HHV-8 感染诊断以血清学检测应用最为广泛,以 IFA 和 ELISA 最为普遍。95% 以上 HHV-8 感染以潜伏状态存在,此时可大量表达一种定位于核的潜伏相关核抗原 1(latency-associated nuclear antigen-1,LANA-1),当感染细胞受佛波酯(phorbol ester)等外界刺激时,HHV-8 大量表达定位于细胞质的裂解性抗原。利用 HHV-8 的这一生物学特性,在含 HHV-8 的非诱导的 PEL 细胞核中,采用 IFA 检测点状分布的 LANA-1 抗原,在佛波酯诱导的 PEL 细胞质中检测点状分布的裂解性抗原。两种试验联合使用,能显著提高 HHV-8 检测的敏感性。基于 HHV-8 裂解性抗原 ORF65 的 ELISA 也可在 HHV-8 相关疾病患者和健康献血者血清中检出裂解性抗原的抗体。与 IFA 相比,ELISA 法通量高,但敏感性低。

(孙自镛)

本章小结

本章介绍的 8 种人疱疹病毒检验方法较多,各病毒检验方法不尽相同。整体而言,显微镜形态学检查操作简单但特异性低,仅作为辅助性诊断。抗原检测法敏感性和特异性较高,应用比较广泛。PCR 方法特别是荧光定量 PCR 法速度快,敏感性和特异性高,在疱疹病毒检测中应用最多,广泛应用于早期诊断和监测患者预后。病毒培养分离法虽然是病毒检测的金标准,但耗时,对硬件和技术水平要求较高,且部分敏感性细胞不易获取,在临床检测中很少采用。

第三十章
其他病毒检验

通过本章学习,你将能回答以下问题:

1. 流行性乙型脑炎病毒生物学特性,传播途径及微生物学检验方法有哪些?
2. 森林脑炎病毒传播途径,生物学特性有哪些?
3. 登革病毒传播途径,微生物学检验方法有哪些?
4. 我国常见的出血热病毒有哪几种?
5. 狂犬病病毒的生物学特性,微生物学检查方法有哪些?
6. 人乳头瘤病毒与哪些疾病有关?

第一节　流行性乙型脑炎病毒

流行性乙型脑炎病毒(epidemic type B encephalitis virus)属黄病毒科、黄病毒属,是流行性乙型脑炎(简称乙脑)的病原体,简称乙脑病毒。因 1935 年日本学者首先从脑炎患者的脑组织中分离获得,国际上称为日本脑炎病毒(Japanese encephalitis virus,JEV)。此病毒通常在蚊→猪→蚊等动物间循环,多在夏秋季节流行,主要侵犯中枢神经系统。我国除西部地域外,大部分地区都有乙脑的流行史。

一、临床意义

流行性乙型脑炎(epidemic encephalitis B)是由乙脑病毒引起的以中枢神经系统病变为主的急性传染病。在我国,三带喙库蚊是乙脑病毒的主要传播媒介,猪是主要中间宿主和扩散宿主。蚊体因可携带病毒越冬及经卵传代,故是病毒的长期储存宿主。带病毒蚊叮咬易感动物(猪、牛、羊、马等家畜或禽类)而形成蚊 - 动物 - 蚊的不断循环。人对乙脑病毒普遍易感,但感染后,绝大多数表现为隐性或轻型感染,只有少数发生脑炎。乙脑病毒侵入人体后,先在皮下毛细血管内皮细胞和局部淋巴结中增殖,继而少量入血,形成第一次病毒血症,患者出现发热症状。病毒随血流播散至肝、脾单核 - 巨噬细胞并在其中大量增殖,经 10 天左右潜伏期,再次入血,引起第二次病毒血症,出现发热、寒战等症状。绝大多数感染者不再继续发展,成为顿挫感染,数日后可自愈。少数患者由于血脑屏障发育不完善或功能低下,病毒可突破血脑屏障侵入脑组织并在其内增殖,造成脑实质病变,引起显性感染,潜伏期 5～15 天,临床表现为突然高热、头痛、呕吐或惊厥及昏迷等,死亡率较高,部分患者痊愈后可残留精神障碍、运动障碍等后遗症。近年来儿童普遍进行疫苗接种,患者相对减少,但成人及老年人患者相对增加。

二、生物学特性

乙脑病毒呈球形,直径为 30～40nm,有包膜,核衣壳为 20 面立体对称,病毒核酸为单正链 RNA。病毒在复制过程中,首先转译一个由 3432 个氨基酸组成的多蛋白前体,然后经切割加工形成 3 种结构蛋白和至少 7 种非结构蛋白。3 种结构蛋白分别是衣壳蛋白 C、膜蛋白 M 及包膜蛋白 E。M 蛋白位于病毒包膜内层,C 蛋白在衣壳中,E 蛋白是镶嵌在病毒包膜上的糖蛋白。E 蛋白具有血凝活性,在 pH 6.0~6.5 范围内能凝集雏鸡、鸽及鹅红细胞。

乙脑病毒能在白纹伊蚊 C6/36 细胞、Vero 细胞及 BHK21 细胞等多种传代细胞和原代细胞中增殖并引起明显的细胞病变。最易感动物为乳鼠,病毒经脑内接种后,经 3~5 天潜伏期,出现典型神经系统症状,如兴奋性增高、肢体痉挛等,最后因麻痹而死亡。

乙脑病毒抵抗力弱,56℃ 30 分钟即可灭活,对乙醚、氯仿及蛋白酶等敏感。

三、微生物学检验

(一)标本采集与处理

采集发病早期患者血液、脑脊液或尸检脑组织,蚊等常规处理后分离病毒。标本应低温保存并迅速送检。血清学诊断需采集双份血清检测抗体水平。

(二)标本直接检查

1. 抗原检测 应用免疫荧光技术和 ELISA 法检测发病初期患者血液及脑脊液中乙脑病毒抗原,阳性结果有早期诊断意义。

2. 核酸检测 应用反转录聚合酶链反应(RT-PCR)检测病毒核酸,此法特异性和敏感性较高,用于早期快速诊断。

(三)分离培养和鉴定

处理后的标本接种于 C6/36、Vero 及 BHK21 等易感细胞,以 C6/36 最常用,每日观察细胞病变。常用鹅红细胞吸附试验、免疫荧光试验等进行鉴定。病毒分离培养还可以采用乳鼠脑内接种法,但敏感性低于细胞分离培养法。

(四)抗体检测

人感染乙脑病毒 5~7 天后即出现 IgM 抗体,随后产生 IgG 抗体,感染后 2 周 IgM 抗体达高峰。常用 ELISA、免疫荧光法、血凝抑制试验、补体结合试验等方法检测患者血清及脑脊液中的特异性抗体。

第二节 森林脑炎病毒

森林脑炎病毒(forest encephalitis virus)又称苏联春夏型脑炎病毒(Russian spring-summer encephalitis virus)或蜱传播脑炎病毒(tick-borne encephalitis virus)。首先发现于俄罗斯远东地区,在世界范围内广泛分布,在我国东北和西北林区也有本病流行史。

一、临床意义

森林脑炎是经蜱传播的自然疫源性疾病,森林硬蜱为其主要传播媒介。病毒在蜱体内增殖,并能经卵传代,也能由蜱携带病毒越冬,故蜱也是此病毒的储存宿主。自然状态下森林脑炎病毒由蜱传染森林中的哺乳动物和鸟类,在动物中间循环。易感人群进入林区被蜱叮咬而感染。近年来发现感染的山羊乳汁中含有本病毒,提示本病毒亦可通过胃肠道传播。多数感染者表现为隐性感染,少数感染者经 10~14 天潜伏期后,出现高热、头痛、颈项强直及昏迷等症状。病死率为 20%~30%。感染后不论是否发病均可获持久免疫力。

二、生物学特性

森林脑炎病毒呈球形,直径 20~30nm,核心为单正链 RNA,核衣壳为 20 面体立体对称,有包膜。动物感染范围较广,以小鼠最为敏感,多种接种途径均能使之感染。能在原代鸡胚细胞和传代地鼠肾细胞中生长并引起细胞病变。不同来源毒株的毒力差异较大,但抗原性较一致。

三、微生物学检验

森林脑炎病毒检验方法与乙型脑炎病毒相似。病毒分离只用于死亡病例的确诊。可用补体结合试验、中和试验及酶联免疫吸附试验检测患者早期和恢复期双份血清中抗体,抗体效价增长 4 倍或 4 倍以上有临床意义。

第三节　登革病毒

登革病毒(dengue virus)属于黄病毒科、黄病毒属,为登革热(dengue fever, DF)、登革出血热(dengue haemorrhagic fever, DHF)的病原体。伊蚊是登革病毒的主要传播媒介,人类和灵长类动物是登革病毒的自然宿主。登革病毒感染广泛存在于全球热带、亚热带地区,我国广东、广西及海南等地区均有发生。

一、临床意义

登革热是由登革病毒引起的一种呈季节性的急性传染病。登革病毒储存于人和猴体内,埃及伊蚊和白纹伊蚊为主要传播媒介。登革病毒通过伊蚊叮咬进入人体后,先在毛细血管内皮细胞和单核细胞中增殖,然后入血,形成病毒血症。临床上分为登革热和登革出血热 / 登革休克综合征(dengue shock syndrome, DSS)两个类型。前者病情较轻,以高热、头痛、肌痛及关节痛为主要临床表现,部分患者伴有皮疹、淋巴结肿大等。后者常发生于曾感染过登革病毒的成人或儿童,初期有典型的登革热症状,随后病情迅速发展,出现高热、出血及休克,死亡率高。

二、生物学特性

登革病毒呈球形,直径为 37～50nm,核心为单正链 RNA,核衣壳为 20 面体立体对称,有包膜,包膜表面镶嵌有多个蘑菇状突起,具有血凝活性。病毒有 3 种结构蛋白,分别是分子量为 18.5kDa 的衣壳蛋白(C 蛋白)、8.5kDa 的膜蛋白(M 蛋白)及 51kDa 的包膜蛋白(E 蛋白)。该病毒有 1、2、3、4 四个血清型,型间有交叉抗原。在 pH 6.0～6.2 条件下可凝集鹅红细胞。

病毒可在多种昆虫和哺乳动物细胞中增殖。蚊体胸内接种病毒增殖良好,白纹伊蚊 C6/36 细胞对登革病毒最敏感、最常用,BHK21、Vero 细胞及原代狗肾细胞(PDK)等也对登革病毒敏感。乳鼠是登革病毒最敏感、最常用的实验动物。猕猴、大猩猩等灵长类动物对登革病毒敏感,并可诱导特异性免疫反应,可作为疫苗研究的动物模型。

登革病毒抵抗力弱,50℃ 30 分钟或 54℃ 10 分钟可被灭活,对乙醚、氯仿、胆汁及去氧胆酸盐等敏感。超声波、紫外线、0.05% 甲醛溶液、乳酸及高锰酸钾等也可灭活本病毒。病毒感染性在 pH 7～9 时最为稳定,存放于 4℃的患者血清其传染性可保持数周。

三、微生物学检验

(一)标本采集与处理

患者常在发病 1～3 天出现病毒血症,故可采集患者及可疑感染者的血清、血浆及白细胞等标本分离培养登革病毒。死亡病例采集肝脏、淋巴结等标本进行病毒分离。接种时血清可适当稀释；组织及蚊虫标本需经研磨制成 1：10 混悬液后再进行接种。标本应低温保存和运送，尽快接种。血清学诊断需采集双份血清检测抗体水平。

（二）标本直接检查

1. 抗原检测 应用 ELISA 法、免疫荧光法及放射免疫法等检测标本中的病毒抗原。

2. 核酸检测 应用 RT-PCR、基因芯片技术检测病毒核酸，并可鉴定型别。

（三）分离培养和鉴定

1. 细胞培养 常用白纹伊蚊 C6/36、Vero 及 BHK21 等细胞株培养病毒，人单核 - 巨噬细胞系及鼠单核 - 巨噬细胞系也可用于登革病毒的分离培养。接种病毒后 5～7 天，无论是否产生 CPE，均可直接进行病毒检测。

2. 动物接种 选用 1～3 日龄的小白鼠，脑内（0.01～0.02ml）和腹腔（0.03ml）联合接种，饲养观察 21 天。如出现行动迟缓、耸毛、弓背、共济失调、抽搐或瘫痪等表现时，提示可能有病毒增殖。

3. 蚊虫胸腔接种 用白纹伊蚊和埃及伊蚊做胸腔接种，将接种蚊在 28～30℃培养 8～10 天后，剖取蚊的脑及唾液腺压碎涂片，或直接用蚊头压碎涂片，用免疫荧光技术、酶免疫技术检测病毒。

（四）抗体检测

常用补体结合试验、红细胞凝集抑制试验、中和试验、ELISA 法、免疫荧光法等方法检测抗体。单份血清补体结合试验抗体效价超过 1：32，红细胞凝集抑制试验抗体效价超过 1：1280 者有诊断意义。双份血清抗体效价增高 4 倍或 4 倍以上有诊断意义。特异性 IgM 抗体检测有助于登革热的早期诊断。

第四节 出血热病毒

出血热病毒（hemorrhagic fever virus）是由节肢动物或啮齿类动物传播，引起病毒性出血热（viral hemorrhagic fever）的一大类病毒的统称，分别属于 5 个病毒科（表 30-1）。在我国已发现的有汉坦病毒、新疆出血热病毒、登革病毒及基孔肯雅热病毒。

表 30-1 人类出血热病毒分类

病毒科	病毒	媒介	疾病	分布
布尼亚病毒科				
汉坦病毒属	汉坦病毒	啮齿动物	肾综合征出血热	亚洲、欧洲、美洲、非洲
内罗病毒属	新疆出血热病毒	蜱	新疆出血热	中国新疆
	Rift 山谷热病毒	蚊	Rift 山谷热	非洲
黄病毒科				
黄病毒属	登革病毒	蚊	登革出血热	东南亚、南美
	黄热病病毒	蚊	黄热病	洲、南美
	Kyasanur 森林热病毒	蜱	Kyasanur 森林热	印度
	Omsk 出血热病毒	蜱	Omsk 热	西伯利亚
披膜病毒科				
甲病毒属	Chkungunya 病毒	蚊	Chkungunya 热	非洲、东南亚
砂粒病毒科				
砂粒病毒属	Lassa 病毒	啮齿动物	Lassa 热	西非
	Junin 病毒	啮齿动物	阿根廷出血热	南美
	Machupo 病毒	啮齿动物	玻利维亚出血热	南美

续表

病毒科	病毒	媒介	疾病	分布
线状病毒科				
线状病毒属	Marburg 病毒	未确定	Marburg 热	非洲、欧洲
	Ebola 病毒	未确定	Ebola 热	非洲

一、汉坦病毒

汉坦病毒（Hantavirus）归属于布尼亚病毒科（*Bunyaviridae*）汉坦病毒属（*Hantavirus*）。根据其抗原性及基因结构特征的不同，至少可以分为 23 个种，可引起人类致病的汉坦病毒至少有 11 种（表 30-2）。汉坦病毒最早在 1978 年从韩国汉坦河附近流行性出血热疫区捕获的黑线姬鼠肺组织中分离出，因而命名为汉坦病毒，作为肾综合征出血热（hemorrhagic fever with renal syndrome，HFRS）的病毒原始毒株。

表 30-2　汉坦病毒属种型别

病毒种	原始宿主	人类疾病	地理分布
汉坦病毒（Hantaan virus）	黑线姬鼠	HFRS	亚洲东部、欧洲东部
多不拉伐 - 贝尔格莱德病毒（Dobrava-Belgrade virus）	黄颈姬鼠	HFRS	欧洲东部（巴尔干半岛）
萨雷马病毒（Saaremaa virus）	黑线姬鼠	HFRS	欧洲
汉城病毒（Seoul virus）	褐家鼠	HFRS	亚洲东部、世界各地海港
普马拉病毒（Puumala virus）	棕背鼠	HFRS	欧洲北部、东部
安第斯病毒（Andes virus）	长尾矮小稻鼠	HPS	阿根廷、智利
牛轭湖病毒（bayou virus）	稻鼠	HPS	美国
污黑小河沟病毒（Black Creek Canal virus）	刚毛棉花鼠	HPS	美国
拉古纳内格拉病毒（Laguna Negra virus）	草原暮鼠	HPS	阿根廷、巴西等国家
辛诺柏病毒（Sin Nombre virus）	鹿鼠	HPS	美国西南部、西部
纽约病毒（New York virus）	白足鼠	HPS	美国

（一）临床意义

肾综合征出血热是由汉坦病毒、多不拉伐 - 贝尔格莱德病毒、汉城病毒及普马拉病毒引起的自然疫源性传染病。最早见于 1913 年前苏联海参崴地区，1935 年我国黑龙江流域首次发现，称之为"孙吴热""二道岗热"等，此后，疫区不断向南扩大，1942 年定名为流行性出血热，1982 年 WHO 统一命名为肾综合征出血热。该病在世界各地不断发生，疫区不断扩大，不同型别的新病毒不断被发现，成为一个严重的世界性的公共卫生问题。汉坦病毒肺综合征（Hantavirus pulmonary syndrome，HPS），是由辛诺柏病毒、黑港渠病毒及囚犯港病毒引起的自然疫源性传染病，1993 年首次暴发于美国。

病毒侵入人体后，经 1～3 周潜伏期，出现以高热、出血及肾损害为主的综合征。典型的 HFRS 可以分为发热期、低血压休克期、少尿期、多尿期及恢复期。病死率达 50%～78%。人感染后，血清中抗体出现较早，IgM 抗体于发热第 2 天即可测出，第 7～10 天达高峰。IgG 抗体在第 3～4 天出现，第 10～14 天达高峰，可持续多年。故病后可获持久免疫力。

（二）生物学特性

汉坦病毒为分节段单负链 RNA 病毒，病毒颗粒呈球形或椭圆形，平均直径 120nm，核衣壳外层有双层脂质包膜,包膜表面有刺突,为血凝抗原,含两种糖蛋白成分(G_1、G_2),在一定条件下可凝集鹅红细胞。其凝集鹅红细胞的活性在 pH 6.0~6.4 范围最强。

病毒可在人肺传代细胞(A_{549})、非洲绿猴肾细胞(VeroE6)、人胚肺二倍体细胞(2BS)及地鼠肾等细胞中生长,病毒增殖缓慢,一般不引起明显的 CPE,感染细胞仍可生长繁殖。病毒增殖时细胞胞质内胞核周围可出现特殊形态的包涵体,包涵体由病毒核衣壳蛋白构成,并含病毒 RNA。动物中以黑线姬鼠、小鼠及乳鼠等易感,实验感染后在鼠肺、肾等组织中可检出大量病毒。

病毒对脂溶剂乙醚、氯仿等敏感,对酸、热的抵抗力弱,在 60℃经 1 小时可被灭活。在 4~20℃相对稳定,可较长时间维持其传染性。

(三)微生物学检验

1. 标本采集与处理 无菌采集患者血液、尸体标本或疫区鼠肺标本。血清学诊断需采集双份血清检测抗体水平。

2. 标本直接检查

(1)显微镜检查:新分离到的病毒可通过电镜观察鉴定其形态特征。

(2)抗原检测:用已知恢复期患者血清,采用免疫荧光法、免疫酶染色法检测抗原。

(3)核酸检测:用 S 或 M 基因片段特异探针,与待检标本进行核酸杂交试验,或用 RT-PCR 法检测病毒 RNA,可辅助诊断汉坦病毒感染。

3. 分离培养和鉴定 病毒的分离培养需在生物安全 3 级实验室(BSL-3)进行。采集患者血液、尸体标本或疫区鼠肺标本悬液,接种于 VeroE6 或 A_{549} 细胞中培养。连续传 3~5 代,阳性细胞数增多,制备待检病毒细胞抗原片。

4. 抗体检测 是最常用的检验方法,包括对特异性 IgM 或 IgG 抗体的检测,常用的检验方法有 IgM 捕获 ELISA 法、IgM 捕获法胶体金标记试纸条快速检测法、间接 ELISA 法、免疫荧光试验(IFA)、血凝抑制试验(HI)等。双份血清 IgG 抗体效价增高 4 倍或 4 倍以上者,有诊断意义。

二、新疆出血热病毒

新疆出血热病毒在分类上属于布尼雅病毒科、内罗病毒属(Nairovirus)的克里米亚 - 刚果(Crimean-Congo)出血热病毒血清组成员。在我国因是从新疆塔里木盆地出血热患者的血液、尸体的肝、脾及肾,以及在疫区捕获的硬蜱中分离获得,故得名新疆出血热病毒。

(一)临床意义

新疆出血热是荒漠牧场的自然疫源性疾病。有严格的地区性和明显的季节性。野生啮齿动物如子午砂鼠、塔里木鼠,以及山羊、骆驼及马等家畜是主要储存宿主,硬蜱是传播媒介。病毒侵入人体后,经 2~10 天潜伏期后发病,表现为发热、全身肌肉疼痛、中毒症状及出血,但无肾综合征,病死率 10%~30%。病后机体能产生多种抗体,可获得持久免疫力。

(二)生物学特性

病毒呈球形,直径 90~120nm,核酸为单正链 RNA,核衣壳为 20 面体立体对称,外有包膜,表面有血凝素。能用鸡胚分离传代。1~4 日龄乳鼠对本病毒有很高的感受性,可用于病毒的分离及传代。抵抗力与 HFRSV 相似。其抗原性与 HFRSV 无交叉反应。

(三)微生物学检验

主要是进行病毒分离和应用 ELISA、免疫荧光法检测中和抗体、补体结合抗体及血凝抑制抗体。

第五节　狂犬病病毒

狂犬病病毒（rabies virus）是一种嗜神经性病毒，属弹状病毒科（*Rhabdoviridae*）狂犬病毒属（*Lyssavirus*）。该病毒可引起犬、猫及多种野生动物自然感染，通过动物咬伤、抓伤及密切接触等形式在动物间和动物-人之间传播导致狂犬病（rabies）。目前对狂犬病尚无有效的治疗方法，一旦发病，死亡率几乎100%。

一、临 床 意 义

人对狂犬病病毒普遍易感，80%以上病例是由病犬传播，有时也可因猫、狼、狐狸、吸血蝙蝠等其他带毒动物咬伤而感染。患病动物唾液中含大量病毒，发病前5天就具有传染性。人被患病动物咬伤后发病率为30%～60%，潜伏期一般为1～3个月，但也有短至1周或长达数年的。被咬伤部位距离头部越近、伤口越深及伤者年龄越小，则潜伏期越短，此外，还与伤口内感染的病毒数量、宿主免疫力等有关。

狂犬病毒对神经组织亲和力强，病毒在咬伤部位的肌纤维细胞中增殖后，通过神经肌肉接头侵入周围神经，沿传入神经轴索上行至中枢神经系统，在神经细胞内大量增殖并引起中枢神经系统损伤，以脑干、小脑为主，此时患者出现以神经症状为主的临床表现，如幻觉、神经错乱、痉挛及麻痹等。病毒在从中枢神经系统沿传出神经侵入全身各组织和器官，如唾液腺、舌部味蕾、泪腺、肺及肾上腺等，引起迷走神经、舌咽神经核及舌下神经核受损，导致呼吸肌、吞咽肌痉挛，出现呼吸困难、吞咽困难等症状，甚至听见流水声也出现特有的喉头肌痉挛症状，视水生畏，故狂犬病又称恐水症（hydrophobia）。患者的早期症状有不安、发热、头痛、乏力、流泪及流涎等，继而出现的典型的症状为极度兴奋、狂躁不安及恐水症，典型症状持续3～5天后转入麻痹、昏迷状态，最后因呼吸及循环衰竭而死亡。

二、生物学特性

狂犬病病毒呈子弹状，长100～300nm，直径为60～85nm（图30-1），由包膜和核衣壳组成，核心为单负链RNA，长12kb，主要编码五种蛋白：①核蛋白（nucleoprotein，N），是病毒属特异性抗原；②包膜表面糖蛋白（glycoprotein，G），构成糖蛋白刺突，能与神经细胞表面的病毒受体结合，与病毒的感染性、血凝性和毒力相关，可诱导宿主产生中和抗体和细胞免疫应答；③病毒衣壳基质蛋白（matrix protein 1，M1），是狂犬病毒群特异性抗原；④包膜基质蛋白（matrix protein 2，M2），为病毒表面抗原；⑤大蛋白（large protein，L），也称转录酶蛋白，位于核衣壳内，为依赖RNA的RNA聚合酶。

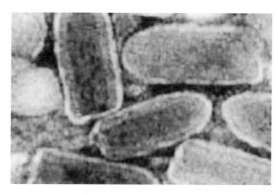

图30-1　狂犬病病毒电镜照片（×200 000）

狂犬病病毒的动物宿主范围很广,可感染所有的温血动物。在易感动物或人的中枢神经细胞(主要是大脑海马回的锥体细胞)中增殖时,可在胞质内形成一个或多个嗜酸性、圆形或椭圆形及直径 20~30nm 的包涵体,称为内基小体(negri body),具有诊断价值(图 30-2)。病毒在鸡胚、地鼠肾细胞中能够增殖,一般不引起细胞病变。

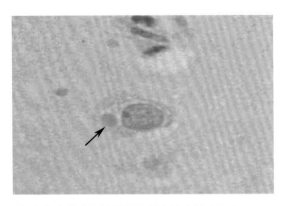

图 30-2 狂犬病病毒感染神经细胞质中的内基小体(×1000 HE 染色)

三、微生物学检验

根据动物咬伤史和(或)典型的临床症状可以临床诊断狂犬病,但对于发病早期或咬伤不明确的可疑患者,应及时进行微生物学检验进行确诊。

(一)标本采集与处理

无菌采集患者唾液、脑脊液、尿沉渣、角膜印片、皮肤切片(含毛束)及血清。

(二)标本直接检查

1. 显微镜检查 死亡患者可制备脑组织印片和病理切片,HE 染色观察内基小体,阳性率为 70%~80%。

2. 抗原检测 通过荧光抗体染色技术检测患者唾液、尿沉渣、角膜印片及皮肤切片(含毛束)中的病毒抗原,也可以应用 ELISA 法检测脑脊液、唾液标本中的病毒核蛋白。

3. 核酸检测 应用 RT-PCR 法检测标本中狂犬病病毒 RNA,此法敏感、快速及特异性高。

(三)分离培养和鉴定

取患者唾液、脑脊液或死后脑组织接种易感动物分离病毒,经中和试验鉴定可确诊,该法时间长,阳性率低。

(四)抗体检测

病毒感染 1 周左右,患者血清中的中和抗体效价开始上升,采用 ELISA 检测患者血清中的中和抗体。接种过疫苗的可疑患者中和抗体效价必须超过 1:5000 以上才能诊断。

(五)捕捉动物观察

对咬伤人的可疑动物应将其捕获隔离观察,若 7~10 天动物不发病,一般认为该动物没有患狂犬病或咬人时唾液中尚无狂犬病病毒。若在观察期间发病,应将其杀死,取脑海马回组织印片和病理切片,检测病毒抗原和内基小体。

第六节 人乳头瘤病毒

人乳头瘤病毒(human papilloma virus, HPV)属于乳多空病毒科(*Papovaviridae*)乳头瘤病毒属(*Papillomavirus*)。目前已发现 100 多个型别,各型之间的 DNA 同源性小于 50%。

一、临 床 意 义

人类是 HPV 的唯一自然宿主。HPV 的传播主要通过直接接触感染者病损部位或间接接触病毒污染物品,新生儿科在通过产道时感染。病毒感染仅停留于局部皮肤和黏膜中,不产生病毒血症,易形成持续性感染。

HPV 主要侵犯人的皮肤和黏膜,引起不同程度的增生性病变,不同型别的 HPV 侵犯部位和所致疾病不同(表 30-3),其中以尖锐湿疣(condyloma acuminatum,CA)和宫颈癌危害最大。尖锐湿疣又称生殖器疣、性病疣,通过性接触传播,占我国性病的第二位,主要侵犯男性阴茎、肛门及周围皮肤以及女性外阴、阴道等部位。病损部位产生粉红色软质团块,突出于表皮,表面粗糙,有肉质的蒂柄,常融合成大团块。

表 30-3 HPV 主要型别及所致人类疾病

HPV 型别	相关疾病
皮肤	
1、4	跖疣
2、4、26、27、29、54	寻常疣
3、10、28、41	扁平疣
7、40	屠夫寻常疣
5、8、9、12、14、15、19~25、36	疣状表皮增生异常
黏膜	
6、11	尖锐湿疣
6、11	喉乳头瘤、口腔乳头瘤
16、18	宫颈上皮内瘤及宫颈癌密切相关
31、33、35、45、51、52、56、58	宫颈上皮内瘤及宫颈癌中度相关

二、生 物 学 特 性

HPV 呈球形,直径 52~55nm,20 面体立体对称,无包膜,病毒基因组为双链环状 DNA,大小 7.8~8.0kb。

HPV 的复制增殖与宿主上皮细胞分化阶段相关。HPV DNA 在人皮肤基底层细胞内呈静息状态,随着基底层细胞向表皮层分化,病毒开始在棘细胞内复制表达早期基因产物,而病毒晚期基因的表达和结构蛋白合成则在颗粒细胞层的核内进行,这种独特的增殖方式使 HPV 的组织培养至今尚未成功。

三、微 生 物 学 检 验

根据病史及典型临床表现即可作出诊断。但对于不典型者,需进行微生物学检验进行确诊。

(一)标本采集与处理

无菌采集患者局部皮肤黏膜病变组织或血清。

(二)标本直接检查

1. 抗原检测 采用免疫组化法检测病变组织中的 HPV 抗原。

2. 核酸检测 采用核酸杂交或 PCR 技术检测病毒 DNA,进行早期诊断和型别鉴定。

(三)抗体检测

用基因工程表达制备的晚期蛋白或用病毒样颗粒(VLP)检测患者血清中的 HPV 型特异性抗体。

(王海河)

本章小结

　　流行性乙型脑炎病毒为单正链 RNA，有包膜。病毒是流行性乙型脑炎的病原体，主要通过三带喙库蚊传播。C6/36 是最常用的病毒分离培养细胞；免疫荧光技术和 ELISA 法检测发病初期患者血液及脑脊液中乙脑病毒抗原，RT-PCR 检测病毒核酸用于早期快速诊断。

　　森林脑炎病毒为单正链 RNA 病毒，有包膜。病毒通过森林硬蜱传播，主要侵犯人和动物的中枢神经系统，引发自然疫源性疾病森林脑炎。登革病毒有 4 个血清型。主要通过伊蚊传播，引起人类登革热、登革出血热。

　　汉坦病毒为单负链 RNA 病毒，归属于布尼亚病毒科汉坦病毒属。根据其抗原性及基因结构特征的不同，至少可以分为 6 个种。其中汉坦病毒、多不拉伐 - 贝尔格莱德病毒、汉城病毒和普马拉病毒为肾综合征出血热的病原体。病毒的分离培养需在生物安全 3 级实验室（BSL-3）进行。特异性 IgM 或 IgG 抗体的检测是最常用的检验方法，病毒核酸检测可作为早期诊断的辅助方法。

　　狂犬病病毒为单负链 RNA 病毒，有包膜。病毒感染引起狂犬病，又称恐水症，为人、畜共患的自然疫源性疾病。狂犬病的临床诊断主要依赖动物咬伤史和特征性的临床表现，实验室诊断主要是免疫荧光技术和 ELISA 技术检测病毒核蛋白；RT-PCR 法检测病毒 RNA；死亡患者脑组织病理切片检查内基小体。

　　人乳头瘤病毒（HPV）是一类小 DNA 病毒，无包膜。主要侵犯人的皮肤和黏膜，引起不同程度的增生性病变，其中以尖锐湿疣和宫颈癌危害最大。临床医生常根据病史及典型的临床表现可作出诊断，目前无法进行体外分离培养，实验室多用 PCR 技术检测病毒 DNA 进行诊断。

第三十一章
血液标本的细菌学检验

通过本章学习,你将能回答以下问题:

1. 什么叫血流感染?
2. 血液培养标本的采血指征有哪些?血液标本的采集及运送应注意哪些事项?
3. 血液标本的培养方法有哪些?
4. 如何解读血培养的阳性结果?

正常人的血液中是无菌的,当细菌侵入血液引起菌血症或败血症时,血液标本中可检出相应病原菌,提示菌血症或败血症。血流感染(blood stream infection)是指各种病原微生物侵入血循环,在血液中繁殖,释放毒素和代谢产物,并诱导细胞因子释放,引起全身感染、中毒和全身炎性反应,进一步导致血压下降、凝血和纤溶系统的改变,引起全身多器官功能障碍的综合征。血流感染包括菌血症和脓毒症。当少量细菌侵入血液循环,为一过性,不繁殖或者很少繁殖,不引起或仅引起轻微的炎症反应者称为菌血症(bacteremia),若有全身性炎症反应的表现称为脓毒症(sepsis)。血液标本的细菌培养是诊断菌血症的基本而重要的方法,若从患者血液中检出细菌,一般视为病原菌感染。

第一节 标本采集、运送和验收

一、采 集 指 征

患者出现以下一种或同时具备几种临床表现时,可作为血培养的重要指征:

1. 发热(≥38℃)或低温(≤36℃),以间歇弛张型多见,革兰阴性杆菌(如大肠埃希菌)引起的感染可见双峰热。

2. 寒战。

3. 白细胞增多(>$10.0×10^9$/L,特别是有"核左移"时)。

4. 粒细胞减少(<$1.0×10^9$/L)。

5. 血小板减少。

6. 皮肤、黏膜出血等。

对新生儿可疑菌血症,不仅应做血培养,还应同时做尿液和脑脊液培养。老年菌血症患者可能不发热或体温不降低,如伴有身体不适、肌痛或卒中,可能是感染性心内膜炎的重要指征,亦应进行血培养检测。

二、标本的采集

（一）采集部位

通常采集肘部静脉血。疑似细菌性心内膜炎时，以肘动脉或股动脉采血为宜。对疑为伤寒病人，在病灶处严格消毒后抽取血液注入培养瓶内做增菌培养。

（二）皮肤消毒程序

血培养应该按照标准程序进行采集，严格执行无菌操作。在静脉穿刺部位固定后，应用 70% 异丙醇酒精消毒血培养瓶盖使其干燥。静脉穿刺部位的皮肤消毒严格执行以下三步法：

1. 70% 异丙醇酒精擦拭静脉穿刺部位 30 秒以上。

2. 1%～2% 碘酊作用 30 秒或 10% 碘伏 60 秒，从穿刺点向外画圈消毒至消毒区域直径 3cm 以上。

3. 70% 异丙醇酒精脱碘　对碘过敏的患者，用 70% 异丙醇酒精消毒 60 秒，待消毒剂挥发干燥后采血。

（三）静脉穿刺和培养瓶接种程序

1. 在穿刺前或期间，为防止静脉滑动，可戴乳胶手套固定静脉，不可接触穿刺点。

2. 用注射器无菌穿刺取血后，勿换针头（若行第二次穿刺，应换针头），直接注入血培养瓶，或严格按厂商推荐方法采血。

3. 血标本接种到培养瓶后，轻轻颠倒混匀以防血液凝固。立即（或采血后不超过 1 小时）送检，切勿冷藏或冷冻。

（四）采血时间

1. 只要怀疑血液细菌感染，应立刻采集。

2. 尽可能在抗菌药物使用前采集　在抗菌药物使用之前或在血中抗生素浓度低谷时采血，如难以避免，则选用能中和或吸附抗菌药物的培养基。

3. 对间歇性寒战或发热应尽量于高热、寒战高峰到来之前 0.5～1 小时采集，或于寒战或发热后 1 小时采集。

（五）采血量

自动化仪器要求每个培养瓶采血量是成人 8～10ml，儿童 3～5ml，婴幼儿不少于 1～2ml。手工配制培养基要求血液和肉汤之比应为 1∶5～1∶10，以稀释血液中的抗生素、抗体等杀菌物质。当血培养的血量在 2～30ml 的范围内，成人血培养阳性率与血量成正比。

（六）血培养次数

为获得较高的阳性率，应做到以下几点：

1. 1 小时内应采集 2～3 份血培养（一次静脉采血注入多个培养瓶应视为单份血培养，成人患者建议同时采用需氧瓶和厌氧瓶，儿童患者因为很少见厌氧菌感染，因此推荐使用两瓶需氧瓶）。最好分别于不同部位采血，如左、右肘静脉、颈静脉。

2. 疑为急性原发性菌血症、真菌菌血症、脑膜炎、关节炎或肺炎，推荐在不同部位同时采集 2～3 份标本。

3. 不明原因发热　先抽取 2～3 份标本，如仍为阴性结果，应在 24～36 小时后估计体温升高之前（通常在下午）再采集两份以上。

4. 可疑菌血症或真菌菌血症，但血培养持续阴性，应改变血培养方法，以获得罕见或苛养的微生物。

5. 可疑细菌性心内膜炎　应在 1～2 小时内在 3 个不同部位采血，亚急性细菌性心内膜炎患者第 1 天应在 3 个不同部位采血培养，如 24 小时为阴性，应再采集 2 份血标本。

（七）血培养种类

根据病情和需要选择需氧、厌氧、小儿、真菌／结核血培养瓶，在病情危重、原因不明时，可同时选择几种培养瓶，尽快得到阳性结果以获得治疗时机。采血时，患者往往正在接受抗菌药物治疗，这些抗生素可能抑制细菌的检出。对此，连续监测血培养系统的培养基配方已被改进，添加树脂或专有的活性炭，旨在消除抗菌药物，提高血培养的阳性率。

三、标本的运送

血液标本采集后应立即送检，1 小时内运送至细菌室放入培养箱。如不能立即送检，宜室温保存。血培养瓶在接种前、接种后均不得冷藏或冷冻，否则会导致某些病原微生物死亡。

四、标本的验收

血培养瓶运送至实验室后要进行验收：

1. 检查培养瓶是否有渗漏、破裂或明显污染。

2. 检查瓶子上的标签与申请单是否相符。

3. 检查血液标本是否适量，血液是否凝固。

对于不合格血培养标本应注明原因退回，并立即与临床医师联系，要求重新留取标本，并做记录。

第二节　细菌学检验

一、检　验　程　序

血液培养标本的细菌学检验程序见图 31-1。

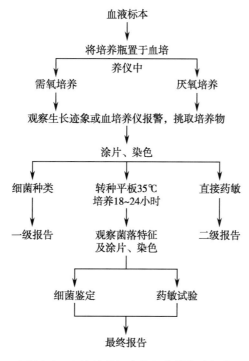

图 31-1　血液培养标本的细菌学检验程序

笔记

二、检验方法

（一）一般细菌的培养和鉴定

将血液标本注入商品化或手工配制的血培养瓶中，置于自动化培养仪进行培养。根据肉眼观察，对有细菌生长迹象（表 31-1）或全自动血培养仪发出阳性警报的血培养瓶应及时作出如下检验：用无菌注射器将报警阳性的培养液抽出做涂片镜检，根据菌落特征及菌体染色镜检形态，可得出初步结论。同时立即转种需氧血琼脂平板、麦康凯和巧克力色琼脂平板；厌氧菌转种厌氧血平板，进行需氧和厌氧培养及药敏试验。

表 31-1　培养瓶中有细菌生长时的不同反应

反应	菌种
浑浊并有凝块	金黄色葡萄球菌
均匀浑浊，发酵葡萄糖产气	大多为革兰阴性菌
微浑浊，有绿色变化	肺炎链球菌
表面有菌膜，培养液清晰，底层溶血	枯草杆菌
表面有菌膜，膜下呈绿色浑浊血细胞层上面出现颗粒状生长，有自上而下的溶血	铜绿假单胞菌
血细胞层上面出现颗粒状生长，有自上而下的溶血	溶血性链球菌
厌氧培养瓶有变化，而需氧培养瓶无细菌生长	可能为厌氧菌

（二）特殊细菌培养方法

1. 分枝杆菌　可用特殊培养基接种血标本，采血量为 5ml；此外，使用裂解、离心技术、商品培养基均可用于分离分枝杆菌。

2. 真菌　使用商品化需氧血培养瓶、双相培养基、裂解-离心技术或脑心浸液肉汤均可分离到血液中的真菌，一般念珠菌培养 5～7 天即可生长，阴性结果应于 22～30℃培养 30 天后发出报告。

3. 苛养菌　对疑为某些营养要求苛刻、生长速度迟缓的革兰阴性杆菌（如嗜沫嗜血杆菌、伴放线杆菌、金氏杆菌、军团菌、布鲁菌等）引起的心内膜炎血培养标本，主张延长培养时间至 2～4 周，并转种特殊营养培养基进行培养。

第三节　报告与解释

一、阳性结果报告

从血标本进入实验室后，快速进行一系列检查，随时将可能对诊断、治疗有价值的信息通知临床，通常分为三级。

1. 一级报告（初级报告）　自动血培养仪报警阳性或有生长迹象时，以无菌操作方式抽取肉汤 2～3 滴进行涂片，革兰染色镜检。将镜检染色结果报告临床医生，以供初步选择使用抗菌药物，此为一级报告。

2. 二级报告（中级报告）　肉汤培养物涂片革兰染色镜检为纯的细菌，转种平板培养结果于 8～12 小时，或获初步鉴定和药物敏感试验报告，应立即通知临床医生，此为二级报告。

3. 三级报告（最终报告）　将分离菌最终通过手工或仪器进行菌种鉴定和药敏试验，结果与初级报告对比，做出最终正式报告（三级报告），包括革兰染色结果、鉴定结果、药敏结果、结果评价和建议。通知临床以检查用药正确与否或更改治疗方案。

二、阴性结果报告

血培养 72 小时未见细菌生长，应通知临床医师，以便做相应处理，但一般细菌要培养至第 5 天方可发阴性报告，如继续培养发现有菌生长，可补发报告。厌氧菌亦应培养至第 5 天方可发出血培养阴性报告。如怀疑亚急性细菌性心内膜炎、布鲁菌、真菌及钩端螺旋体感染，如 5 天为阴性可继续培养至 4 周，并在培养结束时盲转至营养丰富的血琼脂，置微需氧环境中培养。

（李 敏）

第三十二章
尿液标本的细菌学检验

通过本章学习,你将能回答以下问题:

1. 尿液标本的送检指征有哪些?样本的采集及运送有什么注意事项?
2. 尿液标本应该怎样培养与鉴定?
3. 尿液标本检测结果应该如何解读?

泌尿系感染(urinary tract infection)是指大量微生物在尿路中生长繁殖而引起的尿路炎症,为最常见的感染性疾病。发病率约占人口的 2%,多见于成年女性。根据感染部位可分为上尿路感染(主要有肾盂肾炎)及下尿路感染(主要有膀胱炎和尿道炎),感染的病原菌种类也因尿路感染的部位不同而不同。诊断尿路感染最常用的方法是进行尿液标本的细菌学检查,其可以反映肾脏、膀胱、尿道、前列腺等处的炎症变化,从而帮助临床医生做出正确诊断,相应的药物敏感试验对指导临床合理利用抗生素也有很重要的意义。

第一节　标本采集、运送和验收

一、采 集 指 征

有下列情况之一者,应进行尿培养:

1. 有典型的尿路感染症状。
2. 肉眼脓尿或血尿。
3. 尿常规检查表现为白细胞或亚硝酸盐阳性。
4. 不明原因的发热,无其他局部症状。
5. 留置导尿管的患者出现发热。
6. 膀胱排空功能受损。
7. 泌尿系统疾病手术前。

二、标本的采集

标本采集应尽量在未使用抗生素之前,注意避免消毒剂污染标本,采集晨尿标本,保证尿液在膀胱内停留 4 小时以上。

1. 清洁中段尿　最好留取早晨清洁中段尿标本,嘱咐患者睡前少饮水,清晨起床后用肥皂水清洗会阴部,女性应用手分开大阴唇,男性应翻上包皮,仔细清洗,再用无菌水冲洗尿道口周围;开始排尿,将前段尿弃去,中段尿 10~20ml 直接排入专用的无菌容器中,立即送检,2 小时内接种。该方法简单、易行,是最常用的尿培养标本收集方法,但很容易受到会阴部细菌污染,应由医护人员采集或在医护人员指导下由患者正确留取。

2. 直接导尿和耻骨上膀胱穿刺 直接导尿用导尿管直接经尿道插入膀胱,获取膀胱尿液,可减少尿液标本污染,准确反映膀胱感染情况。膀胱穿刺的操作方法为:耻骨上皮肤经碘酊消毒后,再以 75% 的乙醇擦拭,用无菌注射器做膀胱穿刺,吸取尿液后排出注射器内的空气,针头插于无菌橡皮塞上送检,膀胱穿刺尿主要用于厌氧菌培养。

用于收集尿培养标本的方法有多种,其中耻骨上膀胱穿刺法是评估膀胱内细菌感染的"金标准",直接导尿法也能准确地反映膀胱感染情况,但这两种方法,均需临床医师操作,给患者带来一定的痛苦,不易为患者接受,同时也可能将外源性细菌引入膀胱,导致并发感染,一般不提倡使用。清洁中段尿是最常用的获得尿培养标本的方法,但在留取标本前须向病人详细说明标本的留取方法和注意事项,以保证留取标本的质量。

三、标本的运送

1. 采集容器的要求 洁净、无菌、加盖、封闭、防渗漏、盒盖易于开启、不含防腐剂和抑菌剂。

2. 注意事项 标本采集后应及时送检、及时接种,室温下保存时间不得超过 2 小时(夏季保存时间应适当缩短或冷藏保存),4℃冷藏保存时间不得超过 8 小时,但应注意冷藏保存的标本不能用于淋病奈瑟菌培养。

四、标本的验收

(一)申请单验收

要求尿培养申请单除患者的基本信息以外还应包括标本收集时间、收集方式、是否已使用抗生素等,验收时应检查申请单是否填写完整。

(二)标本验收

1. 检查标本标识是否与申请单相符。

2. 检查标本容器有无溢漏、渗出,是否加盖。

3. 检查送检时间是否超过规定的标本保存时间。

(三)不合格标本处理

对下列不合格的尿标本应拒收:

1. 申请单项目与标本不符。

2. 采集尿标本未用无菌容器留取。

3. 送标本的时间已明显拖延。

对申请单信息不全者应设法与临床医师取得联系,补充完整信息;对标识不符、送检容器不合格,送检时间超过规定时间的标本应注明原因,退回,要求重新留取标本,并做记录。

第二节 细菌学检验

一、检验程序

尿液标本的细菌学检验程序见图32-1。

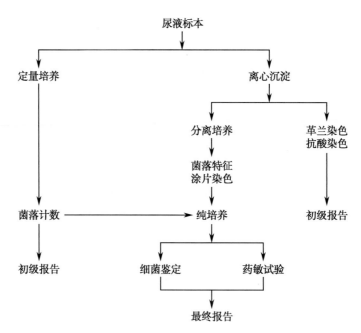

图 32-1　尿液标本的细菌学检验程序

二、检 验 方 法

（一）标本的显微镜检查

尿路感染标本可直接做细菌培养，无需常规进行涂片检查。对于临床怀疑淋病奈瑟菌、假丝酵母菌或结核分枝杆菌感染的标本可用无菌吸管吸取尿液 5～10ml 置无菌试管中，3000～4000r/min 离心 30 分钟，倾去上清液，取沉渣涂片，行革兰染色或抗酸染色后镜检。

（二）标本的培养和鉴定

1. 细菌培养

（1）一般培养

1）取中段尿，离心沉淀后，取沉淀物接种于血琼脂平板和麦康凯（或 EMB）琼脂平板上，35℃培养 18～24 小时，观察有无菌落生长。根据菌落特征和图片、染色结果，选择相应的方法作进一步鉴定。如培养 2 日无细菌生长，即可弃去。

2）对怀疑有苛养菌感染者应用耻骨上膀胱穿刺法或导尿法采集样本，加种一块巧克力色琼脂平板，置 5% CO_2 环境中培养 48 小时。

（2）定量培养

1）直接划线法：本方法操作比较简便。直接划线接种法的关键是应保证接种量的准确性，可使用 1μl 或 10μl 的定量接种环，方法是将接种环校准后，以垂直方向持拿，使环圈刚好浸入尿液表面（不可使尿液碰到环上方的环柄），取尿液进行接种。若定量接种环含量为 1μl，则整个平板菌落数乘以 1000，即得到每毫升尿液中的含菌数。对导尿、耻骨上膀胱穿刺和已使用抗生素治疗的病人的标本应增加一个 10μl 接种量。无定量接种环的实验室，可使用无菌的 5μl 微量移液器吸取尿液加入平板，再用接种环划线接种，将平板菌落数乘以200，即为每毫升尿液中所含有的细菌数（CFU/ml）。若菌落生长过多，超过 100 个，则不必计算，可报告"菌落数 >10^5CFU/ml"。

2）倾注平板法：将无菌生理盐水 9.9ml 分装在大试管中，加入被检尿液 0.1ml，充分混匀，取此液 1ml 放入直径 9cm 灭菌平皿内，加入已融化并冷却至 50℃的琼脂培养基 15ml，立即充分混匀，待凝固后置 35℃培养，计数菌落数，乘以 100 即为 1ml 尿液中细菌数。此为标准法,但由于手续烦琐,一般少用。

（3）特殊培养

1）淋病奈瑟菌培养：可将标本离心后取尿沉渣进行培养,以提高阳性率。

2）厌氧菌培养：必须用膀胱穿刺尿进行培养,接种厌氧琼脂平板。

3）结核分枝杆菌培养：收集 20 小时沉渣尿或者全部晨尿,静置数小时,取沉淀尿 15～20ml,也可采用导尿。

2. 细菌鉴定和药敏试验　对于菌落计数结果有意义的临床分离菌均需要鉴定到种属并进行药敏试验。

第三节　报告与解释

正常情况下从肾脏排泌至膀胱的尿液是无菌的,但膀胱中的尿液经尿道排出体外时可受到下尿道中正常菌群的污染,而出现细菌。因此对不同方法获取的尿液标本培养结果需正确评价,才能有效指导临床合理治疗。一般认为,清洁中段尿标本中单种细菌菌落数 $>10^5$ CFU/ml 可能为感染; $<5 \times 10^4$ CFU/ml 可能为污染,在两者之间需要根据具体情况进行评估。不同来源标本结果解释见表 32-1。

表 32-1　不同来源标本结果解释及实验室处理方法

标本来源	菌落数 CFU/ml	结果解释及实验室处理
清洁中段尿	$<5 \times 10^4$	无意义,仅报告菌落数及革兰染色特征,并注明是纯培养或是混合菌生长
	$(5 \sim 10) \times 10^4$	纯培养有意义,报告菌落计数和细菌鉴定、药敏试验结果;混合菌生长无意义,仅做革兰染色镜检,并报告镜检结果
	$>10^5$	纯培养或混合菌生长,其中某种菌落数 $\geq 10^5$ 者有意义,需进行细菌鉴定和药敏试验;4 种及以上细菌生长无意义,报告标本污染,建议重新送检
导尿	$>10^3$	3 种以内细菌生长都有意义,对 2 种主要生长菌需进行细菌鉴定和药敏试验;4 种及以上细菌生长无意义,报告标本污染,建议重新送检
耻骨上膀胱穿刺	任意数目	都有意义,所有细菌均需做细菌鉴定和药敏试验

一、阳性结果报告

1. 无明确意义的阳性结果报告　报告菌落数、革兰染色形态特征,并注明是纯培养或是混合菌生长。

2. 有意义的阳性培养结果报告　报告菌落计数、细菌种属名称及标准抗菌药物敏感性试验结果。

二、阴性结果报告

培养 48 小时无菌落生长,即为阴性。接种 1μl 尿量者,应报告"培养 48 小时,菌落计数 $<10^3$ CFU/ml";接种 10μl 尿量者,应报告"培养 48 小时,菌落计数 $<10^2$ CFU/ml"。

（李　敏）

第三十三章
粪便标本的细菌学检验

> 通过本章学习，你将能回答以下问题：
>
> 1. 粪便标本采集和运输过程中应注意哪些问题？
> 2. 粪便中常见致病菌的涂片染色特点是什么？
> 3. 如何进行粪便中常见致病菌的培养和鉴定？

引起腹泻的最常见原因为感染，感染性腹泻的病原包括各种细菌、真菌、病毒、原虫及寄生虫等，经口腔进入消化道后在一定条件下导致肠道黏膜炎症、吸收或分泌功能障碍。腹泻一般分为以下几类：

1. 吸收不良性腹泻　病原体吸附、侵入上皮细胞并侵犯黏膜固有层，但不破坏黏膜，粪便为水样，偶见黏液和白细胞。主要见于致病性大肠埃希菌。

2. 分泌性腹泻（产肠毒素性腹泻）　病原体吸附于肠黏膜表面，不破坏其完整性，产生毒素导致腹泻。粪便呈水样、米泔样，白细胞少见或阴性，如摄入被细菌毒素污染的食物，培养可呈阴性结果。患者中毒症状较轻，但可呈轻重程度不同的脱水。主要病原菌包括霍乱弧菌、产肠毒素大肠埃希菌、金黄色葡萄球菌、艰难梭菌、变形杆菌属、气单胞菌属、蜡样芽胞杆菌等。

3. 侵袭性腹泻　病原体侵入上皮细胞并在其中繁殖，破坏肠黏膜，形成结肠黏膜损伤或溃疡。粪便呈黏液、脓血状，镜检可见大量白细胞。临床中毒症状重，发热、腹痛、里急后重等常见，脱水少见。常见病原菌包括志贺菌属、沙门菌属、侵袭性大肠埃希菌、肠出血性大肠埃希菌、空肠弯曲菌、小肠结肠炎耶尔森菌等。

此外广谱抗菌药物、放疗、化疗药物及激素类药物的长期不规范应用以及各种侵入性操作也可以引起继发性肠道感染，常见的病原菌包括艰难梭菌、金黄色葡萄球菌、铜绿假单胞菌、变形杆菌属细菌、致泻性大肠埃希菌、非结核分枝杆菌、念珠菌等。

第一节　标本的采集、运送和验收

一、采集指征

对粪便或直肠拭子（但必须有可见的粪便标本）进行细菌学检查的目的主要是确定感染性腹泻和食物中毒的病原体。当患者出现腹泻并伴随下列临床表现时应进行粪便的细菌学检查：

1. 排便次数≥3次/日，粪便性状异常（稀便、水样便、黏液脓血便）。

2. 排便时有腹痛、下坠、里急后重、肛门灼痛等症状。

3. 发热、恶心、呕吐、食欲明显降低及全身不适等症状。

二、标本的采集

标本采集应尽可能在发病急性期和抗生素治疗前进行，以提高致病菌的检出率。一般每天采集 1 份标本，连续 3 天，共采集 3 份标本。如怀疑是沙门菌感染引起的肠热症时可于发病 2 周后采集标本。采集方法主要包括以下两种：

1. 自然排便采集 自然排便后，挑取有黏液、脓血部位的粪便（2～3g），液体粪便取絮状物 2～3ml，放置于无菌容器内，或保存液或增菌培养基中及时送检。如不能及时送检，应按 1∶10 的比例与磷酸盐甘油缓冲液（pH 7.0）充分混合后保存。

2. 直肠肛拭采集 对于排便困难患者或婴幼儿，可用肥皂水清洗肛门周围，用无菌盐水、保存液或增菌液湿润的采样拭子或玻璃采便器插入肛门，成人 4～5cm，儿童 2～3cm，与直肠黏膜表面接触，轻轻旋转后取出，置于卡 - 布（Cary-Blair）运送培养基或磷酸盐甘油缓冲液（pH 7.0）中送检。

注意：盛装标本的容器应清洁无菌，不含防腐剂，不宜使用纸盒。

三、标本的运送

标本采集后应尽快送检，室温条件下标本应于 2 小时送至实验室，采用磷酸盐甘油缓冲液（pH 7.0）或拭子转运系统保存的标本室温不超过 24 小时，艰难梭菌培养标本在 4℃ 环境不超过 24 小时，否则应置于 −20℃ 以下保存。特别是志贺菌属细菌对理化因素抵抗力较弱，对酸性环境敏感，延迟送检可因粪便中其他细菌产酸而导致其死亡。保存弯曲菌与弧菌的标本需加入 $CaCl_2$（100mg/L）。卡 - 布（Cary-Blair）运送培养基适合标本的长途运输，但保存时间也不应超过 72 小时。直肠拭子保存时间室温不超过 24 小时。对于高度怀疑为霍乱的标本应按高致病性微生物的安全运送要求送检。

四、标本的验收

检查申请单信息填写是否完整、正确，包括标本采集时间、采集方式、抗生素使用情况、标本量是否足够、标本容器有无渗漏等。出现以下情况应拒绝接受标本，并及时与临床医师联系，说明原因，要求重新留取标本送检：

1. 粪便标本放置时间超过 2 小时。

2. 成形粪便或粪便标本混有尿液。

3. 粪便标本量过少、干涸或保存不当。

4. 直肠拭子未置于运送培养基中。

第二节 细菌学检验

一、检验程序

粪便或肛拭标本细菌学检验程序见图 33-1。

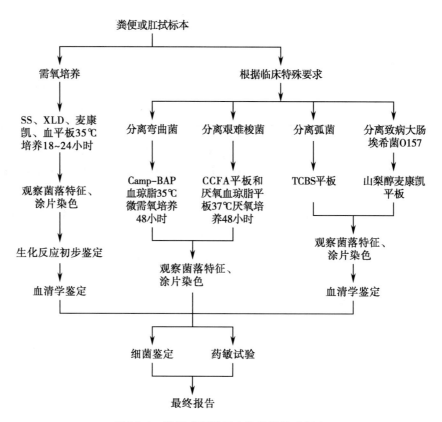

图33-1 粪便或肛拭标本细菌学检验程序

二、检验方法

(一)显微镜检查

粪便标本含有大量的正常菌群,大部分情况下仅依靠染色性和形态很难分辨是否为病原菌,因此一般情况下粪便标本无需做涂片检查。仅在怀疑为霍乱弧菌、艰难梭菌、结核分枝杆菌感染以及菌群失调引起的腹泻时才进行显微镜检查。

1. 不染色标本检查 用生理盐水或卢戈氏碘液或0.1%亚甲蓝染液与等量的粪便标本混合均匀涂于载玻片上,盖上盖玻片用相差显微镜或暗视野显微镜高倍镜镜检。

(1)若标本呈米泔样或洗肉水样,镜检发现逗点状或弯曲状的弧菌,呈流星样穿梭,运动活泼,提示霍乱弧菌感染。此时加入 O_1 群或 O_{139} 群霍乱弧菌多价诊断血清,显微镜下观察与不加诊断血清比较,若大于80%的细菌停止运动或运动明显减弱,判断为制动试验阳性,可初步报告为"疑似 O_1 群或 O_{139} 群霍乱弧菌"。

(2)若发现呈S形、螺旋形并快速、拧塞样或投镖样运动的细菌,提示为弯曲菌。

(3)若高倍镜观察发现有无光亮的卵圆形孢子或假菌丝可初步报告酵母样真菌感染。

2. 染色检查 如细菌染色呈现下列典型形态时,对诊断具有提示作用。

(1)霍乱弧菌:取新鲜米泔样粪便标本涂片2张,用乙醇或甲醇固定,分别进行革兰染色和1:10稀释苯酚复红染色,油镜观察呈鱼群状排列的杆状或弧形革兰阴性杆菌。

(2)空肠弯曲菌:粪便做革兰染色,镜检发现细小、长而弯曲,呈S形或螺旋形、海鸥状的革兰阴性弧菌,可初步报告"疑似弯曲菌"。

(3)葡萄球菌:疑为葡萄球菌引起的伪膜性肠炎,可取肠黏膜样物或水样便涂片,革兰染色,若发现大量散在或成堆(葡萄状)排列的革兰阳性球菌同时伴随革兰阴性杆菌明显减少,可提示诊断。

（4）艰难梭菌：抗生素相关性腹泻的主要病原菌，大便呈黄绿色糊状便或暗绿色海水样便，黏液多，有时可见片状伪膜，涂片革兰染色可见大量革兰阳性粗大杆菌、无荚膜、卵圆形芽胞位于菌体一端同时伴有炎症细胞。

（5）酵母样真菌：涂片革兰染色见瓜子状革兰阳性孢子或假菌丝，可初步报告检出酵母样真菌。

（6）结核分枝杆菌：取蚕豆大小的粪便与饱和生理盐水10ml混合，静置1小时，取表面液体涂片进行抗酸染色，发现红色抗酸杆菌可报告"找到抗酸杆菌"。

（二）培养与鉴定

由于在医院中引起的腹泻一般不会是感染了食源性病原菌引起，因此对于住院超过3天的患者的粪便标本不进行常规培养，除非是为了分离艰难梭菌和测定毒素以诊断抗生素相关性腹泻。对于常规的细菌培养除按照下面所述的培养基外，推荐接种血平板，这对于鉴定葡萄球菌和酵母菌很有价值，并可取此培养基上的可疑菌落进行玻片凝集试验，尤其在进行肠病原性大肠埃希菌分型时更具效果。同时还可检查有无溶血的革兰阴性杆菌菌落，此可能为致病的气单胞菌属细菌（*Aeromonas spp*）。

1. 沙门、志贺菌属菌　取病变明显的粪便部分（黏液、脓血便）接种于强选择培养基SS琼脂平板或XLD琼脂平板（木糖赖氨酸去氧胆酸盐）和弱选择培养基麦康凯（MAC）琼脂平板（或中国蓝琼脂平板）以及血平板，35℃培养18～24小时，观察有无可疑菌落，阴性可继续培养至48小时。如发现不发酵乳糖的可疑菌落，可挑取单个菌落至三糖铁琼脂以纯化培养物，初步观察生化反应并进行血清学凝集试验。可根据生化反应结果初步判断细菌菌属，再根据血清学鉴定结果鉴定至种。如果标本量少可同时接种GN增菌肉汤，增菌4～6小时后再转种至选择性培养基上。

2. 肠病原性大肠埃希菌　引起腹泻的大肠埃希菌一般有5种类型，即产毒素大肠埃希菌（ETEC）、肠致病性大肠埃希菌（EPEC）、肠侵袭性大肠埃希菌（EIEC）、肠出血性大肠埃希菌（EHEC）以及肠聚集性大肠埃希菌（EAggEC）。粪便标本接种于MAC或中国蓝琼脂平板、显色培养基及SMAC平板，35℃培养18～24小时，挑取乳糖发酵（EIEC不发酵或迟缓发酵）菌落穿刺接种三糖铁琼脂和尿素动力靛基质培养基进行初步生化鉴定，并进行血清学分型。一般为检测EHEC，大便标本可增加接种于山梨醇-麦康凯琼脂平板（含1%山梨糖醇代替乳糖），EHEC不发酵山梨醇呈无色，而其他大肠埃希菌能发酵呈红色，借此可快速分离出EHEC。

3. 空肠弯曲菌　取明显病变部位的粪便接种于弯曲菌选择培养基（Camp-BAP血琼脂），或采用CEM空肠弯曲菌增菌培养基43℃微需氧环境培养18～48小时后再转种Camp-BAP血琼脂。培养物置43℃微需氧环境培养24～48小时后观察菌落特征（非溶血、扁平、灰色、黏稠状菌落，或沿着接种区扩散的菌落），挑取可疑菌落进行鉴定。

4. 霍乱弧菌　对于米泔样或洗肉水样大便的疑似标本可直接接种于庆大霉素亚碲酸钾碱性琼脂平板或TCBS平板，同时采用碱性蛋白胨水作增菌培养（35℃培养6～8小时）再转种庆大霉素亚碲酸钾碱性琼脂平板或TCBS平板，置35℃培养18～24小时，挑取可疑菌落（庆大霉素亚碲酸钾碱性琼脂平板上呈黑色，TCBS上呈黄色）进行血清学试验和生化鉴定，必要时可做2次增菌后分离鉴定。如果出现与O_1群或O_{139}霍乱弧菌诊断血清的阳性凝集反应（注意排除自凝现象），提示为霍乱弧菌感染，应立刻按疫情上报程序进行上报，同时可进行涂片检查形态及悬滴法观察动力，并进行制动试验以进一步明确诊断。由于霍乱弧菌为高致病性微生物，应加强个人防护，及时对标本和环境进行消毒处理。

5. 小肠结肠炎耶尔森菌　将标本接种小肠结肠炎耶尔森菌培养基平板（CIN）及麦康凯琼脂平板（或中国蓝琼脂平板），分别置于22～25℃及35℃培养48小时，前者用于分离小肠结肠炎耶尔森菌,后者用于分离沙门、志贺菌属菌。挑取可疑菌落接种克氏双糖铁和尿素动力靛基质培养基进行初步生化鉴定,最后采用商品化鉴定系统鉴定至种。为提高阳性检出率,可使用 pH 7.4 的 0.15mol/LPBS 增菌液做冷增菌处理(将增菌管放 4℃下 21 日,每周转种 1 次),或以 0.5% KOH(1:2)处理 2 分钟,再接种麦康凯平板。

6. 副溶血弧菌　将粪便标本接种于弧菌增菌液中,6～8 小时转种 TCBS 平板,同时接种 TCBS 平板,35℃培养 18～24 小时,检查有无呈绿色或蓝色中心,圆形,直径 2～3mm 的菌落,挑取可疑菌落接种克氏双糖铁和尿素动力靛基质培养基进行初步生化鉴定,最后采用商品化鉴定系统鉴定至种。

7. 艰难梭菌　将新鲜可疑标本(黄绿色或海蓝色稀水便)立即接种环丝氨酸 - 甲氧头孢菌素 - 果糖琼脂(CCFA)平板和厌氧血琼脂平板上,37℃厌氧培养 48 小时,CCFA 上观察是否有黄色粗玻璃状外观菌落形成,挑取可疑菌落进行纯培养并进行鉴定。

8. 真菌培养　粪便接种于含氯霉素的沙保弱琼脂平板或显色培养基,置 25～30℃和 35℃培养 24～48 小时,取可疑菌落进行涂片和鉴定。

9. 结核分枝杆菌培养　取 1～2g 成形便或 5ml 稀便进行去污染处理,离心后将沉淀接种于罗氏培养基,置 35℃培养 6～8 周,挑取可疑菌落进行鉴定。

第三节　报告与解释

一、阳性结果报告

1. 显微镜检查　一般粪便的显微镜检查对临床诊断意义不大,但部分具有典型形态的细菌具有提示作用,可报告"发现革兰 X(阴 / 阳)性 X(球 / 杆)菌,疑为 XX 菌",如"发现革兰阴性杆菌,呈弧形,鱼群样排列,疑似霍乱弧菌",发现红色抗酸杆菌可报告"找到抗酸杆菌"。

2. 培养结果　报告方式应以分离的菌种的结果而定,如分离到沙门菌或志贺菌,霍乱弧菌等,并报告其血清学分型和药敏结果。其他细菌报告分离到 XX 菌,如做药敏试验应报告药敏试验结果。培养出霍乱弧菌、伤寒沙门菌、致病性大肠埃希菌 O_{157} 等应按传染病流程报告,并送当地疾病预防控制中心复核。

二、阴性结果报告

1. 显微镜检查　对于没有典型形态的细菌涂片,可报告"涂片未找到 XX 菌"。

2. 培养结果　由于分离粪便中的致病菌时,一般不可能提供各类菌种生长的必要条件,因此培养阴性结果不应采用"未检出致病菌"或"无致病菌发现"等的报告方式,而应采用如"未检出沙门菌、志贺菌"和与此类似的其他菌检测的报告方式。

(夏　云)

第三十四章

痰液标本的细菌学检验

通过本章学习,你将能回答以下问题:

1. 什么情况下需要采集痰标本做细菌学检验?
2. 痰标本合格与不合格的主要指标有哪些?
3. 呼吸道分泌物的采集方法主要有哪几种?
4. 做分离培养前怎样处理痰标本?
5. 为什么上呼吸道正常菌群容易污染下呼吸道标本?
6. 呼吸道分泌物的检验主要包括哪些技术方法?

人类的上呼吸道有正常菌群栖居,而下呼吸道尤其在肺泡中正常情况下几乎是无菌的。正常人无痰或仅有少量泡沫样痰或黏液痰。患气管支气管炎、肺炎、肺脓肿、肺水肿和肺空洞性病变等呼吸系统疾病时,痰量可增多,痰液可呈脓性改变。下呼吸道感染性疾病的组织表面和内部,以及生成的分泌物中存在病原菌。下呼吸道的分泌物经由上呼吸道排出时,易受上呼吸道正常菌群(表 34-1)的污染。引起下呼吸道感染性疾病的病原体(表 34-2)种类繁多,而且,呼吸道感染性疾病属于临床常见病和多发病,因此,呼吸道感染性疾病病原体的检验,对于临床诊断和治疗具有重要的指导意义。

表 34-1　上呼吸道栖居正常菌群

α、γ 链球菌	棒状杆菌
微球菌	拟杆菌
奈瑟菌	梭杆菌
嗜血杆菌	厌氧球菌
表皮葡萄球菌	

表 34-2　痰中常见病原菌

革兰阳性菌	革兰阴性菌
金黄色葡萄球菌	肠杆菌科细菌
A 群链球菌	肺炎支原体
肺炎链球菌	肺炎克雷伯杆菌
厌氧球菌	流感嗜血杆菌
结核分枝杆菌	卡他莫拉菌
白假丝酵母菌	假单胞菌属细菌
放线菌	嗜肺军团菌
诺卡菌	脑膜炎奈瑟菌
白喉棒状杆菌	黄杆菌

第一节 标本采集、运送和验收

一、采集指征

1. 咳嗽咳痰 咳出的是脓性痰或铁锈色痰。

2. 咯血 鲜血和痰中带血等。

3. 呼吸困难 呼吸急促或哮喘，常伴有胸痛。

4. 发热 伴白细胞增高尤其是中性粒细胞增高、C反应蛋白（CRP）或降钙素原（PCT）明显增高。

5. 胸部影像学检查 有感染表现。

二、标本的采集

痰标本的采集时间最好在应用抗菌药物之前采集，一般以晨痰为好；支气管扩张症患者清晨起床后进行体位引流，可采集大量痰标本。

1. 自然咳痰法 患者清晨起床后用清水反复漱口，以减少正常菌群的污染，用力自气管咳出第一口痰于灭菌容器内，立即送检。对于痰量少或无痰的患者，可雾化吸入加温至45℃的10%的NaCl水溶液，使痰液易于排出。疑似结核病患者可收集24小时痰送检。

2. 小儿取痰法 用弯压舌板向后压舌，将棉拭子深入咽部，小儿经压舌刺激咳嗽时咳出肺部和气管分泌物，以棉拭子旋转蘸取。对咳痰量少的幼儿，可轻轻压迫胸骨上部的气管，使其咳嗽，将痰收集于无菌容器内送检。

3. 支气管镜采集法 用支气管镜在肺部病灶用导管或者支气管刷直接取材，毛刷浸于0.5ml无菌生理盐水或大豆胰胨肉汤培养基中送检。

4. 支气管肺泡灌洗术采集法 按操作规程，以支气管镜向局部肺泡内注入无菌生理盐水，负压回收灌洗液于灭菌容器内送检。

5. 气管穿刺法 在环甲膜下穿刺抽取痰液，适用于厌氧菌培养。

6. 棉拭子采集法 用无菌长棉拭子轻轻擦拭病人鼻咽部黏膜，蘸取分泌物，置无菌试管内送检。

7. 胃内采集法 无自觉症状的结核病人有时可能把痰咽入胃内，可采集胃内容物做结核菌培养。于病人晨起空腹时，把无菌胃管从鼻腔送入胃内，用20ml注射器抽取胃液。

三、标本的运送

1. 痰标本留取后要立即送检，常规培养的标本在室温放置不能超过2小时。

2. 不能立即送检的，则应置于冰箱中4℃保存。因为有些细胞（如纤毛柱状上皮细胞）和有些细菌（如脑炎奈瑟菌、肺炎链球菌、流感嗜血杆菌）很容易自溶或死亡，而影响培养结果。混入的口咽部非致病菌过度生长，也使检出率明显下降。

3. 采集疑似烈性呼吸道传染病（如SARS、肺炭疽、肺鼠疫）患者的标本，须加强生物安全防护。

四、标本的验收

1. 容器验收 容器应该为无菌的、密闭的、无渗漏的，且不易破碎的，最好采用运送培养基。

2. 标签验收 检查患者姓名、年龄、性别等一般信息，标本类型，住院号或标本号等唯一标识及其他必要的信息。

3. 标本验收 检查标本量是否足量,若为无菌拭子取材,观察拭子头标本是否干燥。

(1)合格标本:肉眼观察呈黄色、灰色、铁锈色,浑浊、稠厚、混有团块或血性的标本为合格标本;固定染色后普通显微镜观察,或以相差显微镜直接观察湿片,痰标本中含白细胞、脓细胞和支气管柱状上皮细胞较多,来自颊黏膜的扁平鳞状上皮细胞较少。以白细胞>25/低倍镜视野,而鳞状上皮细胞<10/低倍镜视野,为合格标本。

(2)不合格标本:肉眼观察痰标本呈水样或唾液样,无色透明、有灰白片状物或黑色小点,明显混有食物渣滓、灰尘颗粒;显微镜观察痰涂片,白细胞<10/低倍镜视野,鳞状上皮细胞>25/低倍镜视野;标本未用规定的无菌容器送检或容器溢漏;未按要求采集、保存或标记不清楚的标本,均为不合格标本。

第二节 细菌学检验

一、检 验 程 序

痰及呼吸道标本的细菌学检验程序见图34-1。

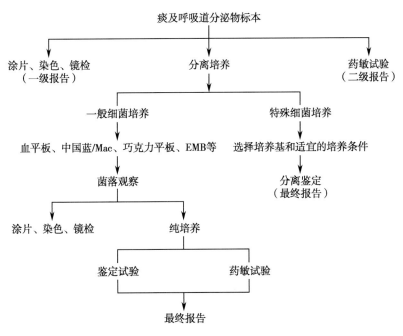

图34-1 痰及呼吸道标本的细菌学检验程序

二、检 验 方 法

(一)显微镜检查

1. 一般细菌涂片检查 挑取标本中脓性或带血部分涂片进行革兰染色镜检,描述观察到的细菌的染色性、形态及排列等特征,可发出初步报告。

2. 结核分枝杆菌涂片检查 挑取标本干酪样或脓性部分做抗酸染色和金胺"O"荧光染色,前者用油镜,后者用荧光显微镜检查。具体操作详见第十五章分枝杆菌属检验。

3. 放线菌及诺卡菌涂片检查 将痰液用生理盐水反复洗涤数次,挑取黄色颗粒(硫黄颗粒)或不透明着色斑点,置玻片上并覆以盖玻片,轻压后置高倍镜下观察。如见中央为交织

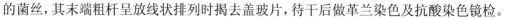

的菌丝,其末端粗杆呈放线状排列时揭去盖玻片,待干后做革兰染色及抗酸染色镜检。

4. 下呼吸道其他标本检查　支气管肺泡灌洗液等直接取自下呼吸道的标本,不易受上呼吸道杂菌的污染,涂片检菌的意义较大。可取离心沉淀物进行革兰染色与抗酸染色检查。

(二) 培养和鉴定

1. 痰培养标本的前处理　于痰标本中加入一定量无菌生理盐水,剧烈振荡 5～10 秒后,将沉淀于管底的脓痰小片取出,置于另一试管中,同法再处理 2 次,可洗去痰中的正常菌群。然后向洗涤过的痰液中加入等量 pH 7.6 的 1% 胰酶溶液,放置 35℃环境 90 分钟,使痰液均质化后备用。

2. 培养基与培养环境

(1) 血琼脂平板:适用于分离多种细菌,需氧环境,可分离 β- 溶血性链球菌、葡萄球菌;置于 5% CO_2 环境培养,分离肺炎链球菌和 β- 溶血性链球菌。根据血琼脂平板生长的菌落特征及镜检形态,得出初步结果,再按各类细菌特性做进一步鉴定。

(2) 巧克力色琼脂平板:置于 5% CO_2 环境培养,常用于分离嗜血杆菌和脑膜炎奈瑟菌等有特殊营养需求的细菌。

(3) 中国蓝琼脂平板 / 麦康凯平板:需氧环境培养,常用于分离肠杆菌科细菌。

(4) TTC- 沙保弱培养基:需氧环境培养,用于分离白假丝酵母菌及其他酵母菌、诺卡菌、放线菌以及烟曲霉菌等。

(5) 厌氧血平板:厌氧环境培养,用于培养厌氧菌。

(6) 结核分枝杆菌培养基:需氧或 5%～10% CO_2 环境培养,改良罗氏培养基、米氏 7H10 培养基或其他合适的培养基,用于培养结核分枝杆菌。

(7) 军团菌专用培养基:置于 2.5%～5.0% CO_2 环境培养,药用炭酵母琼脂(CYE)培养基、F-G 琼脂,用于培养军团菌。

3. 标本的培养

(1) 普通细菌培养:将处理后的痰标本接种于血琼脂平板、中国蓝琼脂平板 / 麦康凯平板、巧克力色琼脂平板上,分别放入普通环境和 5%～10% CO_2 环境中,35℃培养 18～24 小时,观察菌落特征,并涂片进行革兰染色,根据菌体的形态特点做进一步鉴定。有条件或必要时进行厌氧培养。具体操作详见第十七章厌氧性细菌检验。

(2) 结核分枝杆菌培养:将处理后的痰标本接种于改良罗氏培养基或米氏 7H10 培养基,置 35℃、5%～10% CO_2 环境中培养。根据初步生长出菌落时间和是否产生色素等特点,加以判定。

(3) 标本的菌落计数培养:液体标本,如保护性支气管肺泡灌洗吸出液(PBAL)、气管穿刺抽吸液(TTA)、保护性标本刷洗液(PSB)标本或定量稀释均质化处理的痰标本,可做菌落计数培养。

常用的改良 Gould 法是一种半定量的方法,先将平皿分为 A、Ⅰ、Ⅱ、Ⅲ等 4 个区,以 3mm 接种环取一满环液化痰液(或定量采集的 PBAL、TTA、PSB)接种于血琼脂平板或巧克力色琼脂平板,先在 A 区画线 20～40 条,然后在Ⅰ、Ⅱ、Ⅲ区分别画线 4 条。在做Ⅰ、Ⅱ、Ⅲ分区画线前,接种环均须经烧灼灭菌。接种后的培养基置 35℃培养 18～20 小时,然后分别计数各区某一特征的菌落数,查阅表 34-3 即得出每毫升痰液中某一特征菌落细菌的对应数量。

一般认为痰液标本中,某种细菌浓度达到 $\geq 10^7 CFU/ml$,可视为病原菌;$\leq 10^4$,可视为污染菌;若介于 $10^5～10^6 CFU/ml$ 两者之间时,要连续分离培养两次以上,仍为 $10^5～10^6 CFU/ml$ 时,亦认为是病原菌。

例如:一份痰标本,经均质化处理过程已经进行了 1:16 倍稀释,按上述菌落计数方法

表 34-3　细菌半定量计数表

每毫升痰液细菌数 ×10³	各区菌落数			
	A	Ⅰ	Ⅱ	Ⅲ
<1	个别	不生长	不生长	不生长
1	5～10	不生长	不生长	不生长
5	10～20	不生长	不生长	不生长
10	20～30	不生长	不生长	不生长
50	30～50	个别	不生长	不生长
100	50～100	5～10	不生长	不生长
500	很大量	10～20	不生长	不生长
1000	很大量	20～40	个别	不生长
5000	很大量	40～80	10～20	不生长
10 000	很大量	80～150	20～40	不生长
50 000	很大量	很大量	40～80	不生长
1 000 000	很大量	很大量	80～140	10～20

操作,培养 24 小时后,某一特征最优势菌落Ⅰ区生长 5 个(相当于 80 个),查表对应于 10 000 行,计算(×10³)得菌落数≥10^7CFU/ml,由此可以判断该特征菌落为病原菌。

提倡做菌落计数培养有两方面原因,其一,有的标本中细菌数量可能较少,需通过菌落计数判断是否足以引起化脓性感染;其二,有的标本污染正常菌群的可能性较大,需通过菌落计数判断哪一种菌落是引起化脓性感染的病原菌。痰标本细菌菌落计数培养还没有列入统一规范,供做参考。

4. 鉴定　直接涂片或染色镜检的目的是推断病原菌,制定分离培养和鉴定方向。遇危重患者或发现形态特征明显的病原菌时,可以先发出一级(初步)检验报告。必要时可与临床医生沟通探讨,做出更具针对性的鉴定方案。

分离培养和鉴定的目的是,获得病原菌的纯培养或疑似病原菌的优势生长菌株,并在此基础获得明确的鉴定结果。

(1)形态学鉴定:对标本进行湿片观察(最好用相差显微镜)和染色镜检(革兰染色是最基本的染色,必要时进行细菌的特殊结构染色、抗酸染色、金胺“O”荧光染色等)。例如在痰中发现了抗酸分枝杆菌,需要做出一级(初步)检验报告。疑似放线菌,如查见中间部分的菌丝为革兰阳性,而四周放射的末端为革兰阴性,抗酸染色为非抗酸性者,则可疑似放线菌。抗酸染色为弱阳性,则疑似诺卡菌。分离培养生长的不同特征菌落要逐一进行染色镜检,以此验证标本培养前后观察到的细菌种类是否吻合。

(2)生理生化鉴定:在形态学检查的基础上,选择合适的分离培养方案。获得纯培养菌株或疑似病原菌优势生长菌株后,进行系统的生理生化实验鉴定。根据实验结果判断细菌的种类和型别。自动化检测技术主要依据的是细菌的生物化学反应特征。

(3)免疫学鉴定:形态学和生理生化特征可初步判断细菌的科属类别,再利用血清学实验鉴定其种和型。敏感性较高的免疫学标记技术,如酶联免疫吸附试验(ELISA)等,可对患者的呼吸道标本或血清等体液标本中的病原菌抗原物质或特异性抗体进行检测。

(4)分子生物学鉴定:利用聚合酶链式反应(PCR)、核酸杂交、核酸测序技术和生物芯片技术等分子生物学技术,可以直接对各种取自患者的标本或分离培养后的菌株进行检测。例如,进行 16sRNA 序列扩增测序,可以将病原菌鉴定到型。

(5)药物敏感试验:分离培养获得纯培养或判断出疑似致病菌菌落后,应该在第一时间进行药物敏感试验,用以指导临床用药。

　　(6)微生物自动化检测:分离培养获得纯培养或判断出疑似致病菌菌落后,利用细菌生理生化特性进行自动化鉴定与药敏检测,仪器系统自动检索数据库自动生成鉴定报告和药敏试验报告。

第三节　报告与解释

一、阳性结果报告

(一)显微镜结果

　　根据镜下观察结果,进行报告。如"抗酸染色后,中间部分的菌丝为革兰阳性,而四周放射的末端为革兰阴性"。

(二)培养结果

　　痰及呼吸道标本,培养出引起下呼吸道感染性疾病的病原体(表34-2)等具有临床意义。均应报告"XX 细菌生长"及相应的药敏试验结果。

二、阴性结果报告

(一)显微镜结果

　　根据镜下观察结果,进行报告。如"未见真菌"或"未见抗酸杆菌"。

(二)培养结果

　　当培养足够时间未生长目的菌时,可进行阴性报告,如"经 48 小时培养无细菌生长"或"有正常菌群生长"。

(霍万学)

脑脊液标本的细菌学检验

正常人的脑及脊髓是无菌的,除非脑脊液受到污染,任何细菌的检出均代表感染。脑膜炎是临床上最常见和严重的中枢神经系统感染性疾病,主要致病菌包括革兰阴性菌(脑膜炎奈瑟菌、流感嗜血杆菌、肠杆菌科细菌、非发酵菌等),革兰阳性菌(结核分枝杆菌、肺炎链球菌、金黄色葡萄球菌、凝固酶阴性葡萄球菌、肠球菌、产单核李斯特菌、隐球菌、念珠菌等)。引起的常见临床疾病和对应的病原菌可见表35-1。抽取脑脊液进行细菌学检验可为临床提供重要的诊断依据和抗感染治疗指导,明显改善病人预后,因此正确的脑脊液标本采集与处理十分重要。

表 35-1　临床引起脑膜炎常见的病原菌

疾病名称	常见的病原菌
成人脑膜炎	新生隐球菌、肺炎链球菌、脑膜炎奈瑟菌
儿童脑膜炎	脑膜炎奈瑟菌、大肠埃希菌、流感嗜血杆菌、结核分枝杆菌、溶血性链球菌
免疫缺陷、老年(>60岁)脑膜炎	流感嗜血杆菌、肠杆菌科细菌、脑膜炎奈瑟菌、铜绿假单胞菌、脑膜炎奈瑟菌、产单核李斯特菌、新生隐球菌
脑外伤后感染	金黄色葡萄球菌、铜绿假单胞菌、肠杆菌科细菌、肺炎链球菌、化脓链球菌
继发于鼻窦炎或伴发绀的先天性心脏病的脑脓肿	草绿色链球菌
继发于中耳炎、肺脓肿后形成的脑脓肿	厌氧链球菌、拟杆菌属、肠杆菌科细菌

第一节　标本采集、运送和验收

一、采集指征

出现下列临床症状时应考虑采集脑脊液标本:①发热等全身性感染症状;②头痛、喷射状呕吐、小儿前囟饱满等颅内压升高症状;③颈项强直的脑膜刺激症状;④神经麻痹征等。一般由结核杆菌、隐球菌、病毒等引起的非化脓性脑膜炎起病缓慢、症状较轻,而由结核杆菌以外的细菌引起的化脓性脑膜炎大多起病急骤、症状明显、死亡率较高。一岁以下的婴幼儿临床症状不明显和特异，仅有发热或体温过低、抽搐或伴有呕吐。

二、标本的采集

脑脊液采集应由医生操作，腰椎穿刺操作简单且危险性小，临床最为常用。方法如下：

1. 2% 碘酒严格消毒采集部位。

2. 用带 $L_3 \sim L_4$，$L_4 \sim L_5$，$L_5 \sim S_1$ 通管丝的针头插入。

3. 进入蛛网膜下腔后，移去通管丝，留取脑脊液标本于 3 个无菌试管中，每个试管 1~2ml。第一管做病原生物学检验，第二管做生化或免疫检验，第三管做细胞学检验。

注意：为提高细菌培养的阳性率，应在抗生素治疗前采集标本，采集试管不应含防腐剂，进行脑脊液培养的同时，建议同时送血培养。采集过程中应严格遵守无菌操作程序，防止污染。如果用于检测细菌，脑脊液的量应不少于 1ml，如果用于检测真菌或抗酸杆菌，脑脊液的量应不少于 2ml。

三、标本的运送

由于引起脑膜炎的主要致病菌包括脑膜炎奈瑟菌、肺炎链球菌、流感嗜血杆菌等苛养菌，易产生自溶酶和对外环境抵抗力弱，对寒冷和干燥均非常敏感，标本放置时间延长可因细菌自溶或不能耐受外环境而死亡，导致培养阴性。因此脑脊液标本采集后应尽快（不超过 1 小时）送至实验室，若不能及时送检应放置室温，时间不超过 24 小时（延迟送检有可能影响苛养菌的检出），切勿放冰箱，送检时应注意保温，防止干燥，避免日光直射。脑脊液如果用于病毒检测应保存于 4℃立即送达实验室。

四、标本的验收

1. 检查容器是否破裂、渗漏或有明显污染，条码信息是否正确，或者标签与申请单是否相符。

2. 标本量是否足够（不少于 1ml），是否延迟送检或环境温度低时未采取保温措施。

对于第 1 点应拒绝接受标本并作登记，立即与临床联系，报告拒收理由。对于第 2 点（延迟送检或标本量过少），考虑到脑脊液为侵入性操作获得的标本，获取困难，不易重复取材，可以实行让步接受，应选择重要的检验项目检测，但仍应告知临床标本不合格的理由，并在报告单上注明其培养结果可能受到影响。

第二节　细菌学检验

一、检验程序

脑脊液标本的细菌学检验程序见图 35-1。

二、检验方法

（一）显微镜检查

实验室应尽快进行涂片检查以防标本凝固，影响细胞计数和涂片结果。

1. 一般细菌涂片　如脑脊液标本外观为明显红色或混浊，可直接涂片，如果标本量超过 1ml，应以相对离心力 20 000g 离心 10 分钟，取沉淀物涂片，涂片作革兰染色。如果脑脊液标本有薄膜形成，则应取薄膜涂片染色和培养可提高阳性检出率。

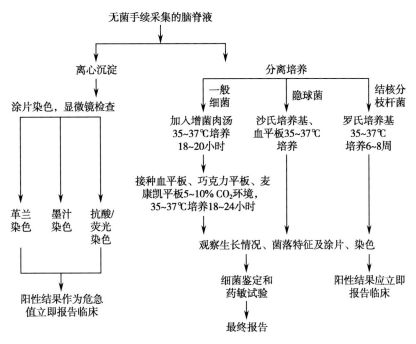

图 35-1 脑脊液标本的细菌学检验程序

2. 结核分枝杆菌涂片 取脑脊液的离心沉淀物涂片（如果脑脊液标本有薄膜形成，则应取薄膜涂片），抗酸染色镜检。

3. 隐球菌涂片 取脑脊液的离心沉淀物涂片，墨汁或优质碳素墨水负染色，镜检。

（二）培养和鉴定

1. 一般细菌培养 取混浊脑脊液或经离心的沉淀物接种 5% 的血琼脂平板、不含抗生素的巧克力色琼脂平板、麦康凯或中国蓝平板，含无菌血清的增菌肉汤。置 35℃、5%～10% CO_2 环境培养 18～24 小时，若无可见生长，继续培养 48 小时，增菌肉汤需转种于血琼脂平板和不含抗生素的巧克力色琼脂平板上作次代培养。根据菌落特点、形态、染色及生化反应进行鉴定，并进行药敏试验。

2. 真菌培养 取混浊脑脊液或经离心的沉淀物接种沙保弱培养基，35℃环境培养 2～5日，根据菌落特性、涂片染色镜检进行初步鉴定，必要时可做进一步鉴定。

3. 分枝杆菌培养 除了从艾滋病患者采集的标本外，一般只在脑脊液淋巴细胞增多或蛋白、葡萄糖水平异常而脑脊液为无色透明或毛玻璃样时进行分枝杆菌培养。脑脊液标本先以相对离心力 20 000g 离心 30 分钟，取沉淀接种罗氏培养基或商品化的分枝杆菌培养瓶，35～37℃环境培养 6～8 周。

一般情况下，脑脊液培养可使用肉汤增菌，也可采用商品化的血培养瓶进行增菌，但临床怀疑为脑膜炎奈瑟菌引起的感染（社区感染）时不能使用血培养瓶增菌，因为其中含有的聚茴香胺硫酸钠（SPS）对脑膜炎奈瑟菌有毒性，此时应接种于无 SPS 的培养基上。

（三）免疫学检验（乳胶凝集试验）

乳胶凝集试验检测新生隐球菌荚膜多糖抗原，是一种简便、快速、有效诊断隐球菌感染的实验室方法，它以胶乳颗粒为载体，表面连接有抗新生隐球菌荚膜多糖抗体，形成致敏胶乳悬液，如脑脊液中含有一定量的隐球菌荚膜多糖抗原，则可产生肉眼可见的凝集反应。该方法操作简单，具有较好的敏感性和特异性，可用于隐球菌脑膜炎的快速诊断。

脑膜炎很少由厌氧菌引起，因此不需要对脑脊液常规进行厌氧培养。除非有脑脓肿、硬脑膜下积液或硬脑膜外脓肿形成的情况，此时可进行厌氧培养。

第三节 报告与解释

一、阳性结果报告

无论是显微镜检查或是培养，在排除污染的前提下，一旦脑脊液标本检出细菌或真菌，均应按危急值处理，立即登记并电话通知临床医师，并报告初步的鉴定结果。待最终鉴定和药敏结果出来后出具正式报告。

1. 显微镜检查 报告"找到 XX 菌"，如"找到革兰阴性杆菌""找到抗酸杆菌""找到隐球菌"等。如果形态典型具有提示作用可作推断性报告，如"找到革兰阴性球菌，成双排列、凹面相对，疑似脑膜炎奈瑟菌"。

2. 培养结果 在排除污染的情况下，应对分离的病原菌进行鉴定并进行药敏试验，报告细菌鉴定和药敏试验结果。脑脊液培养应尽可能排除因污染菌存在而致的假阳性。如果无脑膜炎临床症状，且脑脊液常规检查结果蛋白、葡萄糖、细胞计数等指标均正常，可初步判定培养阳性为污染菌引起，此时仍应将细菌进行鉴定但不做药敏，并与临床沟通。

临床上化脓性脑膜炎最常见的病原菌是脑膜炎奈瑟菌，其次是肺炎链球菌，3 个月至 5 岁以下儿童脑膜炎多由流感嗜血杆菌引起，大肠埃希菌、B 群溶血性链球菌和脑膜脓毒金黄杆菌可引起新生儿特别是早产儿的脑膜炎。结核分枝杆菌可引起结核性脑膜炎（非化脓性脑膜炎）。隐球菌可引起隐球菌性脑膜炎。绝大多数脑膜炎由单一的细菌感染引起，少数情况可以发生 2 种或以上细菌的混合感染。

二、阴性结果报告

1. 显微镜检查 视检测目的不同报告"未找到细菌""未找到隐球菌""未找到抗酸杆菌"等。

2. 细菌培养 报告"常规培养 48 小时无细菌生长"。

（夏　云）

第三十六章
脓液及创伤感染分泌物的细菌学检验

通过本章学习,你将能回答以下问题:

1. 常见的脓液及创伤感染分泌物标本有哪几种?分别用什么方法采集?
2. 脓液及创伤感染分泌物标本的验收标准有哪些?
3. 脓液及创伤感染分泌物标本中常见的病原菌有哪些?
4. 脓液及创伤感染分泌物标本的检验程序中主要包括哪些检验方法?
5. 脓液及创伤感染分泌物标本检验的结果报告怎样发出?

化脓性炎症多由化脓菌感染引起,病原体是栖息在病灶周围的正常菌群时,称为内源性感染。病原体是来自体外的微生物时,称为外源性感染。依据发生部位不同,把化脓性炎症分为表面化脓和积脓、蜂窝组织炎和脓肿等类型。脓液及创伤分泌物的细菌学检验可鉴定病原体的种类、提供药物敏感试验结果,对临床治疗具有重要的指导意义。多种机体内外因素决定化脓性感染的病程,除外其他因素的影响,一般认为,每克组织内化脓菌数量达到 $10^5 \sim 10^6$ 即可导致化脓性感染。化脓性感染的细菌学检查,应该在患者使用抗菌药物之前采集标本。已经使用抗菌药物的患者,停药 $1 \sim 2$ 天后采集的标本,才可能避免残余抗菌药物对实验结果的影响。脓汁及创伤分泌物中常见的细菌见表36-1。

表36-1 脓液及创伤感染分泌物中常见病原体

	革兰阳性菌	革兰阴性菌
球菌	金黄色葡萄球菌、凝固酶阴性葡萄球菌、化脓链球菌、肺炎链球菌、肠球菌、消化链球菌、四联球菌	脑膜炎奈瑟菌、淋病奈瑟菌、卡他布兰汉菌
杆菌	结核分枝杆菌、非结核分枝杆菌、破伤风梭状芽胞杆菌、产气荚膜梭状芽胞杆菌、炭疽芽胞杆菌	肺炎克雷伯菌、变形杆菌、大肠埃希菌、铜绿假单胞菌、流感嗜血杆菌、拟杆菌、梭杆菌
其他	白假丝酵母菌、放线菌(衣氏放线菌、诺卡菌)	

第一节 标本采集、运送和验收

一、采集指征

1. 症状指征 局部出现红、肿、热、痛和功能障碍等不同程度的化脓性感染的特征。或有轻重不一的发热、头痛、全身不适、乏力和食欲减退等全身症状。感染严重的病人可发生感染性休克。病程较长时,可有水和电解质紊乱,血浆蛋白减少。可出现营养不良、贫血、水肿等症状体征。

2. 疾病指征 根据病灶位置不同,有浅表软组织的急性化脓性炎症,如疖、痈和蜂窝组织炎等,有深层软组织的化脓性疾病,如化脓性骨髓炎、化脓性扁桃体炎等。根据病灶形态不同,有形成完整脓壁的脓肿,如肝脓肿、直肠肛管周围脓肿等,包括手术或其他创伤后引起的开放性的病灶,如切口感染、烧伤感染等。

二、标本的采集

1. 开放脓肿 用无菌生理盐水擦洗病灶表面后,用蘸有无菌生理盐水的灭菌拭子采取脓液和病灶深部的分泌物,置无菌试管内送检。采集两个棉拭子较好,分别用于细菌培养和涂片染色。也可将沾有脓汁的最内层敷料放入无菌平皿内送检。化脓组织与正常组织交界处的脓汁含活菌较多,采取此处标本可提高阳性率。开放病灶仅做需氧培养,不做厌氧培养。

2. 封闭性脓肿 采集前用 2.5%~3% 的碘酊和 75% 的酒精对周围皮肤进行消毒,以无菌注射器穿刺抽取脓液或无菌棉拭子蘸取手术引流液。疑似厌氧菌感染的标本用无菌注射器抽取脓液,随即将针头刺入无菌橡皮塞中(隔绝空气)送检,或直接采集于厌氧培养基中运送。胸腔、腹腔、心包腔和滑液腔等腔隙部位的标本,应严格按专业规范程序采取。

3. 特殊类型化脓性炎症 ①导管治疗引起的感染,无菌操作将导管尖端用无菌生理盐水或培养基冲洗,洗液立即送检培养,应同时采血培养。②蜂窝组织炎、坏疽,用无菌生理盐水或 75% 乙醇擦拭清洁感染部位,然后用注射器将少量无菌生理盐水注入病灶,自病灶中心抽取标本。③烧伤感染部位细菌定量培养,清洁感染部位后清创,切取 3~4mm³ 的活组织块送检。④手术切口部位感染,以注射器抽取脓液或将拭子插入伤口深处采集标本。⑤压疮溃疡部位采样,尽量切取化脓组织与正常组织交界处的组织块,在难以获得活检标本时,可用拭子在伤口底部采取标本,或以注射器抽取脓液或冲洗液。⑥患者局部已用过抗生素或其他抗菌药物的,应在培养基中加入抗菌药物抑制剂(如青霉素酶、对氨基苯甲等)降解或抵消抗菌药物的作用。⑦瘘管:以无菌方法采取脓壁组织碎片,置于无菌试管内送检。疑似放线菌感染的标本,常用无菌棉拭子挤压瘘管,流出脓汁中如有"硫黄样颗粒",则优先选取。也可将灭菌纱布塞入瘘管内,次日取出送检。

三、标本的运送

1. 标本采集后,室温条件下应在 2 小时之内送至微生物实验室。

2. 若不能及时送检,可保存在 4℃冰箱中,但保存时间不得超过 24 小时。

3. 采集疑似对低温敏感的细菌(如淋病奈瑟菌、脑膜炎奈瑟菌)感染病例的标本,立即接种于预温的培养基中,或将标本 35℃保温运送至实验室。

4. 按厌氧培养要求采集的标本,如不能及时接种培养,需在厌氧条件下室温保存,但保存时间不得超过 24 小时。

四、标本的验收

1. 容器验收 以专用容器或灭菌容器盛装标本,不得有渗漏、破裂或污染。

2. 标签验收 检查患者姓名、年龄、性别等一般信息,标本类型,住院号或标本号等唯一标识。容器标签与申请单须相符合,送检目的填写应注明病灶解剖部位及伤口状态(开放脓肿或封闭脓肿)。

3. 标本验收 对标本量、标本时间及显微镜检查做初步判断,进行标本验收。

(1)标本量:标本需适量,足够涂片和培养接种。

(2)标本采集时间:采集时间过长,超过允许最长保存时间者应拒收。

（3）显微镜检查：标本涂片革兰染色发现较多上皮细胞，提示标本已被污染，一般不适合再做培养。

4. 不合格标本的处理　实验室应该拒收不合格标本，并及时通知临床医师重新取材送检。侵入性操作等难以重复的方法采取的不合格标本，经与临床医师协商后可按常规处理，但报告单上须注明，不合格标本可能影响检验结果。

第二节　细菌学检验

一、检验程序

脓液及创伤感染分泌物的细菌学检验程序见图36-1。

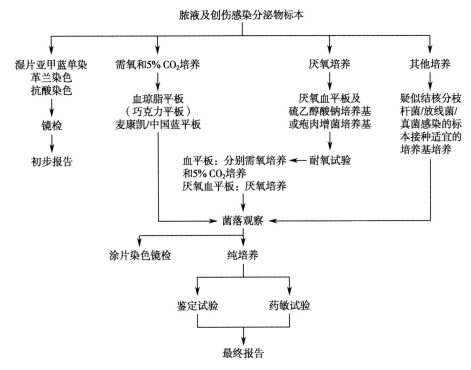

图 36-1　脓液及创伤感染分泌物的细菌学检验程序

二、检验方法

（一）显微镜检查

脓汁在接种培养前均须涂片染色镜检，镜检的结果可提供初步诊治的依据和作为分离培养的质控指标。理想的结果是，通过涂片染色观察对比，标本培养前直接涂片染色观察到的细菌种类及特性，与分离培养后生长出的细菌种类及特性相吻合。

1. 湿片检查　脓液标本或以无菌生理盐水稀释的标本，加盖盖玻片。或取一滴脓液于载玻片上，然后滴加一滴卢戈碘或 0.1% 亚甲蓝染液混合，加盖盖玻片。用高倍镜观察细胞和细菌的分布、细菌的数量和运动特性等情况。

2. 固定染色检查　将标本制成涂片，进行革兰染色或抗酸染色，必要时再加其他染色方法，用油镜观察细菌形态结构及染色特征。

3. 疑似放线菌感染标本的检查　此类标本多来自瘘管或窦道，用肉眼或放大镜可发现直径 1mm 以下的灰白色或硫黄样颗粒。用接种环挑取标本中的颗粒置洁净载玻片上，可加

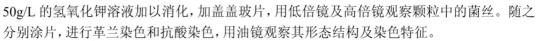

50g/L 的氢氧化钾溶液加以消化,加盖盖玻片,用低倍镜及高倍镜观察颗粒中的菌丝。随之分别涂片,进行革兰染色和抗酸染色,用油镜观察其形态结构及染色特征。

(二) 培养和鉴定

1. 需氧菌的分离培养　将标本用分段划线法接种于血琼脂平板和麦康凯(或中国蓝平板)平板,同时接种肉汤中增菌,置 35℃ 需氧培养 18～24 小时。特殊来源(如眼、耳、扁桃体等)的标本,需接种于血琼脂和巧克力色琼脂平板,置 5% CO_2 环境,35℃ 培养 18～24 小时,利于苛养菌的分离。根据菌落特征和涂片染色镜检结果,按检验程序选择合适的鉴定试验和药物敏感性试验。

2. 厌氧菌的分离培养　厌氧培养需遵循有关章节的技术要求。

(1) 无芽胞厌氧菌的分离培养:将标本分别接种合适的液体培养基(如硫乙醇酸盐增菌肉汤、牛心脑浸出液或布氏肉汤)和平板培养基(如厌氧血平板、KVA 血平板或 LKV 血平板),在厌氧环境中 35℃,培养 18～24 小时。根据生长情况和涂片染色镜检结果,按检验程序选择合适鉴定试验和药物敏感性试验。

(2) 芽胞厌氧菌的分离培养:疑为炭疽芽胞杆菌、破伤风芽胞梭菌及产气荚膜芽胞梭菌感染时,可取患部脓液接种于血平板和液体培养基中。对于污染严重的标本,液体培养基先置 80℃ 水浴中加热 20 分钟杀灭非芽胞细菌,然后再移种血平板,在厌氧环境中 35℃,培养 18～24 小时。根据生长情况和涂片染色镜检结果,按检验程序选择合适鉴定试验和药物敏感性试验。

3. 其他细菌的分离培养　不同来源的脓液及创伤感染分泌物标本中可能含有多种病原体,需根据临床表现和初步检查的结果,参考疑似病原体的具体检验方法进行分离培养和鉴定试验。

(1) 分枝杆菌:将脓汁直接做结核分枝杆菌培养,组织与脏器先进行切碎、乳化后再培养。如有杂菌应先预处理后再培养。详见第十五章分枝杆菌属检验。

(2) 真菌:需将标本接种于 2 套沙保弱培养基,分别置 35℃ 和 22～28℃,培养 4～10天。详见第二十三章常见感染性真菌检验。

(3) 放线菌:以无菌蒸馏水洗涤溶解血细胞,挑选典型或可疑的硫黄样颗粒,将其压碎,接种于两份葡萄糖肉汤琼脂平板上,分别于需氧和厌氧条件下,置 35℃,培养 4～6 天。同时接种沙保弱葡萄糖琼脂斜面(或平板)上,置 22～28℃,培养 4～6 天。如无硫黄样颗粒,也可取标本直接接种于上述各种培养基,按上述方法培养。详见第十六章放线菌检验。

4. 病原菌的鉴定

(1) 形态染色特征鉴定:根据患者的临床表现、细菌的形态染色特点,可以初步判断出细菌的类属,有些细菌的特殊形态特点具有鉴定意义。如泌尿生殖道来源的标本中,发现双肾或咖啡豆样,凹面相对,无动力,无芽胞,或有荚膜的革兰染色阴性双球菌时,可以判定是淋病奈瑟菌。

(2) 生理生化鉴定:在形态学鉴定的基础上,选择合适的分离培养方案获得纯培养菌株或疑似病原菌优势生长菌株。根据细菌的生化实验结果,可判断多数细菌的种类和型别。例如,血平板上见中等大小,有脂溶性金黄色色素或无特殊色素,有透明溶血环,革兰阳性球菌呈葡萄状排列,甘露醇发酵试验阳性,血浆凝固酶试验阳性,则可判定为金黄色葡萄球菌。

(3) 免疫学鉴定:传统方法主要是利用已知的诊断血清,通过凝集试验进行鉴定。针对不同种类的病原菌,商品化的诊断血清种类很多,例如淋球菌属 Lancefield 群特异性抗原血清,沙门菌属 A-F 多价分群血清和 O 抗原单价因子血清等。近年来,免疫标记技术、载体放大技术和芯片技术等新型技术类型的试剂得到推广应用。

（4）分子生物学鉴定：分子生物学技术方法可用于检测纯培养菌株，还可以直接检测未经分离培养的标本中的细菌。有多种技术类型可供选择，目前临床标本检测常用的主要是聚合酶链式反应（PCR）方法。

（5）药物敏感试验：获得纯培养菌株或疑似致病菌的优势生长菌株后，应该尽快通过药物敏感试验选择有效药物，在大面积烧伤感染或脓毒血症等危重疾病时显得尤为迫切。

（6）微生物自动化检测：细菌自动化鉴定与药敏系统，不仅可以鉴定临床培养分离得到的大多数菌株，而且可以同时获得精确定量的药物敏感实验结果，较人工操作鉴定和药物敏感试验有明显优势。

第三节　报告与解释

一、阳性结果报告

（一）显微镜结果

根据镜下观察结果，进行报告。如"发现双肾或咖啡豆样，凹面相对，或有荚膜的革兰染色阴性双球菌"。

（二）培养结果

脓液及创伤感染分泌物标本，培养出以上病原体（表36-1）等具有临床意义。均应报告"XX细菌生长"及相应的药敏试验结果。

二、阴性结果报告

（一）显微镜结果

根据镜下观察结果，进行报告。如"未见真菌"或"未见抗酸杆菌"。

（二）培养结果

当培养足够时间未生长目的菌时，可进行阴性报告，如"未生长细菌"或"未生长致病菌"等。

（三）注意事项

1. 报告条件　无论什么来源的标本，涂片染色检查未发现细菌，需氧培养和厌氧培养无菌落生长，可报告标本经涂片染色检查及分离培养未检出细菌。结核菌、放线菌及真菌等病原体，生长慢，形成可见菌落时间较长，疑似此类病原体感染时，经临床医生同意可延后发报告。

2. 开放性病灶标本提示　由于病灶创面使用了消毒剂，或采样前已经对患者使用过抗菌药物。标本直接涂片染色镜检时可能发现细菌，但分离培养时不一定有细菌生长。有必要时重新采样送检。

3. 封闭性病灶标本提示　标本分离培养无细菌生长，可能是病灶内细菌在抗菌药物和机体免疫功能的作用下或已死亡。也可能误把肿瘤或其他非感染病因形成的液囊认作脓肿。

（霍万学　董晓晖）

第三十七章
生殖道标本的细菌学检验

通过本章学习，你将能回答以下问题：

1. 什么情况下采集生殖道标本？
2. 生殖道标本如何采集？
3. 生殖道标本采集后如何运送？
4. 在生殖道标本中常见哪些病原体？
5. 生殖道标本细菌学检验如何报告阳性及阴性结果？

生殖道感染的病原体包括细菌、真菌、病毒、寄生虫等，主要经性传播，常见的细菌有淋病奈瑟菌、厌氧菌、沙眼衣原体、支原体及螺旋体等，根据不同的病原体采集相应的生殖道标本，进行细菌学检验，是生殖道感染的确诊的重要依据。

第一节 标本采集、运送和验收

一、采集指征

当患者出现斑疹、丘疹、结节、水疱、囊肿、糜烂、溃疡等皮肤黏膜损害；或男性患者出现尿痛、尿频、尿急、尿道分泌物增多，会阴部疼痛及阴囊疼痛、性功能障碍，甚至泌尿生殖器畸形和缺损等；或女性患者出现阴道分泌物增多及性状异常、阴道瘙痒及脓性分泌物流出、下腹疼痛、月经失调、外阴瘙痒、疼痛或性功能障碍时应采集标本及时送检。

疑为以下疾病时需送检标本，女性患者：外阴阴道炎、细菌性阴道炎、阴道溃疡、尿道炎、宫颈炎、子宫颈炎、子宫内膜炎、输卵管炎、卵巢脓肿。男性患者：尿道炎、附睾炎、前列腺炎、生殖器溃疡等。

二、标本的采集

1. 标本的采集方法

（1）尿道分泌物：患者排尿后采集标本，男性先用生理盐水局部清洗，采集从尿道口溢出的脓性分泌物，如怀疑沙眼衣原体或泌尿生殖系统支原体感染，将无菌拭子插入尿道内 2～4cm 旋转拭子并停留 20 秒后取出，如无脓液溢出，可通过按摩，促使分泌物溢出后采集标本。女性清洗尿道口后，从阴道内压迫尿道或向前按摩，使分泌物溢出后采集标本，无肉眼可见的脓液，可用无菌拭子轻轻深入尿道内 2～4cm 旋转拭子并停留 20 秒后取出。

（2）生殖器溃疡标本：用无菌盐水和手术刀清除溃疡面，暴露出溃疡基底，渗出物积聚较明显时，用拭子或吸管采集。

（3）宫颈标本：在怀疑有急性宫腔内感染时，原则上不采集宫颈分泌物，以免引起感染播散。必须采集时用无菌盐水湿润内窥镜暴露宫颈，清除阴道和宫颈分泌物，轻压宫颈使分泌物流出用拭子采集，或用拭子插入宫颈管1～2cm处，转动并停10～30秒取出。

（4）阴道标本：先清除阴道表面的分泌物，然后再于后穹隆或阴道上端采集黏膜分泌物，如B群链球菌筛查则在阴道口和（或）直肠肛门部位采集。

（5）子宫内膜标本：清除阴道和宫颈分泌物后，用双腔真空吸引器或拭子采集宫内膜标本。

（6）输卵管标本：在腹腔镜或剖宫产术下或将拭子插入输卵管采集。

（7）羊水标本：经腹壁羊膜腔穿刺采集。

（8）前列腺液：清洗尿道口，排尿冲洗尿道后，用前列腺按摩法采集前列腺液。用无菌容器收集。

（9）精液：受检者应在5天以上未排精，清洗尿道口，采用手淫法或体外排精法，射精于灭菌容器内送检。

（10）组织标本：将组织研磨成细菌匀浆接种液体培养基。

2. 标本采集量、采集时间及频率　用拭子采集标本通常需采集两支，一支用于直接涂片镜检，另一支用于培养，无菌操作采集的抽吸物一般需大于1ml。采集时间应在患者有感染症状和未应用抗菌药物治疗前采集标本。标本重复采集频率为每日最多1次。

三、标本的运送

1. 标本采集后应及时送检和接种，室温下标本送至实验室的时间不得超过2小时（夏季保存时间应适当缩短）。

2. 淋病奈瑟菌等苛养菌培养标本，标本采集后最好在床边接种，并置于含二氧化碳环境中送检。若不能及时接种，可用专用的运送培养基（如STUARTS运送培养基）运送标本。运送时间越短越好，若外界气温较低时，应注意保温。

3. 进行生殖道疱疹涂片检查运送时，标本可放在2～8℃冷藏环境，但不能冷冻或室温。

4. 因棉拭子含有甲醛等对细菌有毒的物质，应避免使用棉拭子采集标本，否则会影响淋病奈瑟菌的分离，应该使用人造纤维拭子采集标本，采集到的标本应避免冷藏或冷冻。

5. 疑有厌氧菌感染，标本采集避免与空气接触，最好床旁接种厌氧琼脂平板，或使用厌氧运送培养基采集标本。

四、标本的验收

1. 容器验收　容器应该为无菌的、密闭的、无渗漏的，且未见破损的。

2. 标签验收　检查患者姓名、年龄、性别等一般信息，标本类型，住院号或标本号等唯一标识及其他必要的信息。

3. 标本验收　检查标本量是否足量，若为无菌拭子取材，观察拭子头标本是否干燥。

第二节　细菌学检验

一、检 验 程 序

生殖道标本的细菌学检验程序见图37-1。

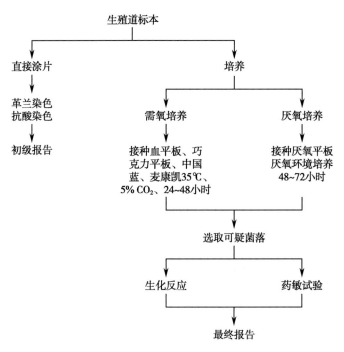

图 37-1 生殖道标本的细菌学检验程序

二、检验方法

（一）标本的显微镜检查

生殖道标本涂片、革兰染色或抗酸染色后镜检，应注意观察①淋病奈瑟菌：白细胞内革兰阴性肾形双球菌；②杜克嗜血杆菌：细小的、多形态的、革兰阴性杆菌或球杆菌，呈链状或鱼群样排列；③结核分枝杆菌：抗酸染色阳性、分散或聚集的杆状或点状细菌；④念珠菌：圆形或卵圆形酵母细胞及芽生的真菌孢子。

阴道分泌物涂片、革兰染色，通过显微镜观察细菌和细胞的数量和形态，根据上皮细胞、白细胞、乳酸杆菌和杂菌数量多少，阴道清洁度分为Ⅰ～Ⅳ度，判定标准见表37-1。

表 37-1 阴道涂片清洁度判定表

清洁度	杆菌	球菌	上皮细胞	白细胞（或脓细胞）
Ⅰ	多	—	满视野	0～5 个/HP
Ⅱ	中	少	1/2 视野	5～15 个/HP
Ⅲ	少	多	少量	15～30 个/HP
Ⅳ	—	大量		>30 个/HP

注：清洁度在Ⅰ～Ⅱ度为正常；Ⅲ度提示阴道炎、宫颈炎等；Ⅳ度提示炎症加重，如滴虫性阴道炎、淋球菌性阴道炎、细菌性阴道病等。单纯不清洁，且无滴虫和真菌者，可见于细菌性阴道病

（二）标本的培养和鉴定

1. 淋病奈瑟菌 淋病奈瑟菌对营养要求高，一般不易培养，需在培养基中加入腹水或血液。采用巧克力色琼脂平板或 GC 培养基进行培养，温度 35～37℃，70% 湿度，含 5%～10% 二氧化碳环境中培养 24～48 小时，观察菌落形态，为灰色、半透明、光滑 1～2mm 菌落，革兰染色为革兰阴性双球菌，肾形（培养后形态不典型）、凹面相对，氧化酶试验阳性，发酵葡萄糖，不发酵乳糖和麦芽糖，或进行其他生化反应进行鉴定。

2. 厌氧菌 采用厌氧血琼脂平板，置厌氧环境，培养 48 小时，观察菌落菌体形态，采用

数码鉴定方法,结合革兰染色性状进行鉴定。

3. 念珠菌 需接种沙堡弱平板,分别放 22℃ 及 35℃ 培养,怀疑为念珠菌接种念珠菌显色培养基,培养 48 小时,菌落绿色为白念珠菌、灰蓝色为热带念珠菌等,必要时可应用数码鉴定方法进行鉴定。

4. 普通细菌 可用巧克力色琼脂平板、血琼脂平板和中国蓝琼脂平板,35℃ 培养 24 小时,根据菌落菌体形态及生化反应结果进行鉴定。

5. 结核分枝杆菌 需接种罗氏培养基或结核杆菌培养用液体培养基,35℃ 培养 6~8 周。

6. 解脲脲原体和人型支原体 采用液体和固体培养法,培养结果如为阳性,需结合临床表现,且液体培养时菌落计数 $> 10^4$ CFU/ml,具有临床意义。

7. 衣原体 为专性细胞内寄生,不能用人工培养基培养,可用鸡胚卵黄囊及 HeLa-299、BHK-21、McCoy 等细胞培养。将接种标本的细胞培养管离心,促进衣原体黏附进入细胞;或在培养管内加入二乙氨乙基葡聚糖,以增强衣原体吸附于易感细胞,提高分离培养阳性率。

第三节 报告与解释

一、阳性结果报告

(一)显微镜结果

根据镜下观察结果,进行报告。如"见到革兰阴性双球菌,分布在白细胞内","见到真菌孢子及假菌丝"或"见到抗酸杆菌"。

(二)培养结果

对来自生殖道任何部位标本的培养,只要有淋病奈瑟菌、化脓性链球菌、杜克嗜血杆菌、β 溶血性链球菌、沙眼衣原体及白念珠菌生长,均应视为致病菌,报告"XX 细菌生长"和相应的药敏试验结果。对于女性阴道拭子、宫颈拭子或男性尿道拭子标本生长的生殖道正常细菌,可报告为正常细菌群。阴道加德纳菌在巧克力色琼脂平板上能生长良好,但只有当其为标本中的优势菌时,才可考虑为细菌性阴道病的致病菌。金黄色葡萄球菌、肠杆菌科细菌、厌氧菌等的检出意义需结合临床表现、革兰染色结果及分离的具体部位和是否为优势菌来综合判断。

二、阴性结果报告

(一)显微镜结果

根据镜下观察结果,进行报告。如"未见革兰阴性双球菌""未见真菌"或"未见抗酸杆菌"。

(二)培养结果

对来自生殖道任何部位标本的培养,因培养的目的不同,当培养足够时间未生长目的菌时,可进行阴性报告,如"未见解脲脲原体生长""未见淋病奈瑟菌"生长等。

(褚云卓)

第三十八章
眼、耳、口腔等分泌物的细菌学检验

> **通过本章学习,你将能回答以下问题:**
>
> 1. 什么情况下采集眼、耳、口腔等分泌物标本?
> 2. 眼、耳、口腔等分泌物标本如何采集?
> 3. 眼、耳、口腔等分泌物标本采集后如何运送?
> 4. 在眼、耳、口腔等分泌物标本中常见哪些病原体?
> 5. 眼、耳、口腔等分泌物标本细菌学检验如何报告阳性及阴性结果?

眼部、耳部及口腔感染的病原体包括细菌、真菌、病毒、寄生虫等。不同细菌引起的感染可以有相同的临床表现,采集相应感染部位的标本,进行细菌学检验,对感染性疾病的确诊十分重要。

第一节　标本采集、运送和验收

一、采集指征

1. 眼部感染　当发生结膜炎、巩膜炎、角膜炎及眼部异物等怀疑有眼部感染的疾病时,应采集眼分泌物标本进行细菌学检验。

2. 耳部感染　当出现外耳炎、中耳炎及内耳炎时应采集耳部标本进行细菌学检验。

(1)外耳炎:耳郭牵引痛、耳屏压痛或咀嚼时疼痛;外耳道破溃溢脓;可因耳道肿胀、阻塞,导致听力减退;疖肿在外耳道前壁者,可发生耳前肿胀,并可累及腮腺;后壁疖肿可引起耳后、乳突部肿胀。

(2)中耳炎:主要为耳痛和流脓的急性化脓性中耳炎;以耳内间断或持续性流脓、鼓膜穿孔、听力下降为主要临床表现,严重时可引起颅内、颅外的并发症等的慢性化脓性中耳炎。

(3)内耳炎:严重眩晕,呕吐频繁,头部及全身稍活动加剧,听力完全丧失,可有耳深部疼痛。

3. 口腔感染

(1)牙周脓肿:在患牙的唇颊侧或舌腭侧牙龈形成椭圆形或半球状的肿胀突起。牙龈发红、水肿,表面光亮。脓肿的早期,炎症浸润广泛,使组织张力较大,疼痛较剧烈,或伴有搏动性疼痛。牙龈表面有窦道开口,开口处可以平坦,须仔细检查才可见有针尖大的开口;也可呈肉芽组织增生的开口,按压时有少许脓液流出。

(2)口腔炎:初起黏膜充血、水肿、可有疱疹,后发生大小不等的糜烂或溃疡,创面覆盖较厚的纤维素性渗出物形成的灰白色或黄色假膜,边界清楚,易于擦去,擦后遗留溢血的糜烂面,不久又重新出现假膜。局部疼痛,淋巴结肿大。拒食、烦躁、发热39～40℃。

二、标本的采集

1. 眼部标本

(1)眼结膜标本:预先沾湿拭子,在结膜上滚动采集标本。

(2)眼角膜标本:麻醉下,用刮勺在溃疡或创伤边缘刮取碎屑,立即送检。眼部感染所获得的标本量很少,最好取样后直接接种在培养基上。

2. 耳部标本

(1)内耳:接触耳鼓室先用肥皂水清洗耳道再用注射器收集液体,对破裂的鼓室,借助耳科诊视器,用拭子收集液体。

(2)中耳:先用肥皂水清洗耳道,再用人造纤维拭子取脓液。

(3)外耳:用湿拭子将耳道的任何碎屑或痂皮拭去,在外耳道用力旋转拭子取样。

3. 口腔标本(分以下三步采集标本)

(1)让患者用清水漱口,然后让患者张口发"啊"音,必要时使用压舌板。

(2)取出培养管中的拭子轻柔、迅速地擦拭两腭弓。

(3)将拭子插入试管中,塞紧瓶塞。

三、标本的运送

1. 标本采集后应正确盖好,防止泄漏或容器外部留有残留物。

2. 眼、耳、鼻、喉标本采集后应立即送检,防止干燥,禁止冷藏。

3. 耳部标本常温2小时内送至实验室。

4. 眼部标本应在30分钟内送至实验室。

四、标本的验收

1. 容器验收　容器应该为无菌的、密闭的、无渗漏的,且未见破损的,最好采用运送培养基。

2. 标签验收　检查患者姓名、年龄、性别等一般信息,标本类型,住院号或标本号等唯一标识,及其他必要的信息。

3. 标本验收　检查标本量是否足量,若为无菌拭子取材,观察拭子标本是否干燥。

第二节　细菌学检验

一、检 验 程 序

眼、耳、口腔标本的细菌学检验程序见图38-1。

二、检 验 方 法

(一)显微镜检查

1. 眼部标本　眼分泌物标本涂片、革兰染色后镜检,应注意观察①淋病奈瑟菌:白细胞内革兰阴性肾形双球菌;②流感嗜血杆菌:细小的、多形态的、革兰阴性杆菌或球杆菌,呈链状或鱼群样排列;③肺炎链球菌:革兰染色阳性,矛头状,成对排列,尖端向外或成短链排列;④念珠菌:圆形或卵圆形酵母细胞及芽生的真菌孢子;⑤镰刀菌:镰刀形大小分生孢子,有瓶梗,大分生孢子散在分布,小分生孢子通常形成假头。

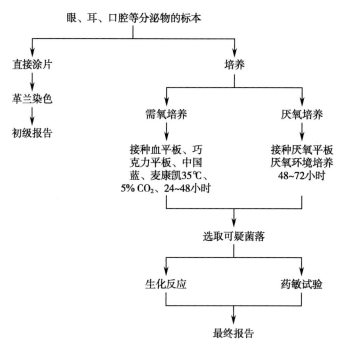

眼、耳、口腔等分泌物的标本

直接涂片　　　　　　　　　　培养

革兰染色　　　　　　需氧培养　　　　　厌氧培养

初级报告　　　接种血平板、巧　　　　接种厌氧平板
　　　　　　　克力平板、中国　　　　厌氧环境培养
　　　　　　　蓝、麦康凯35℃、　　　48~72小时
　　　　　　　5% CO₂、24~48小时

选取可疑菌落

生化反应　　　　　　　　　药敏试验

最终报告

图 38-1　眼、耳、口腔等分泌物标本的细菌学检验程序

2. 耳部标本　耳分泌物标本涂片、革兰染色后镜检,应注意观察①卡他莫拉菌:白细胞内革兰阴性肾形双球菌;②铜绿假单胞等革兰杆菌:多形态的、革兰阴性杆菌或球杆菌。

3. 口腔标本　口腔标本涂片、革兰染色后镜检,应注意观察①β溶血链球菌:圆形或椭圆形成短链排列的革兰阳性球菌;②铜绿假单胞等革兰杆菌:多形态的、革兰阴性杆菌或球杆菌;③肺炎链球菌:革兰染色阳性,矛头状,成对排列,尖端向外或成短链排列;④念珠菌:圆形或卵圆形酵母细胞及芽生的真菌孢子。

(二)培养和鉴定

1. 淋病奈瑟菌　淋病奈瑟菌对营养要求高,一般不易培养,需在培养基中加入腹水或血液。采用巧克力色琼脂平板或 GC 培养基进行培养,温度 35~37℃,70% 湿度,含 5%~10% 二氧化碳环境中培养 24~48 小时,观察菌落形态,为灰色、半透明、光滑 1~2mm 菌落,革兰染色为革兰阴性双球菌,肾形(培养后形态不典型)、凹面相对,氧化酶试验阳性,发酵葡萄糖,不发酵乳糖和麦芽糖,或进行其他生化反应进行鉴定。

2. 卡他莫拉菌　采用巧克力色琼脂平板或血琼脂平板进行培养,温度 35~37℃,70% 湿度,含 5%~10% 二氧化碳环境中培养 24~48 小时,观察菌落形态,为灰色、半透明、光滑 1~2mm 菌落,革兰染色为革兰阴性双球菌,肾形(培养后形态不典型)、凹面相对,氧化酶试验阳性,DNA 试验阳性或进行其他生化反应进行鉴定。

3. 流感嗜血杆菌　采用巧克力色琼脂平板,置 5%~10% 二氧化碳环境,35℃培养 24~48 小时,观察菌落菌体形态,卫星试验阳性,采用数码鉴定方法,结合革兰染色性状进行鉴定。

4. 肺炎链球菌　采用血琼脂平板,35℃培养 24 小时,根据菌落菌体形态,Optochin 试验阳性,及其他生化反应结果进行鉴定。

5. 革兰阴性杆菌　采用血琼脂平板、麦康凯琼脂平板或中国蓝琼脂平板,35℃培养 24 小时,根据菌落菌体形态,及其他生化反应结果进行鉴定。

6. 念珠菌　需接种沙堡弱平板,分别放 22℃及 35℃培养,怀疑为念珠菌接种念珠菌显色培养基,培养 48 小时,菌落绿色为白念珠菌、灰蓝色为热带念珠菌等,必要时可应用数码鉴定方法进行鉴定。

7. 衣原体　为专性细胞内寄生，不能用人工培养基培养，可用鸡胚卵黄囊及 HeLa-299、BHK-21、McCoy 等细胞培养。将接种标本的细胞培养管离心，促进衣原体黏附进入细胞；或在培养管内加入二乙氨乙基葡聚糖，以增强衣原体吸附于易感细胞，提高分离培养阳性率。

第三节　报告与解释

一、阳性结果报告

（一）显微镜结果

根据镜下观察结果，进行报告。如"找到革兰阴性双球菌，分布在白细胞内""找到真菌孢子及假菌丝"或"找到革兰阳性球菌、成对排列，疑似肺炎链球菌"。

（二）培养结果

对来自眼部标本的培养，只要有淋病奈瑟菌、化脓性链球菌、杜克嗜血杆菌、沙眼衣原体及白念珠菌生长，均应视为致病菌；来自耳部的标本，培养出金黄色葡萄球菌、流感嗜血杆菌、卡他莫拉菌、革兰阴性细菌、β 溶血性链球菌等有临床意义；来自口腔的标本，培养出流感嗜血杆菌、卡他莫拉菌、肺炎链球菌等有临床意义。均应报告"XX 细菌生长"及相应的药敏试验结果。

二、阴性结果报告

（一）显微镜结果

根据镜下观察结果，进行报告。如"未见革兰阴性双球菌""未见真菌"或"未见抗酸杆菌"。

（二）培养结果

当培养足够时间未生长目的菌时，可进行阴性报告，如"未见细菌生长"或"未见致病菌生长"等。

（褚云卓）

参考文献

1. 陈东科,孙长贵. 实用临床微生物学检验与图谱. 北京:人民卫生出版社,2011.
2. 陈萍,陈伟,刘丁. 医院感染学教程. 北京:人民卫生出版社,2003.
3. 邓国华. 感染性疾病诊断与诊断评价. 上海:上海科学技术出版社,2005.
4. 洪秀华,刘运德. 临床微生物学检验. 第2版. 北京:中国医药科技出版社,2010.
5. 贾文祥. 医学微生物学. 第2版. 北京:人民卫生出版社,2010.
6. 金奇. 医学分子病毒学. 北京:科学出版社,2001.
7. 李凡,徐志凯. 医学微生物学. 第8版. 北京:人民卫生出版社,2013.
8. 刘运德. 微生物学检验. 第2版. 北京:人民卫生出版社,2003.
9. 吕建新,樊绮诗. 临床分子生物学检验. 第3版. 北京:人民卫生出版社,2012.
10. 罗予,冯羡菊. 临床厌氧菌检测及图解. 北京:中国协和医科大学出版社,2007.
11. 倪语星,尚红. 临床微生物学检验. 第5版. 北京:人民卫生出版社,2012.
12. 罗恩杰. 病原生物学. 第4版. 北京:科学出版社,2012.
13. 王兰兰. 医学检验项目选择与临床应用. 第2版. 北京:人民卫生出版社,2013.
14. 王端礼. 医学真菌学:实验室检验指南. 北京:人民卫生出版社,2005.
15. 杨华明,易滨. 现代医院消毒学. 第3版. 人民军医出版社,2013.
16. 叶应妩,王毓三,申子瑜. 全国临床检验操作规程. 第3版. 南京:东南大学出版社,2006.
17. 曾照芳,贺志安. 临床检验仪器学. 第2版. 北京:人民卫生出版社,2012.
18. 中华医学会肝病学分会,中华医学会感染病学分会. 慢性乙型肝炎防治指南. 中华肝脏病杂志,2005,13(12):881-891.
19. 张凤民. 医学微生物学. 第3版. 北京:北京大学医学出版社,2013.
20. 周庭银,倪语星. 临床微生物检验标准化操作(ISO 15189认可指导书). 上海:上海科学技术出版社,2009.
21. Betty A. Forbes,Daniel F. Sahm,Alice S. Weissfeld. Bailey and Scott's Diagnostic Microbiology. 12th ed. New York: Mosby Elsevier Inc,2007.
22. Bush K,Jacoby GA. Updated Functional Classification of β-Lactamases. Antimicrob Agents Chemother,2010,54(3): 969-976.
23. Connie R. Mahon,Donald C. Lehman,George Manuselis. Textbook of Diagnostic Microbiology. 5th ed. New York: Saunders Elsevier Company,2014.
24. Centers for Disease Control and Prevention(CDC). Testing for HCV infection: an update of guidance for clinicians and laboratorians. MMWR Morb Mortal Wkly Rep,2013,62(18):362-365.
25. Ghany MG,Strader DB,Thomas DL,et al. Diagnosis,management,and treatment of hepatitis C: an update.(AASLD Practice Guideline)Hepatology,2009,49(4):1335-1374.
26. Lynne S,Garcia,Henry D. Isenberg. Clinical microbiology procedures handbook. 2nd ed. Washington,D.C.: AMS Press, 2007.
27. Patrick R,Murray,Ellen Jo Baron,et al. Pfaller. Manual of Clinical Microbiology. 13th ed. Washington,D.C.: ASM Press, 2013.
28. Steven Specter,Richard L. Hodinka,Danny L. Wiedbrauk,et al. Clinical Virology Manual. 4th ed. Washington D.C.: ASM Press,2009.

52检